放射線医科学の事典

Encyclopedia of
Radiation Medical Science

放射線および紫外線・電磁波・超音波

大西武雄［監修］

松本英樹［総編集］

甲斐倫明・宮川 清・柿沼志津子・西村恭昌・近藤 隆［編集］

朝倉書店

序

　去る 2011 年 3 月 11 日，東日本大震災により福島第一原子力発電所の事故が発生し，放射性物質が広く拡散しました．日本をはじめ世界中に大きな事故として報道され，いまだに多くの方々が避難生活をされています．この事故により日本国民は放射性物質および放射性物質から放出される放射線に対して不安・恐怖心を抱き，その是非も含め原子力利用への関心が高まっています．この事故以来，放射線医科学を専門とする私たちは一般の方々に放射能・放射線についてわかりやすく講演する機会が増えました．このような社会的背景から放射線医科学に関する事典の出版を企画し，放射線医科学のエキスパートの先生方に個々の専門分野についてご執筆いただき，本書を出版する運びとなりました．

　放射線と放射能がレントゲン博士，ベクレル博士，そしてキュリー博士夫妻によって発見されて以来 120 年以上になります．これらは発見当初から医療への利用が注目されてきました．現在では，病気の発見と治療に放射性物質・放射線は極めて有用なツールとして全世界に普及しています．その他にも放射性物質・放射線は，品種改良，食品保存，害虫駆除，材料加工，非破壊検査，煙探知機など極めて広い分野において私たちの現代生活に恩恵をもたらしています．

　一方，放射性物質・放射線の管理に対しては放射線防護の大切さから，放射性物質・放射線の取り扱いに関する法律が策定され，取り扱いに関しての免許制度が採用されるとともに厳しい管理が求められ，私たちは被ばくから護られてきました．ただし，放射性物質・放射線の特性が発揮されてベネフィットが絶大なものとなる医療での診断・治療における被ばくにはその限度が設定されていませんが，常に人体へのリスクを予測すべきことも事実であります．

　放射線による健康影響を“正しく怖がる”ために，最近の放射能・放射線・電磁波および超音波に関する医学的研究の成果を出版することが大切と考えます．放射線医科学を専門とする方々には知識の整理として，また放射線医科学の専門家を志す次世代の方には基礎から臨床の現場で役立つよう，これまでの放射能・放射線・電磁波および超音波利用の経緯と現状，その利点，注意すべき点など，あらゆる方向から本事典を編纂しました．医学に必須である放射線物理学，放射線化学そして放射線生物学という基礎から診断・治療への応用という臨床までをカバーすべく幅広くわが国の英知を結集しました．本事典の基礎医学および臨床医学の研究に果たす役割が大きいことを望んでおります．

　物理学者で随筆家の寺田寅彦博士は数々の格言を残されています．
「科学の方則とは畢竟「自然の記憶の覚え書き」である．自然ほど伝統に忠実なものはないのである．」
「「知らない」と「忘れた」とは根本的にちがう．」
「ものをこわがらな過ぎたり，こわがり過ぎたりするのはやさしいが，正当にこわがることはなかなかむつかしいことだ．」

　人類は理智をもって，この“便利だが怖い”放射性物質・放射線をいかに有益に使うかを目指したいものです．

　令和元年（2019 年）10 月 31 日

監　修　　大 西 武 雄
総編集　　松 本 英 樹

監修者

大 西 武 雄　元 奈良県立医科大学名誉教授

総編集者

松 本 英 樹　福井大学

編集者（担当章順）

甲 斐 倫 明　大分県立看護科学大学

宮 川　　清　東京大学

柿 沼 志津子　量子科学技術研究開発機構

西 村 恭 昌　近畿大学

近 藤　　隆　富山大学

執筆者（五十音順）

明 石 眞 言　量子科学技術研究開発機構	大 西　　健　茨城県立医療大学
秋山(張) 秋梅　京都大学	岡 﨑 龍 史　産業医科大学
粟 井 和 夫　広島大学	小 笹 晃太郎　放射線影響研究所
飯 島 尋 子　兵庫医科大学	小 田 啓 二　神戸大学
飯 塚 大 輔　量子科学技術研究開発機構	甲 斐 倫 明　大分県立看護科学大学
飯 塚 裕 幸　東京大学	柿 沼 志津子　量子科学技術研究開発機構
飯 本 武 志　東京大学	加 藤 眞 吾　埼玉医科大学国際医療センター
石 合 正 道　国立がん研究センター研究所	川 浦 稚 代　名古屋大学
市 橋 正 光　アーツ銀座クリニック	川 田 哲 也　埼玉医科大学病院
井 出　　博　広島大学	神 田 玲 子　量子科学技術研究開発機構
井 口 治 男　日本赤十字社和歌山医療センター	吉 川 公 彦　奈良県立医科大学
猪 股 慎 二　前 株式会社 資生堂	工 藤 信 樹　北海道大学
今 岡 達 彦　量子科学技術研究開発機構	熊 﨑　　祐　埼玉医科大学国際医療センター
内 堀 幸 夫　量子科学技術研究開発機構	黒 田　　輝　東海大学
内 海 博 司　体質研究会	小 泉 雅 彦　大阪大学
梅 村 晋一郎　東北大学	香 﨑 正 宙　産業医科大学
大 栗 隆 行　産業医科大学病院	小 林 純 也　京都大学
大津山　　彰　産業医科大学	小 林 泰 彦　量子科学技術研究開発機構
大津留　　晶　福島県立医科大学	近 藤　　隆　富山大学

iii

紺 野	啓	自治医科大学		錦 織	千佳子	神戸大学
齋 藤 淳 一	富山大学		西 村 貴 士	兵庫医科大学
齋 藤 陽 子	弘前大学		西 村 恭 昌	近畿大学
佐 伯 茂	日本大学		野 口 京	富山大学
櫻 井 英 幸	筑波大学		野 田 朝 男	放射線影響研究所
佐 治 英 郎	京都大学名誉教授		野 村 大 成	医薬基盤・健康・栄養研究所
柴 田 淳 史	群馬大学		長谷川 正 俊	奈良県立医科大学
鈴 木 啓 司	長崎大学		原 田 浩	京都大学
鈴 木 元	国際医療福祉大学クリニック		檜 枝 光太郎	立教大学名誉教授
鈴 木 実	京都大学		日出間 純	東北大学
田 内 広	茨城大学		平 岡 眞 寛	日本赤十字社和歌山医療センター
髙 田 穰	京都大学		平 山 亮 一	量子科学技術研究開発機構
髙 橋 昭 久	群馬大学		星 正 治	広島大学名誉教授
田 上 恵 子	量子科学技術研究開発機構		細 井 義 夫	東北大学
田 代 聡	広島大学		細 野 眞	近畿大学
立 花 章	茨城大学		前 田 正 治	福島県立医科大学
立 花 克 郎	福岡大学		松 永 司	金沢大学
田 中 利 洋	奈良県立医科大学		松 本 英 樹	福井大学
谷 口 信 行	自治医科大学		松 本 義 久	東京工業大学
田 渕 圭 章	富山大学		三 浦 幸 子	奈良県立医科大学
筒 井 正 人	琉球大学		三 浦 雅 彦	東京医科歯科大学
續 輝 久	九州大学名誉教授		緑 川 早 苗	福島県立医科大学
藤 堂 剛	大阪大学		宮 越 順 二	京都大学
床 次 眞 司	弘前大学		宮 地 良 樹	京都大学名誉教授
冨 田 雅 典	電力中央研究所		森 田 明 理	名古屋市立大学
永 田 靖	広島大学		保 田 浩 志	広島大学
中 野 隆 史	群馬大学		吉 田 由香里	群馬大学
永 松 愛 子	宇宙航空研究開発機構		若 杉 光 生	金沢大学
中 村 麻 子	茨城大学		王 冰	量子科学技術研究開発機構
中 本 裕 士	京都大学				

目　次

1章　放射線医科学研究の歴史と基礎………………………………………………………〔甲斐倫明〕

1.1　放射線・放射性同位元素の発見
　　　………………………〔小林泰彦〕…2

1.2　放射線医科学研究分野でのノーベル賞
　　　………………………〔檜枝光太郎〕…4

1.3　原爆放射線影響………………〔小笹晃太郎〕…10

1.4　原爆線量評価……………………〔星　正治〕…15

1.5　世界各国による原水爆実験……〔明石眞言〕…21

1.6　チェルノブイリ原発事故による環境汚染と
　　　人体影響……………………〔岡﨑龍史〕…27

1.7　東海村核燃料事業所での臨界事故
　　　………………………………〔神田玲子〕…33

1.8　福島第一原子力発電所事故による環境生態へ
　　　の影響………………………〔田上恵子〕…35

1.9　福島原発事故による環境汚染と健康影響
　　　………………………………〔鈴木　元〕…38

1.10　福島原発事故後の健康問題
　　　………………〔大津留　晶・緑川早苗〕…42

1.11　福島原発事故後の心理・社会的問題
　　　………………………………〔前田正治〕…44

1.12　放射線測定器………………〔内堀幸夫〕…46

1.13　放射能と放射線の単位………〔小田啓二〕…48

1.14　自然放射線…………………〔床次眞司〕…50

1.15　宇宙放射線と遮へい防護……〔永松愛子〕…52

1.16　医療放射線の種類と発生装置
　　　………………………………〔小泉雅彦〕…58

1.17　医療放射線の被ばく………〔川浦稚代〕…62

1.18　UNSCEAR 報告………………〔保田浩志〕…66

1.19　ICRP 勧告…………………〔甲斐倫明〕…70

1.20　放射線教育…………………〔細井義夫〕…72

1.21　放射線管理・規制
　　　………………〔飯本武志・飯塚裕幸〕…74

2章　放射線に対する生物応答—初期過程から細胞へ…………………………………〔宮川　清〕

2.1　励起と電離…………………〔平山亮一〕…78

2.2　ラジカルスカベンジャー
　　　………………………〔秋山（張）秋梅〕…82

2.3　放射線による生体分子の損傷・〔續　輝久〕…86

2.4　放射線による DNA 損傷の修復
　　　………………………………〔松本義久〕…90

2.5　放射線類似作用物質による DNA 損傷とその
　　　修復………………………………〔井出　博〕…97

2.6　放射線による生物作用のあらわれ方（1）
　　　線量効果…………………〔冨田雅典〕…101

2.7　放射線による生物作用のあらわれ方（2）
　　　線量–時間的経過……………〔田内　広〕…105

2.8　低線量・低線量率・分割照射
　　　………………………………〔内海博司〕…107

2.9　シグナル伝達経路……………〔鈴木啓司〕…112

2.10　細胞死………………………〔中村麻子〕…117

2.11　細胞周期停止………………〔三浦雅彦〕…121

2.12　放射線適応応答……………〔立花　章〕…125

2.13　放射線誘発バイスタンダー効果
　　　………………………………〔松本英樹〕…127

2.14　突然変異……………………〔野田朝男〕…131

2.15　染色体異常…………………〔川田哲也〕…136

2.16　LET と RBE
　　　………………〔吉田由香里・髙橋昭久〕…138

2.17　ヒトの放射線高感受性疾患
　　　………………………………〔小林純也〕…141

2.18　放射線応答遺伝子の生物種間の保存と相関
　　　………………〔石合正道・髙田　穰〕…145

2.19　放射線応答遺伝子欠損ほ乳動物培養細胞の
　　　種類と入手方法……………〔柴田淳史〕…148

2.20　ほ乳動物培養細胞の放射線応答遺伝子の
　　　ノックダウン法……………〔田渕圭章〕…150

3章　放射線に対する生物応答—臓器から生体へ……………………………………〔柿沼志津子〕

3.1　確定的影響と確率的影響……〔飯塚大輔〕…156

3.2　発がんへの影響

3.2.1　白血病……………………〔田代　聡〕…158

3.2.2　甲状腺がん……………〔柿沼志津子〕…160

3.2.3　その他の固形がん ………〔今岡達彦〕… 162

3.3　腫瘍組織の特徴 ……………〔原田　浩〕… 165

3.4　突然変異・奇形 …………〔大津山　彰〕… 168

3.5　胎児の発生・生育への影響 ……〔王　冰〕… 171

3.6　継世代への影響 …………〔野村大成〕… 173

3.7　放射線応答遺伝子欠損の培養細胞・ほ乳動物
　　　の作製方法と入手方法
　　　　 …………〔香﨑正宙・筒井正人〕… 175

4章　放射線・放射性物質を用いた最新医療 ………………………〔西村恭昌〕

4.1　放射線による診断

　　4.1.1　放射線診断：総論 ………〔粟井和夫〕… 180

　　4.1.2　診断・治療に用いられる放射性医薬品の
　　　　　製造と特異性 …………〔佐治英郎〕… 182

　　4.1.3　PET ……………………〔中本裕士〕… 186

4.2　放射線による治療

　　4.2.1　放射線治療：総論
　　　　　 …………〔平岡眞寛・井口治男〕… 190

　　　　　[1] 強度変調放射線治療
　　　　　　 …………………〔西村恭昌〕… 193

　　　　　[2] 三次元定位照射 ……〔永田　靖〕… 197

　　　　　[3] 小線源治療
　　　　　　 …………〔加藤眞吾・熊﨑　祐〕… 200

　　　　　[4] 陽子線治療 ………〔櫻井英幸〕… 203

　　　　　[5] 炭素線
　　　　　　 …………〔齋藤淳一・中野隆史〕… 207

　　　　　[6] 中性子線 …………〔鈴木　実〕… 211

　　4.2.2　放射性同位元素内用療法
　　　　　 …………………………〔細野　眞〕… 216

　　4.2.3　集学的治療
　　　　　 …………〔長谷川正俊・三浦幸子〕… 218

　　4.2.4　Interventional Radiology
　　　　　 …………〔田中利洋・吉川公彦〕… 220

5章　紫外線と医学 ……………………………………………………〔松本英樹〕

5.1　太陽紫外線 ……………〔日出間　純〕… 224

5.2　紫外線の生物影響

　　5.2.1　紫外線によるDNA損傷と生物進化
　　　　　 …………………………〔藤堂　剛〕… 227

　　5.2.2　紫外線によるDNA損傷の修復
　　　　　 …………〔若杉光生・松永　司〕… 231

　　5.2.3　紫外線の人体への影響 …〔宮地良樹〕… 235

　　5.2.4　ヒトの紫外線感受性疾患
　　　　　 …………………………〔錦織千佳子〕… 237

5.3　紫外線の防御

　　5.3.1　紫外線に対する防御機構
　　　　　 …………………………〔市橋正光〕… 239

　　5.3.2　紫外線に対する防護手段
　　　　　 …………………………〔猪股慎二〕… 243

5.4　紫外線による治療

　　5.4.1　光線治療・光化学治療 ……〔森田明理〕… 246

　　5.4.2　光力学治療 ………………〔佐伯　茂〕… 248

6章　電磁波・超音波と医学 ……………………………………………〔近藤　隆〕

6.1　電磁波の生物作用 ………〔宮越順二〕… 252

6.2　核磁気共鳴の原理 …………〔野口　京〕… 254

6.3　磁気共鳴診断 ……………〔齋藤陽子〕… 257

6.4　電磁波による温熱療法 ………〔黒田　輝〕… 261

6.5　細胞・腫瘍の温熱感受性とその増感機構
　　 ……………………………〔大西　健〕… 265

6.6　温熱療法（ハイパーサーミア）
　　 ……………………………〔大栗隆行〕… 268

6.7　超音波の生物作用
　　 …………〔工藤信樹・近藤　隆〕… 271

6.8　超音波造影法 ……〔西村貴士・飯島尋子〕… 273

6.9　超音波による診断
　　 …………〔紺野　啓・谷口信行〕… 276

6.10　超音波による治療 ………〔立花克郎〕… 279

6.11　強力集束超音波（HIFU）治療法
　　 ……………………………〔梅村晋一郎〕… 281

索　引 ……………………………………… 284

資料編 ……………………………………… 295

1章

放射線医科学研究の歴史と基礎

1章	放射線医科学研究の歴史と基礎
2章	放射線に対する生物応答 —初期過程から細胞へ
3章	放射線に対する生物応答 —臓器から生体へ
4章	放射線・放射性物質を用いた最新医療
5章	紫外線と医学
6章	電磁波・超音波と医学
索 引	

■放射線医科学研究の歴史と基礎

1.1 放射線・放射性同位元素の発見 …………2
1.2 放射線医科学研究分野でのノーベル賞 …4
1.3 原爆放射線影響 ………………………10
1.4 原爆線量評価 …………………………15
1.5 世界各国による原水爆実験 …………21
1.6 チェルノブイリ原発事故による環境汚染と人体影響 …………27
1.7 東海村核燃料事業所での臨界事故 …33
1.8 福島第一原子力発電所事故による環境生態への影響 …………35
1.9 福島原発事故による環境汚染と健康影響 …38
1.10 福島原発事故後の健康問題 …………42

1.11 福島原発事故後の心理・社会的問題 ………44
1.12 放射線測定器 …………………………46
1.13 放射能と放射線の単位 ………………48
1.14 自然放射線 ……………………………50
1.15 宇宙放射線と遮へい防護 ……………52
1.16 医療放射線の種類と発生装置 ………58
1.17 医療放射線の被ばく …………………62
1.18 UNSCEAR 報告 ………………………66
1.19 ICRP 勧告 ……………………………70
1.20 放射線教育 ……………………………72
1.21 放射線管理・規制 ……………………74

1.1 放射線・放射性同位元素の発見

キーワード 放射線，放射能，放射性同位元素，レントゲン，X線，ベクレル，キュリー，ウラン，ラジウム

はじめに

19世紀末の放射線と放射能の発見は原子の内部構造を解明する突破口となり，20世紀の物理学の扉を開いた．人体を透視するX線診断の技術はわずか数年で世界中に広がり医学に大革命をもたらし，ラジウムから放出される強力な放射線によるがん治療も成果をあげた．極微量の放射性同位元素で標識した分子の行方をそれらが放出する放射線で追跡するトレーサー実験は光合成における炭酸固定反応（カルビン・ベンソン回路）の全貌解明など数多くの科学的発見をもたらした．放射線と放射性同位元素に関する一連の大発見によって科学の視野が劇的に広げられたことによる人類社会へのインパクトは計り知れない．

1. 放射線・放射能とは

放射線（radiation）とは広義には空間を伝わるエネルギーの流れの総称であり，光や音波も含まれる．狭義には物質を電離する能力をもつエネルギーの流れを電離放射線（ionizing radiation）という．法的規則では「直接または間接に空気を電離する能力をもつ電磁波または粒子線」と定義される．不安定な原子が放射線の放出などにより自発的に安定な原子に変わることを放射性壊変（decay）といい，そのような性質をもつ原子を放射性同位元素（radioisotope，RI），その性質を放射能（radioactivity）という．放射性同位元素を含む物質を一般的に「放射性物質」といい，法的規則ではある定められた値以上の放射能や放射能濃度をもつ物質を指す．

放射線には多くの種類があるが，①きわめて波長の短い電磁波（きわめてエネルギーの高い光子），②きわめて高速の荷電粒子，③中性子の3つに大別される．

放射線も放射性同位元素も宇宙が誕生したときから存在していた．宇宙の中では比較的放射線レベルが低い地球上に暮らしているわれわれの身の回りにも常に存在していた．しかし，目に見えず，手で触れることもできず，匂い・味も感じられない放射線・放射性同位元素は一体どのようにして発見されたのだろうか．

2. X線の発見

1895年，Wilhelm C. Röntgen（1845～1923，ドイツ）が陰極線の研究中に透過力の強い目に見えない未知の光線を発見し，X線と名づけた．それは放電管（陰極線管）を黒い紙で覆い，発せられる光線を漏れないようにしても離れた場所にある蛍光板を光らせ，写真乾板を感光させた．

Röntgenが報告したX線の主な性質は，①X線は陰極線が管壁のガラスに当たりもっとも強く蛍光を発する場所から主に放出される，②蛍光板に到達するX線の強度はX線の発生点から蛍光板までの距離の二乗に反比例して減少する，③陰極線と異なり透過力がある，④写真乾板を感光させ，写真乾板の上に手を置いてX線を照射すると手の骨の写真が撮れる，⑤ウランガラスや方解石などのリン光物質を発光させる，⑥陰極線と異なり磁力によって進路が曲がらないなどである．1.5 mm厚の鉛板でほぼ完全に遮蔽されるが，同じ厚さの板上構造物ではそれを構成する物質の密度が大きいほど遮蔽する力が大きい．

当時はX線がもつ屈折・干渉・回折といった現象を発見できなかったので，その本性について粒子説と波動説が対立していた．1912年，Max von Laue（1879～1960，ドイツ）によってX線の結晶格子での回折現象が発見され，X線が電磁破であると認められるようになった．さらに1922年，Arthur Holly Compton（1892～1962，米国）が散乱X線の研究からコンプトン効果を発見し，電磁波の粒子性と波動性という二重性の確認につながった．

3. ウランの放射能

1896年，Röntgenが発表したX線写真を見たAntoine Henri Becquerel（1852～1908，フランス）は陰極線管壁の緑色の蛍光に注目し，蛍光を発するガラスがX線を出すのなら他の蛍光物質もX線を出すのではないかと考えた．ある種のウラン化合物を日光

に曝露すると強いリン光を発することを知っていた Becquerel は 2 枚の黒い厚紙で包んだ写真乾板の上にウラン化合物の薄片を置いた後に数時間日光に曝露してから現像すると，予想通りに乾板がウラン化合物の形状に黒化していた．そして同年 3 月まで実験を繰り返す中で，日光に曝露していない乾板までもがくっきりと黒化していることを見出した．これにより彼はウラン化合物が日光への曝露とは無関係に X 線のような透過力をもつ放射線を自発的に放出していると結論し，1896 年 3 月「蛍光性物質から放出される目に見えない放射線について」と題して発表した．

　1898 年，ウラン化合物から放出される放射線の透過力・磁力との相互作用などの性質によりウラン化合物からは 3 種類の放射線が放出されていることがわかり，Ernest Rutherford（1871 ～ 1937，英国）が正電荷を帯びているものは α 線，負電荷を帯びているものは β 線と命名し，さらにまったく電荷を帯びていないものは電磁波であることを突き止めて γ 線と命名した．しかしながら当時は α 線・β 線の正体は不明であった．

　1900 年，Becquerel は β 線が電子と同じ質量と電荷をもっていることを見出した．1906 年には α 線の正体がヘリウム原子核であることが Rutherford によって示された．

4.「放射能」の命名とラジウムの発見

　ウランからの放射線の発見から 2 年後の 1898 年，Marie Curie（1867 ～ 1934，フランス）は Pierre Curie（1859 ～ 1906，フランス）がつくった微弱電流の測定が可能なピエゾ電気計を用いてウラン化合物から放出される放射線の研究を行い，温度や圧力に左右されず自発的に放射されていること，その強さはウラン化合物に含まれるウランの量に比例すること，すなわち間違いなく放射線はウラン原子から放出されていることを確認した．さらに，トリウム化合物もウラン化合物と同様の放射線を放出することを発見し，このように連続的に放射線を出す性質を "radioactivity" と名づけた．さらに純粋なウランよりもピッチブレンド（瀝青ウラン鉱）のような天然のウラン鉱物の方がより多量の放射線を放出することを見出した．その中に放射能をもった未知の元素が存在することを確信した Marie は Pierre とともにピッチブレンドの化学分析と放射能測定によって未知の放射性元素を探求し，1898 年 7 月にビスマスに似た性質をもつ新元素を発見してポロニウムと名づけ，続いて同年 12 月にはバリウムに似た新元素を発見してラジウムと名づけた．

　高純度のラジウムを分離できるようになると強力な放射線源としての利用も可能になった．Marie と Pierre は自らが開発したラジウム抽出方法の特許をとらなかったので，医学・医療目的のラジウム利用が促進された．第一次世界大戦中の負傷した兵士の放射線診察法の普及，がん治療へのラジウムの利用促進に Marie が心血を注いだことが知られている．

おわりに

　X 線が発見されて間もなく，間違った使い方によって数多くの悲劇的な事故が発生した．1930 年代まで女性の脱毛法として X 線が広く利用され，脱毛を引き起こすために照射された大線量の X 線によって皮膚障害が生じた．ラジウム 226（Ra-226）にはもっと驚異的な作用があると信じられ，さまざまな病気の治療薬として使われ，ラジウム 226 を含んだ肌用クリームや練り歯磨きなどが 1940 年代まで市販されていたという．上着のポケットにラジウム試料を入れたまま持ち歩いていたベクレル自身も後に皮膚のただれに気づき，それが実際に放射線によるものなのかを確かめている．Pierre も腕にラジウム試料を置くことにより熱傷状の皮膚傷害が起こり，治るまでに数カ月もかかったという．Marie も，その娘で，1934 年にアルミニウム 27（Al-27）に α 線を照射して天然には存在しない放射性同位元素リン 30（P-30，半減期 2.5 分，β^+ 壊変）を初めて人工合成することに成功し，1935 年に夫の Frederic Joliot（1900 ～ 1958，フランス）とともにノーベル化学賞を受賞した Irene Curie（1897 ～ 1956，フランス）も，晩年に白血病を発病して亡くなっている．放射線生物学・防護学はこれらの観察あるいは実験研究から始まった．　　　〔小林泰彦〕

参考文献

1）原子核エネルギーの話，東海大学出版会．1975.
2）放射線と現代生活 マリー・キュリーの夢を求めて，ERC 出版．2006.

1.2 放射線医科学研究分野でのノーベル賞

キーワード ノーベル賞，X線，突然変異，CT，MRI，DNA修復，オゾン層破壊，ラジオイムノアッセイ，PCR

はじめに

　放射線医科学は放射線という物理現象を出発点として医科学的な効果として表現される現象を取り扱う幅広い領域を含む研究分野である．したがって，放射線医科学は物理学・化学・生理学・医学のすべてにかかわるので関連するノーベル賞も多岐にわたる．本項では，まず放射線医科学の出発点ともいうべき放射線の発見者としてRöntgenに与えられた第1回物理学賞について詳しく述べる．さらに放射線医科学に直接かかわる5つのノーベル賞について述べ，最後に主として研究手法に関連するノーベル賞についても簡単に述べる．ただし科学的業績の紹介ではなく歴史的な経緯を振り返り，今後の研究を進めるために有効なヒントを得ることを主眼とする．なお，執筆にあたってはノーベル賞の公式ウェブサイト[1]の詳細な情報を参考にしたが，それぞれの該当個所で引用はしていない．

1. X線の発見

　1901年の第1回ノーベル物理学賞はWilhelm C. Röntgen（1845～1923，ドイツ）による「X線の発見」に与えられた．Röntgenが1895年12月に発表した「新種の光線について」[2]は新しい放射線（X線）を発見したという物理学上の成果として発表されたが，放射線医科学としてはX線透視法とX線写真法の発明の発表とみることができる．その後のX線画像診断の発展は著しく，現代の医療はX線画像診断なしには成り立たないであろう．このX線の発見は「医学の10大発見」の1つとして列挙されている[3]．

　19世紀末～20世紀初頭にかけて物理学は大変革の時期であり，その皮切りはX線の発見であろう．Röntgenは多くの優れた先人らがすでに研究していたガラス真空管中の電極に高電圧をかけると発生する陰極線の実験を1894年6月から開始した．先人らによる実験の追試を踏まえて自分なりに工夫しながら実施していた陰極線の実験の末，1895年11月8日にX線を発見した[4,5]．彼は暗室においてガラス真空管からの発光を完全に遮断するために真空管を黒紙で完全に被って実験を行っている過程で，真空管から離れた場所にあった蛍光紙が発光していることに気が付いた．陰極線の空気中での飛程は数cm程度なので，彼は何か新しい現象の発見であることを実感した．この日から彼は寝食を忘れて研究に没頭し，X線の性質を精査して論文にまとめ，その発見から7週間後の12月28日にヴュルツブルク物理学‐医学協会会報へ投稿し，ただちに印刷された[2]．彼は1896年1月1日には論文別刷を物理学者の知人・友人に送った．その際，12月22日に撮影した夫人の手のX線写真（図1）を同封したが，生きた人の手の肉を通り抜けて骨をあらわに写し出した写真は衝撃的で，大きな注目をあびた．1896年1月5日にはウィーンの日刊紙"Die Presse"に報道されて欧米に広く知れわたった．日本では1896年2月29日に「東京医事新誌」で「不透明体を通過する新光線の発見」[6]が報告され，その後すぐに新聞や学術雑誌でも紹介された．日本でも3月中にX線写真の撮影に成功し，5月には16枚のX線写真を含む冊子が発行された[7]．

　ウィーンでは手の銃創などの臨床のためのX線写真が撮影され，1896年1月17日の学術集会で公表された．これらのことが端的に示すようにRöntgenの結果は容易に再現できた．Röntgenの結果を再現した

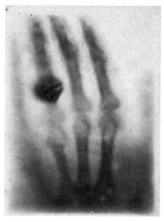

図1　1895年12月22日にRöntgenによって撮影された夫人の手のX線写真

研究者らの中には Röntgen よりも先に X 線を発生させていた陰極線の研究者も多く含まれていた. X 線が発生している証拠が記録されていたにもかかわらず, それに気が付かなかった研究者らもいた[4]. William Crookes (1832 ～ 1919, 英国) は真空放電実験中に写真乾板が感光していたことに気付いていたが, 陰極線によって発生した新型の光線によるものとは考えずに, 写真乾板の不良と捉えて製造会社に連絡した. Arthur Goodspeed (1860 ～ 1943, 米国) は 1890 年 2 月 22 日に放電管の横に置いてあった写真フィルムにコインの影が写っていることに気付いたが, その原因を究明しなかった.

Röntgen が X 線を発見した後, 根拠なく X 線発見の優先権を主張した研究者らが多く現れたが, 1905 年に「陰極線の研究」でノーベル物理学賞を受賞した Philipp Lenard (1862 ～ 1947, ドイツ) の優先権の主張にはそれなりの根拠があった. Lenard は 1894 年 4 月にごく薄いアルミニウム窓付き真空管を使用して, 陰極線を空気中に引き出すことに成功した. Röntgen はこの実験を追試するために Lenard に手紙を書いてアルミニウム箔を送ってもらい, 教えてもらった製造業者から新型の真空管を入手した. Röntgen の研究がこれらのことに助けられたことは間違いない. 陰極線研究の第一人者として自他ともに認めている Lenard はそれから 1 年半後の Röntgen の X 線発見の知らせを聞いて大きなショックを受けたであろう. ノーベル賞オフィシャルサイトの推薦者データベースによると第 1 回ノーベル物理学賞の推薦者は 29 人で, 14 人が Röntgen を, 1 人が Lenard を, 5 人が Röntgen と Lenard の 2 人を, 残りの 9 人がそのほかの人々を推薦した. 専門家の諮問委員会である物理学部門の委員会は, この 2 人が事前に連絡を取り合っていたこと, 先行する別の 2 つの賞で 2 人が同時受賞したことを理由に 2 人で等分に賞を分けるべきであると答申した. しかし, 受賞者の決定権があるスウェーデン王立科学院は Röntgen に授与することを決定した. Lenard の先行研究の寄与は確かにあるが, 実際に X 線の発見に直接かかわる寄与はないので, 科学院の決定は妥当といえるであろう. その後 Lenard は X 線発見の 99% は自分に帰すとして Röntgen を激しく攻撃するようになり, それは終生続いた. Röntgen は発見した放射線の名称に自分の名前を冠することを

望まず, 特許をとることも拒否し, ノーベル賞の受賞講演もキャンセルし, ノーベル賞の賞金全額を所属していたヴュルツブルク大学に寄付し, X 線発見の前後の実験記録を破棄した. Lenard が X 線発見の優先権を主張する攻撃に対しても一切反論しなかった. これらのことは Röntgen の人格をあらわすエピソードとして記しておく.

X 線の発見後, 放射線・放射能に関する物理学的研究は急速に進み, 多くのノーベル物理学賞が生まれた (1.1 参照). 原子力百科事典 "ATOMICA"[8] には原子力・放射線にかかわるノーベル賞受賞者として 62 名が掲載されているので参考にしてほしい. それらの中の 1 つ, X 線が電磁波であることを明らかにしたことにより 1914 年にノーベル物理学賞を授与された Max von Laue (1879 ～ 1960, ドイツ) の研究について記す. 1912 年, Laue は硫化亜鉛の結晶に X 線を照射し, 回折像を得ることにより X 線が波長の短い電磁波であることを示し, X 線が粒子線か電磁波であるかという, X 線の発見以来続いていた論争に決着をつけた.

2. X 線照射による突然変異の誘発の発見

1946 年, Herman J. Muller (1890 ～ 1967, 米国) の「X 線照射による突然変異誘発の発見」にノーベル生理学・医学賞が与えられた. Muller は 1927 年 7 月に突然変異を人為的に誘発できることを初めて実験的に証明したことが評価された. この論文[9] は異例で, 線量・各種測定値・統計解析などのデータはまったく記載されずに単に定性的な結果のみが記載されたもので, 例えば突然変異率の上昇については "about fifteen thousand per cent" と記載されているのみであった. これは Muller が自身の発見のプライオリティを確保するために結果のみを発表したといわれている. 当然, 詳細なデータの記載がない論文は懐疑的な反応を引き起こした. それに対して Muller は 1927 年 9 月にベルリンで開始された第 5 回国際遺伝学会で詳細なデータを発表し, その翌年に著書を出版[10] することにより疑惑を払拭した. Muller 以前にも X 線照射などの人為的な処理によって突然変異を誘発させようとする試みはあったが, その当時は突然変異を人為的には起こせないと一般には信じられており, それを突き崩すほどの研究は行われなかった. Muller は

当時遺伝子分析がもっとも進んだショウジョウバエを実験材料として巧妙な突然変異検出系を構築して，突然変異誘発に効率のよいX線を用い人為的な突然変異の誘発を実験的に証明した．当時，遺伝子は抽象的な概念として取り扱われる傾向があったが，Mullerは時代に先駆けて遺伝子を物理的化学的な実態として捉えようとしていた．分子遺伝学全盛の現代ではすっかり忘れ去られたMullerだが，古典遺伝学から分子遺伝学への転換期に果たした先駆的な役割は評価されるべきであろう．Evelyn M. Witkin（1921～，米国）は「Mullerは一般に認められている以上に分子生物学の概念的基礎を敷いた」と述べている[11]．

　ノーベル賞受賞にまつわる研究の創意をめぐる葛藤について紹介する[12]．Mullerはコロンビア大学のThomas H. Morgan（1866～1945，米国）のもとでショウジョウバエの遺伝学を研究した．Morganは「遺伝における染色体の役割に関する発見」で1933年にノーベル生理学・医学賞を受賞した．受賞はMorgan個人であったが，遺伝の染色体説を最終的に確認したのは，Alfred H. Sturtevant（1891～1970，米国）の染色体地図作成とCarvin Bridges（1889～1938，米国）の不分離の分析であり，Mullerは着想や理論で研究全体に貢献した．以上の4人の共同受賞が妥当であろうが，ノーベル賞は4人以上に分割されないために1人がはみ出してしまうので，Morgan単独の授賞になったと思われる．後日，Morganは私的にSturtevantとBridgesに賞金を分配したので実質的に3人共同受賞となった．Mullerは私的な栄誉の分け前にあずかることはなかったが，後に単独で受賞した．

　Morganはノーベル生理学・医学賞を受賞したが，業績は遺伝の染色体説の確立なので生理学・医学とは直接関係がない．Morganは1933年の受賞の前に2回も受賞者候補としてエントリーされたが，この理由で見送られたといわれている[12]．ノーベル賞に生物学賞はないので現在生物学者には生理学・医学賞あるいは化学賞が授与されている．

3. Computed tomography（CT）の開発

　1979年のノーベル生理学・医学賞はAllan M. Cormack（1924～1998，米国）とGodfrey N. Hounsfield（1919～2004，英国）の「コンピュータを用いた断層撮影の開発」が評価されて2人に与えられた．X線写真は透過像であり，その欠点である前後像の重なりを画像化する技術開発が長年にわたって行われ，最終的にX線発見以来の快挙といわれるCTの開発として結実したことになる．X線の照射角度を変えた複数方向からの撮影により深さ方向の情報が得られるという原理を利用したのが従来型の断層撮影である．1921年にはAndré E. M. Bocage（1892～1953，フランス）がぼかし断層の原理に関する特許を申請し，1931年にはBernard George Ziedses des Plantes（1902～1993，オランダ）が臨床例で断層撮影に初めて成功している[2]．日本では高橋信次（1912～1985）が1946年から回転断層撮影法の開発に精力的に取り組み，いわばアナログtomographyで実際に人体の断層写真を発表した．1979年にCTの開発がノーベル賞を受賞したことを受けて高橋の先行研究がCTの源流として十分に評価されなかったと残念がった人もいたが，医師である高橋自身は後年「コンピュータを使って輪切りを出すというのは，全く別な，アイデアですからね．（中略）やはりエンジニアでなければ考えつかなかったでしょうね．CTは，ワンステップさらに上がった，いい仕事だと思っています」と述べている[13]．

　最初の医療機器としてのCTは技術者のHounsfieldによって開発された．彼はEMIの研究所に勤務していた1967年にCTの着想を得て開発を始め，1971年に脳スキャン臨床用試作機を完成させてロンドンのアトキンソン・モーレイ病院に納入した．CTはさまざまな方向からX線を照射し，透過したX線強度を測定するデータ取得部分と測定された強度分布をコンピュータで解析して画像を再構成する部分から構成されている．納入された試作機では，1スキャンのデータ取得に5分強，画像再構成の計算は大型コンピュータで2.5時間を要した．CTで使われるデータ処理の数学的原理は1917年にJohann K. A. Radon（1887～1956，オーストリア）[14]によって発表されていたがCTの開発過程では誰にも気付かれることはなかった．核物理学者のCormackは小規模なCT実験装置を用いて実験し，基本的にはRadonと同じ理論を独自に完成させて1963年に発表した．Hounsfieldは開発初期にはCormackの理論を採用していなかったが，1975年にCormackの理論を採用して全身スキャナーを開発して販売された．CTのデータ取得部分と画像

再構成法などが格段の進歩を遂げることにより現在の CT の普及につながっている．CT で開発された画像再構成法は MRI でも有効に活用されている．

4. オゾンの生成と分解に関する研究

1995 年のノーベル化学賞は「大気化学，特にオゾンの生成と分解に関する研究」が評価されて Paul J. Crutzen（1933〜，ドイツ），Mario J. Molina（1943〜，メキシコ），Frank S. Rowland（1927〜2012，米国）の 3 氏に授与された．この受賞内容は「第 5 章 紫外線と医学」に記載されている内容に関連する．大気中に含まれるオゾンは 1 気圧に圧縮するとわずか 3 mm の厚さにしかならないが，太陽紫外線を吸収して地表に生物が住める環境をつくり出す重要な存在である．受賞した 3 人はオゾンが大気中で化学反応によって生成され，かつ破壊される過程を説明する先駆的な研究をした．もっとも重要なことは人類の活動によって生じる化学物質によってオゾン層が敏感に影響を受けることを示したことである．オゾン層の厚さに影響を与える化学反応機構を説明することにより壊滅的な結果を与える可能性のある地球環境問題から回避することに寄与した．

1970 年，Crutzen は窒素酸化物 $NO \cdot NO_2$ など（NOx）の触媒作用により大気中のオゾン量が加速度的に減少することを示した．窒素酸化物は土壌微生物が産生する化学的に安定な亜酸化窒素（N_2O）が大気中で分解してつくられる．1974 年，Molina と Rowland はスプレー缶のガス，冷蔵庫・エアコンの冷媒として使われているクロロフルオロカーボン（フロン）がオゾン層を破壊する恐れがあることを発表した．当時，多くの人は懐疑的であったが，1985 年の Joseph C. Farman らによる南極のオゾン量が急激に減少しているという報告により深刻な事態であることの認識が進んだ．Cruzten は，南極の低い気温によって水と硝酸が凝縮した固体表面でオゾンの破壊が急速に進むことを明らかにした．1987 年にはオゾン層を破壊する恐れのある物質を指定し，これらの物質の製造・消費・貿易を規制することを目的として国家間で結ばれた国際法上の成文法（モントリオール議定書）が採択され，実行に移された．その後，何回か改正が行われ段階的に規制が強化され，現在ではオゾン層はゆっくりと回復してきている．

5. 核磁気共鳴画像法（magnetic resonance imaging，MRI）の発見

2003 年のノーベル生理学・医学賞は「Magnetic Resonance Imaging に関する発見」が評価されて Paul C. Lauterbur（1929〜2007，米国）と Sir Peter Mansfield（1933〜2017，英国）に授与された．MRI の詳細については 6.3 節，その基礎となる核磁気共鳴（nuclear magnetic resonance，NMR）の詳細については 6.2 節を参照してほしい．ここでは MRI 開発の歴史を簡単に振り返ることにする．1973 年に Lauterbur は静磁場にわずかな勾配をもたせた勾配磁場をかけることにより空間的な位置情報が得られる線形勾配磁場法を提案した[2]．Mansfield は勾配磁場のさらなる有効利用法，取得したデータの数学的解析法，高速で画像を得ることができる超高速核磁気共鳴画像法（echo-planar imaging，EPI）の開発により MRI の進歩に貢献した．この 2 人の寄与が現代の MRI の基礎となっている．

彼らの発見に先立って，1971 年に Raymond V. Damadian（1936〜，米国）はラットを用いて腫瘍組織の緩和時間が正常組織より長いことを見出し，当時医学的に要望が強かった腫瘍の良性・悪性の鑑別に NMR が役立つことを示した．1974 年には「腫瘍を検出する装置とその原理」で特許（米国特許 3789832 号）を取得したが，悪性腫瘍の実用的診断方法にはならないことが明らかとなり，実際に臨床で使える MRI 装置の完成には至らなかった．MRI 開発の火付け役としておおいに評価すべきであろうが，MRI の発明者としては Lauterbur をあげるのが普通であろう．Damadian は 2003 年にノーベル賞の選に漏れると新聞の全面広告を出して自分を選ばなかったのは間違いであると異例のアピールをしたが，当然選考の結果は変わらなかった．このように Damadian は期待したような科学的評価を得られなかったが，1974 年の特許によってゼネラルエレクトリック社との訴訟に勝利して 1 億ドル以上という莫大な利益を得た[15]．

小川誠二（1934〜，東京）は血中ヘモグロビンの酸化還元状態による NMR 信号強度の違いを見出し，機能的 MRI（functional MRI，fMRI）の開発に成功した．1990 年にラットの脳活動に関連した画像変化を報告し，生理現象によって生じる信号変化を視覚化する blood oxygenation level dependent（BOLD）法

の原理を確立し，ヒトの脳機能解析・臨床診断への道を拓いた．

MRI の基礎として MNR 関係のノーベル賞を以下に列挙する（年，人名（生没年，国），賞名，「研究成果」，説明）．

- 1944 年，Isidor I. Rabi（1898 ～ 1988，米国）：ノーベル物理学賞「原子核の磁気的性質を測定する共鳴法」，NMR 信号の最初の検出．
- 1952 年，Konrad E. Bloch（1912 ～ 2000，ドイツ）と Edward M. Purcell（1912 ～ 1997，米国）：ノーベル物理学賞「核磁気の精密測定における新しい方法の開発とそれについての発見」，凝縮系の NMR 信号の検出
- 1991 年，Richard R. Ernst（1933 ～，スイス）：ノーベル化学賞「高分解能核磁気共鳴（NMR）の方法論の開発への貢献」，フーリエ変換 NMR 分光法の確立
- 2002 年，Kurt Wüthrich（1938 ～，スイス）：ノーベル化学賞「液体中の生体高分子の三次元構造決定のための核磁気共鳴法の開発」，transverse relaxation-optimized spectroscopy の提唱．

6. DNA 修復の仕組みの研究

2015 年のノーベル化学賞は「DNA 修復の仕組みの研究」が評価されて Tomas R. Lindahl（1938 ～，スウェーデン），Paul L. Modrich（1946 ～，米国），Aziz Sancar（1946 ～，トルコ）の 3 名に与えられた．代表的かつ詳細に解明された 3 つの DNA 修復機構，①塩基除去修復（2.4 参照）について Lindahl，②ミスマッチ修復（2.4 参照）について Modrich，③ヌクレオチド除去修復（5.5.2 参照）について Sancar が選ばれた．この 3 つの DNA 修復機構は精製された複数の酵素による *in vitro* 再構成系を用いて分子レベルでの解明が進んでいる．DNA 修復機構に関しては多くの研究者が多岐にわたって素晴らしい成果をあげている中でノーベル賞受賞者の上限である 3 人に絞り込むのは困難な作業であったと思われるが，結果として大方の理解が得られる人選といえるであろう．2015 年のアルバート・ラスカー基礎医学研究賞には同じ DNA 修復機構の研究分野から「すべての生物のゲノムを保護する基本的機構である，DNA 損傷応答に関する発見」が評価されて別の 2 人－Stephan J.

Elledge（1956 ～，米国）と Evelyn M. Witkin－に与えられた．このことは研究業績の評価の多様性と難しさを示しているのであろう．

1960 年代を生きた放射線生物学者は 1964 年に Richard B. Setlow（1921 ～ 2015，米国）と William L. Carrier によって報告された論文[16] を読んだ時の衝撃を今でも記憶しているであろう．紫外線抵抗性の大腸菌に紫外線を照射するとピリミジンダイマーがつくられるが，その後時間経過とともにその量が減少することを示した．一方，紫外線に高感受性の大腸菌では照射後に生成されるピリミジンダイマー量は同じだが，照射後時間が経過してもその量が減少しないことを示した．この論文は，紫外線による細胞死が DNA 中に生成された分子的損傷（ピリミジンダイマー）が原因であり，DNA に生じた分子的損傷を細胞が修復できることを初めて示した．当時の様子が生き生きと記述されている本[17] を紹介しておく．DNA 修復というまったく新しい現象の発見ではなく，その後の分子レベルでの機構解明にノーベル化学賞が授与されたことに時代の変化を感じさせられる．受賞者の研究室で研究した日本の研究者らが受賞祝いの記事を書いているが，その中で Lindahl の言葉として「美しさに心を囚われてはいけないよ．本質に目を向けないとね」，Sancar の言葉として "Every reaction needs the reconstitution!" が紹介されている[18]．どちらも味わい深い言葉である．

7. その他

ここでは放射線医科学研究で用いられる実験手法にかかわる数名のノーベル賞受賞者を紹介する．まず放射性同位元素を用いた手法にかかわる 1943 年の George de Hevesy（1885 ～ 1966，ハンガリー）に与えられたノーベル化学賞「化学反応研究におけるトレーサーとしての同位体の利用研究」と 1977 年の Rosalyn S. Yalow（1921 ～ 2011，米国）に与えられたノーベル生理学・医学賞「ペプチドホルモンのラジオイムノアッセイ法の開発」を紹介する．Hevesy は自然にある放射性同位元素鉛 2/2（Pb-2/2）を使って植物の代謝を調べる手法を開発し，現在広く使われている放射性同位元素を用いたトレーサー法の基礎をつくった．Hevesy のノーベル賞受賞は 1 年遅れの 1944 年秋に発表されている．これは 1943 年の候補者中に

受賞該当者なしと決定したが，該当者なしの場合は翌年まで持ち越すことができる規約がありこれを適用して過去に30近い推薦を受けていたHevesyの受賞を決めたのであろう．Yalowは1950年代に血液中の微量なインスリンを定量するためにラジオイムノアッセイ（radioimmunoassay，RIA）を開発した．現在では放射性同位元素に代わり取り扱いがより簡単な蛍光色素を用いるenzyme-linked immunosorbent assay（ELISA）法が広く用いられている．

放射線医科学研究で利用されている分子生物学的な手法にかかわるノーベル賞はとても多いので，ここではpolymerase chain reaction（PCR）についてのみふれることにする．Kary B. Mullis（1944～，米国）は1993年に「DNA化学での手法の開発への貢献：PCRの発明」でノーベル化学賞を受賞した．PCR法を知らない人はいないと思うので発見の経緯を自伝的回想[19]から簡単に紹介しよう．PCRは1983年5月にガールフレンドを助手席に乗せて別荘に向かってドライブしている最中に着想を得た．この着想を同僚らに話したが誰にも興味をもたれなかった．DNA関連の研究をするうえでは必須の手法となっている現在では想像できないがそんなものであろう．紆余曲折があったが，耐熱性のDNAポリメラーゼTaq1を使うことによって便利で実用的な手法となり，広く用いられるようになった．Mullisはきわめて個性的な科学者だが，オネスト・サイエンティストと自称するように自分の行動や考えを赤裸々に語っているので，自伝は一読の価値がある．

最後に，現代の放射線医科学の研究においてなくてはならない顕微鏡にかかわる3つのノーベル賞を紹介する．1953年のノーベル物理学賞は「位相差を用いた手法の実証，とくに位相差顕微鏡の発明」が評価されてFrederic Zernike（1888～1966，オランダ）に授与された．1986年のノーベル物理学賞は以下の3名に授与された．Ernst A. F. Ruska（1906～1988，ドイツ）「電子を用いた光学に関する基礎研究，とくに最初の電子顕微鏡の設計，Gerd Binnig（1947～，ドイツ）とHeinrich Rohrer（1933～2013，スイス）「走査型トンネル電子顕微鏡の設計」．Ruskaの受賞は電子顕微鏡の試作機の製作から58年後のことであった．2014年のノーベル化学賞は「超高解像度蛍光顕微鏡の開発」が評価されてEric Betzig（1960～，米国），Stefan W. Hell（1960～，ドイツ），William E. Moerner（1953～，米国）に授与された．光の波動性による分解能の限界（200 nm）を超えた分解能を，Hellはstimulated emission depletion microscopy（STED顕微鏡）により，BetzigとMoernerはsingle-molecule microscopyにより達成した．

おわりに

放射線医科学研究におけるノーベル賞について主として歴史的な観点から述べた．1962年にノーベル生理学・医学賞を受賞したJames D. Watson（1928～，米国）の学位論文は放射線生物学のテーマで，次のような言葉を語っていることを最後に紹介する．「私にとって有益な"バイブル"はDouglas E. Lea（1910～1947，英国）著の"Actions of Radiations on Living Cells"でした．（中略）"標的論"は"遺伝子"の大きさを与える可能性のあるものとして私を魅了しました」[20]．

〔檜枝光太郎〕

引用文献

1) http://www.nobelprize.org/
2) 原典で読む画像診断史，エムイー振興協会．p.14-17, 144-163, 166-172, 2001.
3) 医学の10大発見―その歴史の真実，ニュートンプレス．p.161-183, 2000.
4) Wilhelm Conrad Röntgen and the Early History of the Röntgen Rays 2nd ed, Norman Publishing. p.1-51, 222-232, 1993.
5) レントゲンとX線の発見，恒星社厚生閣．p.1-41, 181-203, 2000.
6) 東京醫事新誌，**935**：41-42, 1896.
7) れんとげん投影写真帖，丸善．p.1-57, 1896.
8) http://www.rist.or.jp/atomica/data/dat_detail.php?Title_No=16-03-03-13
9) Science, 66：84-87, 1927.
10) Studies in Genetics：the selected papers of H. J. Muller, Indiana University Press. p.252-276, 1962.
11) Genetics, 157：461-463, 2001.
12) ノーベル賞の光と影，朝日新聞社．p139-149, 1987.
13) 放射線と人間―先達15人が語る，日刊工業新聞社．p.17-31, 1991.
14) 技術に生きる現代数学，岩波書店．p.1-31, 2008.
15) Internet J Neurosurgery, 7：no.1, 2010.
16) Proc Nat Acad Sci, 51：226-231, 1964.
17) DNA修復，東京大学出版会．p.1-57, 1983.
18) 放射線生物研究，**50**：381-390, 2015.
19) マリス博士の奇想天外な人生，早川書房．p.17-53, 2004.
20) 放射線生物研究，**45**：417-418, 2010.

1.3 原爆放射線影響

キーワード 原爆，被爆者，胎内被爆者，被爆二世，線量推定，がん，非がん疾患

はじめに

　広島・長崎への原爆投下は人類史上初の一般市民への戦時核兵器使用であり，その惨禍は熱線・衝撃波・爆風・火災という物理的破壊力のみならず放射線被ばくによる急性放射線症およびその後の長期健康影響として現在に及んでいる．原爆放射線が広島・長崎の人々に及ぼした健康被害について被爆直後からさまざまな調査が行われたが，中でも長期健康影響については確固とした疫学調査が行われ，その結果は原子放射線の影響に関する国連科学委員会（United Nations Scientific Committee on the Effects of Atomic Radiation, UNSCEAR）・国際放射線防護委員会（International Commission on Radiological Protection, ICRP）などにおいて放射線の人体に及ぼす影響を評価するときの中核をなす情報となっている．

1. 広島・長崎原爆の規模

　広島に投下された原爆はトリニトロトルエン（TNT）火薬換算で 16 kt 相当，長崎のものは 21 kt 相当のエネルギーを放出し，その内訳は物理的破壊力（衝撃波・爆風）50%，熱線 35%，放射線 15% であったと推定されている．そのために両市ともにおおむね爆心地から 2 km 以内では木造家屋が壊滅的な被害を受け，広島では 3.5 km，長崎では 4 km まで露出した皮膚での熱線損傷が認められた[1]．原爆放射線には爆発後ほぼ 1 分以内に生じた初期放射線（直接放射線ともいう）とそれ以外の残留放射線とがある．初期放射線のうち地上に到達したのは中性子線とγ線であり，その強さ（DS02 に基づく無遮蔽空間線量の推定値）は広島では爆心地から 1 km の地点で中性子線が 0.26 Gy，γ線が 4.22 Gy，長崎ではそれぞれ 0.125 Gy および 8.6 Gy であり，距離が増加すると急激に減少し，2.5 km では中性子線は広島・長崎ともにほぼなくなり，γ線は広島 13 mGy，長崎 23 mGy と推定されている．残留放射線には，土壌や建物を構成する元素が中性子線により放射化されて生じる誘導放射線と，爆発時に気化した核分裂生成物質が上昇気流によ

り大気中に拡散した後に冷却されて地上に降下した放射性物質によるものとがある[2]．後者は，爆発時に巻き上げた粉塵や火災により発生したすすを含んだ「黒い雨」などに含まれて落下した．

2. 急性放射線症

　原爆投下時に両市内にいた人の数は広島 35 万人，長崎 21 万人と推定され，その内 1945 年 12 月末までに広島で 14 万人，長崎で 7 万人以上が死亡したと推定される[3,4]．原爆ではまず爆風・衝撃波による物理的破壊，熱線・火災による外傷・熱傷による死亡が多く，被ばく後約 2 週の間に高度の急性放射線症（消化器症状・出血性症状など）による死亡が生じ，急性期死亡の約 90% がこの時期に生じたと考えられている．その後約 5 週までの亜急性期には消化器症状・出血性症状・骨髄抑制による感染症・脱毛などの放射線症状が引き続き生じ，急性期死亡の約 10% を占める．その後はこれらの症状からの回復に向かうが，放射線被ばくによる免疫力低下などにより合併症を併発して増悪する場合もかなりあったと考えられる[1]．

3. 長期健康影響の調査

　被ばく後早期から日本の大学などの科学者・日米合同調査委員会・原爆傷害調査委員会（Atomic Bomb Casualty Commission, ABCC）などによる被爆者の傷害・急性放射線症などの健康状況に関する調査，広島・長崎における新生児の出生時異常・遺伝性影響に関する調査などが行われた[5]．その後，長期にわたる健康影響を評価するためには固定集団を設定して一定の方法で追跡する疫学調査手法（コホート調査）が望ましいとされ，ABCC により被爆者に関する寿命調査（Life Span Study, LSS）集団が設定された．まず，1950 年の国勢調査の附帯調査で原爆投下時に広島・長崎両市内にいたと答えた人のほぼ全員に ABCC の職員が被爆地点および被爆状況の概要に関する調査を行い，近距離被爆者（爆心地から 2.5 km 以内）と遠距離被爆者（2.5〜10 km）に層別して性・年齢を対

応させて調査対象者を決定した．さらに，ABCC または広島・長崎両市の行った調査に基づいて原爆投下時に両市内にいなかった人を選び，同様に性・年齢を対応させて加えた対象を LSS 集団とした．最終的に約 12 万人が対象となり，1950 年を起点として追跡されている．胎内被爆者・被爆二世についても初期の出生時異常などの調査集団やその後の出生者の調査などに基づいてそれぞれ約 3,600 人・約 77,000 人の追跡調査集団を形成した[6]．

個人が被ばくした原爆放射線量の推定には①原爆から放出された放射線量，②その空間伝播状況の推定，③個人の放射線に対する遮蔽状況の解明が重要である．①・②は核物理学による理論的推定・核実験場における実証実験・広島および長崎の被ばく試料の分析などにより行われ，③は近距離被爆者の内約 2 万人に対する ABCC の面接調査により行われた[7]．面接調査では地図上で被ばく位置の特定を行い，建物などによる遮蔽状況を評価するための近隣図を作成し，屋内であれば建物図面の作成とその中での被爆者の位置と体位の特定などを行い，個人の体内 15 臓器について中性子線・γ 線の被ばく線量を推定した．このような詳細な調査を行わなかった遠距離被爆者については当初の被ばく状況の概要に関する調査結果に基づいて，例えば日本家屋内で被爆した人では詳細な遮蔽調査で求められた日本家屋での放射線の平均透過係数を適用するなどして個人の被ばく線量を推定した．放射線リスクの推定には対象臓器の推定線量について中性子線量を 10 倍（生物学的効果比）した値に γ 線量を加えた「重み付け吸収線量」を用いている[7]．

健康影響を評価するための結果指標として全員について死亡年月日・死因に関する情報を収集し，広島・長崎の在住者についてはがん罹患情報を得ている．放射線以外にも喫煙などが評価対象の疾病などに強い影響を与えるので対象者に質問票調査を行って生活習慣などの情報を収集した[6]．前述の追跡調査集団の一部の人々について循環器疾患・白内障などの臨床医学的な影響評価を目的として広島・長崎の ABCC および放射線影響研究所での健康診断による追跡調査を行っている．LSS の内約 24,000 人（成人健康調査（Adult Health Study, AHS），1958 年より隔年調査）・胎内被爆者の内約 1,000 人（AHS の一部として 1978 年より隔年調査）を対象としている．被爆二世については

2002 ～ 2006 年に初回の健診調査を行い，約 12,000 人が受診した．2010 年より 4 年に一度の追跡調査に移行している[6]．

4. 健康影響の評価指標

一般的に急性放射線症は放射線を被ばくしなければ発症することはなく，被ばく線量の増加とともに発症者の割合も増加し，高線量では全員（100%）が発症する．線量が多いほど症状の重症度も強くなる．また一定の線量（しきい線量）までは発症しないと考えられている（図 1A）．一方，がんなどは放射線被ばくを受けなくても一定の発生率があり，被ばく線量の増加とともに発生率が増加する．すなわち，図 1B の左下の原点を「0」とする「発生率」の軸で示される非被ばく者のレベルから直線 a に従って増加する．がんでは量反応関係は直線を示すことが多いが，低線量域におけるリスクの不確実性（図における雲状の部分）も含めて今後の解明に待つ部分も多い．ここで「発生率」とは一定の観察期間にある集団に発生した結果事象の件数を観察したその集団の人数と観察期間の積（人・時間）で除した値である．したがって，その性質は図 1A における全体が 100% となる「発生割合」とは異なる．累積の発生割合（例えば，生涯リスク）を求めるためには各単位期間の発生率を全観察期間について積算することになる．

疫学ではリスクの大きさを示すための指標として以下の 3 つを用いる．

- 相対リスク relative risk（RR）＝曝露群での発生率／非曝露群での発生率
- 過剰絶対リスク excess absolute risk（EAR）＝曝露群での発生率－非曝露群での発生率
- 過剰相対リスク excess relative risk（ERR）＝（曝露群での発生率－非曝露群での発生率）／非曝露群での発生率

一般的には RR と EAR（他の用語で表現することもある）を用いるのに対し，放射線影響評価では ERR と EAR を用いることが多い．放射線によるがんの発生は潜在的に障害された細胞数に比例して生じると考えられるので相加的な性質をもつ指標である ERR と EAR を用いて線量反応関係を数式化することにリスク解析上の利点があるためである．例えば，RR＝1.5 であれば ERR＝0.5 であり，これは非被ばく

1.3 原爆放射線影響　　11

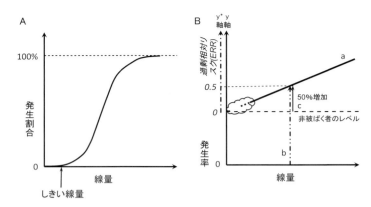

図1　急性放射線症とがんなどの長期健康影響の線量と発症との関係（模式図）
A：急性放射線症，B：がんなどの長期健康影響

者での発生率から50％の増加を意味する．ERRは図1Bにおいて非被ばく者の発生率の大きさを1（すなわち100％）として非被ばく者での発生率の水準をゼロとするy^*軸上の斜字の目盛りで示す．リスク解析結果の図ではERR＝0より上の部分を図示する．

　被ばく者に発生したすべての結果事象（矢印b）の内，放射線被ばくに関連すると考えられる部分（矢印c）の割合を「寄与割合」といい，この場合は0.5/1.5＝33％となる．つまり，その放射線被ばくを受けた人に生じた全結果事象のうち33％が放射線に起因すると考えるのである．

5. 原爆被爆者での影響

　被爆者における白血病の過剰発生は被ばく後数年から急速に増加し続けて6～8年後にピークとなった．10歳で1 Gy被ばくした人の総白血病による死亡リスクはピーク時には非被爆者の数十倍に達したと推定されている．しかし，被爆時年齢が高くなるとそのリスクは顕著に低下し，若年者でも被爆後10年以後では急速に低下した[8]．白血病の線量反応関係は急性リンパ性白血病や慢性骨髄性白血病では直線であるが，急性骨髄性白血病では下に凹型の曲線を示す[9]．つまり，0.1 Gyでのリスクは，1 Gyでのリスクの1/10よりかなり小さい．

　被爆者の放射線による固形がんによるリスク増加は10年後くらいから検出されるようになって現在まで持続している．被爆者の総固形がんによる死亡および罹患リスクの大きさは30歳で1 Gy被ばくした人が70歳になった時点で同世代の非被爆者に比べて男

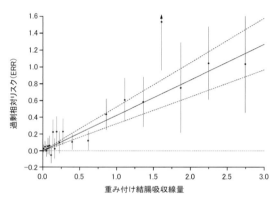

図2　放射線被ばくと総固形がん死亡リスクの線量反応関係（被ばく時30歳で70歳到達時）（文献10を改変）

女平均して約50％程度大きい[10, 11]．図2にLSS集団における1950～2003年までの死亡追跡結果による総固形がん死亡リスクの線量反応関係を示す[10]．被ばく放射線量と総固形がんリスクとの量反応関係はほぼ直線であり，この関係は1 Gy以上の高線量域において決定的である．一方，低線量域でのリスク推定には不確実性があり，今までの解析では100～200 mGyより低い線量域ではリスクが有意ではない[10, 11]．観察期間が延びるに従って量反応関係を示す推定線が下に凹の傾向を示すようになり[10]，最新のがん罹患リスク解析では男性で有意な曲線性を示すようになったが[11]，その理由については今後の解析を必要とする．広島・長崎において1 Gy以上の初期放射線量を被ばくした人々は約2,400人であり，爆心地から700～800 mから1.4～1.5 kmの間の同心円状の狭い地域でそれぞ

れの人の素因・生活習慣（喫煙など）とは無関係に被ばくした．それゆえ，これらの人々に基づく放射線リスクの推定結果は放射線以外のリスク因子による交絡の影響をほとんど受けていないことが示唆され，実際に喫煙情報を含めた最新の解析結果において示されている[11]．一方，低線量被ばく者の被ばく地点は，広島では市街地から郊外に広がる地域に，長崎では旧市街地域に広く分布している．初期放射線量は爆心地からの距離でもっとも強く決定されるので，低線量被ばく者の放射線リスクの推定結果は地域性と関連するリスク因子によって交絡を受けている可能性がある．したがって，高線量域での放射線リスクの推定結果とその結論は信憑性が高いが，低線量域での放射線リスクについては種々の因子を考慮した解析と慎重な解釈が必要である．

総固形がんによる死亡および罹患の ERR は女性よりも男性の方が小さく，EAR は男女間でそれほど差がない．これについては発がんへの放射線影響の絶対的な大きさが一定で男女間に差がなく，男性の方が女性よりも元来がんの罹患率が高いために ERR は男性の方が小さくなるとも考えられるが，部位（臓器）によってがんの罹患率が異なるので放射線発がんの機構解明を待って解釈する必要がある．被ばく時の年齢が若いほど相対的なリスクおよび絶対的なリスクともに大きくなる．これについては年齢が若いほど放射線感受性が高いためと理解される．一方，被爆者の加齢が進んで到達年齢が高くなると絶対的なリスクはさらに大きくなるが，相対的なリスクは小さくなる．これは高齢になるほど放射線に起因しないがんの発生が多くなるために放射線に起因するがんの絶対数はさらに増える一方で相対的な放射線の影響が小さくなることを示していると考えられるからである．放射線による発がんリスクは部位により大きさや有意性が異なるがその理由はまだ明らかではない．部位別による発がんの放射線リスクについては病理学的・組織学的所見も含めた詳細な解析が行われている[6]．

生涯リスクは総固形がんによる死亡リスクに基づいて算出されている．被ばく時年齢が 30 歳の人の場合，同世代で非被ばく者の総固形がん死亡の生涯リスクが男性 25%，女性 19% であるのに加えて，0.1 Gy 被ばくした場合には男性で 0.9%，女性で 1.1% 増加する．10 歳での被ばくの場合には男女でそれぞれ 2.1% およ

び 2.2%，50 歳での被ばくでは男女でそれぞれ 0.3% および 0.4% 増加する[12]．

がん以外の疾患については LSS において原爆放射線被ばくと循環器疾患および呼吸器疾患死亡との間に少しではあるが有意な関連がみられる[10]．循環器疾患では全心疾患死亡とは直線の，全脳卒中とは下に凹型の曲線の線量反応関係を示し，おおむね 0.5 ～ 1.0 Gy 以上の被ばく線量がリスク上昇に関連していると考えられる[13]．心疾患の病型別では弁膜症・高血圧性臓器障害・心不全において高線量域でのリスク上昇による直線の線量反応関係を示したが，虚血性心疾患では有意な関連はみられなかった[14]．日本におけるこれらの心疾患の死亡率は戦後大きく変化しているが，これは動物性タンパク質・脂質・食塩などの摂取量などが変化した生活状況と密接に関連しているためと考えられ，これが放射線被ばくの影響のあらわれ方にも関連すると考えられる[15]．呼吸器疾患では主要な死因である肺炎・インフルエンザが 1960 年代までは急性流行性の疾患であったが近年では高齢者の終末期の疾患となっている．そのことが反映されて，これらの疾患と放射線被ばくとの線量反応関係も戦後～ 1960 年代までは高線量域でとくに高いリスク増加であったが，近年は比較的線形の小さなリスク増加を示している[16]．これらの非がん疾患に対する放射線影響の病態解明は今後の課題である．ただし，日本の死亡診断書における心不全や高齢者の終末期肺炎などの死因は潜在する悪性腫瘍などが関連している可能性に留意する必要がある[16, 17]．さらに死因の解析では非致死的な疾病については不明である．したがって，がん以外の疾患に関しては臨床的な追跡である AHS の結果が重要であり，総合的な報告[18] のほかに臨床医学的な個別の疾患・病態の放射線リスクに関する知見が多数報告されている[6]．

6. 胎内被爆者での影響

胎内被爆者は受精後に胎児として直接に放射線被ばくした人々であり，被爆後に受胎して生まれた被爆二世の人々とは放射線被ばく状況が根本的に異なる．胎内被爆者ではとくに感受性の高い器官形成期（受精 9 日～受精 8 週）での高線量被ばくによる原爆小頭症などの中枢神経系への影響がみられ，胎児期の受精 8 ～ 25 週での被ばくでは精神発達障害が顕著であ

る[19]．学齢期には高線量被ばく者で低身長がみられている[20]．出生後のがん罹患については被爆時年齢6歳未満の若年被爆者と同程度のリスク上昇がみられるが[21]，今後の追跡が重要である．

7．被爆二世での影響

　放射線被ばくによる遺伝性影響は原爆被爆後の大きな懸念であり，当初は出生時の形態異常（奇形）・周産期死亡（受精22週以降の死産・早期新生児死亡）などに関する大規模な調査が行われたが，親の被ばく線量とそれらの異常の発現頻度との間に関連は認められなかった[6]．引き続いて被爆二世の性比の偏り・染色体異常・タンパク質レベルでの遺伝性影響・DNAに関する調査が行われたが，いずれにおいても親の放射線被ばく線量との関連は認められなかった．追跡調査ではがん／非がん疾患の死亡[22]・がんの罹患[23]ともにこれまでのところ親の放射線被ばくによる影響は認められていない．臨床調査では初回の健診調査における生活習慣病の有病率と親の被ばく線量との関連は認められていない[24]．しかしながら，これらの調査において対象となった被爆二世の年齢が若いことにより今後の追跡が重要である．

おわりに

　これらの疫学調査の骨格が今から60年前に立案され，現在に至るまで実施されるとともに，その有用性が失われないというのは驚異的なことである．疫学追跡調査では調査対象とする人々の集団を明確に定義して把握し，評価すべき曝露因子と結果指標についても明確に定義して正確な情報を収集することが求められる．そのような基礎に立脚してこそ解析結果の信頼性が担保される．これらの成果は連綿と続く先人の努力はもとより調査を受けてくださっている原爆被爆者・胎内被爆者・被爆二世の方々の真摯なご協力の賜物である．放射線医科学に従事する者として深甚な感謝と鎮魂の念をもって臨みたい．　　　〔小笹晃太郎〕

　［注］広島および長崎の放射線影響研究所は，日本の厚生労働省ならびに米国のエネルギー省（DOE）により資金提供を受けている公益財団法人である．本解説は放影研の研究計画書 RP 1-75, 2-75, 2-61, 4-75, 4-10 に基づいている．表明された見解は著者の見解であり，必ずしも両国政府の見解を反映するものではない．

引用文献

1）原爆放射線の人体影響 改訂第2版，文光堂．p.2-13, 2012.
2）DS02, Radiation Effects Research Foundation. p.848-57, 2005.
　http://www.rerf.jp/shared/ds02/index2.html
3）原爆被爆者対策事業概要，広島市．p.1-3, 2016.
4）原爆被爆者対策事業概要，長崎市．p.3-8, 2016.
5）Suffering Made Real, University Chicago Press. p.3-79, 1994.
6）要覧，公益財団放射線影響研究所．p.5-9, 16-33, 42-43, 2014.
　http://www.rerf.or.jp/shared/briefdescript/briefdescript_j.pdf
7）Radiat Res, **166**：219-254, 2006.
8）Radiat Res, **172**：368-382, 2009.
9）Radiat Res, **179**：361-382, 2013.
10）Radiat Res, **177**：229-243, 2012.
11）Radiat Res, **187**：513-537, 2017.
12）Radiat Res, **160**：381-407, 2003.
13）Brit Med J, **340**：b5349, 2010.
14）Radiat Res, **187**：319-332, 2017.
15）Int J Radiat Biol, **93**：1145-1150, 2017.
16）Radiat Res, **180**：539-545, 2013.
17）Radiat Res, **187**：20-31, 2017.
18）Radiat Res, **161**：622-632, 2004.
19）Int J Radiat Biol, **74**：159-171, 1998.
20）Health Phys, **68**：766-772, 1995.
21）J Natl Cancer Inst, **100**：428-436, 2008.
22）Lancet Oncol, **16**：1316-1323, 2015.
23）Brit J Cancer, **89**：1709-1713, 2003.
24）J Radiol Prot, **33**：281-293, 2013.

1.4 原爆線量評価

キーワード 原爆線量, 広島・長崎, DS02, DS86, 中性子, γ線, 熱ルミネッセンス, ユーロピウム152, ニッケル63, 塩素36, コバルト60

はじめに

広島・長崎の原爆被爆生存者の放射線被ばく線量の推定には原爆線量評価体系2002（DS02）が使われている．これは日米の大きな共同研究により決定された原爆被爆者の放射線量の計算方式である．それを用いて放射線影響研究所で登録されている原爆被爆者の個人の各臓器の被ばく線量が計算され，放射線被ばくによるリスクが求められている．このリスクはICRP103の勧告[1]の基礎データに採用されている．ここではその成立過程と概要について説明する．

1. 原爆線量評価体系2002（DS02）の完成までの経緯

広島・長崎の原爆被爆生存者の放射線被ばく線量の推定は4回にわたって行われてきた．最初は1957年の暫定線量（T57D）であった．1965年に本格的な線量評価体系がつくられ，これを1965年暫定線量推定方式（T65D）という[2]．"暫定"という言葉が使われているが，これを用いて原爆被爆者の疫学調査から放射線のリスクが求められていた．T65Dは"ICHIBAN研究"と命名された研究プロジェクトの下，10年にわたる長期の研究が行われてつくられた線量評価方式である．主にネバダの核実験場で実際に核実験を行い，剥き出しの原子炉を500mの鉄塔から吊り下げてデータをとり，それに基づいて線量評価式がつくられた．

1970年後半になってT65Dに問題があることが明らかになった．それは，①砂漠で実験が行われたため空気中の水分が少ないので1km以上離れた地点での中性子線の線量が60%に減少すること，②広島に投下された原爆では厚さが20cm以上の鉄などの金属が使用されていたために中性子線のエネルギースペクトルがより低くなるなど，いくつか問題点が指摘されたことによる．その問題を解決するために日米の大きな共同研究が開始された．プロジェクトとしての研究は3年間行われ，1986年に原爆線量評価体系1986

（DS86）[3]が決定され，原爆被爆者の個人被ばく線量の計算方式となった．

ところが，その後被ばくした花こう岩などの中に中性子によって生成されたユーロピウム152（Eu-152）などのデータとDS86が合致しないことが明らかになった．その原因究明のために10年にも及ぶ研究が進められ，2002年にその原因が判明した．これによりDS86見直しの契機となった広島での1.5km以遠の中性子線量の計算値と実測値の不一致も解決された．その原因は1km以遠でのEu-152・塩素36（Cl-36）の実測値がDS86よりも高かったことであったが，再測定することなどによりデータに問題があったことが判明した．そこで再度DS86と同様の日米共同研究が推進され，最終的に新しい原爆線量評価体系2002（DS02）[4]が完成した．

DS86では広島における0.5km以内の誘導放射能の実測値が計算値より低かったが，爆発高度を20m高く設定することにより解決した．それ以遠では計算値よりも実測値が高かったが，試料を高い精度で再測定したところ1.5kmまでの実測値は計算値とよく一致することが明らかになった．さらに1.5km以遠については計算値が測定の検出限界以下になることから検証はできなかった．しかしながらレンガ・タイルのγ線量は約2kmまで測定されていてDS02とほぼ一致している（図1A，B）[4]．

結果としてDS86とDS02は本質的に同じものであった．また見直しにより計算精度が格段に向上した．広島・長崎の違いについては表1に示す．広島・長崎のγ線量がともに約10%増加したが，これがDS86の見直しで得られた主たる変更点である．中性子線量は変更幅が大きいが，もともとγ線よりも線量が低い．すなわち，リスク計算では発がんなどの発生率を線量で除算するので約10%リスクを下げる方向の改定である．

DS02は計算方式であり，以上のように実測値と比較し検証された．その結果，爆心地から2.5kmまで

1.4 原爆線量評価 15

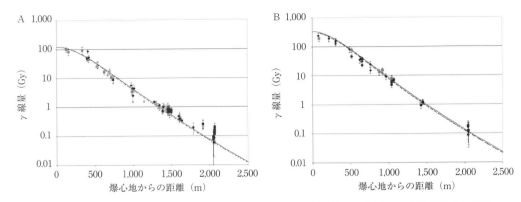

図1　広島（A）・長崎（B）におけるTLDによるγ線量の測定値とDS02およびDS86との比較
点線：DS86，実線：DS02．各点は実測値．（文献4より）

表1　DS86とDS02との違い

		DS86	DS02
広島	爆発力	15 kt	16 kt
	爆発の高度	580 m	600 m
	爆心地の位置		DS86の地点から西に15 m移動
	線量	γ線	約10%増加
		中性子線	1 kmで約10%増加，そして距離により減少し，1.8 kmでDS86と一致
長崎	爆発力	21 kt	変化なし
	爆発の高度	503 m	変化なし
	爆心地の位置		DS86の地点から西に2 m移動
	線量	γ線	約10%増加
		中性子線	10〜30%減少

表2　広島・長崎原爆からの直接線の地表1 mでの被ばく線量（カーマ）

Distance (m)	Hiroshima Gamma ray (mGy)	Hiroshima Neutron (mGy)	Nagasaki Gamma ray (mGy)	Nagasaki Neutron (mGy)
0	1.20E + 05	3.45E + 04	3.28E + 05	1.88E + 04
100	1.15E + 05	3.20E + 04	3.12E + 05	1.72E + 04
200	9.56E + 04	2.51E + 04	2.48E + 05	1.29E + 04
300	7.30E + 04	1.75E + 04	1.85E + 05	8.67E + 03
400	5.27E + 04	1.11E + 04	1.27E + 05	5.26E + 03
500	3.57E + 04	6.48E + 03	8.30E + 04	2.97E + 03
600	2.36E + 04	3.61E + 03	5.32E + 04	1.65E + 03
700	1.55E + 04	1.95E + 03	3.35E + 04	8.56E + 02
800	1.00E + 04	9.96E + 02	2.15E + 04	4.58E + 02
900	6.47E + 03	5.17E + 02	1.35E + 04	2.37E + 02
1,000	4.22E + 03	2.60E + 02	8.62E + 03	1.25E + 02
1,100	2.75E + 03	1.29E + 02	5.43E + 03	6.45E + 01
1,200	1.81E + 03	6.65E + 01	3.49E + 03	3.41E + 01
1,300	1.19E + 03	3.37E + 01	2.28E + 03	1.81E + 01
1,400	7.89E + 02	1.71E + 01	1.49E + 03	9.58E + 00
1,500	5.27E + 02	9.04E + 00	9.83E + 02	5.11E + 00
1,600	3.53E + 02	4.72E + 00	6.62E + 02	2.75E + 00
1,700	2.37E + 02	2.49E + 00	4.43E + 02	1.49E + 00
1,800	1.65E + 02	1.33E + 00	2.99E + 02	8.13E − 01
1,900	1.10E + 02	7.11E − 01	2.04E + 02	4.43E − 01
2,000	7.64E + 01	3.86E − 01	1.38E + 02	2.44E − 01
2,100	5.24E + 01	2.11E − 01	9.47E + 01	1.35E − 01
2,200	3.59E + 01	1.16E − 01	6.52E + 01	7.55E − 02
2,300	2.53E + 01	6.41E − 02	4.65E + 01	4.24E − 02
2,400	1.79E + 01	3.56E − 02	3.27E + 01	2.38E − 02
2,500	1.25E + 01	1.99E − 02	2.28E + 01	1.35E − 02

表中1.1E + 03は$1.1×10^3$を示す．（文献4より）

連続的に被ばく線量（被爆者の臓器線量まで）が求められた．得られた被ばく線量結果の内，地表1 mの高さでのカーマを表2[4]に示す．各臓器についてもこの参考文献に示されている．放射線影響研究所ではこれらの結果を用いて放射線の影響の解析が進められた．現在用いられているDS02は正確な直接被ばく線量を評価する方式となっている．

2. 被ばく試料収集，地図，爆心の位置

被ばく線量の計算方式を決める際には実測と比較検証され，最終的に実測値と一

致するように較正する．言い換えると実測値に合うように最適なパラメータを決めることになる．そのためにはまず測定するための良質の試料を収集する必要がある．1980年ごろから広島大学原爆放射線医学研究所は放射線影響研究所と共同で試料収集を始めた．あらかじめ原爆資料館（現在の広島平和記念資料館）などに収集されている被ばく試料も調査したが，使用可能な試料はほとんどなかった．測定するための試料としては，①被ばく位置が正確にわかっていること，②樹木や建物で遮蔽されていないことがわかっていることなどが明確になっている必要があり，原爆資料館などにこれらの条件を満たす試料はほとんどなかった．原爆資料館では焼け焦げている・溶けているなど原爆の威力を示す試料が集められているので，やむを得ないことである．そのため被ばく試料は新たに収集された．現在，広島大学原爆放射線医学研究所では約2,000点の物理試料が存在する．一例としてDS02の際に検討された被ばく試料が文献[5]に示されている．

次にこれらの試料の採集位置を地図上で正確に決める必要がある．DS02以前は1945年に作成された広島・長崎の米国陸軍地図を使って地図上の位置を求めていた．当時としては一番正確な地図であったが，位置の精度は場所によって30mずれている場合もあり，このずれを線量に換算すると約15%の違いとなる．したがって，精度の高い地図が必要であった．そこで広島市・長崎市それぞれで1979年・1981年に作成された都市計画地図を新たに使用した．これにより地図上の位置は十分な精度が保証されることになった．現在ではGPSの値が使われているが，それはDS02以降のことである．

爆心地の位置・爆発の高度の推定については多数の文献による評価がある．これは被ばく試料に刻まれた熱線の陰の方向を調べ，多数の直線を地図上に引き，多数の交点を評価して求めたものである．その地図には同じ米国陸軍地図が使われた．今回新しい地図に変更されたが，これらの推定を新しい地図上で初めから改訂するには当時の情報が十分でないことなどから不可能に近い．そのため爆心地の位置については地理情報システム（geographic information systems, GIS）を使い，新旧地図のずれを多数の評価点から再評価した．また高度についてはすべての調査を比較してもっとも正確な位置と高度を求めた．これらはDS02[4]に

詳細が説明されている．

3. 測　定

これらの試料はγ線量の測定用と中性子線量の測定用に分けられる．γ線測定のためにレンガ・タイル・瓦が収集された．γ線量の測定には熱ルミネッセンス線量計（thermoluminescennt dosimeter, TLD）が使われた．この線量計は土器などによる年代測定法に使われているものと同じであり，これらの被ばくした試料を粉砕して石英の微粒子を取り出し，400℃の熱を加えて発生する微弱な光の量を測定するものである．この微弱な光の量が照射されたγ線量に比例する．広島・長崎両市において爆心地から2km近くまでの試料について計測が行われた．またより遠方での未被ばくの試料も対照試料として測定された．DS86の測定データの精度には問題がなく，DS02の新たな実測値の検証に使われた[4]．測定は奈良教育大学・広島大学・放射線医学総合研究所（現量子科学技術研究開発機構放射線医学研究開発部門）で行われた．それぞれ異なる測定法（石英粗粒子法・プレドーズ法など）が使われたが，それぞれ本質的な差異は認められていない．図1に広島（A）・長崎（B）でのDS86・DS02両方式による測定結果が示されている．この図では約2kmまで実測値が存在しているので，約2km以内の被爆者の線量評価が正確であることを証明している．ただ広島での1.5km以遠の実測値が依然として高く，その理由については不明で，現在でも議論がある[6]．

中性子線量の推定はより複雑である．それは放射能の実測値（Bq）から直接被ばく線量（Gy）を決められないからである．まず岩石などに含まれるユーロピウム（Eu）などが中性子と反応して生成した誘導放射能（Bq）を測定する．次にDS02から計算された放射能値と比較して一致していることを確認し，その値を用いてDS02により被ばく線量（Gy）を計算する．すなわちDS02で逆算する形となる．中性子には運動エネルギーが高い速中性子と低い熱中性子などが含まれていて，前者については直接被ばく線量として計算できるが，後者については直接被ばく線量として計算できないことが問題である．さらにほとんどの放射能はこの熱中性子によって生成されるので被ばく線量計算は一段階複雑となる．このように計算上では熱中性

1.4　原爆線量評価　　　17

子は被ばく線量への寄与が少なく，結果として速中性子線を逆算して求めることになるので不確定要素を多く含んだ結果となる．

速中性子と比べて熱中性子の方が物質と反応しやすいのでより多くの放射性物質を生成する．したがってDS86までに測定されてきた放射能は熱中性子によって生成されたEu-152・コバルト60（Co-60）・塩素36（Cl-36）などであった．速中性子の直接反応による放射能の測定は難しく，それが可能な試料は銅が唯一と考えられたが，それまで試料が見つかっていなかった．DS86完成後に加速器質量分析法（accelerator mass spectrometry, AMS）が開発され，速中性子の直接反応による放射能の測定が可能になった．銅の試料がいくつか入手でき，銅と速中性子の反応で生成されたニッケル63（Ni-63）がAMSで測定された．これらの詳細については文献[7]に記載されている．

広島の中性子線の測定値についての経緯は次のようなものである．試料中の放射能測定はDS86の完成後も継続された．当時，Eu-152・Co-60・塩素36（Cl-36）の実測値は近距離ではDS86による計算値よりも低かったが，1 km以遠ではDS86よりも高かった．これらの矛盾の解明を進めてきたが，最終的に遠距離ではEu-152・Co-60・Cl-36が再測定された結果1 km以遠でDS86による計算値よりも低くなり，DS02と一致するようになってきた．理由はさまざまであったが，主な理由はそれぞれの放射能が微量であることによる過大評価であった．一方，近距離では実測値がDS86による計算値より低かったが，爆発の高度を20 m高く設定することにより一致することがわかった．その後，速中性子の直接反応で得られたNi-63の実測値も一致することがわかった[7]．このようにしてすべての測定結果がDS02と一致することが判明してDS02が完成した[4]．Eu-152・Cl-36の実測値とDS02による計算値の比較を図2に示した[8]．Co-60についてはDS02完成後に新たな試料について再度測定した結果これも一致した[9]．このようにしてDS86で見つかったすべての矛盾が解決された．

4．計　算
（1）線源項と輸送計算

DS02・DS86では原爆の爆発過程の線量・エネルギーを計算し，さらに中性子線・γ線の発生過程の線量・エネルギーを計算することにより放出された放射線量・エネルギーが求められた．これらを線源項という．ウラン・プルトニウムの燃焼過程から放射線が原爆本体を通過するまでの線量・エネルギーを計算している．計算結果は線量・エネルギー・角度分布別となって報告されている．DS02ではDS86に比べてエネルギー区分などの分割が約2倍に増やされ，計算量が格段に増加したことにより精度も格段に上がってい

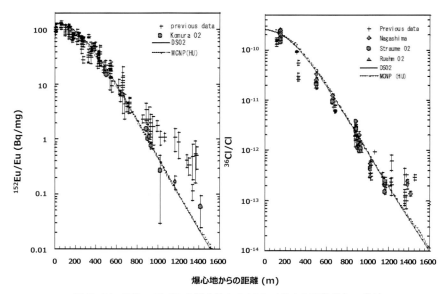

図2　Eu-152・Cl-36の測定値とDS02で求めた計算値との比較
測定値はそれぞれの研究所の測定，実線：DS02，点線：広島大学での計算結果．（文献8より）

る．原爆から発生する放射線はその特性から即発の放射線と遅発の放射線に分けられる．即発の放射線は約0.1秒以内に放出される．遅発の放射線には遅発中性子線と遅発γ線があり，γ線は膨張中の火球の中にある核分裂生成物から放出される．約10秒以下程度で放出される．さらに遅れて放出されるγ線もあり，残留放射線といわれる．核分裂生成物それぞれの半減期に応じて数日・数週間・数カ月を経て放出される．残留放射線には中性子により生成された誘導放射能・核分裂生成物があり，それぞれ爆心地近くでは土ぼこり，より遠方では黒い雨・チリとして降下したと考えられている．ただしDS02にはこの残留放射線からのγ線は含まれていない．

原爆の火球から発生した中性子線・γ線は空気中を透過しながら吸収・散乱を繰り返す．とくに中性子は二次γ線も発生させる．これらすべてを含めて計算することを輸送計算という．エネルギースペクトルは文献4）に詳細が述べられている．これらの中で被ばく線量の主たる成分は即発二次γ線・遅発γ線である．

（2）遮蔽計算（表3）

a）建造物や地形による遮蔽

大気中を通過した原爆由来の中性子線・γ線は地表に到達し，その後家屋を透過する．さらに家屋の近くや家屋の中にいた住人（被爆者）に到達する．最終的に被爆者の胃や肺などの臓器に到達する．遮蔽計算にはこれらすべての経路を含むが，DS02ではDS86での遮蔽計算を変更する必要はないと考えられ，DS86での遮蔽計算結果を使っている．遮蔽の種類は以下の通りである．

（ⅰ）建造物による遮蔽

①木造家屋内での被ばく：家屋内被爆者についてはT65Dで使われた家屋の大きさ・特徴および被爆者の家屋内における居場所などに対応した9パラメータを用いた．日本家屋はその特徴が類似しているのでいくつかの日本家屋の集合体をコンピュータ上にモデル化して計算された．

②屋外だが日本家屋などによる遮蔽があった場合：屋外でも建物の近くでは遮蔽効果があるのでそれも計算に取り入れた．

③長崎の工場内の遮蔽：長崎の工場では旋盤などを使っていた労働者が多数いた．これらの被爆者は旋盤などの機械により部分的に強い遮蔽があった．ただこの遮蔽については詳細に検討されたものであるが，部分被ばくなのでリスク解析に含めるべきでないとの意見もある．しかしこれを外すとリスクの解析結果に影響があり，現在も議論の対象となっている．

④木造校舎の場合：木造校舎は一般の家屋より広いのでさらに補正が行われた．

（ⅱ）地形による遮蔽

金比羅山（長崎市）・比治山（広島市）などの小高い山による遮蔽効果も計算され補正された．

b）身体による遮蔽

人体自身による自己遮蔽も計算に入れられ，到達した各臓器の臓器線量が計算された．身体の自己遮蔽をコンピュータ上で計算するためにDS86では球や円柱のような単純な幾何学的図形からなる人体モデルを使用した．この人体モデルは1945年の日本人集団の身体測定調査に基づいて幼児（0〜3歳未満）・小児（3〜12歳未満）・成人（12歳以上）の3種類がつくられ，さらにこれらのモデルを用いてさまざまな姿勢（立位・座位・側臥位）モデルがつくられて計算が実行された．DS02では膀胱・脳・乳房・結腸・眼（水晶体）・肝臓・肺・骨髄・卵巣・膵臓・骨格・胃・精巣・甲状

表3　家屋と人体の透過率の計算結果の例（文献5より）

遮蔽の種類		広島		長崎	
		中性子	γ線	中性子	γ線
木造家屋内		0.33 ± 0.07	0.44 ± 0.11	0.40 ± 0.10	0.49 ± 0.15
大型木造校舎内		0.35 ± 0.08	0.62 ± 0.12	0.41 ± 0.10	0.66 ± 0.16
工場内				0.69 ± 0.10	0.76 ± 0.04
屋外で建物の近く		0.60 ± 0.18	0.59 ± 0.22	0.67 ± 0.20	0.63 ± 0.25
身体による自己遮蔽（結腸線量）	幼児	0.29 ± 0.05	0.83 ± 0.02	0.33 ± 0.05	0.83 ± 0.02
	小児	0.22 ± 0.03	0.80 ± 0.03	0.26 ± 0.04	0.80 ± 0.03
	成人	0.14 ± 0.02	0.73 ± 0.02	0.17 ± 0.03	0.73 ± 0.02

1.4　原爆線量評価

腺・子宮の15臓器についての線量が計算された.

DS02の完成後，放射線影響研究所では登録されている各被爆者について個別に計算が実行されデータベースがつくられた．これらのデータベースをもとに疫学調査の結果と合わせて放射線のリスクが計算された．

5. 残留放射線・黒い雨

DS86では過去の調査を網羅し，残留放射線からの被ばく線量の推定が行われた．とくに原爆投下直後の測定では己斐・高須（広島市）の黒い雨の降雨地帯での結果などが議論された．このようにDS86では外部被ばく線量について詳細に検討されたが，残留放射線については直接被ばく線量に比べて無視できる量として取り入れられなかった．DS02ではDS86に新たに加えられたデータはなく，特段の修正は必要なしとされて再評価されなかった．結果としてDS86とDS02にはこれらの残留放射線からの被ばく線量は取り入れられていない．その理由として外部被ばく線量は大きくないとされたことによるが，内部被ばく線量など十分に検討されていない．

原爆の残留放射線には，①原爆の中性子により土壌中に生成した誘導放射能からのγ線，②空気中に飛散した核分裂生成物からのγ線の2種類がある．①の誘導放射能は地面や建物に使われた土壌の放射化により生成され，そこからγ線が放出される．これらには地面に生成した放射能からのγ線だけでなく，原爆炸裂時に日本家屋の倒壊などで巻き上げられた土ぼこり中に生成した放射能からのγ線も考えられる．②では黒い雨などに含まれた放射能が考えられる．残留放射線による被ばく，とくに放射化しているほこりによる外部被ばくと内部被ばくが考えられるが，いずれの被ばくについてもDS02では再評価されなかった．

おわりに

原爆線量評価体系2002（DS02）についてDS86と比較しながら説明してきた．DS86には実測値との矛盾があり，計算結果が本質的な問題を含んでいることが懸念された．しかし，本質的な問題は放射能測定にあったことがわかった．結果としてDS02とDS86との違いはγ線にあり，広島・長崎とも約10％増加した．リスクは発がんなどの影響を単位放射線量として求められるのでリスクは全体として10％下がることになった．ここでは代表的な線量として地表1mでの放射線量（カーマ）を100mごとに掲載した（表2）．ある距離での被ばく線量はよく質問されるが，これでより便利になれば幸いである．

最後に強調しておきたいのは"DS02は直接放射線の評価のみ"ということである．β線や内部被ばくは議論されていない．これらを本当に無視できるのだろうか．例えば爆心地から2km付近での被爆者の脱毛などまだ理解できない影響も存在し，その理由はまだ不明である．また放射線影響研究所では中性子のRBEを10として取り扱っているが根拠はよくわかっていない．これが2倍・3倍となるとリスクの議論が変わってくる．直接放射線の評価としてはDS02で問題はないと考えるが，それ以外に付加的な問題は残っていると考えておくべきである． 〔星　正治〕

引用文献

1) Ann ICRP, **37**：2-4, 2007.
2) Ichiban. ABCC Technical Report. p.1-68, 1968.
3) US-Japan Joint Reassessment of Atomic Bomb Radiation Dosimetry, RERF. 1977.
4) Reassessment of the Atomic Bomb Radiation Dosimetry for Hiroshima and Nagasaki-Dosimetry System 2002. RERF 2005.（邦訳）総括．広島および長崎における原子爆弾放射線被曝線量の再評価—線量評価システム2002（DS02）.
5) 原爆放射線の人体影響　第2版，放射線被曝者医療国際協力推進協議会．文光堂．2012.
6) Radiat Env Biophys, **51**：113-131, 2012.
7) Nature, **424**：539-542, 2003. Nature, **430**：483, 22 2004.
8) Radiat Env Biophys, **47**：313-322, 2008.
9) Health Phys, **102**：400-409, 2012.

1.5　世界各国による原水爆実験

キーワード　原水爆実験，第五福竜丸，マーシャル諸島，ビキニ環礁，キャッスル作戦，ブラボー実験

はじめに

　世界初の原水爆実験は1945年7月16日に米国のマンハッタン計画（Manhattan Project）の下，ニューメキシコ州アラモゴード市から約100 kmの場所にある現在のホワイトサンズ・ミサイル実験場内のトリニティ・サイトで行われたトリニティ実験（Trinity）である[1,2]．これに遅れること約4年，1949年8月29日に旧ソビエト連邦（旧ソ連）はカザフスタン（旧カザフ共和国）・セメイ市（旧セミパラチンスク市）から西に約150 kmの場所にあるセミパラチンスク核実験場で旧ソ連として初めての核実験RDS-1を行った[3]．この間米国は核実験を行っていないが，1945年8月6日に原子爆弾"Little Boy"を広島市に，同年8月9日に原子爆弾"Fat Man"を長崎市に投下した[3]．その後各国による核実験が少なくとも2,050回以上60カ所以上の実験場所で行われているとされているが[4,5]，各国の政府の公式発表とマスコミからの情報しかなく，正確な実態は不明である．実験場は住民がいない地域もあるがいる地域もあり，明らかに放射性降下物（radioactive fallout）による人体影響が出ている地域もある．本節では過去の核実験の歴史に触れ，とくにわが国に大きく関係した，1954年3〜5月にかけて米国が太平洋のマーシャル諸島（現マーシャル諸島共和国）で行った一連の核実験，"キャッスル作戦（Operation Castle）"について考察する．

1.　世界各国が行った核実験

　1966年にスウェーデン議会によって設立されたストックホルム国際平和研究所（Stockholm International Peace Research Institute, SIPRI）によれば1945〜2006年までに行われた核実験は，米国1,032回（1945〜1992年），ロシア715回（旧ソ連時代も含む，1949〜1990年），グレート・ブリテンおよび北アイルランド連合王国（英国）45回（1952〜1991年），中華人民共和国（中国）45回（1964〜1996年），フランス210回（1960〜1996年），インド3回（1974〜1998年），パキスタン・イスラム共和国（パキス

タン）2回（1998年），朝鮮民主主義人民共和国（北朝鮮）1回（2006年）と計2,051回行われたとしているが[6]，包括的核実験禁止条約機関準備委員会（Preparatory Commission for the Comprehensive Nuclear-Test-Ban Treaty Organization, CTBTO）は北朝鮮で2009・2013年に各1回，2016年に2回行われたとしており，これらを合わせると計2,055回となる．1996年9月に包括的核実験禁止条約（Comprehensive Nuclear Test Ban Treaty, CTBT）が国連総会で採択された後も，インドで2回，パキスタンで2回，北朝鮮で5回も核実験が行われている[4]．

　通常，核実験は地表（上）・地下・水中のいずれかで爆発させる方法によって行われる．1960〜1980年代の終わりまでの間，旧ソ連・米国は経済的な理由のために「平和な核実験（Peaceful Nuclear Explosions, PNEs）」という概念を示している．もともと核実験は軍事目的であるが，非軍事目的（例えば港・運河の建設）のために実行される核爆発もある．しかし人・環境への影響はPNEsであっても軍事上の核実験と技術的に区別がつかない．旧ソ連は17%（124回），米国は1.7%（27回）がこのPNEsだとしているが，いずれにせよ1996年以降CTBTはすべての核爆発を禁止している[7]．以下に各国が初めて行った核実験を示す．

（1）米　国

　米国はトリニティ実験により世界初の核保有国となった．米国の核実験は1962年までは大気圏・地下で行われていたが，それ以降はネバダ州・コロラド州・ニューメキシコ州・ミシシッピ州・アラスカ州沿岸のアリューシャン列島において地下で行われている．

（2）ロシア（旧ソ連を含む）

　旧ソ連のRDS-1で使用された核爆弾はモスクワから約400 km東に位置する現在のサロフ（Sarov）市で製造された．これによりロシア（旧ソ連）は世界第二の核保有国となった．サロフ市は第二次世界大戦以降極秘基地となり，1946〜1991年まではアルザマ

ス-16（Arzamas-16）の名で核兵器開発にかかわっていた．1997年6月17日，中性子被ばくで技術者が3日以内に死亡するという大きな臨界事故を起こしている[8]．現在はロシア核兵器博物館となっている．

（3）グレート・ブリテンおよび北アイルランド連合王国（英国）

1952年10月3日，英国はオーストラリア連邦（オーストラリア）・西オーストラリア州にあるモンテベロ諸島（Montebello Islands）のトリムイユ島（Trimouille）でハリケーン作戦（Operation Hurricane）を行った[9]．これによって英国は第三の核保有国となった．

（4）フランス共和国（フランス）

1960年2月13日，フランスはアルジェリアのサハラ砂漠でコードネーム青いトビネズミ（Gerboise Bleue）という初の核実験を行った[10]．使用された核爆弾は広島に投下された原爆のおよそ4倍の規模のもので，フランスは第四の核保有国となった．

（5）中華人民共和国（中国）

1964年10月16日，中国は新疆ウイグル自治区ロプ湖で初の核実験を行った[11]．これにより中国は第五の核保有国となった．中国は朝鮮戦争（1950～1953年）以降の1950年代中頃に核兵器プログラムに取り組み始め，核実験に使用するウラン濃縮物は蘭州市の研究所で作製された．

（6）インド

1974年5月18日，インドはラージャスターン州のタール砂漠の中にあるポカラン（Pokhran）試験場で初の核実験を行った[12]．この場所はパキスタンとの国境からわずか150 kmしか離れていない．この核実験はそのコードネームから微笑むブッダ（Smiling Buddha）ともいわれている．

（7）パキスタン・イスラム共和国（パキスタン）

1998年5月28日・30日，パキスタンは東部のバローチスターン州にあるチャガイ（Chagai）試験場で核実験を行った[13]．

（8）朝鮮民主主義人民共和国（北朝鮮）

2006年10月9日，北朝鮮は初めての核実験を行った[14]．その後2009年5月25日，2013年2月12日，さらに2016年1月6日にも核実験を行っている[15]．また2017年にも核実験を行い，大陸間弾道ミサイルの発射実験を頻繁に繰り返している．

2. 米国によるキャッスル（Castle）作戦

米国は1945～1992年の間に核実験をネバダ州・アラスカ州（アムチトカ島）・コロラド州・ミシシッピ州・ニューメキシコ州・太平洋の実験場で行ったが，ネバダ実験場はラスベガスから北西に100 kmの地点に位置し，約3,500 km^{2}と最大であった．1946～1958年の間に太平洋のマーシャル諸島ではビキニ（Bikini）環礁で23回，エニウェトク（Enewetak）環礁で43回，さらにビキニ環礁の西100 km地点での1回を含めて67回もの核実験を行った（図1）[16]．さらにハワイ諸島のオアフ島から2,000 km以上も南に位置し，現在のキリバス共和国のクリスマス島（Christmas Island）で33回（英国による9件の実験を含む），ハワイ諸島のオアフ島から西に約1,500 kmのところにあるジョンストン（Johnston）環礁で12回の核実験を行った．1952年のエニウェトク環礁におけるアイビー作戦（Operation IVY）に引き続き，1954年に人類史上初の熱核兵器（thermonuclear weapon）の爆発実験が行われた．これがキャッスル作戦である．

キャッスル作戦ではビキニ環礁で5回，エニウェトク環礁で1回の6回の実験が行われた（表1）[16]．マーシャル諸島は第一次世界大戦以降国際連盟から日本委任統治領となっていたが，第二次世界大戦後の1947年に国際連合が米国の信託統治領として承認し，1986年に米国保護下の主権国家として独立した．1946年3月，米国は核実験を行うためにビキニ

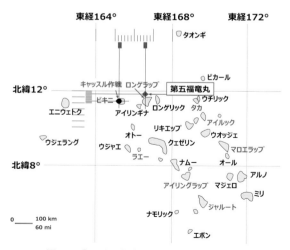

図1　ブラボー実験時の第五福竜丸の位置
（厚生労働省研究補助金（健康安全・危機管理対策総合研究事業）「ビキニ水爆関係資料の線量評価に関する研究」平成27年度総括・分担研究報告書．平成28年3月）

表1 キャッスル作戦の原水爆実験（1954年）（文献16を改変）

＊メガトン.

	実験日時 （現地時間）	実験名 （コードネーム）	核出力 (Mt)＊
1	3月1日（6：45）	ブラボー	15
2	3月27日（6：30）	ロメオ	11
3	4月7日（6：20）	クーン	0.11
4	4月26日（6：10）	ユニオン	6.9
5	5月5日（6：10）	ヤンキー	13.5
6	5月14日（6：20）	ネクター	1.69

環礁の住民（166人）を約200km離れたロンゲリック（Rongerik）環礁へ一時的に避難させた．それ以降，エニウェトク・ロンゲラップ（Rongelap）・オトー（Wotho）の3環礁の住民もロンゲリック環礁へ一時的に避難させた[17]．1953年，キャッスル作戦を開始するにあたり，当時の健康安全研究所（The Health Safety Laboratory, HASL）（現エネルギー省環境測定研究所（Environment Measurements Laboratory, EML））は3つの統治領（現ミクロネシア連邦）であるトラック（Truk）諸島（現チューク（Chuuk）諸島）・ポナペ（Ponape）島（現ポンペイ（Pohnpei）島）・クサイ（Kusaie）島（現コスラエ（Kosrae）島）・マジェロ環礁・ロンゲラップ環礁・ウジェラング（Ujelang）環礁に自動放射線測定装置を設置することを決めた[18]．この測定装置は放射性降下物を含むプルーム放射性の通過により放射線レベルが上昇すると自動的に測定を開始し，8〜10日間は測定できるものであった．1954年3月1日午前6時45分，世界初の熱核弾頭を用いたブラボー（BRAVO）実験が行われた（北緯11°41'・東経165°16'）．10MT（メガトン）級の水爆実験の場合，危険な濃度の放射性物質は風下約48〜80kmまで到達し，高濃度の放射性降下物は爆心地から1,000〜5,000平方mi（マイル）（2,589.97〜12,949.875 km²）まで及ぶと予測されていた．HASLは不測の事態を考慮し，マーシャル諸島の住民の避難準備を提案したが，軍司令部は気象予報で示された風向きから事前の住民の避難は不要としてそれを受け入れなかった[19]．

核実験は計画段階での出力と実際の出力が異なることが多い．ブラボー実験での核出力は6MTと予測されていたが，実際はそれを2倍以上上回る15MTとなり，広島市に投下された原爆の1,000倍以上に達

し，もっとも深刻な被害を引き起こした[20,21]．またブラボー実験時の気象条件は風向西北西，風力17,000フィート（5,200m）と気象予測も大きく外れた．そのためブラボー実験が行われたビキニ環礁から核分裂生成物による放射性降下物は東方向に11,000 km²まで及んだ[20]．つまり，線量の高い放射性降下物はロンゲラップ環礁・ロンゲリック環礁・ウチリック（Utrik）環礁に到達して住民が被ばくする結果となった．また静岡県焼津港を拠点とする第五福竜丸がロンゲリック環礁の北（北緯11°53'・東経166°35'）で操業していて被ばくした．さらに，より低い線量レベルではあるがクェゼリン（Kwajalein）環礁・マジュロ（Majuro）環礁を含むすべてのマーシャル諸島の住民も被ばくした．これらの被ばくは放射性降下物によるものであり，広島・長崎における原爆投下時のような爆風・熱による障害はなかった．

3. キャッスル作戦による被ばく線量

米国国立がん研究所（National Cancer Institute, NCI）はブラボー作戦を含む20回の核実験が実施されたマーシャル諸島の住民が被ばくした線量評価を試みている[21,22]．しかしながら，線量評価を行うためのデータは限られており，評価に際しては研究者が決めなければならない要因などもあり，多くの不確実要素が障壁となった．これらの研究での被ばく線量評価は観測された放射性核種の量やそれらの沈着状況などから同じ島の住民は同じ線量レベルの被ばくをしたという前提で行われた[20,21]．表2に示した外部被ばく線量は放射性プルームが到来した時間（TOA）〜12時間後までの屋外での放射性プルームから算出される線量率とそれ以降の地上に沈着した放射性核種，とくにセシウム137（Cs-137）からのγ線による空間線量率から求めている[21]．この評価では沈着した放射性降下物からの外部被ばく線量のほとんどは1年以内のものであり，核実験後1カ月間は天候の影響は小さく1年後以降に影響がみられたとしている．

マーシャル諸島の北部の環礁ではどの環礁においても1954年のキャッスル作戦の影響が大きく，ビキニ環礁から東に位置するロンゲラップ環礁・ロンゲリック環礁・アイリンギナ（Ailinginae）環礁・ビカール（Bikar）環礁・ウチリック環礁・タカ（Taka）環礁ではとくにブラボー実験での線量の割合が大きいこ

表2 各環礁ごとの屋外における外部被ばく線量 （文献21を改変）

(mGy)

環礁	キャッスル前*1	ブラボー	ロメオ	クーン	ユニオン	ヤンキー	ネクター	キャッスル計	キャッスル後*2	計
アイリンギナ	4.1	1100	96	59	1.6	18	0.21	1200	1.3	1200
アイリングラップ	0.86	0.49	2.4	2.2	0.2	0.27	1.6	7.1	1.3	9.6
アイルック	1.2	49	6.3	4.5	3	14	0	77	1.3	79
アルノ	0.88	3.1	3.8	4.7	0.18	0.76	1	13	0.49	14
オール	0.87	4.4	3.9	0.67	0.21	1.1	0	10	2	13
ビカール	0.68	810	46	44	15	74	0	990	0.39	960
エボン	0.55	0.96	4	0.56	0.17	0.59	0.17	6.5	0.2	7.2
エリカブ	0.93	6.6	3.9	3.2	0.46	1.1	0	15	0.55	17
ジャバット	0.85	1.5	2.1	3.2	0.2	0.27	1.6	8.9	1.9	11
ジャルート	0.83	1.4	3.5	0.96	0.14	0.36	0.07	6.4	1.5	8.8
ジェモ島	1.5	39	6.5	2.5	0.54	6.2	0	55	1.3	58
キリ島	0.23	1.4	3.4	1.1	0.14	0.18	0.5	6.7	0.95	7.9
ノックス	0.84	2.5	3.1	2.8	0.33	0.18	0	8.9	0.01	9.6
クェゼリン	7.1	1.3	3	4.2	0.73	11	0.18	20	2.1	29
ラエー	1.2	2.1	2.5	0.32	0.25	1.9	3.3	10	2	14
リブ島	0.86	0.88	2.9	3.6	0.46	3	3.3	14	1.3	17
リキエップ	1.2	32	7.9	1.6	0.6	6.2	0	49	1.3	52
マジュロ	0.83	3	4.1	3.9	0.34	0.25	0	12	0.73	13
マロエラップ	0.87	6.7	3.9	2.8	0.19	0.81	0	14	1.1	17
メジット島	1.1	37	6.1	3.9	3.4	13	0	63	0.86	66
ミリ	0.82	2.5	2.9	2.7	0.32	0.18	0	8.5	0.01	9.6
ナモリック	0.56	1.1	2.7	1.3	0.04	0.17	0.5	5.9	0.95	7.4
ナムー	0.86	0.96	2.5	4.8	0.24	0.81	2.7	12	1.3	14
ロンゲラップ	3.8	4200	290	250	110	60	0.06	4900	2.8	5000
ロンゲリック	2.6	3500	210	170	40	51	0	4000	11	3900
タカ	1	220	23	18	3.2	11	0	270	0.6	280
タオンギ	0.67	3.4	1.1	0.27	0.25	0.32	0.02	5.4	5.8	12
ウジャエ	0.9	1.3	2.4	0.25	0.25	1.3	3.1	8.6	2	11
ウジェラング	9	2.7	5.3	1.2	3.2	3.2	2.7	18	5.6	33
ウチリック	0.98	310	21	21	8.2	11	0	370	2	370
オトー	3.9	5.6	4.1	2.5	1.3	2.8	1.5	18	9.4	32
ウォッジェ	0.88	23	6.4	3.8	0.25	6.2	0	39	0.5	40

*1：キャッスル作戦前にマーシャル諸島で行われたヨーク (1948)・ドッグ (1951)・アイテム (1951)・マイク (1952)・キング (1952) の5実験による外部被ばく線量の合計.

*2：キャッスル作戦後にマーシャル諸島で行われたズニ (1956)・フラットヘッド (1956)・テワ (1956)・カクタス (1958)・フィー (1958)・コア (1958)・メープル (1958)・レッドウッド (1958)・セダー (1958) の9実験外部被ばく線量の合計.

とがわかる（表2）. 基本的には内部被ばく線量も外部被ばく線量と同様に放射性降下物の沈着によるが, 米国の研究では経口摂取による内部被ばくについて, ヨウ素131（I-131）・Cs-137・プルトニウム230（Pu-230）・プルトニウム240（Pu-240）などを含む63種の放射性核種を考慮し, 急性および慢性摂取に分けて算出している[16, 22]. 放射性プルームからの放射性降下物

により表面が汚染された食物・水・食器・手などから体内に入ったものを急性摂取, 半減期が長い放射性核種で汚染された魚類・農作物が1948～1970年までの間に体内に入ったものを慢性摂取と仮定している. この研究では呼吸による放射性降下物の吸入に関しては被ばく線量に占める割合が小さいとして考慮していない. 外部被ばく線量が高いビキニ環礁核実験場に近い

表3　マーシャル諸島の代表的地区の島民および居住者の外部および内部被ばく線量*　　（mGy）

組織／被ばく形態		居住場所			
		マジェロ環礁	クェゼリン環礁	ウチリック環礁	ロンゲラップ島
甲状腺	急性 内部被ばく	22	66	740	7,600
	慢性 内部被ばく	0.76	1.3	25	14
	内部被ばく 合計	23	67	760	7,600
骨髄（赤色）	急性 内部被ばく	0.11	0.25	2.3	25
	慢性 内部被ばく	0.98	1.7	33	17
	内部被ばく 合計	1.1	2	35	42
胃壁	急性 内部被ばく	0.32	1.1	16	530
	慢性 内部被ばく	0.75	1.3	24	14
	内部被ばく　合計	1.1	2.4	40	540
大腸	急性 内部被ばく	4.4	12	180	2,800
	慢性 内部被ばく	0.99	1.7	32	17
	内部被ばく　合計	5.4	14	210	2,800
全身（外部被ばく）		9.8	22	130	1,600

＊線量は実験開始日からの積算線量を示し，有効数字2桁で示されている．急性摂取は放射性．（文献16を改変）

マーシャル諸島北部の環礁では飛来した放射性降下物の粒子径が100 μm より10倍以上大きいので吸入の可能性は低かった．一方，距離が離れた南部の環礁では粒子径の小さい放射性降下物が飛来したが，北部に比べて降雨量が3〜4倍多いので降雨による沈着で吸入の可能性は低かった．しかしビキニ環礁から東に位置するロンゲラップ環礁の居住者の体内被ばく線量は外部被ばく線量とともに高いことがわかる（表3）[16]．

4. ブラボー実験による被ばく

ブラボー実験の計画出力は6 MTであったが，実際の出力は15 MTに達した．第五福竜丸の乗組員23人，ロンゲラップ環礁の住民64人，ロンゲラップ環礁からシホ（Sifo）島に一時避難した18人，ウチリック環礁の住民159人，ロンゲリック環礁にいた米軍の気象観測要員28人が高線量の被ばくを受けた[22]．実験から3日後の3月4日ころ，軍司令部は原子力委員会（Atomic Energy Commission, AEC）・国防省（United States Department of Defense, DOD）へ医療班の編成・現地派遣の指示を出し，3月8日にビキニ環礁の南東にあるクェゼリン環礁に到着した[23]．表2および3の線量は個々人の線量を示しているわけではないが，この医療班からの報告では線量に応じて嘔吐・下痢など急性放射線症の前駆症状・皮膚障害・白血球／リンパ球／血小板の減少などを患っている住民がいたが，消化管障害は認められなかったなど，線量評価とは一

致していることがわかる[23]．一方，アイリンギナ環礁の住民・米軍気象観測要員にも皮膚症状が認められた．実験から経年すると晩発影響である甲状腺障害・悪性腫瘍などが問題となるが，詳細は成書に委ねる．

5. 第五福竜丸乗組員の被ばく

ブラボー実験が実施された時，実験場から80〜90 mi（約130〜145 km）北東でマグロ漁をしていた第五福竜丸の乗組員23人（当時18〜39歳）が被ばくした．その線量は外部被ばくとして評価され，被ばくによる初期の症状などが明らかにされている[24]．1954年3月16日の読売新聞が一面トップ記事で「邦人漁夫 ビキニ原爆事件に遭遇」「23名が原子病」との見出しでスクープしたことから社会の注目を集めることとなった事件である．外部被ばく線量は1.7〜6.9 Gyとされているが，これは総線量の50％以上を占める実験当日の急性被ばくによるものと3月14日に日本に帰港するまでの2週間に甲板に沈着した放射性降下物による亜急性被ばくによるものと考えられている（表4）[25]．被ばく数日後から認められた急性放射線症の前駆症状である頭痛・倦怠感・食欲低下・悪心・嘔吐などは帰港するころには軽減していたが，放射性降下物が付着した皮膚露出部には紅斑・浮腫・水疱・びらん・潰瘍・脱毛が認められ，とくに脱毛は20人の乗組員に認められた[26]．乗組員のいずれも白血球数が1 mm^{3}当たり1,000以下になったという記載

1.5　世界各国による原水爆実験　　25

表4 第五福竜丸の乗組員のγ線による全身被ばく線量（文献25を改変）

(Gy)

乗組員	実験当日線量	総線量
1	4.00 ～ 4.30	6.60 ～ 6.90
2	3.10 ～ 3.60	5.50 ～ 6.00
3	4.20 ～ 5.00	5.10 ～ 5.90
4	3.10 ～ 3.60	5.20 ～ 5.70
5	2.40 ～ 2.90	4.50 ～ 5.00
6	2.10 ～ 2.60	3.90 ～ 4.40
7	2.20 ～ 2.70	3.80 ～ 4.30
8	2.50 ～ 3.00	3.70 ～ 4.20
9	2.30 ～ 2.80	3.40 ～ 3.90
10	1.80 ～ 2.30	3.00 ～ 3.50
11	1.90 ～ 2.20	3.10 ～ 3.40
12	1.50 ～ 2.00	2.60 ～ 3.10 *
13	1.40 ～ 1.90	2.30 ～ 2.80
14	1.40 ～ 1.90	2.30 ～ 2.80
15	1.40 ～ 1.90	2.20 ～ 2.70
16	1.40 ～ 1.90	2.20 ～ 2.70
17	1.40 ～ 1.90	2.10 ～ 2.60
18	1.30 ～ 1.80	2.00 ～ 2.50
19	1.30 ～ 1.80	2.00 ～ 2.50
20	1.20 ～ 1.70	1.90 ～ 2.40
21	1.20 ～ 1.70	1.90 ～ 2.40
22	1.20 ～ 1.70	1.70 ～ 2.20
23	1.00 ～ 1.50	1.70 ～ 2.20

＊ベッド近くに放射性降下物があったことがわかり，1 Gy 加える必要あり．

はなく，骨髄障害は軽度であったことがうかがえる．またほぼ乗組員全員に黄疸を含む肝障害が被ばく1カ月半後に認められており，全血もしくは血漿による輸血との関係は否定できない．乗組員1人が被ばく207日後に死亡したが，その死因としての血清肝炎の可能性は否定されていない[24]．さらに長期観察からは肝炎ウイルス感染の既往も観察された．このように被ばくに対する治療のために受けた輸血による肝炎の可能性も否定できない[24]．死亡者18人中10人が肝疾患を死因とされ，ほかにも肝機能障害を発症した乗組員は多かった．この第五福竜丸乗組員における調査は症例数が少なく，23人の結果を統計学的には有意差として捉えることは難しいばかりでなく，放射線の影響の評価と肝障害が課題である．

おわりに

核兵器の開発と原水爆実験はもとをたどれば米国のマンハッタン計画に帰結する．その初めての対象になったのがわが国であり，世界で唯一の原爆被爆国である．現在のマーシャル諸島共和国で行われた実験は第五福竜丸乗組員・住民・米国人に健康影響を及ぼす結果となった．第二次世界大戦までマーシャル諸島共和国は日本の統治下にあり，第二次世界大戦ではクェゼリン環礁・エニウェトク環礁では日米間で激しい戦いがあったとされる．この地域にはさまざまな意味で歴史的因縁がある． 〔明石眞言〕

引用文献

1) Health Phys. **98**：480-497, 2010.
2) https：//www.ctbto.org/specials/testing-times/16-july-1945-trinity-worlds-first-nuclear-test
3) http：//nsarchive.gwu.edu/nukevault/ebb286/
4) https：//nnsa.energy.gov/sites/default/files/nnsa/inlinefiles/doe%20nv%202000e.pdf
5) https：//www.ctbto.org/nuclear-testing/history-of-nuclear-testing/world-overview/
6) https：//www.ctbto.org/nuclear-testing/history-of-nuclear-testing/nuclear-testing-1945-today/
7) https：//www.ctbto.org/fileadmin/user_upload/pdf/Sipri_table12b.pdf
8) The Criticality Accident in Sarov, International Atomic Energy Agency (IAEA). Vienna. 2001.
9) http：//www.nationalarchives.gov.uk/films/1951to1964/filmpage_oper_hurr.htm
10) https：//www.ctbto.org/specials/testing-times/13-february-1960-the-first-french-nuclear-test
11) https：//www.ctbto.org/specials/testing-times/16-october-1964-first-chinese-nuclear-test
12) https：//www.ctbto.org/press-centre/highlights/2008/ten-years-since-india-and-pakistan-conducted-nuclear-tests/?textonly=1
13) https：//www.ctbto.org/specials/testing-times/28-may-1998-pakistan-nuclear-tests
14) https：//www.ctbto.org/press-centre/press-releases/2013/on-the-ctbtos-detection-in-north-korea/
15) https：//www.ctbto.org/nuclear-testing/testing-times/
16) Health Phys. **99**：105-123, 2010.
17) Operation Crossroads：The Atomic Tests at Bikini Atoll, Naval Institute Press. p. 264-265, 1994.
18) Health Phys. **73**：5-20, 1997.
19) An Environmental Odyssey：People, Pollution, and Politics in the Life of a Practical Scientist, University of Washington Press. 1990.
20) https：//www.ctbto.org/specials/testing-times/1-march-1954-castle-bravo
21) Health Phys. **99**：157-200, 2010.
22) Health Phys. **99**：143-156, 2010.
23) Health Phys. **73**：176-186, 1997.
24) 日本血液学会雑誌，**18**：379-406, 1955.
25) The Medical Bases for Radiation Preparedness, Elsevier North Holland. p. 33-54, 1980.
26) 日本血液学会雑誌，**38**：635-645, 1975.

1.6 チェルノブイリ原発事故による環境汚染と人体影響

キーワード チェルノブイリ原発事故, 環境汚染, 急性放射線症候群, 白血病, 甲状腺がん, 白内障, 放射線恐怖症

はじめに

チェルノブイリ原子力発電所（チェルノブイリ原発）事故は,「ヨウ素131（I-131）等価で数万 TBq（テラベクレル）以上の放射性物質の外部放出」という基準により国際原子力事象評価尺度[*1, 1)]でレベル7と評価された史上最悪の原発事故である. 放出された放射性物質の総量は約 $1.4×10^{19}$ Bq とされており, チェルノブイリ原発の約 30 km 圏内はいまだに帰還困難区域である. リクビダートル[*2]といわれた「事故処理作業従事者」の事故当初の死者30人の内, 急性放射線症候群によるものは28人で, 熱傷1人・構内転落1人の計2人は放射線障害と無関係である. また甲状腺がんなどの晩発影響も多くみられた. 事故当初, チェルノブイリ原発4号機は石棺と称されるコンクリートの壁で覆われたが, 2016年11月20日, その老朽化による放射性物質拡散を防ぐため, さらにその外側が巨大な新シェルターで覆われた. シェルターは幅 275 m, 長さ 162 m, 高さは 108 m, 総重量は3万6000 t にも及び, 100年間運用可能とされている.

1. 事故概要

1986年4月26日1時23分（モスクワ時間）, チェルノブイリ原子炉4号機（黒鉛減速沸騰軽水圧力管型原子炉, 電気出力100万 kW, 熱出力320万 kW）は爆発した[2)]. 事故当日, 同機では外部電源を遮断し, 原子炉の蒸気タービンの慣性回転のみで電力を充足できるかを確認するストレステストを行っていた. 前日より保守点検のため熱出力を通常の 20 ～ 30％に下げていたが, 中性子吸収効果がある Xe-135 が炉心内部に蓄積し, さらに熱出力は1％まで低下した. そこで運転員は制御棒を安全規則が定める挿入数下限の26本を大幅に下回る6本まで減らし, 熱出力を7％まで回復させた. この不安定な運転状態の中, 非常用炉心冷却装置を含む重要な安全装置をすべて解除し, 1時23分04秒にストレステストを開始した. タービン発電機の慣性回転によって炉心内の冷却水の流量が減少し, 蒸気量は増加した. 続いて冷却配管中にボイド（蒸気の泡）が増加し, 減速材による中性子捕獲は減少し, 原子炉出力が急速に増加した. 運転員は出力を下げるため, 運転開始36秒後に緊急停止操作（スクラム）を行ったが, 制御棒が装填されるまでには約20秒を要するので, 装填される前に燃料は溶融して冷却材の水に接触し, スクラム開始7秒後に水蒸気爆発が起こった. さらに2～3秒後に, 水とジルコニウムとの反応で発生した水素により水素爆発が起こったとされている. その後10日間原子炉は燃え続け, 多量の放射性物質が放出した（表1）.

2. 環境汚染

放出された放射性核種は, 半減期の短いものが大半であり, 長い半減期のものは少量であった（表1）. とくに重要な核種である I-131・セシウム 134（Cs-134）・セシウム 137（Cs-137）は, それぞれ 1,760 PBq[*3]・47 PBq・85 PBq であったと推定された[3-5)].

事故直後の風向きは, ①事故発生～4月26日12時までベラルーシ・リトアニア・カリーニングラード（ロシア）・スウェーデン・フィンランドの方角, ②4月26日12時～27日12時までポーランドの方角, その後南西方角, ③4月27日12時～29日までゴメリ地域（ベラルーシ）・ブリャンスク（ロシア）の方角, その後東の方角, ④4月29日～30日までスミ・ポルタバ地域（ウクライナ）の方角, その後ルーマニアの方角, ⑤5月1日～3日までウクライナ南部・トルコの方角, ⑥5月4日～5日までウクライナ西部・ルー

---

*1 国際原子力事象評価尺度：レベル7：深刻な事故, レベル6：大事故, レベル5：事業所外へリスクを伴う事故, レベル, 4：事業所外への大きなリスクを伴わない事故, レベル3：重大な異常事象, レベル2：異常事象, レベル1：逸脱, レベル0 ＋：尺度以下（安全に影響を与え得る事象）, レベル0 －：尺度以下（安全に影響を与えない事象）, 評価対象外.

*2 リクビダートル（ロシア語Ликвидатор）：チェルノブイリ原発事故の処理作業に従事した人々. 清算人の意味. 総数は60万～80万人といわれている.

*3 P：ペタ（Peta）は国際単位系における接頭辞で 10^{15} 倍を示す. 1 PBq $= 1×10^{15}$Bq

表1 チェルノブイリ原発事故により放出された主な放射性核種 (文献3を改変)

放射性核種	半減期	放出された放射能 (PBq)*
不活化ガス		
Kr-85	10.72年	33
Xe-133	5.25日	6,500
揮発性元素		
Te-129m	33.6日	240
Te-132	3.26日	～1,150
I-131	8.04日	～1,760
I-133	20.8時間	910
Cs-134	2.06年	～47
Cs-136	13.1日	36
Cs-137	30.0年	～85
中程度揮発性元素		
Sr-89	50.5日	～115
Sr-90	29.12年	～10
Ru-103	39.3日	>168
Ru-106	368日	>73
Ba-140	12.7日	240
難揮発性元素 (燃料粒子を含む)		
Zr-95	64.0日	84
Mo-99	2.75日	>72
Ce-141	32.5日	84
Ce-144	284日	～50
Np-239	2.35日	400
Pu-238	87.74年	0.015
Pu-239	24,065年	0.013
Pu-240	6,537年	0.018
Pu-241	14.4年	～2.6
Pu-242	376,000年	0.00004
Cm-242	18.1年	～0.4

*$1P = 10^{15}$

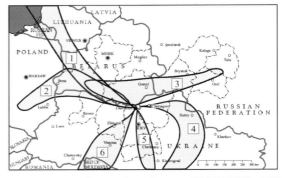

図1 チェルノブイリからのプルーム (放射性煙雲) の形成と行き先

放射性物質の放出が短時間の爆発的なものによるものだけと仮定し、プルームが放出されたと想定した時刻 ① 1986年4月26日0時、② 4月27日0時、③ 4月27日12時、④ 4月29日0時、⑤ 5月2日0時、⑥ 5月4日12時. (文献6, 7より)

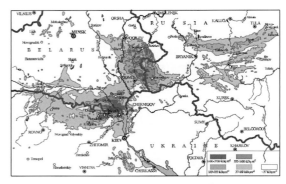

図2 1989年12月のCs-137沈着レベル
(文献6より)

マニアの方角、その後ベラルーシの方角 (図1) となり、放射性プルームがヨーロッパ中に飛散した[6,7].

原発作業者のためにつくられたプリピャチ市 (原発から約3km) では、4月26日の西風から4月27日には北風に変わったために空間線量が2～6mSv/hまで上昇した. 4月28日早朝には、バルト海を越えたスウェーデン南部のフォルスマルク原発で、放射線監視モニターの警報が鳴るほど放射線量が上がった. 10km圏内には3mSv/hを超える場所が数ヵ所あった[8].

1989年12月、事故から3年半後のCs-137による土壌汚染マップを図2に示す[6,9]. ベラルーシ・ウク ライナ・ロシア連邦の3つの主要な地域が、Cs-137による高レベルの汚染区域として分類されている. その面積は15万km²に達し、500万人以上が居住する地域である. とくに1,480 kBq/m²以上の土壌汚染密度がある地域は、ベラルーシ・ウクライナ・ロシア連邦でそれぞれ2,200 km²・600 km²・300 km²である. そのほかヨーロッパの広範囲 (45,000 km²) にCs-137の汚染があり、その密度は37～185 kBq/m²であった.

3. 人体影響

(1) 急性放射線症候群 (acute radiation syndrome, ARS)

1986年4月26日、事故当初の緊急作業者566人の内237人にARSの徴候がみられたが、最終的にARSと診断された者は134人である (表2). 134人

表2　ARSの重篤度，線量の範囲（Gy）および患者数（文献3を改変）

ARS 重篤度		集団推定線量 (Gy)	加療を受けた場所と患者数		患者数 合計	4カ月以内の 死者数	後に死亡
			モスクワ	キエフ			
きわめて重度	IV	6.5 ～ 16.0	20	1	21	20	0
重 度	III	4.2 ～ 6.4	21	1	22	7	5
中等度	II	2.2 ～ 4.1	44	6	50	1	8
軽 度	I	0.8 ～ 2.1	23	18	41	0	6
ARS なし		< 0.8			103	0	0
合　計					237	28	19

のARSの推定線量範囲（重篤度[*4]）は以下の通りである．6.5 ～ 16 Gy（IV度）[10, 11]21人，4.2 ～ 6.4 Gy（III度）22人，2.2 ～ 4.1 Gy（II度）50人，0.8 ～ 2.1 Gy（I度）41人．103人は0.8 Gy以下の被ばくで初期治療を受けたがARSは確認されていない．重篤度IV度・III度・II度の死者数はそれぞれ20人・7人・1人の計28人であり，4カ月以内に死亡した[3]．

被ばく状況の大部分は全身の外部被ばくと皮膚のβ線被ばくであり，中性子被ばく・内部被ばくはほとんどなかった．134人全員に骨髄抑制が観察され，死亡者28人の内，14人は非常に深刻な骨髄抑制であった[12]．ARS患者の皮膚線量は400 ～ 500 Gyとされている[3]．死亡者28人の内，19人は皮膚熱傷が体表面の50％を超え，重い感染が生じて症状を悪化させた[3]．19人の皮膚への影響は，肺・肝臓・腎臓の既往症を悪化させた．200日以上経った時点で下肢の切断1人・胃腸症候群15人・放射線肺炎8人が報告されている[3]．

一般住民にもARS患者が認められたという報告もあるが，United Nations Scientific Committee on the Effects of Atomic Radiation（UNSCEAR）によると1人もいなかったとされている[3]．1986 ～ 2005年までの避難者の平均実効線量は31 mSvで，汚染居住区での70年間（1986 ～ 2056年）の推定外部被ばく線量値は60 ～ 130 mSv，およびCs-134・Cs-137による内部被ばく線量は20 ～ 30 mCi[*5]（7.4×10^8 ～ 11.1×10^8 Bq）とIAEAは推定している[3, 13]．

（2）ARS生存者の晩発影響

ARS生存者で後期に死亡した者は19人で（表2）[3]，死因は肺結核2人（I度/III度）・肝硬変2人（II度）・外傷後の脂肪塞栓症1人（I度）・外傷1人（I度）・心突然死6人（I度/II度/III度各2人ずつ）・骨髄異形成症候群3人（I度1人/III度2人）・肺壊疽1人（II度）・急性骨髄単芽球性白血病1人（II度）・脳卒中1人（II度）・下顎神経鞘腫1人（II度）とされており（表3），放射線との因果関係が不明な死因も含まれる[3]．

またモスクワのブルナシアンロシア連邦医学生物物理センター（Federal Medical Biophysical Center, FMBC）の診療所では事故当初83人のARS患者が臨床的に監視されたが，最終的に10人となった[3]．ウクライナの放射線医療科学研究センター（National Research Center for Radiation Medicine, RCRM）では事故当初のARS患者は72人で，最終的に59人が追跡され，固形がん4例・骨髄異形成症候群3例・急性骨髄性白血病1例・慢性骨髄性白血病1例が確認されている．これらのデータでは対象群が不明，症例数が少ない，両施設のデータ解析が異なる方法や正式な疫学的方法が用いられていないなどの問題があり，疾患と死亡率の傾向を予測することは不可能とされている．ARS生存者の局所所見は皮膚障害・白内障が主であった．皮膚障害はI～IV度までみられたが，1990年以降には顕微鏡手術によって潰瘍も著しく軽減している．中程度または重度のARS患者の多くは事故後数年で白内障を発症し，ARSの程度と有病率の間に強い相関があった．

（3）甲状腺がん

1991 ～ 2005年までにベラルーシ・ウクライナ全域・ロシア連邦のもっとも影響を受けた地域において，1986年の事故発生時点で14歳未満に5,127例・18歳未満に6,848例の甲状腺がんが報告され，その

[*4]　ARS重篤度：IV度：極めて重度，III度：重度，II度：中等度，I度：軽度．
[*5]　Ci（キュリー）：放射能の古い単位．1 Ci = 3.7×10^{10} Bq．

1.6　チェルノブイリ原発事故による環境汚染と人体影響

表3 チェルノブイリ ARS 生存者の後に死亡した作業者の死亡年，年齢および死因（文献3を改変）

ARS 重篤度	死亡年	年 齢	死 因
I	1993	41	心突然死
I	1995	51	肺結核
I	1995	53	外傷後の脂肪塞栓症
I	1995	26	心突然死
I	2002	51	骨髄異形成症候群
I	2002	51	外傷
II	1987	81	肺壊疽
II	1990	68	心突然死
II	1995	46	肝硬変
II	1998	45	肝硬変
II	1998	61	急性骨髄単芽球性白血病
II	1998	80	心突然死
II	1999	61*	脳卒中
II	2004	53	下顎神経鞘腫
III	1992	67	心突然死
III	1993	52	骨髄異形成症候群
III	1995	64	骨髄異形成症候群
III	2001	87	心突然死
III	2004	41	肺結核

＊ロシアに居住，他18人ウクライナに居住．

中に死亡15例（37歳未満）が含まれている．これは I-131 の摂取による甲状腺がんのリスク増加が原因と考えられている[14]．また，もともとこの地域ではヨウ素欠乏状態であったことにも起因している[15]．この地域での甲状腺がんの発症は事故後5年から急増し，2005年まで続いた．一般に10歳未満の甲状腺がん罹患率は100万人当たり約2～4人／年であるのに対し，1991～1995年では100万人年当たり女性約33人，男性約18人であった[3]．

International Atomic Energy Agency（IAEA）の報告によると I-131 による甲状腺被ばく量は南ベラルーシ・北ウクライナにおいて幼児790～2,400 mGy，成人190～370 mGy であった[4]．またベラルーシ全域で7～3,109 mSv（中央値365 mSv），ロシア全域で3～1,691 mSv（中央値40 mSv）という報告もあ

る[14]．

甲状腺がんの病理診断[*6]では，びまん性硬化型乳頭がん・硬化／濾胞型乳頭がんが頻発していた[16]．これは散発型の小児甲状腺がんと共通の特徴である．RET 遺伝子[*7]座の組換えが64～86％の症例に見出され[16]，とくに RET/PTC3 再配列が高頻度に認められた[17]．BRAF 遺伝子[*8]の点突然変異は，事故後5～6年以内に発症した甲状腺がんには認められていない[16]．

一方，成人期に被ばくした人々や復旧作業者らの甲状腺がん罹患率の増加は認められていない[3]．ロシアの研究では成人の甲状腺がんの罹患率と甲状腺推定線量との相関は認められていない[18]．ベラルーシ・ウクライナの研究においても成人では甲状腺線量とかかわる証拠が欠如しており，スクリーニング効果による甲状腺がんの過剰診断が罹患率の増加に反映されていることが強く示唆されている[3]．

(4) 白血病

復旧作業者らの白血病罹患率と被ばく線量との相関を示す決定的な証拠はないとされていたが[3]，1986～2006年までの137例の追跡調査で，慢性リンパ性白血病・非慢性リンパ性白血病の過剰相対リスクは線量とともに増加していた[19]．この結果は原爆被爆者との結果とも一致し，100 mSv 以上の被ばくでは白血病罹患率と被ばく線量に比例関係がみられている．

一方，胎児期・小児期の被ばくでは，白血病罹患率と被ばく線量の説得力のある関連性は認められていない[3]．

(5) その他のがん

復旧作業者らの固形がん罹患率と被ばく線量との関係がいくつか報告されているが，これらの報告では統計学的検出力が劣っている[3]．

汚染地域における住民の乳がんの増加を報告した例もあるが，非汚染地域の住民と比べ罹患率増加を示すパターンに違いがない[3]．

(6) 白内障

FMBC で追跡された ARS 生存者77人において15

＊6 甲状腺がんの病理診断：原爆被爆者の微小乳頭がんの81％は硬化型乳頭がん．福島の小児甲状腺がんは典型的乳頭がんで，チェルノブイリでみられた硬化型乳頭がんは0％．

＊7 RET 遺伝子：散発性甲状腺がんでは RET/PTC1 の再配列が観察される．福島の小児甲状腺がんで RET 遺伝子座の組換えは 10.3％である．

＊8 BRAF 遺伝子：放射線被ばくに関連のない散発性の成人甲状腺乳頭がんでは，BRAF 遺伝子点突然変異が顕著に見出される．福島の小児甲状腺がんでは 63.2％にみられている．

年間以上の臨床観察が行われた結果，$2.6 \sim 8.7$ Gy 被ばくした 11 人に放射線白内障が認められている[3]．発症までの潜伏期間は $1.5 \sim 12$ 年であり，被ばく線量が高いと潜伏期間は短い傾向を示すが，潜伏期間と被ばく時年齢に相関はなかった．RCRM で追跡された ARS 生存者 23 人でも放射線白内障が認められている[3]．いずれも被ばく後 5 年以内に発症し，ARS 重篤度ごとに I 度 8.8%・II 度 22.9%・III 度 83.3% の有病率であった．

復旧作業者 8,607 人に対して事故後 12 年目・14 年目に眼科検診が行われた[3, 20]．被ばく時の平均年齢は 32.7 ± 7.3 歳，1 回目・2 回目の検査時でそれぞれ 44.9 歳・47.0 歳で，水晶体線量の中央値は 0.12 Gy であった．いずれかの検査で見つかった Emery-Little 分類[*9] グレード I の白内障は後嚢下白内障（posterior subcapsular cataract，PSC）1,716 人（1 回目 1,464 人・2 回目 252 人）を含め 2,251 人（1 回目 1,870 人・2 回目 381 人），グレード II ～ V は 131 人であった．グレード I では PSC・皮質白内障は線量に伴う統計学的に有意な増加を示した（1 Gy での odds ratio（OR）はそれぞれ 1.42（95% 信頼区間（confidencial interval，CI）：1.09，2.10）・1.51（95% CI：1.09，2.10））．PSC・皮質白内障は放射線により誘発されると考えられており，0.5 Gy 以上での有意なリスク増加が示されている[*10, 12]．グレード II ～ V に関する OR は 1 Gy で 1.57（95% CI：0.79，3.11）であったが，統計学的に有意ではなかった．核白内障・皮質白内障では線量との関連を示さなかった．

チェルノブイリ近郊に居住していた小児集団（5 ～ 17 歳）において，被ばく群 996 人・非被ばく群 791 人の水晶体変化の有病率の解析が行われた[3, 21]．被ばく群の 3.6% には PSC に有意な変化があり，この内グレード I 以上の後嚢下混濁は 2.8% であった．非被ばく群では 1.0% であった．慎重かつ適切に解析が行われているが，個人線量が不明な例もあり解析力に難がある．

（7）心血管疾患

ARS 患者の心血管の症例数の増加が記録されたが，喫煙・基礎疾患などの交絡因子を考慮しておらず，ARS 重篤度や線量による統計学的な確認はされていない[3]．

しかしながら最新の報告では，リクビダートルの循環器疾患（高血圧・心筋梗塞）の発生率は外部被ばく線量 0.15 Gy 以上で有意な上昇を認めている[22]．

（8）一過性の末梢性血球の減少

FMBC において 20 年間にわたる ARS 生存者の末梢血解析では，血小板の減少が顕著に認められ，好中球・リンパ球も減少傾向が認められた．赤血球・ヘモグロビンにはほとんど減少が認められなかった[3]．

RCRM が追跡した ARS 生存者においては，約 2 カ月で血液パラメータの回復が認められている[3]．2006 年まで顆粒球・血小板の減少が認められた生存者はそれぞれ 2%・6% であった．事故から 20 年後の赤血球データに基準値からの逸脱が 67 ～ 91% に認められているが，モスクワのデータでは 17% であり，両者のデータの比較にはほかのバイアスを考察する必要がある．

おわりに

チェルノブイリ周辺では 458 村が居住不能となった．ベラルーシでは 37 kBq/m^2 以上の Cs-137 により汚染された地域は国土の約 23%（46,450 km^2）に達し，114 万人（人口の約 12%）が居住する地域に相当した[23]．放射線影響として ARS・甲状腺がんなどは認められているが，被ばく線量と関係のない影響が大きかった[3, 5]．つまり，将来の不安・精神的苦痛によってもたらされた影響が大きかったことが報告されている．さらに食事習慣・喫煙習慣・アルコール摂取などの生活習慣の変化が健康影響へつながった．これらはストレス症状・抑うつ・不安レベルの増加（外傷後ストレス症候群を含む）・医学的説明不可の身体症状として観察され，精神疾患の基準は満たしていなかった．これらの原因は放射線への恐怖・政府への不信に

---

*9 　Emery-Little 分類：白内障に用いる水晶体核の硬度分類，グレード I：軟，グレード II：やや軟，グレード III：中等度，グレード IV：硬，グレード V：きわめて硬．細隙灯の初見では，グレード I：透明～乳白色，グレード II：白～黄白色，グレード III：黄色，グレード IV：琥珀色，グレード V：茶色．

*10　白内障のしきい線量：2011 年 ICRP pub 118 では，水晶体の変化は 0.5 Gy で認められるとした．また職業被ばくでは，眼の水晶体の等価線量に対して，「5 年間の平均が 20 mSv/ 年を超えず，いかなる 1 年間においても 50 mSv を超えないようにすべきである」と示された．

かかわる問題・不適切な情報伝達・旧ソビエト連邦の崩壊・経済問題などによると考えられる．このような大規模放射線事故の場合には，放射線障害だけでなく心理学的影響が大きく影響することも慎重に考慮すべきである．　　　　　　　　　　　　　　〔岡﨑龍史〕

引用文献

1) INES 2008 edition, IAEA, Vienna. 2013.
2) 原子力災害に学ぶ　放射線の健康影響とその対策，丸善出版．p.35-36, 2012.
3) UNSCEAR 2008 volume II annex D, New York, United Nation. 2013.
4) IAEA Pub. 1001, IAEA, Vienna. 1996.
5) UNSCEAR 2000 volume II, New York, United Nation. 2000.
6) IAEA pub, 1239, IAEA, Vienna. 2006.
7) The Chernobyl Papers, Research Enterprise. p.47-68, 1993.
8) Retrospective Dosimetry and Dose Reconstruction, Experimental Collaboration Project ECP-10. EUR 16540, EC, 1996.
9) The international Chernobyl project. Technical Report, IAEA, Vienn. 1991.
10) 緊急被ばく医療テキスト，医療科学社．p.75-78, 2004.
11) Safety Reports Series No. 2, IAEA, Vienna. 1998.
12) ICRP publication 118, 2012.
13) 放射線被曝と甲状腺がん，渓水社．p.39-40, 2011.
14) J Natl Cancer Inst, **97**：724-732, 2005.
15) Int J Epidemiol, **32**：584-91. 200.
16) Endocr Pathol, **17**：307-17, 2006.
17) Thyroid Disorders Ther, **4**：1-7, 2015.
18) Health Phys, **84**：46-60, 2003.
19) Environ Health Perspect, **121**：59-65, 2013.
20) Radiat Res, **167**：233-243, 2007.
21) Health Phys, **68**：632-642, 1995.
22) Health Phys, **113**：23-29, 2017.
23) チェルノブイリ原発事故．ベラルーシ政府報告書，産学社．p.42-45, 2013.

1.7　東海村核燃料事業所での臨界事故

キーワード　幹細胞移植，線量評価，社会不安，臨界事故，JCO 事故

はじめに

　1999 年 9 月 30 日 10 時 35 分ころ，茨城県東海村の JCO ウラン加工工場で臨界事故が発生した．2 人の従業員（A 氏・B 氏）が硝酸ウラニルを沈殿槽に手作業で注入している際に沈殿槽から青い光（チェレンコフ光）が発生して γ 線の線量上昇を知らせるアラームが鳴った．壁を隔てて廊下にいた従業員（C 氏）が事故の発生に気づき，3 人は自力で避難したが，A 氏が嘔吐・意識消失・全身硬直の症状を呈したため救急車が要請された．二次緊急医療施設の国立水戸病院への移送中に A 氏・B 氏ともに嘔吐・下痢の症状が認められ，同病院での応急処置後に高線量被ばくによる症状と放射性物質による体表面汚染が確認されたので，放射線医学総合研究所（現量子科学技術研究開発機構量子医学・医療部門）に搬送された．その後，A 氏・B 氏はそれぞれ転院先の東京大学医学部附属病院・東京大学医科学研究所附属病院で集中的治療を受けたが死亡した．C 氏は今も定期的に受診して検査を受けている．本稿では重度被ばく患者の線量評価・健康障害および工場周辺住民への対応について，公表内容[1, 2]に基づいて概説する．

1.　重度被ばく患者の線量評価

　A 氏・B 氏・C 氏の被ばく線量評価は末梢血リンパ球減少・染色体異常分析・血中 Na-24 と安定 Na の比（比放射能）測定を用いて行われた．前者の 2 方法では中性子線・γ 線の線量寄与が区別できないので γ 線による影響と比較して線量推定が行われた（単位は GyE, gray equivalent）．一方，Na-24 の比放射能からは中性子線の被ばく線量しか評価できないため，γ

線の被ばく線量については事故当時のモニタリング結果やその後の計算シミュレーションなどの方法により推定された．A 氏・B 氏・C 氏の被ばく線量は末梢血リンパ球数からはそれぞれ 16 ～ 23・6 ～ 8・1 ～ 5 GyE，染色体異常頻度からはそれぞれ 21.7 ～ 27.3・7.7 ～ 8.9・2.8 ～ 3.2 GyE と推定された．また Na-24 の比放射能測定からは中性子線の被ばく線量としてそれぞれ 5.4・2.9・0.81 Gy，γ 線の被ばく線量としてそれぞれ 9.9・4.1・1.5 Gy と評価され，中性子線の推定エネルギーから生物効果比（relative biological effectiveness, RBE. 2.16 を参照）として 1.7 を用いた場合，A 氏・B 氏・C 氏の被ばく線量はそれぞれ 19・9.0・2.9 GyE と評価された（表 1）．

2.　重度被ばく患者にみられた健康障害

　A 氏・B 氏に認められた皮膚障害／消化管障害の発現時期・障害重篤度と被ばく線量には相関が認められた．A 氏は被ばく後 3 日目には末梢血リンパ球数が 0 になり，被ばく後 7 日目と 8 日目に実妹からの末梢血幹細胞移植が施行された．B 氏は自己骨髄が回復する可能性はあったが，被ばく 7 日目に末梢血リンパ球数が 0 になり，被ばく後 10 日目に臍帯血幹細胞移植が行われた．両症例とも移植造血幹細胞は生着したが，移植片対宿主病（graft versus host disease, GVHD）の疑い・血球貪食症候群（hemophagocytic syndrome, HPS）・無効造血（ineffective erythropoiesis）などを合併した．

　A 氏は真皮が露出するほどの皮膚障害による大量の体液漏出，全腸管粘膜の脱落による致死的な消化管出血を呈し，呼吸不全・腎不全・肝障害などを併発し，

表 1　被ばく患者の線量評価（文献 2 より）

	末梢血リンパ球数 （GyE）	染色体異常頻度 （GyE）	Na-24 比放射能 （中性子と γ 線：Gy）	RBE を 1.7 とした場合（GyE）
A 氏	16 ～ 23	21.7 ～ 27.3	(5.4, 9.9)	19
B 氏	6 ～ 8	7.7 ～ 8.9	(2.9, 4.1)	9.0
C 氏	1 ～ 5	2.8 ～ 3.2	(0.81, 1.5)	2.9

表2 JCO従業員等（被ばく患者3名を除く），周辺住民等及び防災業務関係者等の線量
（文献3より）

線量（mSv）	JCO従業員等	防災業務関係者等	周辺住民等	合計
0以上～5未満	123 (82)	253 (51)	208 (104)	584 (237)
5以上～10未満	15	7	18	40
10以上～15未満	6	0	6	12
15以上～20未満	10	0	2	12
20以上～25未満	8	0	1	9
25以上～30未満	1	0	0	1
30以上～35未満	2	0	0	2
35以上～40未満	0	0	0	0
40以上～45未満	1	0	0	1
45以上～50未満	3	0	0	3
計 （うち，1以上）	169 (128)	260 (58)	235 (131)	664 (317)

被ばく後83日目に死亡した．B氏には顔面・四肢の皮膚障害に対して皮膚移植が行われ，全身状態の改善がみられたが，肺／腎障害・消化管出血などにより被ばく後211日目に死亡した．C氏にはリンパ球数の減少などが認められたのでサイトカイン投与・無菌室管理などの治療が行われ，一時的な脱毛と口腔粘膜の脆弱性が認められたがそれ以上の病状悪化はなく，回復した．

3. ウラン加工工場周辺住民などへの対応

この事故ではウラン加工工場周辺住民も軽度の被ばくをしている．国・地方自治体は周辺住民への説明会の実施，健康相談所の開設，事故現場から半径500m以内の住民（約1,800人）のリンパ球数検査などを実施した．また国・地方自治体・研究機関は合同で265人の住民（東海村138人，那珂町34人，事業所93人）に対して行動調査を行い，その内199人の線量評価を行った．その結果，20～25mSvが1人，10～15mSvが4人，5～10mSvが15人，1～5mSvが91人の被ばくと推定された．さらにホールボディカウンターによるNa-24計測で軽度の被ばくが確認されたウラン加工工場従業員・近隣作業所従業員・消防士の計36人に対して染色体分析による線量推定が

行われ，染色体異常頻度の上昇が18人に認められ，11～16mSvが2人，6～10mSvが3人，5mSv以下が13人の被ばくと推定された．

事故からおよそ1年経過した2000年10月，科学技術庁は，周辺環境の線量評価，行動調査・線量推定等を実施した結果として，JCO従業員，周辺住民，防災業務関係者等（報道関係者を含む）の個人線量評価の結果をとりまとめて公表した（表2）．

おわりに

本事故は周辺住民の健康影響への不安，さまざまな風評被害を引き起こすなど社会的・経済的影響は大きく，また「防災基本計画」や「原子力施設棟の防災対策について」の改定・「原子力災害対策特別措置法」の施行など行政面にも大きな影響を及ぼした．

〔神田玲子〕

引用文献

1) 東海村ウラン加工工場臨界事故に関する放医研報告書，2001.
2) ウラン加工工場臨界事故患者の線量推定最終報告書，2002.
3) ジェー・シー・オー東海事業所臨界事故に係る一時滞在者及び防災業務関係者等の線量評価の結果について，科学技術庁．平成12年10月13日

1.8 福島第一原子力発電所事故による環境生態への影響

キーワード 環境生物, Cs-134, Cs-137, 海域, 陸域, 濃縮係数, 直接沈着, 落葉樹, 常緑樹, 経根吸収, 環境半減期

はじめに

ヒト以外の生物に対しても放射線防護を行うという観点からの環境生態への放射線影響に関する国際的な考え方がある. その目的は生物多様性の維持・種の保存・生息域／群集／生態系の保全である. そのため放射線影響の指標は死亡率／罹病率の増加・繁殖率の低下などの群集のサイズ・構造を変化させるものである. International Commission Radiological Protection (ICRP) は 12 種類の指標動植物の 1 日当たりの吸収線量率（mGy/d），影響および影響が出る可能性がある線量率（誘導考慮参考レベル）を報告している[1]（表1）.

東京電力福島第一原子力発電所事故（以下, 福島第一原発事故）では大気中に放出された希ガスを除く放射性核種は, 約8割が北太平洋へ, 残りの2割が陸上に降下したとされる[2]. とくに事故を起こした福島第一原発の近傍海域では高濃度汚染水の直接漏洩もあり, 事故初期には誘導考慮参考レベルに到達する可能性があったので海生生物への放射線影響が懸念された[3]が（表1），現在までに環境生物種の存続を脅かす放射線影響は報告されていない. 本項では今後の課題にも考慮し, 福島第一原発事故により放出された放射性核種の内, 環境に長期間残る放射性セシウム（Cs-134・Cs-137）に主に焦点を当てる.

1. 海域環境生態への放射線影響

福島第一原発の近傍海域では沿岸に沿って南下する海流とともに Cs-134・Cs-137 が拡散[4], その後は希釈されながら移動した. それにより事故後初期では福島第一原発から南側海域に生息する生物中の Cs-134・Cs-137 量が北側海域に生息する生物中のそれよりも多かったことが報告されている[5]. 海産生物はミネラルバランスを保つため Na などを排出する機能があり, 同様に Cs も多く取り込まないことが予想され

る. しかし, 福島第一原発事故以前にまとめられた海水から海産生物への濃縮係数[*1]としてセシウムでは 9〜100 が報告されているので[6,7], セシウムが海産生物中に濃縮され, 海水中の放射性セシウム濃度に応じて海産生物中の濃度も変化していると考えられる. なお, 栄養段階の異なる生物間で濃縮係数に差はないので, 海域において顕著な生態系濃縮はないと考えられている.

放射性核種の大量放出が収束し, 2011 年 5 月以降海水中の濃度が急速に減少するのに伴い海藻・貝類などの Cs-137 は指数関数的に減少し, 環境半減期（T_{env}）[*2] として 50〜93 日が報告された[8]. この値は実験室で得られる生物学的半減期（T_b）とほぼ同じであった. 一方, 底生魚の T_{env} は T_b（約 50 日）よりも明らかに長いので食物連鎖を考慮した Cs-137 の動的移行モデルが提案されている[9]. ただし, 底生魚の T_b は約 220〜500 日と長い可能性もある[10]. 図1に海水および底生魚の^{137}Cs 濃度変化の実測例を抜粋して示す[11]. 現在も海産生物中の Cs-137 濃度は減少しつづけており, 厚生労働省による食品モニタリング[12]では 2015 年 3 月以降, 海産生物は食品の基準値である 100 Bq/kg（生重量）を超えていない. 今後, 栄養段階の異なる生物間の Cs-137 濃度差は事故以前のように判別不可能になり, 事故以前と同程度の濃縮係数になると予想される.

環境生物の被ばく線量評価では, ヒトの場合と同様に外部および内部被ばく線量を考慮する. 海水魚の場合, 外部被ばく線源である海水中の Cs-134・Cs-137 濃度が低いことに加え, 堆積物中濃度の高いエリアが限られており, また内部被ばく線源である魚体中の Cs-134・Cs-137 濃度は低い. そのため Johansen らはストロンチウム 90（Sr-90）を評価に加えても魚に放射線影響が出るとは考えにくいことを報告している[13].

[*1] concentration factor：生物中の放射性物質濃度と媒体（水, 土壌など）中の放射性物質濃度の比.

[*2] environmental half-life：自然条件下においてある生物種集団や媒体（水, 土壌など）に含まれる放射性核種濃度が半分になるまでの時間. 食物連鎖に着眼した生態学的半減期 ecological half-life（T_{eco}）と同意で用いられることもある.

表1 標準動植物への放射線による影響（文献1を改変）

mGy/d	シカ	ネズミ	カモ	カエル	サケ科淡水魚	ヒラメ	ハチ	カニ	ミミズ	マツ	イネ科草本	褐藻
1,000	○	○	○	○	○	○	○	○	○	○	○	有害
100〜1,000	▲	▲	▲	○	▲	○	△	△▲	△▲	○	△	▲
10〜100	△▲	△▲	△▲	×	△▲	△	—	—	×	△▲	△	△▲
1〜10	△	△	△	×	△▲	△	—	—	—	△▲	—	—
0.1〜1	□	□	—	—	—	—	—	—	—	—	—	—
0.0〜0.1	×	×	—	—	—	—	—	—	—	—	—	—
<0.01	バックグラウンド・レベル											

○：致死，△：繁殖率・複製能低下，▲：罹病率増加・成長阻害・寿命短縮，□：影響極低，×：無影響，—：報告なし，灰色：誘導考慮参考レベル．

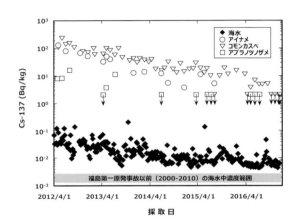

図1 福島第一原発から20 km圏内のあるモニタリング位置における3種類の底生魚および海水中のCs-137濃度（Bq/kg）の経時変化
矢印は検出下限以下．（文献11より抜粋）

2. 陸域環境生態への放射線影響

(1) 淡水生態系への放射線影響

　福島第一原発事故により陸域に降下したCs-134・Cs-137は森林・農耕地では植物体・土壌表面に沈着し，市街地ではいったんコンクリートなどの建材表面に沈着した後に風雨による風化作用によって懸濁態（土壌粒子や粒状有機物と結合）・溶存態（Csイオン）として流域から河川へと流れ込んでいる．Csイオン以外は生物に取り込まれにくい．1年間に河川経由で海洋に移動するCs-134・Cs-137の量は河川の規模により異なるが，2011年度は河川流域全体のCs-134・Cs-137沈着量の1%未満，その後は年々移動する割合が減少し，その形態のほとんどが懸濁態となっている[14]．

　淡水生物は海産生物と異なり体内にミネラルを蓄積する機構がはたらくため，Csイオンの濃縮係数が海産生物よりも高く[7]，海外では生態系濃縮も報告されている[15]．食品モニタリングにおいては福島第一原発事故から6年を経過しても栄養段階の高い捕食者である大型淡水魚中のCs-134・Cs-137濃度が基準値を超える個体の数は少ないが継続して報告されている[12]．United Nations Scientific Committee on the Effects of Atomic Radiation (UNSCEAR) 報告書はもっとも汚染レベルが高かった湖沼で魚への放射線影響が懸念されるが，ほとんどの淡水域では放射線影響が出るレベルに達していないと報告している[16]．

(2) 森林生態系への放射線影響

　一般に森林はエアロゾルを捕捉するので平坦地よりも放射性物質の総沈着量が多い．福島第一原発事故により放出された放射性物質の森林域への主な沈着時期は事故発生直後〜4月上旬であり，植物活性が高まる時期との一致により新芽が出る前の落葉樹では枝・幹などの樹皮を介して，さらに常緑樹では葉からも直接沈着したCs-134・Cs-137を吸収して樹体内に一部取り込んだと推定されている．樹体内においては必須元素であるカリウムと同様に移動し，とくに新芽中に高い濃度で検出された[17]．樹木に沈着しなかったものは地上部への降下により落葉層が汚染された．これらのCs-134・Cs-137動態により森林内では立体的に放射線源が分布することにより平坦な土地よりも高い空間線量率となった．Watanabeらは空間線量率に応じたモミ（*Abies firma*）の主軸形成不良が発現し，その状況は2013年にピークとなったことを報告している[18]．森林での空間線量率がもっとも高かったのは2011年であるが，生長点中のCs-134・Cs-137濃度

が高かった時期の影響がモミの主軸形成不良に遅延して発現した可能性も含め，現在も人工的な照射による検証実験が続けられている．アカマツ（*Pinus densiflora*）の幼木でも主軸形成不良が報告されたが[19]，両樹種ともこれ以外の形態異常は認められていない．

福島第一原発事故当初2年以内のT_{env}は枝葉の落下・樹皮の剥離により0.5～1年で，その後の樹木中のCs-134・Cs-137濃度の減少は時間経過とともに緩やかになっている．また地上の落葉層のCs-134・Cs-137は分解されて土壌に移行し，強く土壌粒子に保持されているので経根吸収によるCs-134・Cs-137の樹木への移行量は少ないと考えられる（ただし腐植層に根圏域をもつ浅根性の樹種や幼木を除く）．なお落葉の分解過程にかかわる生物（キノコ・昆虫・ミミズなど）のCs-134・Cs-137濃度はその他の生物よりも高いという報告がある[20]．これらの生物を捕食する雑食性の野生ネズミの染色体異常が報告されているが，内部被ばくよりも外部被ばくによるものという評価になっている[21]．Cs-134・Cs-137の沈着量に応じてイノシシやサルなどの野生動物の筋肉中のCs-134・Cs-137濃度が高くなっているものの，現在までにこれらの種を含む多くの種で森林中における生息数の減少は認められていない．森林生態への放射線影響は研究の途中であるといえる．

おわりに

現在までに福島第一原発事故の放射線による明らかな生態影響は認められていないが，自然環境下において発生異常の個体が淘汰されて健全な個体が生き延びることにより放射線影響が確認されない可能性もある．今後はチェルノブイリ原発事故後の環境影響研究との比較を行うためにもわが国において計画的に環境をさらに長期観測し，放射線による環境生態影響を科学的に明らかにしておく必要がある．とくに一般住民の立ち入りが制限されているような高線量地域において環境生態影響の有無を判断するためには非汚染地域との統計的な比較や室内での照射実験などが丁寧に行われることが重要である．なおチェルノブイリ原発周辺でも観察されているように，福島第一原発周辺においても一般住民の避難で環境から人がいなくなることにより周辺環境の生物相が変化してきているので[22]放射線は間接的に環境生態に影響を及ぼし得ることが示唆されている． 〔田上恵子〕

引用文献

1) ICRP Pub, 108, Elsevier. 2008.
2) Biogeosciences, **10**：5481-5496, 2013.
3) Environ Sci Technol, **45**：5077-5078, 2011.
4) J Environ Radioactiv, **111**：100-108, 2012.
5) J Environ Radioactiv, **164**：312-324, 2016.
6) IAEA. Technical Report Series No. 422, Vienna, IAEA, 2004.
7) J Environ Radioactiv, **126**：420-426, 2013.
8) Environ Sci Technol, **47**：7696-7703, 2013.
9) J Environ Radioactiv, **151**：495-501, 2016.
10) Environ Sci Technol, **50**：1804-1811, 2016.
11) http：//www.tepco.co.jp/decommission/data/analysis/index-j.html
12) http：//www.mhlw.go.jp/stf/kinkyu/0000045250.html
13) Environ Sci Technol, **49**：1277-1285, 2015.
14) 地球化学，**49**：203-215, 2015.
15) J Environ Radioactiv, **40**：15-36, 1998.
16) UNSCEAR 2013 Report, Attachment F-3, New York, United Nation. 2013.
17) J Environ Radioactiv, **111**：65-69, 2012.
18) Sci Rep, **5**：13232, 2015.
19) J Environ Radioactiv, **165**：60-67, 2016.
20) Sci Rep, **4**：3599, 2014.
21) Environ Sci Technol, **49**：10074-10083, 2015.
22) 第3回福島大学環境放射能研究所成果報告会要旨集，p.37, 2017.

1.9 福島原発事故による環境汚染と健康影響

キーワード 放射性プルーム，甲状腺等価線量，短半減期核種，ATDM シミュレーション，ソースターム，ホールボディカウンタ，体表面汚染調査，甲状腺がんリスク

はじめに

2011 年 3 月 11 日に発生した東日本大震災と巨大津波を被った東京電力福島第一原子力発電所（福島第一原発）1 ～ 3 号機は，炉心冷却機能を喪失し，炉心溶融を起こし，封じ込め機能の劣化に伴い 3 月 12 ～ 31 日までの期間，環境中への放射性物質の大規模な漏洩を起こした．

1 ～ 3 号機からの総放出量に関して「UNSCEAR 2013 報告書」はキセノン135（Xe-133）7,000 ペタベクレル（PBq）[*1]，ヨウ素131（I-131）100 ～ 500 PBq，セシウム137（Cs-137）6 ～ 20 PBq が放出されたと評価している[1]．事故当時は季節風が西から東に吹いていたため，放出された放射性物質の多くは太平洋に沈着した．放出された Cs-137 の約 23% がわが国の陸地に沈着したと推定されている[2]．半減期が 8.02 日と短い I-131 の土壌沈着マップに関しては，2011 年 6 月に福島県・隣接地域において計画的に土壌採取が行われたが，すでに検出限界以下の地点も多く，不十分なマップしか公表されていなかった．Muramatsu らとその事業を引き継いだ Matsuzaki らは，上記土壌サンプル中の I-129 の微量分析結果から I-131 の分布を推計し，約 1,000 カ所の I-131 の土壌汚染マップを報告している[3,4]．これらのマップは，避難が行われなかった地域住民の線量評価，および大気輸送・拡散・沈着モデル（atmospheric transport diffusion and deposition model，ATDM）の検証に有用である．

放射線による健康影響の評価のためには，可能であれば住民が受けた線量を直接測定することが望ましい．しかし，事故初期に甲状腺の放射線学的調査が実施された住民数は 1,300 人程度と十分ではなかった．このためにいまだに線量評価，とりわけ短半減期核種による内部被ばく線量の評価は定まっていない．以下，環境省の「東京電力福島第一原子力発電事故における住民の線量評価に関する包括研究」によって筆者らが収集した知見をベースに線量評価の現状を概説する．

1. 避難行動と放射性プルーム曝露

避難住民の放射線被ばくという観点からは，①3 月 12 日午後に北西・北方向に流れた放射性プルーム，②3 月 15 ～ 16 日に南方向から時計回りに北西に流れたプルーム，③3 月 18 日に北方向に流れたプルームが重要である．一方，近隣県の環境汚染には降雨による放射性核種の沈着が広範な地域で起きた 3 月 20 ～ 22 日のプルームの寄与が大きい．

政府は 3 月 12 日 5 時 44 分に福島第一原発から 10 km 内圏の住民に対して避難勧告をし，対象地域（双葉町・大熊町・富岡町・楢葉町・10 km 圏内の浪江町）の住民は同日昼ごろにはそれぞれの目的地に向け移動を開始した[5]．これらの地域住民はプルームが居住地域に到達する 15 時ころには目的地に到着していたか移動中であったと思われる．双葉町・大熊町・富岡町・楢葉町の 4 地域からの避難住民の体表面汚染記録にはまったくプルームによる被ばくがなかったか，比較的低い被ばくであったことが記されている[6]．一方，20 km 圏内の浪江町民の多くは 18 時 25 分の避難勧告よりも前に移動を開始していたが，20 km 圏内の南相馬市民は避難勧告後に避難を開始している[5]．これらの 2 地域住民の体表面汚染記録には比較的濃いプルームにより被ばくしたことが記されている[6]．

3 月 15 日早朝～翌 16 日にかけてもっとも大規模な放射性物質の漏洩が起きた．Katata ら（日本原子力研究開発機構，JAEA）の改定されたソースターム[7] を用いた大気輸送・拡散・沈着モデル（ATDM）の一種である世界版緊急時環境線量情報予測（world-wide version of system for prediction of environmen-

---

[*1] ペタグレル：10^{15} ベクレル．

tal emergency dose information, WSPEEDI）による最新の解析によれば，この時のプルームは当初南方向に流れ，夕方にかけ時計回りに北西に向かい，16日の早朝には南向きに方向を変えた．雨・雪により上空の放射性物質が地上に沈着し，原発から北西方向に汚染の高い地域が出現した．北西に位置する津島活性化センターに避難していた浪江町民は10時ころより二本松市などへ再度避難を開始したが，一部の住民は津島に残留した．国会事故調アンケート調査とホールボディカウンタ（whole body counter, WBC）検査を受けた住民の行動調査票によれば，飯舘村では3月15日までに村民の約20%がすでに避難し，その後残りの村民も断続的に自主避難を開始し，3月19日に自主避難のピークを迎えた．しかし，その後も飯舘村にとどまった住民の存在が飯舘村民の外部被ばく線量の分布を幅広くさせた原因と考えられる．

3月18～3月19日早朝にかけてのプルームは主に南相馬方向に流れたのでほかの地域への影響は少なかった．

2．短半減期核種による内部被ばく線量

（1）国際機関の評価

甲状腺等価線量に関して世界保健機関（World Health Organization, WHO）福島報告書[8]およびUNSCEAR 2013報告書[1]がそれぞれ推計値を報告している．WHO福島報告書では住民避難・流通規制などの対策が反映されず，かつ実測値の情報が限られていたので，2013年末までに収集した情報に基づくUNSCEAR 2013報告書の方がより現実的な評価を行っている．しかし，UNSCEAR 2013報告書でも述べられているように，実測値の乏しい事故初期の線量評価についてはATDMシミュレーションによる評価に頼っていた．このため短半減期核種による被ばく線量推計に多くの不確実性が残されている．実際，UNSCEARの小児甲状腺吸収線量の推計値は1,080人の小児甲状腺簡易測定結果[9]や，Tokonamiらの南相馬市・浪江町住民での甲状腺等価線量[10]，Kimらの仮定したI-131/Cs-134比による甲状腺等価線量[11]よりも過大に評価されている．Tokonamiら・Kimら[12]はI-131による線量を評価しているのに対し，UNSCEARはそれ以外の短半減期核種の寄与も推計値に入れているが，その違いだけでは過大評価の説明はつ

かない．これが線量評価の不確実性を低減する調査研究が必要とされている理由である．

（2）I-131以外の短半減期核種の寄与

3月12日のプルームにはI-131のほかI-132/Te-132，I-133，I-135などの短半減期核種が多く含まれていたので吸入摂取・飲食により内部被ばくを起こした．Shinkarevらは環境調査データの解析により，甲状腺等価線量の30～40%はI-132/Te-132，I-133などの短半減期核種によると推計している[13]．同様にOhbaらは避難住民衣服・3月12日20 km圏内ダスト含有ゲルマニウム・γ線スペクトル分析によりI-132/Te-132，I-133の短半減期核種の甲状腺等価線量への寄与は1歳児で37.5%，10歳児・成人で31%に及ぶことを報告した[6]．3月15日のプルーム曝露では短半減期核種の寄与は小さく，1歳児で8%，10歳児・成人で6%にとどまっている[6]．

（3）経口摂取の評価

内部被ばくの経路には経口摂取と吸入摂取がある．事故後に一時的に市場が閉鎖され流通が止まったこと，再開後も福島県産の牛乳や露地物野菜の流通はほとんどなかったことより，避難住民や非避難住民の経口被ばくは主に汚染した水と考えられた[13]．自家栽培の葉物野菜の消費があっても例外的なものと考えられた．そこで筆者らは，WSPEEDIによる水源へのI-131沈着量から水道水のI-131濃度を推計するワン・コンパートメント・モデルを使って，内部被ばく線量を推計した[14]．福島県内では，水道水のサーベイが始まる以前の3月16～18日の水道水汚染が高くなっている．避難住民に関してはこの3日間，どの地域に滞在したか，飲料や煮炊きに使われた水の内訳（水道水・汚染／非汚染井戸水・市販ペットボトル水）はどうであったかにより内部被ばく線量は大きく変わる．1日の節水量を1 Lと仮定した場合の1歳児の甲状腺等価線量は飯舘村の32 mSv（3月21日よりペットボトルに切り替えていた場合は22 mSv）が突出しているが，その他の避難地域では0.3～10 mSv，非避難地区の浜通りでは2.8～4 mSv，中通りでは0～9.5 mSv，会津では0～0.9 mSvであった[14]．

（4）吸入被ばく

吸入被ばくの程度は住民の避難ルート・タイミング，屋内退避の場合のプルーム遮蔽レベルで大きく異なる．筆者らは避難住民の体表面汚染レベルが避難途

上のプルーム曝露を反映していることに注目し[7]，避難地域ごとに3月12〜14日と3月15〜17日の期間別に体表面汚染レベルの確率密度関数を求め，短半減期核種の体表面への沈着速度を0.1〜0.5cm/sの一様分布と仮定して吸入線量を推計する2Dモンテカルロシミュレーション法を開発した[15]．この手法での推計ではI-131以外の短半減期核種の線量も計算している．この手法の不確実性は，体表面への沈着速度の幅の選択による不確実性と，体表面汚染を受けた住民の代表性にある．代表的避難地域の評価値を表1に示す．

(5) 経口・吸入摂取の評価

Kimらは浪江町民のWBCによる放射性セシウムの実測値とTokonamiらが報告[10]した南相馬市・浪江町住民の甲状腺測定のI-131残存量を比較して，I-131/Cs-134比＝3〜5（平均3.8）を求めた[11]．I-131/Cs-134比＝3.8は，環境中のI-131/Cs-134比よりも小さな値になっている．しかし，I-131の化学型により吸入時の甲状腺への残存率が異なることや，難溶解性の粒子が混じている福島原発事故のケースでは吸入された後のCs-134の生物学的半減期をtype F粒子として評価すると過小評価に陥ることなどの理由から，環境中のI-131/Cs-134比と同じにはならない．一方，Tokonamiらの実測値は，甲状腺へのI-131の取り込み率を30%として甲状腺残存量を評価しているので，仮に日本人の甲状腺へのI-131の取り込み率が20%程度と低い場合には線量は1.5倍過大評価になる．さらに，WBCを実施した住民と甲状腺測定を受けた住民は別個の集団なので，その比較から得られるI-131/Cs-134比には不確実性がある．そのような不確実性がある値であるが，I-131/Cs-134＝3.8を使って事故後4〜10カ月後にJAEAが行った成人のWBC測定[16]からI-131摂取量を推定し，成人と同じプルームを1歳児が吸入したと仮定して，年齢別の1日換気体積比を用いて，甲状腺等価線量を試算した（表1）．

JAEAが事故後4〜5カ月後にフェーズ1調査として実施した飯舘村・浪江町・川俣町の住民のWBC測定はすべて東海村で実施されており，信頼性が高い．一方，2011年9月から始まったフェーズ2調査では，汚染衣服による過大評価があったとされており，信頼性は低い[16]．飯舘村・浪江町・川俣町以外の推計値

はUNSCEARの推計値との比較のための参考値として見てほしい．また，南相馬市のWBC測定は遮蔽のない車載型WBCで実施されたものであり，同一人の繰り返し測定でもバラツキが大きく，不確実性が高い[17]．

(6) 外部被ばく

外部被ばくによる実効線量は甲状腺組織への外部被ばく線量の参考になる．福島県民健康調査の中で事故後4カ月間の行動調査が実施された．IshikawaraはWSPEEDIにより計算された空間線量率の時間空間データベースと住民の行動調査を比較検討し，地域ごとの住民の外部被ばく線量を推計した[18]．飯舘村・川俣町以外の地域では外部被ばく実効線量の中央値は1mSv以下となっている（表1）．UNSCEARは事故後1年間の外部被ばく実効線量を予防的避難地域で1.1〜5.7mSv，計画的避難地域で4.8〜9.3mSvと評価しているが，ここでも両者の違いは大きい．

3. 福島原発事故による健康影響

表1のWBCからの推計値は，測定限界以下の対象者が多いため飯舘村・川俣町以外の中央値は外挿による推計値を使っている．同様の理由によりWBCからの推計では平均値が求められていない．体表面汚染データからの吸入被ばくによる等価線量推計値と経口（水）からの等価線量推計値の合計がWBCからの等価線量推計値と矛盾しないことが理想であるが，いまだ乖離がある．しかし，表1の包括研究班の評価値は，UNSCEAR 2013報告書に比べて小さな値になっている．地域の平均値で40mSvを超す自治体はない．これに対しUNSCEARの評価値は，双葉町・大熊町・広野町を除くと，避難地域の1歳児の甲状腺吸収線量の平均値は軒並み40mGyを超えており，最大83mGyであった．UNSCEARは，福島県産の野菜などから1歳児で一律32.8mGyの甲状腺吸収線量があったと想定しており[1]，過大評価の一因となっている．

原爆被爆者の疫学調査から小児甲状腺がんの放射線リスクは年齢が若いほど高く，20歳以降はほとんどリスクがなくなることがわかっている[19]．また，原爆被爆者と医療被ばくを受けた9小児集団のうち，低線量被ばく者に限ったプール解析[20]では，100mSv以下でも甲状腺がんと被ばく線量の間に有意な相関が

表1　包括研究班と UNSCEAR の1歳児甲状腺線量評価の違い

地域	外部被ばく (mSv)[18] 中央値	吸入被ばく 体表面汚染からの推計[15] (mSv)			経口（水） (mSv)[14] 中央値	成人 WBC よりの推計 (mSv)[22]		UNSCEAR 2013 報告書[1] (mGy) 平均値
		平均値	中央値	90%-tile		中央値	90%-tile	
浪江	＜1	21	5	40	6	7	34	81 ～ 83
飯舘	3.5	4	2	9	32 #	8	47	56
川俣	1.5	4	2	9	5	3	19	65
葛尾	＜1	4	2	9	0.3	ND	ND	61
南相馬	＜1	7	5	15	2（原町区から 3/15 伊達市へ避難） 6（原町区から 3/23 新潟県へ避難）	25 ** （平均値）	38.7 *	47 ～ 53
富岡	＜1	2	0.5	4	10	3 *	22 *	47
大熊	＜1	2	0.5	4	6	6 *	28 *	36
双葉	＜1	2	0.5	4	4	11 *	41 *	15 ～ 19
楢葉	＜1	2	0.5	4	4	3 *	17 *	69 ～ 82

＊衣服の汚染により WBC 測定値が過大評価になっている．
＊＊遮蔽のない WBC による測定のため，評価値の不確実性が高い．
#井戸水，汚染レベルの違う3系統の水道の供給割合と，段階的避難シナリオによる評価，3月21日以降ペットボトル水に切り替わった場合，22 mSv．

認められ，仮にしきい線量があるとするとその値は 30 ～ 40 mSv と報告されている．筆者ら線量再評価の結果は，線量が高い地域の平均値でも 40 mSv を超えない．この結果は臨床がんを集計する従来の疫学調査手法では，被ばくによるリスクの増加を福島では検知できないことを示唆している．

おわりに

福島県民健康調査の甲状腺超音波検査により多くの小児甲状腺がん症例が発見されている．WHO の専門家グループは，先行調査で発見された症例はスクリーニング効果による発見と結論している[21]．本格調査で発見されてくる甲状腺がんの放射線起因性を検討するためには，さらなる線量評価の精緻化が必要であり，福島県民の健康不安に答える近道ではないかと思われる．　　　　　　　　　　　　　　　　〔鈴木　元〕

引用文献

1) UNSCEAR 2013 年報告書，科学的付属書 A，United Nations, New York. 2015.
2) UNSCEAR 2016 年白書，United Nations, New York. 2016.
3) J Environ Radioactiv, 139：344-350, 2015.
4) https://doi.org/10.1051/epjconf/201715308014
5) 国会事故調査報告書，東京電力福島原子力発電所事故調査委員会．2012.
6) Health Phys, 117：175-182, 2017.
7) Atmos Chem Phys, 15：1029-1070, 2015.
8) Health risk assessment from the nuclear accident after the 2011 Great East Japan Earthquake and Tsunami, WHO, Geneva. 2013.
9) https://www.nsr.go.jp/archive/nsc/info/20120913_2.pdf.
10) Sci Reports, 2：507. DOI：10.1038/srep00507.
11) Health Phys, 111：451-464, 2016.
12) Radiat Prot Dosimetry, 164：51-56, 2015.
13) J Food Hyg Saf Sci, 58：36-42, 2017.
14) Radiat Prot Dos, 179：43-48, 2017.
15) Health Phys, DOI：10. 1097/HP.0000000000000990
16) 第2回国際シンポジウム　東京電力福島第一原子力発電所事故における初期内部被ばく線量の再構築，放医研．2013.
17) J Radiol Orot, 34：787-799, 2014.
18) Sci Reports, 5：127121. DOI：10.1038/srep 12712.
19) Int J Cancer, 132：1222-1226, 2013.
20) J Clin Endocrinol Metab, 102：2575-2583, 2017.
21) Epidemiology, 27（3）：e20-1, 2016.
22) http://www.env.go.jp/chemi/rhm/reports/h2903e_5.pdf

1.10 福島原発事故後の健康問題

キーワード 原子力災害，健康調査，避難，生活習慣病，一次予防

はじめに

2011 年 3 月の東日本大震災により，東京電力福島第一原子力発電所（福島第一原発）では環境中に放射性物質が飛散する重大な過酷事故（国際原子力・放射線事象評価尺度レベル 7）が発生した．地震・津波との複合災害でもあり，避難指示区域は 2 日間で原発から 20 km 圏内まで拡大した．さらに計画的避難区域などが加わり，多くの住民が避難生活を送らざるを得ない状況となった[1,2]．また広範囲の住民に放射線の健康影響に関する不安が広がった[2]．大規模な放射線災害では放射線による直接的な健康影響だけでなく，その他の要因によるさまざまな健康影響が問題となる[3]．本項では放射線以外の要因による健康影響の問題について主として概説する．

1. 災害下の住民の放射線防護

原子力災害時の住民の放射線防護は，放射線による確率的な健康影響[4]を低減することである．具体的には，環境中に放出された放射性物質を取り込む量を減らす内部被ばくの低減と，地面などに沈着した放射性物質からの外部被ばくの低減が主となる．そのため初動対応として環境汚染が多いと思われる地域からの避難もしくは屋内退避[1]，食品／飲料水汚染検査・空間線量率のモニタリングとそれらに基づく規制，必要であれば安定ヨウ素剤の内服[5]などがある．

今回の原発事故は複合災害下にもかかわらず迅速に対応し[6]，外部被ばく・内部被ばくの低減に寄与したと推定されている[7,8]．一方，災害弱者の健康をどのように維持するかが大きな課題となった[3,9]．安定ヨウ素剤については災害初期で状況が把握できていないときに，万が一の副作用や他のリスクとの便益のバランスを考えて，どのタイミングでどの程度の居住地域で予防内服するかは残された課題である[3]．慢性期では線量推計・測定だけでなく，健康調査やさまざまな生活・環境を保護する工夫・手段を講じると同時に，それらを住民にわかりやすく伝え，個別にコミュニケーションを図ることが必要となる[10,11]．確率的な

健康影響の低減という観点からすれば放射線以外にも健康に影響する因子が数多くあり，防護介入自体も便益と不利益がある．さらに原子力災害下の社会心理学的な影響とバランスをいかにとるかは難しい課題であり，個人の行動レベルでもコミュニティの判断としてもそれらは重要である[3]．

2. 原子力災害慢性期の健康問題

原子力災害後の間接的な健康問題については，チェルノブイリ原発事故後の調査においても指摘されている．自分や家族の放射線健康リスクを高く認知している人は，メンタルヘルスだけでなく身体疾患まで大きな影響があったという報告などもある[12]．福島第一原発事故後においても避難などに伴いライフスタイルが大きく変わり，それによる健康影響が心配された[2]．そこで福島県では県民健康調査を行い，全県対象の初期の外部被ばく実効線量を推計する基本調査・子どもに対する甲状腺調査・妊産婦調査に加えて，避難地域の人々に対するこころの健康度・生活習慣病調査・健康診査を行っている[13]．

基本調査とこれまでの線量推計の報告から，放射線による健康影響，とくに晩発影響については疫学的レベルでの疾患の増加の懸念はないことが指摘されている[1,2,7]．したがって，胎児への影響や遺伝性影響の可能性を考慮する被ばく線量レベルではないが[1]，妊産婦調査においても震災後の 4 年間の調査で，早産・低体重児・奇形などは全国調査との比較においても，経年的変化でも差を認めていない[14]．一方，周産期うつに対する調査では，経年的に抑うつリスクが高い母親の割合は減ってきているが，比較してまだ高い状況が続いている．また福島第一原発事故後 1 ～ 2 年目では妊婦からの相談は，一般的な周産期に関する内容よりも胎児への放射線影響を心配する内容が多かった[15]．社会的要請と晩発影響の中では理論的に甲状腺がんのリスクが子どもでは高いということに基づいて，震災時 18 歳以下の子どもに対し甲状腺超音波診断装置を用いたスクリーニングが行われている．ただし被ばく

線量が低いと予想されており，長期の調査を行っても晩発影響があらわれる可能性はきわめて低い[1]．しかし，スクリーニング効果による過剰診断が通常の交絡因子に加えて大きな検診バイアスとなるので注意が必要である[16, 17]．さらに社会心理学的影響を生じ，間接的健康影響の悪化をきたす可能性もあり慎重な対応が求められる．

3. 原発事故後の生活習慣病および関連疾患の動向

大きな災害後には心血管疾患・感染症などの増加が懸念される．東日本大震災でも自然災害が中心の地域でそれらが増加し，時間経過とともに1年以内に比較的速やかに回復していることが観察された[18]．一方，福島第一原発事故の被災地では生活習慣病および関連疾患が震災後に悪化する症例が認められ，大部分の症例では数年後には改善傾向であるものの回復が遅い病態もあり，避難などの生活習慣変化の及ぼす影響はより複雑である．福島県民健康調査において被災地の避難者と非避難者を比較すると，体重は非避難者では平均0.3 kgの増加だが，避難者は平均1.2 kgの増加だった．体格指数（body mass index，BMI）が25以上の過体重者の割合は，非避難者では2.3%，避難者では7.3%の増加であった[19]．体重増加者の割合は震災後1年がもっとも多く，その後減少傾向である．また体重増加などの変化は子どもにおいても観察されている．

震災後のメタボリック症候群の罹患率も，非避難者では男性11.0%，女性4.6%に対し，避難者では男性19.2%，女性6.6%であった．さらにメタボリック症候群の新規発生の因子分析のオッズ比は避難者では1.72で，運動不足・体重増加・飲酒・喫煙・腹囲増加などの有無と比較してより高いリスクを示していた[20]．震災前後を比較した糖尿病の新規発症についても発症要因のハザード比をとると，避難者が性差に次いで高い要因となっていた[21]．これら以外でも震災後に，高血圧・肝機能障害・脂質異常症・心房細動・多血症などが増加していた．被災者の中には不眠・運動習慣低下・酒量増加などがしばしばみられ，それらがメンタルヘルスと関与している傾向もある[22]．避難行動は多くの病態にとって強い関連因子となっており，各種要因の上流にあると思われる．またメンタルヘルスからみても避難行動は重要な要因であり，放射線のリスク認知とも関連していた[23]．他の大災害でも災害

時のストレスが肥満・痩身につながることが報告されており，生活習慣病および関連疾患の増加が原子力災害後にとくに避難地域を含む被災地で問題となる．これらは心血管疾患だけでなく悪性腫瘍など多くの疾患のリスク要因となる可能性がある[24]．

おわりに

放射線事故では確定的な影響を避け，さらに確率的な影響もできるだけ小さくなるような科学的なスクリーニング・モニタリングに基づいた防護対応が重要である．加えて災害弱者も含め，放射線防護だけにとらわれない初動から慢性期まで幅広い対応が必要とされる．中・長期的には間接的な健康影響として生活習慣病および関連疾患の増加がみられる．それらの中には晩発影響と区別のつかないものもある．生活習慣病および関連疾患への実効性があり不利益の少ない一次予防を行うため，さまざまなダイアログを行ってバランスのとれた生活を送れるよう支援することが重要である．災害後も住民が生きがいをもって生活できる環境整備が個別にもコミュニティとしても喫緊の課題である．

〔大津留　晶・緑川早苗〕

引用文献

1) UNSCEAR 2013 volume I report, New York, United Nations. 2014.
2) Lancet, **386**：479-488, 2015.
3) Lancet, **386**：489-497, 2015.
4) Lancet, **386**：469-478, 2015.
5) WHO Guidelines update 1999, WHO. 1999.
6) Proc Jpn Acad Ser B Phys Biol Sci, **89**：196-199, 2013.
7) Sci Rep, **5**：12712, 2015.
8) Health Phys, **112**：512-525, 2017.
9) PLoS One, **10**：e0137906, 2015.
10) Science, **352**：666, 2016.
11) Science, **352**：666-667, 2016.
12) J Radiol Prot, **32**：N71-75, 2012.
13) Clin Oncol（R Coll Radiol），**28**：255-262, 2016.
14) Asia Pac J Public Health, **29**：56S-62S, 2017.
15) Asia Pac J Public Health, **29**：151S-160S, 2017.
16) J Natl Cancer Inst, **102**：605-613, 2010.
17) Thyroid cancer and nuclear accidents, Elsevier. p.145-153, p.165-173, 2017.
18) Eur Heart J, **33**：2796-2803, 2012.
19) Am J Prev Med, **50**：553-560, 2016.
20) J Atheroscler Thromb, **24**：327-337, 2017.
21) J Diabetes Res, **2015**：627390, 2015.
22) Asia Pac J Public Health, **29**：47S-55S, 2017.
23) Bull World Health Organ, **93**：598-605, 2015.
24) J Epidemiol, **21**：417-430, 2011.

1.11 福島原発事故後の心理・社会的問題

キーワード 福島原発事故，心的外傷後ストレス障害（PTSD），うつ病，放射線スティグマ

はじめに

2011年3月11日に発生した東日本大震災によって引き起こされた東京電力福島第一原子力発電所事故（福島第一原発事故）は福島県内外に大きな心理社会的衝撃を与えた．津波の影響が家屋や人命の損失という明白な喪失を特徴としているのに比べて，その影響はより複雑で長期的である．原発事故がもたらす健康問題はすでにチェルノブイリ原発事故でも明らかなように，甲状腺がんなどの身体障害ばかりでなく精神医学的問題もまた深刻である[1]．対象は原発事故被害が及ぶ近隣・遠隔の住民・原発作業員・復興事業に従事する自治体職員などさまざまである．また不可視的でかつあいまいな形での情報不安や賠償問題も引き起こされるなど，自然災害ではみられないような人為災害特有の複雑な特徴も認められる[2]（図1）．本節では福島原発事故がもたらした複雑で多層的な心理社会的問題について包括的に述べる．

1. トラウマ（心的外傷，psychological trauma）による不安

大規模災害においては多くの被災者にトラウマ特有の精神医学的問題が生じる．

トラウマ記憶（事故時の記憶）の非自発性想起や驚愕反応などの自律神経症状（覚醒亢進症状），あるいはトラウマ・リマインダーとなる事象を避けるといった回避症状，自責感・感情麻痺といった目立たないながらもその人を長期にわたって苦しめる症状も引き起こされる．こうした症状群が一定期間以上持続すると心的外傷後ストレス障害（posttraumatic stress disorder，PTSD）といった特有の精神医学的問題が引き起こされる．

福島第一原発事故は多くの住民にとって寝耳に水のことであって，多くの情報が飛び交う中で人々は着の身着のままで避難を余儀なくされた．また避難生活も長期化し，やはり多くの被災者にとって予想もしなかった長期的な展開となってしまった．現在でも原発災害が収束したという実感をもつ被災者は少なく，多くの住民がPTSD症状に苦しんでいる．Oeらによると，福島第一原発事故後3年（2014年）での避難者のPTSDの年齢調整罹患率は男性で17.8%，女性で23.3%であった[3]．こうしたPTSD症状は以下で述べる抑うつ症状とともに，被災者の精神保健状況に大き

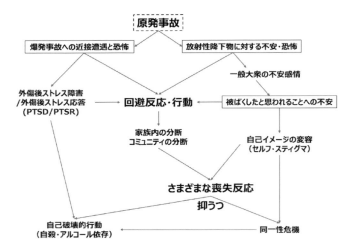

図1 原発事故をめぐる複雑な心理社会的影響
福島原発事故が引き起こした多様で複雑な心理社会的問題を網羅的に記している．図の左側は津波や地震といった自然災害でも引き起こされる類の心理的反応であるが，図の右側は原発災害に特有の現象と考えられる．

な影響を与えている．

2. 抑うつと関連症状

　福島第一原発事故被災者に認められるさまざまな PTSD 症状と並んで，あるいはそれ以上に問題となっているのが抑うつ症状とそれに関連する精神医学的問題である．Oe らによると，福島第一原発事故後 3 年（2014 年）での避難者のうつ病の年齢調整罹患率は男性で 11.4%，女性で 15.8% にのぼり，これらの数値はわが国の一般人口での数値の約 3 倍である[3]．懸念すべきはこうした抑うつ症状がさまざまな関連症状を生み出している可能性である．とりわけ大規模災害後には自殺などの深刻な事態が懸念されるところであり[4]，実際に福島県においても震災関連自殺は宮城県や岩手県などの他被災県に比べ非常に多く，警察庁データをもとにした解析でも増加傾向にある[5]．また自殺のような自己破壊的な行動を考えると，自殺に関連するといわれる飲酒傾向も問題となるが，男性避難者の約 2 割に問題飲酒が認められるなど予断を許さない[3]．

　さて，こうした抑うつ症状に寄与する因子に関して，福島第一原発事故後 3 年間にわたるうつ病ハイリスク群に関する研究では，もっとも強く関連が示唆されたのは意外にも放射線リスクへの不安であった[6]．放射線に関するリスク・コミュニケーションの重要性を示唆するとともに，放射線リスクへの不安の背景に強い抑うつ症状が潜んでいる可能性もある．また本研究では持続する抑うつ症状と被災者の孤立傾向との間に強い関連のあることもわかっており[6]，長期的でシームレスなケアシステムの構築が重要と考えられる．

3. 支援者の問題

　大規模災害では自衛隊員・消防隊員など急性期に復興支援業務にあたる職員の惨事ストレス（critical incident stress）によるトラウマ反応が問題となる．復興支援業務は長く続く．福島第一原発事故においても，この長期的な復興支援業務にかかわるさまざまな職種の疲弊・精神症状が問題となっている．福島第一

原発で働く東京電力の職員の精神保健調査は経年的に行われ[7]，また沿岸部被災自治体職員に対する面接調査も行われたが，17.9% というきわめて高率のうつ病有病率が見出された[8]．

　このような復興支援者の精神保健調査からわかることは，一般被災住民よりも概して症状が強い傾向にあり，強い自責感・無力感を有する者が少なくないということである．さらにその要因として，持続する仕事量負荷に加え，自らも被災者であり，役割葛藤に陥っている場合も少なくなく，住民からの批判や差別的言動にも苦しんでいるなど福島特有の実態がある[7,8]．さらに復興支援者の役割は急性期にも増して大きく，彼らへの支援も喫緊の課題でもある．

おわりに

　以上，福島第一原発事故後の複雑で多層的な心理社会的問題を概説した．原発災害がもたらす特有の社会心理学的な現象として，「放射線スティグマ（radiation stigma）[*1]」といわれるものがある．例えば被災者の結婚・妊娠・出産にまつわる誤解・偏見もあり，陰湿な例では避難者児童へのいじめの原因になることもある．こうした放射線に関する無理解から生じるスティグマは，広島・長崎の被爆者，とくに女性がその影響で苦しんだことと相似性を見出すことができる[2]．こうした心理・社会学的問題もまた福島第一原発事故被災者に特有であって，他の自然災害被災者にはまずみられないことである．ただこのようなスティグマを受ける体験は，被災者の自己評価を下げ，同一性を揺るがすこともあるかもしれない．福島県民のみならず，県外の住民に広くこうした問題の存在を伝えていく必要もあるだろう．　　　　　　　　　　〔前田正治〕

引用文献

1) Clin Oncol（R Coll Radiol），23（4）：297-305, 2011.
2) Asia Pac J Public Health, 29（Suppl 2）：36S-46S, 2017.
3) Psychiatry Clin Neurosci, 2016. doi：10.1111/pcn.12387.
4) J Affect Disord, 146：1-14, 2013.
5) Lancet, 38：1727, 2015.
6) BMJ Open, 6（10）：e013400, 2016.
7) JAMA, 308：667-669, 2012.
8) Psychiatry Clin Neurosci, 70（9）：413-420, 2016.

---

*1　放射線スティグマ：肉体的な印，奴隷などの身体に押された烙印を指し，転じて差別や偏見，ステレオタイプなどをいう．放射線事故の被災者に対するこうしたスティグマを放射線スティグマという．

1.11　福島原発事故後の心理・社会的問題

1.12　放射線測定器

キーワード　ルミネッセンス線量計，蛍光ガラス線量計，イメージングプレート，固体飛跡検出器，ガス検出器，シンチレーション検出器，半導体検出器

はじめに

放射線医科学において正確な放射線量の測定は安全かつ効果的な治療・診断を行うためにも非常に重要である．現在，使用されている放射線測定器は大きく分けて，放射線による物質の化学的な変化を捉えるパッシブ型（受動型）検出器，および放射線による電離・励起やそれに伴って発生する電磁波（光）の放出を電気信号として処理するアクティブ型（能動型）検出器がある[1]．

1. パッシブ型検出器

パッシブ型検出器は一般に小型軽量であり，携行による個人の被ばく線量の測定や簡易な環境中の放射線量の測定に利用されている．例えば，放射線作業従事者が身につける個人被ばく線量計は X 線・γ 線・β 線などを計測するルミネッセンス線量計部分や中性子線からの核反応粒子や反跳粒子などの高 LET（線エネルギー付与）粒子を計測する固体飛跡検出器部分から構成される．

ルミネッセンス線量計では，無機化合物でできた素子に入射した放射線がエネルギーを付与することにより電離・励起が起こり，電子と正孔対が生じ，電子が伝導帯に移動し自由電子となる．自由電子は時間とともに正孔と結合し発光するが，一部が素子中の不純物に捕捉されカラーセンターに長時間とどまる．これに熱・電磁波（光）を加えて再度伝導帯に移動させると，正孔と結合し光を発し，それを光電子増倍管などで検出することにより放射線量の推定ができる．素子を加熱し発光させる熱ルミネッセンス線量計（TLD）には LiF・CaF_2・$CaSO_4$：Mn などが使われている．加熱させる際に温度ごとに発光量（グローカーブ）を読み取り，線量評価を行う．読み出し後，素子を十分に加熱（アニーリング）することにより，繰り返し使用することができる．とくに熱中性子測定用には断面積が大きな 6Li を材料とした LiF が使用される．

光刺激ルミネッセンス線量計（OSLD）では緑色のレーザー光などの光刺激により自由電子はカラーセンターから伝導帯に移り，発光中心と結合し青く発光（輝尽発光）する[2]．素子として炭素を添加した酸化アルミ（Al_2O_3：C）が使用されている．OSLD では深いエネルギー準位に電子が捕捉されており，このため経年変化が少なく，近年 TLD に置き換わり利用されている．ただし，可視光でアニーリングされてしまうため遮光する必要がある．さらに，輝尽発光する粉末（$BaFBr$：Eu^{2+}）をプレート上に塗布したイメージングプレート（IP）も市販され，広い面積における線量分布を測定できることから，X 線フィルムに替わって利用されている．

ほかにも銀活性化リン酸塩ガラスに放射線を照射後，紫外線を照射するとカラーセンターの脱励起によりオレンジ色の蛍光（radiophotoluminescence, RPL）が起きる．これは経年変化や加熱による変化が少なく，繰り返し読み出せ，蛍光ガラス線量計（fluoroglass dosemeter, FLD）として，個人線量計などに利用されている．

固体飛跡検出器では，個々の荷電粒子が通過した有機化合物をアルカリ溶液で化学処理（エッチング）することにより通過した粒子の飛跡に沿って円錐形のくぼみ（エッチピット）が形成される．エッチピットの直径は通過した荷電粒子により付与されたエネルギー（LET）に比例するので，有機化合物の一定面積内に形成されたエッチピット情報から LET スペクトルを測定することにより吸収線量が求められる．個体飛跡検出器として，以前は雲母や特殊なガラスが使われていたが，現在ではポリアリルジグリコールカーボネイト（CR-39）が一般的に使用されている．高速な顕微鏡システムや解析ソフトの発達により大量の検出器の自動読み出しが可能となり，線量管理用の個人線量計における高 LET 成分検出器として広く使用されている．

X 線・γ 線に対する OSLD と高 LET 粒子（中性子を含む）に対する固体飛跡検出器を組み合わせて広い LET 範囲をカバーする個人線量計が，原子炉周辺，粒子線加速器の治療環境及び宇宙飛行士の個人線量評価などにも利用されている．

2. アクティブ型検出器

治療の現場で利用されるアクティブ型検出器には，主にガス検出器・シンチレーション検出器・半導体検出器などがある．

ガス検出器には乾燥空気や有機ガスを添加したハロゲンガスなどの気体が詰められている．放射線の電離作用によりガス中で発生した電子と陽イオン（電子・イオン対）が再結合する前に高電圧をかけると，それぞれが正負の電極へ移動し信号として取り出される．この場合，電極に集まる電荷量は放射線によって発生した電離の数に素電荷（q）をかけた量（Q）となり，比較的放射線量の高い場では精度のよい線量評価が可能となる．このような状態で使用される検出器は電離箱といわれ，放射線治療の現場でも環境の品質管理・品質保証（QA・QC）に使用されている．

また，ガスにかかる電場を強めると電子は加速されてエネルギーをもち，ガス中でさらに電離を起こして電子・イオン対が発生し，これが繰り返されることで多数の電子・イオン対が発生する（電子なだれ）．放射線により発生した電子・イオン対に比例するこの原理は比例計数管に利用されている．

さらに電場を強くすると電子なだれが大きくなって放電状態となり，放射線に発生する電子・イオン対の数には比例しなくなるが，非常に大きな信号となる．このため，荷電粒子・X・γ線が1つだけ検出器に飛び込むような場合でも検出でき，ガイガー・ミュラー（Geiger-Müller，GM）計数管として，ある環境下で放射線の存在を確認するために使用されている．

シンチレーション検出器では構成する固体・液体・気体のシンチレーターへの放射線の入射により付与されたエネルギーを吸収し，電離・励起によりその電子がエネルギー状態の高いレベルに移動し，その後低いエネルギー状態に戻る際に可視光などの波長の蛍光を発することを利用している．その蛍光は非常に微弱なため光電子増倍管やフォトダイオードなどにより検出する．固体のシンチレーターは使用しやすいので，ヨウ化ナトリウム（NaI），ヨウ化セシウム（CsI）などの無機結晶がよく利用される．NaI（Tl）は発光量が大きく，発光波長が一般的な光電子増倍管と合致するのでよく利用されるが，潮解性が高いために取り扱いが難しく，CsI（Tl）やゲルマニウム酸ビスマス（BGO）などが利用されることもある．これらの無機結晶は密度・実効原子番号・発光量が大きいのでγ線に対する感度が高い．また，γ線のエネルギー（光電効果による全吸収ピーク）の測定も可能であり，放射性同位体の同定に利用される．BGOはさらに密度が高く，γ線の検出効率が高く有利であり，狭い筐体内に多数のシンチレーターを並べるPETなどで使用されている．

半導体検出器では，通常伝導性がなく条件によって伝導帯に軌道電子が移動できる素材である半導体を使用しているので，放射線によって発生する電子・正孔対の電子はエネルギーが高いので伝導帯に移動することができる．電極に電圧をかけることにより電子・正孔対をそれぞれ電極に誘電させ信号を取り出すことができ，増幅器・デジタル化回路などにより読み出す．電子・正孔対を発生させるのに必要なエネルギー（ε値）は，ゲルマニウムでは2.96 eV，シリコンでは3.62 eVと非常に小さく，相対的に電子・正孔対の数が多く信号が大きくなる．したがってエネルギーの分解能が高くなることから，γ線の全吸収エネルギーから放射性同位体の同定に利用されている．ゲルマニウムはε値が小さく熱によっても電子・正孔対が発生し，雑音となることから，液体窒素などによる冷却が欠かせないが，エネルギー分解能が高く，微弱なγ線でも放射性同位体の同定が可能なために，例えば食物・体内のセシウムの存在量の計測などに利用される．シリコン半導体はゲルマニウムに比べてエネルギー分解能は劣るが，冷却の必要がなく，小型化が可能であり，ポケット線量計としても利用され積算線量が表示される．時間変動やエネルギースペクトルが測定可能な小型線量計も販売されている．

おわりに

放射線測定器は新しい技術や材料を用い，今後も測定の利便性・安定性を求めた開発が進められ，簡便かつ機能の高い測定器や検出器が開発されることによって，放射線診断や治療の分野においても大きな貢献が期待されている．　　　　　　　　　　〔内堀幸夫〕

引用文献

1) 放射線計測ハンドブック　第4版，オーム社．p.1-870, 2013.
2) Optically Stimulated Luminescence, Fundamentals and Applications. p.1-378, 2011.

1.13　放射能と放射線の単位

キーワード　吸収線量，カーマ，等価線量，実効線量，周辺線量当量，方向性線量当量，個人線量当量

はじめに

　放射線に関する量は物理量・防護量および実用量に大別することができる．放射線影響の評価に用いられる防護量は実測できないという難点がある．そのため適切な標準人ファントムを想定して，測定可能で安全側の近似値を与える実用量を使用することにしている．

　これらは国際放射線単位測定委員会（ICRU）および国際放射線防護委員会（ICRP）によって定義されているが，新しい知見や技術の取り込み，正確性の向上や合理性の追求から，定期的に見直されている．したがって最新の定義を理解することが重要である．

1.　物理量（physical quantities）

　放射線医科学において，吸収線量（absorbed dose）はもっとも基本的な物理量であり，すべての種類の電離放射線に対して適用され，「放射線によって単位質量の物質中に付与された平均エネルギー」と定義されている[1]．SI 単位は J・kg^{-1}，特別な名称は Gy（グレイ）である．吸収線量は物質中の 1 点において定義されるが，相互作用がランダムに変動するような小さな質量では付与エネルギーは統計的に変動するため，確率論的量の平均値としている．

　X 線や中性子では，軌道電子や原子核との電離や衝突によって直接的にエネルギーが付与されるというよりも，一次相互作用（コンプトン効果や核反応など）によって発生した二次荷電粒子によってエネルギーが付与される場合が大半である．つまり非荷電粒子（間接電離放射線）のエネルギーは第一段階で荷電粒子の運動エネルギーに転換され，第二段階として物質に付与されると考えることができる．吸収線量が後者に関連する量であるのに対し，前者についてカーマ（Kerma）が定義される[1]．カーマは「非荷電粒子によって単位質量の物質中で解放されたすべての荷電粒子の初期運動エネルギーの総和の平均値」であり，吸収線量と同じ単位を用いる．なお，二次荷電粒子の制動放射によるエネルギー損失を無視することができ，かつ荷電粒子平衡が成り立つ場合に，吸収線量とカーマは同じ値となる．

2.　防護量（protection quantities）

　放射線による健康影響は組織・臓器にあらわれるので，放射線防護に実際に適用する場合には，人体中の任意の一点における吸収線量ではなく，組織・臓器の体積にわたった平均値が防護量の基本となる．「臓器・組織当たりの平均吸収線量と放射線加重係数の積」を等価線量（equivalent dose）といい，単位は J・kg^{-1}，特別な名称は Sv（シーベルト）である[2]．等価線量は ICRP および国内法令で線量限度が規定されている眼の水晶体および皮膚に対する確定的影響の防護量として用いられる．放射線加重係数はこれまでの確率的影響に関するさまざまな放射線に対する生物学的効果比（relative biological effectiveness，RBE）という係数を参考にして表 1 のように定められている．

　一方，発がん・遺伝性影響といった確率的影響においては感受性が異なる人体のすべての臓器・組織を対象にする必要がある．実効線量（effective dose）は「等価線量 H_T の加重和，つまり $E = \Sigma\ w_T H_T$」と定義されている[2]．ここで w_T は組織 T の組織加重係数で確率的影響による損害全体に対する個々の臓器・組織の相対的寄与を表すように選ばれている（表 2）．

　これら防護量は臓器・組織での平均吸収線量を基本としているので，定義通りに測定できないという難点がある．このため実用量を測定し，防護量の近似値として評価するという手順を経ることになる．両者の関係や種々の換算係数を計算するためには標準人に対するコンピュータファントム（ボクセルといわれる次元の体積ピクセル），内部被ばくについてはさらに放射性核種の体内動態モデルや標準的な生理学データを用いることになる．これらのことからわかるように実効線量は特定の個人の特徴は考慮せずに，あくまで標準人の値（正確には，男女おのおののファントムに対する値の平均），つまり期待値ということになる．

　放射性核種が体内に摂取されると物理的半減期に従って減衰するとともに，その化学形によって体内の

1 章　放射線医科学研究の歴史と基礎

表1　放射線加重係数（文献2より）

放射線の種類	放射線加重係数
光子	1
電子とμ粒子	1
陽子と荷電π中間子	2
α粒子，核分裂片，重イオン	20
中性子	エネルギーの関数[*1]

表2　組織加重係数（文献2より）

組織	組織加重係数
赤色骨髄，結腸，肺，胃，乳房	0.12
生殖腺	0.08
膀胱，食道，肝臓，甲状腺	0.04
骨表面，脳，唾液腺，皮膚	0.01
残りの組織	0.12

各臓器に一定の割合で滞留・分布する．沈着・代謝を含めた体内動態モデルを仮定すれば，摂取後一定期間内の各臓器における平均吸収線量から等価線量，さらに実効線量を予測することができる．これを預託実効線量（committed effective dose）[2]といい，積分期間をτ年として，$E(\tau)$と表記する．

3. 実用量（operational quantities）

外部被ばくにおける放射線モニタリングは場所の測定とヒトの測定に大別することができ，それぞれについて実用量が定義されている．これらは人体組織と等価な組成をもつ単純化したファントム中の着目点における吸収線量に線質係数[*2]を乗じた線量当量を基本としている．

場所の測定に対する2つの実用量はいずれもICRU球といわれる組織等価物質でできた直径30cmの球内の1点において定義される．「整列拡張場[4]の方向（簡単には放射線の入射方向）とICRU球の主軸とのなす角度がΩのときに，ICRU球表面からd[mm]の深さにおける線量当量」を方向性線量当量（directional dose equivalent），$H'(d, \Omega)$と定義する[5]．$\Omega=0$の場合，周辺線量当量（ambient dose equivalent），$H^*(d)$という[4,5]．X線・中性子に対しては$H^*(10)$が，β線のような透過性の低い放射線に対しては，$H'(0.07, \Omega)$が用いられている．

一方，ヒトの測定に対する実用量は，個人線量当量（personal dose equivalent）$H_p(d)$であり，「人体の表面から深さdの点におけるICRU軟組織中の線量当量」と定義している[5]．

4. 放射能関連量

ある量の放射性核種の放射能（activity）は「単位時間当たり自発的核変換による原子核数の変化の平均値」と定義され，単位はs^{-1}で，特別名称はBq（ベクレル）である[1]．わかりやすく表現すると「単位時間当たりの放射性壊変数」であり，「原子数と壊変定数の積」と同じである．放射性物質の壊変形態がわかれば，線源から離れた場所（測定点あるいは評価点）でのフルエンス率またはエネルギーフルエンス率を計算することができる．これらに相互作用係数（質量阻止能や質量エネルギー転移係数など）を乗じると，前述の物理量が求まり，さらに加重係数によって防護量や実用量に変換される．ある特定の核種について，上記の係数類を1つの定数にまとめたものを空気カーマ率定数や実効線量率定数という．

一方，内部被ばくの場合は代謝モデルを適用すれば，単位放射能当たりの預託実効線量が計算できる．これを実効線量係数（単位：$Sv \cdot Bq^{-1}$）という．

おわりに

本節では，放射線に関連する諸量についてまとめた．外部被ばくについては測定器を用いて実用量を測定し，その数値を防護量とみなしており，内部被ばくについては体内摂取量を推定し，それに実効線量係数を乗じて預託実効線量を計算する．つまり実効線量は，$E \cong H_p(10) + E_c(50)$として評価することになる．

〔小田啓二〕

引用文献

1) ICRU Report 85, 2011.
2) ICRP Publication 103, 2007.
3) ICRP Publication 60, 1991.
4) ICRU Report 39, 1985.
5) ICRU Report 43, 1988.

---

*1　中性子の放射線加重係数：中性子エネルギー（E_n[MeV]）を3区分し，$w_R = 2.5 + 18.2e^{-[\ln(E_n)]^2/6}$　$E_n < 1$，$w_R = 5.0 + 17.0e^{-[\ln(2E_n)]^2/6}$　$1 \leq E_n \leq 50$，$w_R = 2.5 + 3.25e^{-[\ln(0.04E_n)]^2/6}$　$E_n > 50$，としている．

*2　線質係数：線質係数Qは水中における荷電粒子の限定しない線エネルギー付与，L[keV・μm^{-1}]を3区分し，$Q=1$（$L<1$），$Q=0.32 L - 2.2$（$10 < L < 100$），$Q = 300/\sqrt{L}$（$L > 100$），と定義している[3]．

1.13　放射能と放射線の単位

1.14 自然放射線

キーワード 自然放射線，大地γ線，ラドン，食品，外部被ばく，内部被ばく，実効線量

はじめに

われわれの生活環境中にはさまざまな自然放射線・放射性同位元素が存在している[1]．原子放射線の影響に関する国連科学委員会（UNSCEAR）の2008年の報告書によれば，自然放射線源は大地からのγ線，大気中のラドン（ラドン222，Rn-222）・トロン（ラドン220，Rn-220）およびそれらの子孫核種，宇宙放射線，食品中に含まれる放射性同位元素に分類されている[2]．それらによる年間実効線量の世界平均値は，外部被ばくにおいては，①大地からのγ線が0.48 mSv，②宇宙放射線が0.39 mSv，内部被ばくにおいては，③ラドンの吸入摂取が1.26 mSv，④食品に含まれる放射性同位元素の経口摂取が0.29 mSvであり，ラドンの吸入摂取による内部被ばくが全体（2.42 mSv）の約50％を占めている．一方，わが国の場合にはそれぞれ① 0.33 mSv，② 0.30 mSv，③ 0.48 mSv，④ 0.98 mSvであり，食品に含まれる放射性同位元素の経口摂取による内部被ばくが全体（2.1 mSv）の約50％を占めている[3]．

1. 大地からのγ線

岩石や土壌中には主として^{40}Kや^{238}U系列・^{235}U系列・^{232}Th系列の放射性同位元素が存在しており，これらの濃度は一般に基盤地質に依存するといわれている．人体に対する外部被ばくはこれらの同位元素に起因するγ線によって生じている．Beckによれば[4]，地表1 mの高さで評価される大地からのγ線による空気吸収線量率（線量率）は地表から30 cmの深さまでに分布する放射性同位元素の壊変後に放出されるγ線によるものである．

放射線医学総合研究所（現量子科学技術研究開発機構放射線医学研究開発部門，放医研）によって，国民全体に対する自然放射線による外部被ばく線量を評価するための全国調査が1967～1977年にかけて実施された[5]．その後，1991年までに離島など未測定地域に対しての調査が実施された．Furukawaは放医研のデータを用いて日本列島の線量率分布図を作成

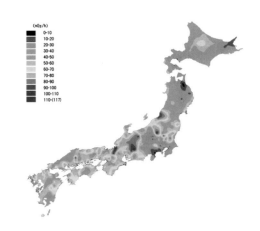

図1　日本列島の空気吸収線量率の分布図
この分布図では20 nGy h^{-1}間隔で等値線が引かれている．
（文献6より）

した（図1）[6]．放医研の調査によって得られた線量率の全国平均値は51 nGy h^{-1}であった．最大値を示した都道府県は岐阜県（80 nGy h^{-1}），最小値は神奈川県（19 nGy h^{-1}）であった．このように大地からのγ線に地域差を生じる大きな要因としてとくに基盤地質が注目され，糸魚川静岡構造線を境として線量率が西高東低であり，西南日本の比較的高い線量率が深成岩（主に花崗岩）の分布に，東北日本の比較的低い線量率が火山岩（主に安山岩・玄武岩）の分布に対応していることなどが指摘された[5,6]．屋外と比べて屋内線量率に関するデータは限られた報告しかない[7-9]．線量評価の観点からは屋内での滞在時間が比較的多いことを考えると屋内線量率のデータの充実が望まれる．

2. ラドン

ラドン（Rn-222，半減期3.82日）による内部被ばくの直接的な要因はラドンの短半減期の子孫核種であるポロニウム218（Po-218，半減期3.07分），鉛214（Pb-214，半減期26.9分），ビスマス214（Bi-214，半減期19.8分）からの放射線である．空気中のエアロゾルに付着したラドンの子孫核種はラドンとともに吸入摂取によって人体内に取り込まれ，気管支・肺胞

などの呼吸器官に沈着する．沈着した子孫核種がα壊変し，その時に放出されたα線により内部被ばくをする．国際的にはラドンはタバコに次ぐ肺がんのリスク因子として広く知られている．WHO は 2009 年に屋内ラドンに関するハンドブックを発行した[10]．このハンドブックでは屋内ラドン濃度の参考レベルを 100 Bq m^{-3} とし，これが不可能な場合でも年間実効線量 10 mSv に相当する 300 Bq m^{-3} を超えるべきではないとしている．

わが国における最初の屋内ラドン濃度の全国調査は放医研が行ったが[11]，後にこの調査結果にはトロンの影響が含まれた可能性があることが指摘された．近年，Tokonami は疫学研究にも利用されている海外の全国調査の結果の中にもトロンの影響を受けているものがあることを指摘した[12]．放医研の調査では国内において高トロン濃度の住宅が検出された．そこで，日本分析センター（Japan Chemical Analysis Center, JCAC）は 1992 ～ 1996 年までの 5 年間にわたり 940 家屋の屋内ラドン濃度の全国調査を実施した[13]．その結果，算術平均値として 15.5 Bq m^{-3} を得た（899 家屋）．その後 1997 ～ 1999 年にかけて全国 705 地点での屋外ラドン濃度の調査を実施し，その算術平均値として 6.1 Bq m^{-3}（696 地点）を得た[14]．国立保健医療科学院では 2007 ～ 2010 年に 3,900 家屋の屋内ラドン濃度の全国調査を実施した結果，JCAC によって得られた算術平均値と大きく異ならなかったことを報告した[15]．

3. 食 品

食品中の放射性同位元素には動植物体を構成する必須元素である水素・炭素・カリウムの放射性同位元素であるトリチウム（T）・炭素 14（C-14）・カリウム 40（K-40），自然放射性核種（ウラン系列やトリウム系列）や核分裂生成物（Sr-90 や Cs-137 のようなフォールアウト）がある[3]．JCAC は，1989 ～ 2005 年に国内 11 都道府県で販売されている約 240 の食品（2,000 試料以上）中の Sr-90・Cs-137・Po-210・Pb-210・Ra-226・Th-232・Pu-239/Pu-240 の放射能濃度を得た[16]．その中でとくに日本人が多く摂取している 137 の食品に絞り，それぞれの放射性同位元素による実効線量を算出したところ 0.80 mSv であり，とくに Po-210 による線量寄与が非常に大きく，その値は 0.73 mSv と全体の 91% を占めていた．魚介類中には Po-210 が多く含まれており，日本人の魚介類の摂取量が多いことがその要因として指摘された．

おわりに

世界には自然放射線線量が高い地域（高自然放射線地域）が点在している．例えば，Hosoda らによれば[17]，インドのケララ州では海岸沿いに分布するモナザイト中の Th-232 の放射能濃度が高く，年間実効線量で 10 mSv 以上の外部被ばく線量となる場所が存在することが報告されている．Omori らによれば[18]，ケララ州のラドン・トロンの吸入摂取による年間実効線量は 0.54 mSv であった．つまり，ケララ州の住民に対する実効線量への寄与は内部被ばくと比べて外部被ばくが大きい．一方，中国・陽江市の大地からのγ線による年間実効線量は 0.6 ～ 1.8 mSv であった[19]．Kudo らによれば[20]，陽江市のラドン・トロンの吸入摂取による年間実効線量が 15 mSv を超える家屋が存在していた．つまり，陽江市ではケララ州とは異なり，住民に対する実効線量は外部被ばくよりも内部被ばくがの寄与が大きい．このように国際的に高自然放射線地域として広く知られている地域でも，その被ばく形態は大きく異なる．これらの地域における自然放射線被ばくの実態を明らかにすることは，低線量・低線量率放射線の慢性被ばくによる生体影響の解明に大きく貢献することになるであろう．　〔床次眞司〕

引用文献

1) 放射線生物研究, **47**：22-45, 2012.
2) UNSCEAR, New York, United Nation. 2008.
3) 新版生活環境放射線（国民線量の算定），原子力安全研究協会．p.1-73, 2011.
4) The Natural Radiation Environment II, p.101-134, 1972.
5) J Nucl Sci Technol, **18**：21-45, 1981.
6) Radiat Emer Med, **1**：11-16, 2012.
7) Radiat Prot Dosimetry, **7**：267-269, 1984.
8) 保健物理, **25**：385-390, 1990.
9) Health Phys, **82**：521-526, 2002.
10) WHO, Geneva, WHO. 2009.
11) 保健物理, **32**：41-51, 1997.
12) Radiat Prot Dosimetry, **141**：335-339, 2010.
13) J Environ Radioact, **45**：129-137, 1999.
14) J Environ Radioact, **65**：203-213, 2003.
15) J Radiat Res, **51**：683-689, 2010.
16) Jpn J Health Phys, **44**：80-88, 2009.
17) PLoS ONE, **10**：e0124433, 2015.
18) J Radiol Prot, **37**：111-126, 2017.
19) J Radioanal Nucl Chem, **306**：317-323, 2015.
20) Radiat Prot Dosimetry, **167**：155-159, 2015.

1.14　自然放射線

1.15　宇宙放射線と遮へい防護

キーワード　国際宇宙ステーション，受動積算型線量計パドレス（PADLES），被ばく線量，国際宇宙探査

はじめに

　宇宙放射線による人体への被ばくは国際宇宙ステーション（International Space Station, ISS）の滞在日数を制約するのと同様に，有人探査ミッション期間を規定するものになる．地磁気圏外を飛行する有人探査ミッションでは，地球低軌道（low earth orbit, LEO）を飛行する ISS よりもはるかに過酷な宇宙放射線環境であり，「宇宙放射線による被ばく」が最も大きなリスクの1つとなる．

　宇宙航空研究開発機構（Japan Aerospace Exploration Agency, JAXA）では，ISS の構成モジュールの1つである日本の宇宙実験棟「きぼう」では 2008年の打上げ以来，受動積算型線量計パドレス（Passive Dosimeter for Lifescience Experiments in Space, PADLES）を用い，「きぼう」船内および船外の長期継続的な被ばく線量計測を実施している[1]．

　ISS での継続的な線量計測と並行して，「きぼう」の遮蔽厚や形状モデルを模擬した仮想宇宙船および太陽活動環境を再現し，汎用の粒子・重イオン輸送のモンテカルロコード（Particle and Heavy Ion Transport code System, PHITS）による被ばく線量の予測評価量と，PADLES による実測とのベンチマーク研究[2] およびシミュレーションモデル改良・精度評価を進めている．地磁気圏内を飛行する「きぼう」では，継続的な定点モニタリングおよび人体ファントム内の各臓器位置での測定において，シミュレーションモデルによる予測評価量と実測値が±約 10% の範囲内で一致する結果が得られている．

　将来の有人探査における，宇宙飛行士の生涯被ばく線量制限値の設定や有人居住モジュールの遮へい設計に向け，地磁気圏内・外での線量実測データの蓄積とともに，地磁気圏外の被ばく線量予測の精度向上への取組みも実施している．2030 年以降の月面および火星を想定した有人拠点の安全な運用開始に向けた，宇宙放射線に対する遮へい防護技術の取組みについて概況する．

1. 宇宙放射線とは

　ISS が飛行する高度約 300 ～ 500 km の地球低軌道における主な宇宙放射線被ばくの原因には，その起源により，①太陽系外から入り込む銀河宇宙線（galactic cosmic ray, GCR），②地球磁場に捕捉された陽子線，③太陽活動によって生じる太陽粒子線（solar particle event, SPE）の3種類の一次宇宙線源がある（図1）[3]．電子，陽子および鉄原子核以上の重荷電粒子から構成される宇宙放射線は，幅広いエネルギー領域をもち，その上限は 10 GeV/n に及ぶ．これらの一次宇宙線が ISS 船壁や内部の搭載ラックや構造物を通過することによって二次放射線や中性子を発生させ，船内の宇宙飛行士や研究用搭載試料はこれらによる被ばく影響も受けることになる．

　一方，LEO 以遠の宇宙放射線環境での被ばくは，GCR と SPE からの寄与となるが，地磁気がないため，約 1 GeV までの幅広いエネルギーをもつ銀河宇宙線および太陽粒子線による線量寄与に加えて，太陽活動のダイナミックな変動の影響を直接受ける．巨大フレア発生時にはわずか1回で生涯線量制限値を超える可能性もある．

　宇宙放射線環境は，太陽周期や 11 年ごとの太陽活動周期，太陽フレア，飛行高度，測定場所の遮へい条件によって複雑に変化し，これらに依存して被ばく線量も大きく変化する．

2. ISS 搭乗宇宙飛行士の線量制限値

　宇宙飛行士の宇宙滞在期間は，どんなに船内のライフライン環境がそろったとしても，まず「宇宙放射線による被ばく線量」によって制限を受けることになる．国際放射線防護委員会（International Commission on Radiological Protection, ICRP）の勧告をもとに，プロジェクト参加宇宙機関（ISS の場合は，ISS の構成要素である各モジュールオーナー）が，各国の放射線業務従事者の管理規定に準ずる独自規程を制定している．JAXA では「ISS 搭乗宇宙飛行士放射線被曝管理規程」（2013 年改訂）[4] を設定している（表 1, 2）．こ

1章　放射線医科学研究の歴史と基礎

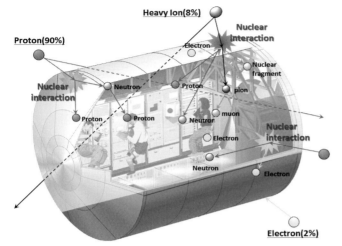

ISSにおける宇宙放射線（荷電粒子）の輸送プロセス
 ーエネルギー損失（dE/dx）
 ー核反応
 ー核物質の衝突

Proton：陽子，Heavy Ion：重イオン，Electron：電子，Neutron：中性子，Pion：パイオン，Muon：ミューオン，Nuclear Interraction：核子間の相互作用，Nuclear fragment：核破砕．

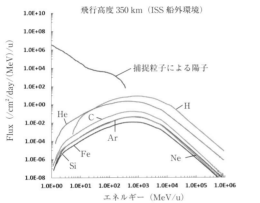

シミュレーションモデルによる ISS 船外の宇宙放射線粒子フラックス

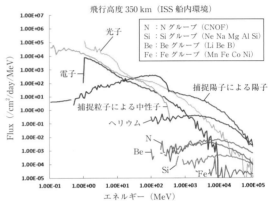

シミュレーションモデルによる ISS 船内の宇宙放射線粒子フラックス

図1　ISS が飛行する低地球軌道環境での宇宙放射線のエネルギースペクトル推定（文献3より）

れは，宇宙飛行士が初飛行後3年に1回搭乗すると仮定した際に，寄与生涯がん死亡確率（生涯にわたってがんで死亡する確率の放射線被ばくによる増加分）を3％以下に抑えるリスク評価に基づいて算定されたものである．

搭乗の都度，宇宙飛行士の被ばく線量を個人被ばく線量計で測定し，実効線量および等価線量を算定する．その結果と表1，2から，次のミッションでの滞在可能期間とフライトスケジュールの確定を行う．

表1，2の実効線量および組織等価線量の算定には，軌道上での個人線量計および環境線量計の実測値を導入したシミュレーションによる評価解析の過程が含まれるが，高精度に「測る」ことが重要となる．

またシミュレーションによる評価解析の過程において，不確かさや誤差を大きくする要因を検討し，できる限り評価解析によって生じるマージンを減らすことで，宇宙飛行士の長期滞在化が可能となる．

表1　JAXA の定める ISS 宇宙飛行士の生涯実効線量制限値（2013年改訂）

初めて宇宙飛行を行った年齢	男性（Sv）	女性（Sv）
27〜30歳	0.6	0.5
31〜35歳	0.7	0.6
36〜40歳	0.8	0.65
41〜45歳	0.95	0.75
45歳以上	1.0	0.8

表2　JAXA の定める ISS 搭乗宇宙飛行士の組織等価線量制限値（2013年改訂）

組織・臓器	1週間（Sv）	1年間（Sv）	生涯（Sv）
骨髄	−	0.5	−
水晶体	0.5	2	5
皮膚	2	7	20
精巣	−	1	−

1.15　宇宙放射線と遮へい防護

1章 放射線医科学研究の歴史と基礎

	受動型		能動型	
環境評価用	**Area PADLES** * 「きぼう」船内の半年毎の継続的な線量評価を実施中. 2010年からROSCOSMOSとの研究協力によりソユーズによる打上・回収を継続実施. 被ばく管理に関する国際会議において, 各宇宙機関との定期的な結果共有および国際協力実験に貢献. 本結果をもとに被ばく線量シミュレーションモデルを構築し, 地磁気圏外放射線環境評価に応用する.	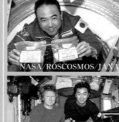 NASA/ROSCOSMOS/JAXA 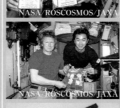NASA/ROSCOSMOS/JAXA	**PS-TEPC（船内計測）** 「きぼう」2期利用後期公募テーマ（代表研究者：高エネルギー加速器研究機構 佐々木慎一教授）. センサー部に人体等価ガスを封入しており, 人体へ入射する荷電粒子および二次粒子である中性子の3次元飛跡をイベント毎に測定し, LETを高精度に検出できる検出器.	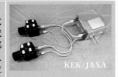 KEK-JAXA 高エネルギー加速器研究機構との共同研究
	Bio PADLES 「きぼう」に搭載される生物試料の被ばく線量の測定を行う. メダカ 培養細胞	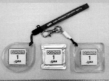	**RRMD-5（船内アイシング搭載検討中・衛星）** シャトル/ミール実験で搭載実績あり. 3枚のSi検出器を持つセンサー部にて荷電粒子の飛跡通過位置および飛跡長を計測し, LETを高精度に計測できる検出器.	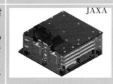JAXA
個人用	**Crew PADLES** 2007年から, アジア人宇宙飛行士の被ばく線量計測機器として搭載. 2015年11月現在までに, アジア国際協力の一環として, ANGKASA(マレーシア), KARI(韓国) 宇宙飛行士および日本人宇宙飛行士の個人線量計測を実施.	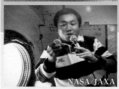NASA/JAXA	**D-Space** 産業技術総合研究所が開発した福島個人用モニタリングサービスを宇宙線量用に応用したポータブルアクティブ線量計. NASA SLSに相乗りするOMOTENASHIミッションに搭載.	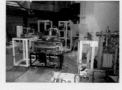加速器実験によって応答特性評価中 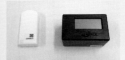産総研/千代田テクノルとの共同研究

図2 JAXA運用中およびフィージビリティ検討中の線量計ラインナップ

3. ISSにおけるJAXAの被ばく線量計測

地上の放射線従事者の管理と同様に, ISSの被ばく管理は宇宙飛行士が身に着ける個人線量計およびISSに設置された定点環境線量計を用いて行われている.

2008年に「きぼう」が打ち上げられて以来,「きぼう」船内の宇宙放射線計測には, JAXAが開発したPADLES（図2)[5-9]が用いられてきた. PADLESは, CR-39プラスチック飛跡検出器（ハーツラス TD-1, フクビ化学工業社製）と熱蛍光線量計（Thermoluminescent dosimeter, TLD MSO-S, トーレック社製）から取得したデータを組み合わせ, 被ばく線量に寄与するすべての線エネルギー付与（linear energy transfer, LET）領域の宇宙放射線の吸収線量, 線量当量, LET分布を測定する. 搭載前に個体識別管理されたTLDのアニーリングおよびロット管理されたCR-39検出器を切り出してナンバリングし, 実験目的に応じた線量計ケースに封入する. 帰還後, 線量計の解析はJAXAつくば宇宙センター宇宙実験棟で実施される. 線量計の帰還後, 最短では約2週間で線量解析結果の提供が可能である.

このPADLESの被ばく線量計測結果と, NASAが提供する能動型環境線量検出器のデータを組み合わせて, 各宇宙飛行士のISS滞在時の被ばく線量の算定が行われている.

2016年12月に, ISS活動では日本として初めての能動検出器となる位置有感生体組織等価物質比例計数箱（The Position Sensitive Tissue Equivalent Proportional Chamber, PS-TEPC, JAXAと高エネルギー加速器研究機構の佐々木慎一および研究チームとの共同研究）が「きぼう」に搭載された. PS-TEPCのセンサー部には, 二次元位置検出部にMicro-PIxel Chamber（μ-PIC）というストリップ電極が使用さ

表3 ISS「きぼう」船内で実施された放射線影響研究テーマ

テーマサンプル	テーマ名	実験テーマ	研究代表者	軌道上実験期間
マウス精子	Space Pub	・遺伝資源の宇宙での保存の可能性に挑戦する ・ほ乳類の繁殖における宇宙環境の影響 ・【第2期利用後半】	若山照彦 【山梨大学】	2013年8月〜
マウスES細胞	Stem Cell	・宇宙環境が次世代へ及ぼす影響を幹細胞で調べる ・ES細胞を用いた宇宙環境が生殖細胞に及ぼす影響の研究 ・【第2期利用後半】	森田隆 【大阪市立大学】	2013年3月〜
マウス凍結受精卵	Embryo Rad	・宇宙放射線の影響を凍結受精卵を用いて調べる ・ISS搭載凍結胚から発生したマウスを用いた宇宙放射線の生物影響研究 ・【第2期利用後半】	柿沼志津子 【放射線医学総合研究所】	2015年4月14日〜 2016年5月11日
カイコ休眠卵	Rad Silk	・カイコの卵は宇宙放射線の番人になるか?! ・カイコ生体反応による長期宇宙放射線曝露の総合的影響評価 ・【第1期利用】	古澤壽治 【京都工芸繊維大学】	2009年11月17日〜 11月25日
ヒト培養細胞【神経）】	Neuro Rad	・細胞の生死を制御する司令塔「ミトコンドリア」は宇宙でどう働くか? ・宇宙放射線と微小重力の哺乳類細胞への影響 ・【第1期利用】	馬嶋秀行 【鹿児島大学】	2010年4月8日〜 5月6日
ヒトリンパ球細胞	LOH	・低線量放射線が遺伝子を傷つけた「証拠」を高感度に検出 ・ヒト培養細胞におけるTK変異体のLOHパターン変化の検出 ・【第1期利用】	谷田貝文夫 【理化学研究所】	2009年2月20日〜 3月1日
ヒトリンパ球細胞	Rad Gene	・がん化を防ぐ遺伝子「p53」の宇宙での働きを探る ・哺乳動物培養細胞における宇宙環境曝露後のp53調節遺伝子群の遺伝子発現 ・【第1期利用】	大西武雄 【奈良県立医大学】	2009年2月20日〜 3月1日

れ, Time Projection Chamber (TPC) として, 三次元的な飛跡と付与エネルギーについての情報を得て, LETと吸収線量を実測した[10]. PS-TEPCから取得した線量データを用いて, 現行の被ばく線量算定過程の精度向上を行い, 宇宙飛行士の長期滞在化のための

データとして用いられる.「きぼう」船内では, ライフサイエンス実験の一環として, 放射線影響研究テーマもこれまで7テーマ実施されている (表3). 昆虫やヒト培養細胞を使った実験からマウスの精子および受精卵を用いた哺乳類への, 高LETの混合粒子線か

1.15 宇宙放射線と遮へい防護

ら構成される宇宙放射線の影響研究に発展している．放射線影響を定量的に評価するために，個々の生物実験試料にも，PADLES 線量計が搭載されている．詳細な実験内容および軌道上実験の成果については，「きぼう」での実験概要を紹介する JAXA ホームページ（http://iss.jaxa.jp/kiboexp/field/scientific/#life）を参照いただきたい．

4．国際宇宙探査に向けた日本の取り組み

ISS への「きぼう」の打上げ以来，船内のさまざまな遮へい環境の線量計測実験を実施し，被ばく線量の基礎データを蓄積した．ISS 建設以前の日本では，スペースシャトルなどを使った 10 日前後の短期的な宇宙実験の機会に限られていた．ISS への参加により初めて長期・継続的な LEO でのデータ取得が可能となり，将来の有人宇宙探査につながるデータ取得が始まった．

JAXA が取得した「きぼう」での PADLES による実測値を用いて，日本原子力研究開発機構との共同研究（2012〜2016 年）により，「宇宙放射線被ばく線量のシミュレーションモデル」の開発と高精度化を実施した．「きぼう」での継続的な定点モニタリングポイントの線量を，重イオン輸送のモンテカルロコード PHITS によりシミュレーション評価し，PADLES の実測値との詳細な比較を行った．シミュレーション評価では，ISS の「きぼう」とその周辺モジュールのジオメトリや遮蔽環境を高精度に再現し，ISS 高度に応じた地球による銀河宇宙線の遮蔽効果のモデル化など，実宇宙放射線環境を忠実に模擬するようにモデルの改良を行った（図 3）．「きぼう」船内定点モニタリングの実測値とシミュレーションによる被ばく線量が±10% 以内で一致することから，このモデルを応用して，地磁気圏外（月・火星）の宇宙放射線環境の予測にも応用している[11,12]．

得られた計測結果に基づいて，宇宙放射線による宇宙飛行士の被ばく量を低減させ，生涯滞在線量を超えない安全な有人宇宙探査ミッションを実現するために，宇宙放射線に対する遮へい防護技術の検討も始まっている．

地球から 38 万 km 離れた月探査ミッションや 3 年近くを要する火星探査ミッションで必須となる放射線防護として，以下①〜⑦の対策を統合的に組み合わせて，被ばく線量の低減を図ることになる[11]．これらの対策・課題について，各国の宇宙機関が参加する生涯滞在線量検討 WG および国際パネルなどで下記の研究について検討が開始されたところである．

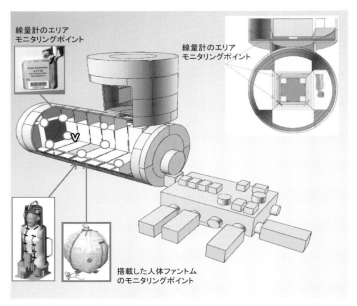

図3 宇宙放射線被ばく線量シミュレーションモデルの構築
ISS「きぼう」モジュールのジオメトリの高精度化，ISS 高度に応じた宇宙線放射線の地球による遮蔽効果のモデル化など，実宇宙環境を忠実に模擬した計算環境を構築した．

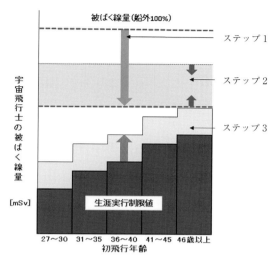

図4 将来の有人探査に向けた放射線防護のゴール
ステップ1：宇宙飛行士の被ばく量の正確な計測・予測（計測・解析制度の向上により，マージンを減らす），ステップ2：宇宙放射線の効果的な遮へい防護技術の構築，ステップ3：生涯実効制限値の緩和（宇宙放射線のリスク評価の見直し）．

①高速推進移動技術による飛行期間の短縮化
②有人探査用モジュールの形状設計やデザインの工夫による遮へい設計
③強磁界発生用超電導電磁力コイルなどによる能動的な遮へい構想
④生涯被ばく線量制限値と照らし合わせた適切なミッション計画の策定
⑤有人探査におけるリスク評価と各国宇宙機関ごとの線量制限値の設定，生涯実効線量制限値を考慮したミッション計画期間の妥当性評価
⑥有人探査ミッション中の被ばく線量計測（計測機器の開発と軌道上評価が事前に必要）
⑦宇宙天気と連動した線量予測シミュレーションモデルの構築

さまざまな周回軌道や惑星表面での船外活動における，宇宙放射線による人体の被ばく線量のリスク評価は，ISSの滞在日数を制約するのと同様に，有人惑星探査ミッションそのものを制約することになる．宇宙放射線による被ばく線量限度を超えないミッション計画の策定や滞在中のリスク評価，宇宙放射線の線量の急激な上昇時には退避などの運用手段について，ISSとは異なる被ばく管理が必要である．

これらの放射線防護の対策の中で，とくに有人探査開始以前に検討および技術獲得が必要な飛行安全技術②，⑤，⑥を最重要獲得技術として証証されており，地磁気圏外での宇宙飛行士の被ばく線量を低減し，長期滞在化往復および，ISS搭乗経験（被ばく歴）のある宇宙飛行士の参加も目指す（図4）．

おわりに

2025年以降の月・火星における有人滞在ミッションの開始が検討されている．地磁気圏外への有人活動において，宇宙放射線の人体・生物への影響はさらに大きくなり，有人滞在ミッションの成否を左右する．月・火星への周回軌道や惑星表面の宇宙放射線場は，国際宇宙ステーションやスペースシャトルが飛行するLEOの宇宙放射線環境と大きく異なる．有人惑星探査ミッションに向け，無人探査衛星を使った月・火星の放射線環境計測も始まった[13]．

ISS「きぼう」で取得した実測線量をもとに地磁気圏外での宇宙飛行士へのリスク評価と宇宙放射線からの遮へい・防護技術の獲得が進められることになる．

〔永松愛子〕

本解説は第25回放射線利用総合シンポジウム（2017年1月23日）の講演内容を元に作成した原稿に加筆・修正を施したものである．

引用文献

1) ISS宇宙放射線環境計測データベース（PADELESデータベース）
http://iss.jaxa.jp/spacerad/
2) Physics Procedia, 80：25-35, 2015.
3) 第25回 放射線利用総合シンポジウム「宇宙における長期滞在と放射線の防護」
http://onsa.g.dgdg.jp/sympo04.htm# 第25回
4) JAXA：国際宇宙ステーション搭乗宇宙飛行士放射線被ばく管理規程（2013年改正）
5) 放射線, 5：217-241, 2008.
6) Proc. 22nd Workshop on Radiation Detectors and Their Uses, Tsukuba, 2007, KEK Proceedings 2008-14, 167-177, 2009.
7) Radiat Res, 171：225-235, 2009.
8) マイクログラビティ応用学会, 26：296-302, 2009.
9) Rad Meas, 59：84-93, 2013.
10) J Jpn Soc Microgravity Appl, 28：67-73, 2011.
11) Isotope News〔No.726〕2014年10月号．
http://www.jrias.or.jp/books/pdf/201410_TENBO_NAGAMATSU.pdf
12) Radiation Protection Dosimetry, 180：1-4, 146-149, 2018.
13) Science, 340：1080-1084, 2013.

1.16 医療放射線の種類と発生装置

キーワード X線，γ線，電子線，粒子線，陽子線，炭素線，画像診断用装置，放射線治療装置，X線管，加速器

はじめに

医療に用いられる放射線は電離放射線と非電離放射線に大別される．主なものとしては，前者にX線・γ線・電子線（β線）・α線・陽子線・炭素線・中性子線などが，後者に紫外線・可視光・赤外線・磁場（磁気共鳴）・超音波などがある．

これらを発生させる医療用装置には各種の医療放射線発生装置があり，画像診断目的の撮像装置と治療目的の放射線治療装置に大別される．

核医学領域のRIからの低エネルギーγ線（4章），紫外線など非電離の光（子線）（5章），MRI（6章），超音波（6章）については別章で詳しく述べられているので，本節では詳しくは触れない．

1. 放射線がなぜ医療に用いられるのか

放射線の医療利用の目的は画像診断と放射線治療に大別される．代表的な光子線を考えた場合，医療で用いられるX線やγ線は高エネルギー電磁波光子であり，物質を透過する性質がある．一部はその物質の電子密度に応じ減衰するため透過光子を撮像すれば内部構造がわかる．これを利用してイメージ（画像）化したものが放射線画像である．すなわち物質として人体を当てはめれば体内の構造を画像化することができる．

また，粒子線も含めた電離放射線が細胞に照射されれば，主に遺伝子（DNA）が障害されることにより細胞分裂が抑制され増殖死を引き起こす．このためがん（悪性腫瘍）の治療にも用いられる．

2. 医療放射線と発生装置の概略

X線はX線撮像装置・computer tomography（CT）装置などではX線源装置内のX線管から発生させている．放射線治療装置では直線加速器（リニアック，linear accelerator）から発生させている．γ線は放射線同位元素の原子核の核改変反応から発生され，核医学装置に用いられている．電子線（β線）は回転加速器であるベータ（β）トロン・マイクロ（μ）トロンやリニアックから発生させている．陽子線・炭素線は粒子線治療装置であるサイクロトロン・シンクロトロンなどから発生する．

これら主な放射線の種類と発生装置を図1に示す．

3. 医療放射線の種類

医療放射線は，電離・励起を引き起こし被ばくを伴う電離放射線（ionizing radiation）と，電離をさせない非電離放射線（non-ionizing radiation）に分かれる．

粒子線では，電荷の有無によって，電子β線・陽子線などの荷電粒子放射線（charged particle radiation）と中性子線からなる非荷電粒子放射線（non-charged particle radiation）に分けられる．

前者はほかにα線・炭素線がある．電力の相互作用で物質の電子にエネルギーを与え，電離・励起を

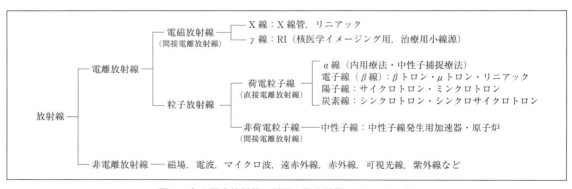

図1 主な医療放射線の種類と発生装置（文献1を改変）

引き起こすので，直接電離放射線（directly ionizing radiation）ともいう．後者は中性子線が代表である．まず物質中の電子・原子核と相互作用によって大きな運動エネルギーをもつ荷電粒子線をつくる．この二次粒子である荷電粒子線が物質を電離・励起する．このことから間接的に電離するので，間接電離放射線（indirectly ionizing radiation）ともいう．

治療域の放射線では高エネルギーの直接・間接電離放射線を使い，皮膚からの深度と放射線の種類との関係が選択に重要である．深度と相対線量比の関係を図2に示す．

4. 画像診断用放射線発生装置

画像診断に用いられる放射線は比較的エネルギーの低いX線である．この主なものにX線撮像装置・CTがある．

（1）X線撮像装置

X線源装置，X線を発生させるための数万～数十万ボルトの高電圧をつくるX線高電圧装置，これらを電気的に接続するプラグ付きX線高電圧ケーブルからなる．

a）X線源装置

X線源装置となるX線管装置ではX線高電圧装置でつくられた高電圧によって電子を加速し，これをターゲットに当てることによりX線を発生させている（図2）．

b）X線管

陰極（電子銃カソード）は熱電子を発生させるフィラメント（タングステン），集束電極，これらを支える支持体で構成されている．陽極（アノードターゲット）は熱電子の衝突面である重金属製のターゲット，電極，これらを支える支持体で構成されている．

高電圧を陰極－陽極間に負荷することにより陰極のフィラメントが過熱されて熱電子が放出され，陽極へ向かって加速される．熱電子が衝突するターゲットは原子番号が高く，高融点をもち，低電気抵抗であり，かつ高熱伝導率であることが条件となり，融点 3,380 ℃，電気抵抗 5.29×10^{-8} Ω·m，熱伝導率 173 W·m^{-1}·K^{-1} をもつタングステンが使用されている．

（2）CTのX線発生装置

CT内のX線発生装置は高電圧発生装置・X線管装置・コリメータで構成される．CTは基本的には被検体の減弱係数を測定するものであり，管電圧は一定で安定している必要がある．通常のX線撮影装置に比べて照射時間が長く大きな出力が必要である．

a）CT用X線管

ターゲット角度がX線撮像装置のものより小さく7°程度である．CTではX線照射が扇状であり，ヒール効果[*1]の影響が少ないからである．

5. 治療用放射線発生装置

主にがんなどの治療に用いられる放射線治療装置では，治療域の高エネルギー放射線を使う．

高エネルギー放射線を人体に照射することで，高い確率で分子に電離を引き起こし開裂させることで，ひいては細胞に障害を与える．放射線のがん（腫瘍）と周囲の正常組織とのその放射線に対する感受性の差を利用し，がんにより障害を与え，がん細胞の死滅ないし増殖抑制を図ることで治療する．

（1）外部放射線治療装置

放射線治療として外部照射に用いるのは高エネルギーの電子の加速による電子線・X線とγ線である．発生装置としては，コバルト遠隔照射装置（TeleCobalt），リニアック，βトロン，μトロンがある．

電子より質量の大きい荷電粒子である陽子・重陽子（D）・ヘリウム（He）・炭素（C）などの粒子線も治療に用いる．粒子線治療装置としては加速核種とエネ

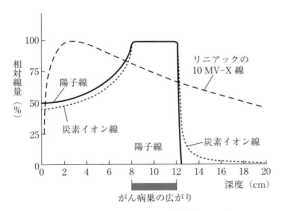

図2　放射線の深さによる相対線量の違い
（文献2を改変）

[*1] ヒール効果：X線強度は陰極側に近づくほど強くなっていき，陽極側に近づくほど弱くなっていく現象．

1.16　医療放射線の種類と発生装置

ルギーに応じ，サイクロトロン，シンクロサイクロトロン，AVFサイクロトロン，シンクロトロンがある．

a）直線加速器（リニアック）

通常のX線管では治療用の高エネルギーX線を発生するのは不可能であり，高エネルギーX線発生装置としてリニアックがもっとも標準的である．

これは円筒状の加速管でμ波を用いて電子を連続的に加速し，高エネルギー電子線とする．この電子線をそのまま治療に用いる．または，この電子線をアノード金属ターゲットに衝突させ，高エネルギーのX線を発生させる．

3〜6MeVの装置では通常X線専用であるが，10〜20MeVの装置ではX線と電子線の両方が利用できる．

リニアックでは電子のような軽い粒子を加速するのに周波数2.856MHz・2.998MHz（S band），波長約10cmのμ波を用い，高周波電場を利用して電子を加速させる．μ波の位相速度を電子速度に合わせ，μ波の加速電界に乗った電子が連続的に加速する．

μ波には進行方向へのエネルギー伝播の有無で，進行波形 traveling wave type と定在波形 standing wave type の2種類がある（図3）．

b）サイクロトロン

重荷電粒子を高周波電界と同時に磁場で円形加速させる．直流電磁石間に置かれた一対の半円形のディー（dee）電極の間隙に中心イオン源から粒子を打ち込む．それぞれのディーに高周波電界をかけると粒子が加速される．磁界により円軌道をとり，エネルギーが増すほど回転半径が増加する．陽子線はこれを偏向さ

せ，そのまま取り出したものを用いる．中性子は陽子をBeまたはLiターゲットに照射し発生させる．加速粒子エネルギーが高くなると粒子の質量が増加し，周期が長くなりディーに加えられる高周波電圧の周波数と同期がとれなくなる．したがって，サイクロトロンで加速できるエネルギーは陽子で約20MeVが限界である．

c）シンクロトロン

GeVエネルギーレベルまで加速するためには，軌道上だけに電磁石を並べ，粒子の加速とともに磁場を強くして粒子の軌道を一定に保ち，軌道上で高周波電界をかけてエネルギーを増す．電子・荷電粒子（陽子・重陽子・He・Cなど）を加速できる．電子シンクロトロンは放射光源として用いられている

(2) 小線源治療装置

放射性同位元素を用いる小さな放射線源で体内の管腔に挿入する腔内照射，または腫瘍組織そのものに刺入する組織内照射により放射線治療を行う．

線質による分類ではβ線源・γ線源に分けられる．

a）β線源

ストロンチウム90-イットリウム90（Sr-90/Y-90）がある．Srは半減期28年でβ線を放出して崩壊しYになる．Yも半減期64時間のβ線源である．小円盤状で眼球結膜の翼状片の治療に用いられる．

b）γ線源

密封小線源の大半はγ線源である．

以前はラジウム226（Ra-226，半減期1620年）が多かったが，核改変で生じるラドン（Rn）ガスが密封容器を破壊し，汚染の危険性があることから使用

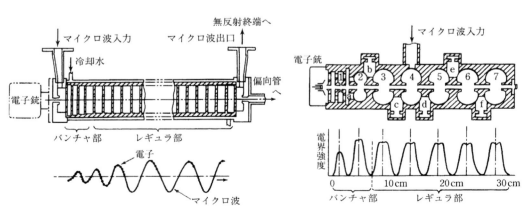

図3 円板装荷式進行波形加速管（2π/3モード，左）と側面結合式定在波形加速管（π/2モード，右）
それぞれ，上段に概略構造を下段に電界の様子を示す．（文献3より）

禁止勧告がなされた．現在はセシウム137（Cs-137），イリジウム192（Ir-192）などが使用される．

（3）高線量率密封小線源（high dose-rate brachytherapy）

Cs-137は半減期が長く約30.1年で，主にIr-Pt合金被覆の環状線源として用いられる．

Ir-192は半減期が73.83日と短く，低線量率線源としてはヘアピン型・シングルピン型で用いられる．高線量率線源としては直径1×2.5mm程度の小線源としてワイヤー先端に装着し，リモートコントロールで線源挿入用アプリケータ内に挿入し一時留置していく．

（4）低線量率密封小線源（low dose-rate brachytherapy）

主に永久刺入として組織内照射に用いる．

Au-198粒子（シード）は半減期が2.697日であり，表層照射としても用いられる．

I-125やPd-103シードの半減期はそれぞれ59日，17日で，前立腺癌組織内照射に用いる．直腸エコー（transrectal ultrasound，TRUS）により位置を観測しながら，金属アプリケータを介して前立腺内に刺入し，留置していく．

おわりに

医療に放射線を用いるのは画像診断および放射線治療を目的としており，その臨床的意義は非常に大きい．近年ではいずれの目的の装置も高性能化している．画像診断ではより精密な画像が得られるようになり，物理的に定量的な画像だけではなく，生理的・病理的・病態的な情報を含めた質的な画像診断を提供するようになっている．また，治療用にも各種線質が位置的にも照射形状的にもより高精度に照射できるようになっており，腫瘍選択的な線量集中が可能となり，治療効果を高めている．

放射線発生装置はイノベーションが広がりやすい分野であり，今後も新たな開発がなされ，ますます医療に貢献していくことであろう． 〔小泉雅彦〕

引用・参考文献

1）診療放射線技術上巻 改訂第13版，南江堂．2012．
2）診療放射線技術下巻 改訂第13版，南江堂．2012．
3）医用電子加速装置の現状と将来への展望，1989．
4）放射線治療学・放射線生物学，通商産業研究社．1992．
5）東芝メディカルレビュー，No.16, p.4-33, 1984．

1.16 医療放射線の種類と発生装置

1.17 医療放射線の被ばく

キーワード 医療被ばく，正当化，防護の最適化，ICRP，UNSCEAR，実効線量，診断参考レベル，CT検査，被ばくリスク

はじめに

医療放射線による被ばく（医療被ばく）は個人（主に患者）が放射線を用いた診断・検査・治療などの医療行為を受けることによる被ばくをいう．患者はこれら医療行為により健康維持という大きな利益を得ることができるが，後に放射線による発がんや遺伝子異常などの不利益を被るかもしれないという不安にさいなまれるのも現状である．とくに子どもにおける医療被ばくに関しては CT 検査を受けたことによる発がんリスクの増加が近年大きな問題となっており，極力不要な被ばくは避けるよう，行為の正当化と防護の最適化において的確な判断が求められている．本項では国際放射線防護委員会（ICRP）ならびに原子放射線の影響に関する国連科学委員会（UNSCEAR）の考え方や調査結果をもとに医療被ばくについて解説する．

1. 医療被ばくの種類と特徴

ICRP2007 年勧告[1] によると，医療被ばくには診断・検査・IVR[*1] あるいは放射線治療を受ける患者個人の被ばく以外に，妊娠中の患者体内の胚／胎児の被ばく，患者を介護する介助者の被ばく，放射性医薬品投与後または小線源治療中に患者に介護上接近する個人，生物医学研究の志願者（志願被験者）が受ける被ばくのすべてのタイプが含まれる．これら医療被ばくでは，自然放射線源からの被ばくとは異なり，多種多様な放射線発生装置などを用いて意図的に病変部あるいはその周辺領域に限定して放射線が照射されるため，全身被ばくよりもむしろ局所への不均等被ばくによる臓器線量の監視と実効線量による管理が必要である．ただし，核医学検査や白血病の放射線治療のように患者が全身被ばくを伴う場合もある．介助者・志願被験者の場合も同様に局所被ばくが主である．

一般に職業被ばく・公衆被ばくには線量限度が設けられているが，患者に対する医療被ばくはこれら 2 つの被ばくよりも比較的線量が高いにもかかわらず線量限度は設けられていない．その理由は，むやみに線量を制限することが医療の質を低下させ，結果として患者の不利益につながることが懸念されるためである．個人は被ばくにより生涯リスクを負う可能性があるが，同時に当面の健康は保証されるという損益両面をあわせもつのが医療被ばくの特殊なところである．

2. 行為の正当化

正当化には放射線被ばくを伴う医療行為を患者に適用するにあたって，それに伴う便益が損害よりも大きいことを医師・歯科医師が保証するプロセスが含まれる．したがって放射線を利用する医療の実施前にはそれにより得られる便益だけでなく，放射線被ばくによる不利益を患者に十分に説明した上で同意を得なければならない（インフォームドコンセント）．ICRP2007 年勧告[1] では，医師・歯科医師の判断を尊重した上で，正当化の原則は以下の 3 つのレベルに適用されるとしている．

- レベル 1：医学における放射線利用自体の正当化
- レベル 2：定義された放射線医学的手法の正当化
- レベル 3：個々の患者への手法の正当化

ただし，各レベルの正当化の妥当性については医療技術の進歩や疫学的知見の集積に応じて定期的に判断基準を見直す必要があると考える．また，子どもや妊娠中の女性に対する行為の正当化には慎重な判断が要求される．

3. 防護の最適化

放射線診断・治療では患者に放射線を照射するという行為が正当化されているが，個人の利益を損なわない範囲で被ばくを監視・管理することが生涯リスクを

---

*1 IVR（Interventional Radiology）：X 線透視や超音波，CT 画像などを見ながら，体内にカテーテルという細い管や針を入れ，病気を治療する方法．

低減する上で重要である．しかし，患者の医療被ばくには線量限度・線量拘束値は適用されないので，管理上目安となる線量値が必要である．

そこで，患者の線量を制限するものではないが，放射線防護の観点から医療被ばくを管理する目的で利用可能な線量として診断参考レベル（diagnostic reference level，DRL）がある．DRL は，複数の患者に対して観察された線量分布のパーセンタイル点に基づいて，実際には国または地域に固有の値として設定されている．日本の DRL は医療被ばく研究情報ネットワーク（J-RIME）により 2015 年 6 月に公表された値（DRLs 2015）が現在利用可能である[2]．もし，自施設の代表的な撮影法における線量が DRL を超えているならば，臨床上の意義をもたない限り線量の最適化が見直されるべきであり，より適正な放射線量の使用を検討すべきである．逆に線量が DRL よりもかなり低い値を示すならば，得られた画質の診断上での妥当性を検討する必要がある．表 1，2 は X 線 CT 検査における他国と日本の DRL の値をそれぞれ成人と小児でまとめたものである[2]．これを見ると欧米諸国に比べ日本の DRL は成人・小児ともに高い傾向にある．

この理由は現在のところ不明であるが，欧米諸国の方が DRL を利用した線量低減への取り組みが先行しているので，日本よりも最適化がなされた値となっているのかも知れない．今後の日本の医師・放射線技師の取り組みに期待したい．

X 線 CT 検査の場合，DRL には volume CT dose index（CTDI$_{vol}$）（mGy）と dose length product（DLP）（mGy・cm）が採用されているが，DRL は患者線量にかかわる誰もが容易に測定可能な量でなければならないため，その他の検査ではその線量指標が異なる．例えば，単純 X 線撮影検査の場合は入射表面線量（mGy），マンモグラフィでは平均乳腺線量（mGy），IVR では透視線量率（mGy/min），核医学検査では放射性医薬品の投与量（MBq）などである．また，DRL はこれら画像診断を目的とした放射線医学診断検査に対しては設定されるが，放射線治療には設定されない．放射線治療での防護の最適化には，標的である腫瘍組織に正確に目的線量を与えることと腫瘍組織以外の正常組織には二次がんの発生を防ぐために不要な線量を与えないことに配慮して慎重に照射計画を立てることが含まれる．一方，個人の便益がリスクを上

表 1 他国の DRL との比較（成人）（文献 2 を改変）

	日本 (2015)[2]		EC (1999)[3]		UK (2003)[4]		USA (2005)[5]
	CTDI$_{vol}$	DLP	CTDI$_{vol}$	DLP	CTDI$_{vol}$	DLP	CTDI$_{vol}$
頭部単純ルーチン	85	1350	60	1050	65/100 *	930	75
胸部 1 相	15	550	30	650	13/14 **	580	21
胸部〜骨盤 1 相	18	1300			12/14 **	940	
上腹部〜骨盤 1 相	20	1000	35	780	14	560	25

CTDIvol の単位は mGy，DLP の単位は mGy・cm である．
＊大脳と喉頭蓋窩とを併記．
＊＊胸部と肝臓以下とを併記．

表 2 他国の調査結果や DRL との比較（小児）（文献 2 を改変）

	頭部			胸部			腹部		
CTDI$_{vol.16}$（mGy）	＜1 歳	1〜5 歳	6〜10 歳	＜1 歳	1〜5 歳	6〜10 歳	＜1 歳	1〜5 歳	6〜10 歳
日本（2015）[2]	38	47	60	11	14	15	11	16	17
IAEA（2012）[6]	29	37.7	46.1	14.0 *	16.4 *	20.0 *	21.4 *	26.0 *	24.0 *
Germany（2006）[7]	33	40	50	3.5	5.5	8.5	5	8	13
DLP$_{16}$（mGy・cm） 日本（2015）[2]	500	660	850	210	300	410	220	400	530
Germany（2006）[7]	390	520	710	55	110	210	145	255	475
Thailand（2012）[8]	400	570	610	80	140	305	220	275	560

＊文献の CTDI$_{vol.32}$ データを 2 倍し CTDI$_{vol.16}$ とした．

1.17 医療放射線の被ばく

回らない介助者・介護者・志願被験者には線量拘束値の適用が適切である[9]．

4. 医療被ばくの線量レベル

UNSCEAR2008年報告書[10]によると世界中で毎年36億件の放射線検査が実施されており，その件数は現在も増加傾向にある．これにはCT・IVRなどの比較的高線量を伴う医療技術の飛躍的な進歩が大きく貢献していると思われる．そのため医療レベルの高い先進国のいくつかの国では医療被ばくによる線量が自然放射線源からの線量を超えている．日本はその代表例であり，医療被ばくによる1人当たりの年間実効線量が3.9 mSv/年で，自然放射線源からの被ばくの2.1 mSv/年をはるかに上回っている[11]．世界人口に対する1人当たりの年間実効線量が3.1 mSv/年であり，そのうち自然放射線源からは2.4 mSv/年，医療被ばくによるものが0.66 mSv/年である[10]ことから，日本の医療被ばくレベルは世界的にみて非常に高いことがわかる．この日本の医療被ばく線量の高さはCT装置の普及率の高さに起因しているといわれている．経済協力開発機構（Organization for Economic Co-operation and Development, OECD）のヘルスデータ[12]によると，日本は人口当たりのCT装置台数が最大であり，OECDが調査した国々での平均が24台/100万人であるのに対し，日本は101台/100万人と格段に多い．一般にCT検査による被ばく線量は単純X線検査の数十〜数百倍高いことが知られており，診断検査による年間の集団線量への寄与率もCT検査がもっとも大きい[10]．ゆえに日本のみならず世界的にも医療被ばくの低減には，CT検査の最適化が欠かせない．日本の各種放射線医学診断検査における平均実効線量はCT検査で2.4〜12.9 mSv，胸部直接撮影で0.09 mSv，胸部透視で3.6 mSv，上部消化管で0.31 mSv，下部消化管で0.4 mSv，歯科パノラマ撮影は0.01 mSvである[10]．IVRに関しては大規模な調査に基づく日本の代表的な線量データはないが，日本と医療レベルが同等な国々の加算平均では5.7〜12 mSvである[10]．

一方，核医学検査における世界人口に対する1人当たりの年間実効線量は0.031 mSv/年[10]であり，診断検査による被ばく（0.66 mSv/年[10]）の内の5%程度ではあるが，手技当たりの平均実効線量は診断X線検査よりも数倍高いので注意が必要である．日本の主な核医学検査における平均実効線量は2.5〜46.1 mSvであり，PET[*2]では6.4 mSvである[10]．

放射線治療では診断検査とは比較にならないくらい大量の放射線が患者の腫瘍組織に与えられる．治療のために標的に照射される線量は一般に40〜60 Gyであり，白血病・良性疾患などの一部の疾患に対しては若干低い線量が照射される[10]．日本の遠隔照射治療における代表的な線量は12〜60 Gyである[10]．

5. 医療被ばくのリスク

医療被ばくによるリスクの中でも，近年小児のCT検査による発がんリスクに関して議論が高まっている．Pearceらは小児がCT検査を多数回にわたって受けると脳腫瘍や白血病になるリスクが3倍になると報告している[13]．具体的にはCT検査を受けた小児の累積線量が，脳で約60 mGy，赤色骨髄で約50 mGy以上になると，それぞれ脳腫瘍・白血病の発症リスクが優位に増加することを示している[13]．Mathewsらが実施したオーストラリアでの小児および青少年に対するコホート研究ではCT検査を幼少期に受けた集団はCT検査を受けてない集団に比べてがん発症率が24%高くなると結論付けている[14]．しかし，この種のコホート研究では，調査対象に発がん素因をもつ患者が多く含まれるため，リスクが過大評価されることが指摘されており[15, 16]，現状で小児CT検査によるがんのリスク増加の是非に関しては一貫した結論が得られていない．しかしながら，放射線感受性の高い小児に対して防護の最適化を怠ったり，被ばくによるリスクを恐れるあまりに病気の治療を自ら放棄してしまうのは危険である．これらの調査内容を正しく理解した上で医師や患者あるいは患者の保護者も含めてCT検査の必要性を十分に検討し，CT検査を選択する場合は，患者の利益を損なわない程度にできる限り少ない線量で検査を行うことが重要である．従来，診断レベルの低線量放射線によるリスクについては皆無であっ

＊2　PET：positron emission tomographyのこと．陽電子（ポジトロン）を放出する薬剤を静脈注射し，がんなどの病巣に集まる様子を画像化する核医学検査．

たが，近年の疫学研究の進展により徐々にその詳細が明らかにされつつある．これらの疫学研究においては交絡因子や線量評価の不確かさなどに配慮を有するが，医療被ばくの防護の最適化を検討する上で重要な情報を我々にもたらしてくれる．今後のさらなる研究の進展に期待したい．

おわりに

　放射線を利用した診断・治療装置の技術進歩はわれわれの健康維持に大いに貢献している．医療の質の向上と検査時間の短縮などにより乳児から高齢者までの誰もが高度に発達した放射線医療技術を容易に選択できるようになり，多くの命が救われている．しかし，その選択には大小さまざまな放射線被ばくが必ず含まれることを忘れてはいけない．したがって，医療従事者だけでなく患者自身も放射線を正しく理解して状況に合わせて適切な放射線医療技術を活用してもらいたい．
〔川浦稚代〕

引用文献

1) ICRP Publication 103, 2007.
2) http：//www.radher.jp/J-RIME/report/DRLhoukokusyo.pdf
3) European guidelines on quality criteria for computed tomography, Report EUR 16262 EN. Luxembourg, Office for Official Publications of the European Communities, 2000.
4) NRPB-W67. Public Health England. UK, 2005.
5) NCRP, Report No. 172, 2012.
6) Eur Raiol, **23**：623-631, 2013.
7) http：//www.mh-hannover.de/fileadmin/kliniken/diagnostische_radiologie/download/Report_German_Paed-CT-Survey_2005_06.pdf
8) Acta Radiol, **53**：820-826, 2012.
9) ICRP Publication 105, 2007.
10) UNSCEAR 2008 Report, New York, United Nation. 2010.
11) 生活環境放射線，原子力安全研究協会．2011.
12) OECD Health Statistics, 2016.
13) Lancet, **380**(9840)：499-505, 2012.
14) BMJ, **346**：f2360, 2013.
15) BJC, **112**：178-193, 2015.
16) Radiat Environ Biophys, **54**：1-12, 2015.

1.18 UNSCEAR 報告

キーワード UNSCEAR，国連科学委員会，線源，影響，核実験，原子力事故，健康リスク評価

はじめに

原子放射線の影響に関する国連科学委員会（United Nations Scientific Committee on the Effects of Atomic Radiation，UNSCEAR）は加盟国が任命した科学分野の専門家で構成される国際連合（国連）の専門委員会で，電離放射線による被ばくのレベルと影響に関して科学的評価を行い，その評価結果を適宜国連総会へ報告している．2018 年 4 月現在 UNSCEAR の加盟国は 27 カ国で，日本・アルゼンチン・オーストラリア・ベラルーシ・ベルギー・ブラジル・カナダ・中国・エジプト・フィンランド・フランス・ドイツ・インド・インドネシア・メキシコ・パキスタン・ペルー・ポーランド・韓国・ロシア・スロバキア・スペイン・スーダン・スウェーデン・ウクライナ・英国・米国の代表が委員を務めている．

1. UNSCEAR の歴史と役割

1945 年 8 月，広島・長崎へ原子爆弾が投下されてすぐに第二次世界大戦は終結したが，その後も核兵器の開発は続き，とくに米国と旧ソビエト連邦（旧ソ連）によって繰り返された大気圏内核実験により大量の放射性降下物（フォールアウト）が地球全体に広がった．そうした中，1954 年 3 月，マーシャル諸島で行われた米国の水爆実験（キャッスル作戦）により第五福竜丸乗組員らが被ばくし，急性放射線障害を呈した事件（いわゆるビキニ事件）が起きるとフォールアウトが健康へもたらす影響に対する懸念の声が世界規模で高まった．1955 年 3 月，全米科学者連盟（Federation of American Scientists，FAS）が，科学者間の協議によって環境放射能の許容レベルを策定し，生活環境の汚染をそれ以下に抑える措置をとる必要があると主張し，国連のもとに米国・英国・旧ソ連代表を含む科学委員会を設置することを各国に呼びかけた[1]．米英国両政府はこの主張を受け入れ，同年秋の国連総会で

UNSCEAR の設立を提案，1955 年 12 月 3 日に同提案は全会一致で承認された．設立時の加盟国は 15 カ国で，当時まだ国連に加盟していなかった日本もこれに加わった．

UNSCEAR の役割は，さまざまな電離放射線源（平和目的や軍事目的で使用される人工放射線ならびに自然放射線）による被ばくのレベルとその影響（ヒトへの身体的影響・遺伝性影響・環境影響）を評価し報告することにある．UNSCEAR は科学者で構成される国連総会直属の専門委員会であり，その評価は科学に根ざすものである．特定の国・政府機関・営利団体などの意向に左右されないよう，政策に関する議論は排除し，独立性・中立性に意を払いながら活動している．評価に用いるデータなどはすでに公表されたものか加盟国から供給された（furnished）情報とされ[2]，UNSCEAR が独自に現地視察をしたり当事者から聴取したりする権限は有しない．

UNSCEAR の事務局は設立当初は国連本部（米国ニューヨーク）にあったが，1972 年に国連環境計画（UNEP）が発足すると，その 2 年後の 1974 年に UNEP の管轄下に入り，オーストリアのウィーンへ移った．同事務局は UNSCEAR の年次会合を執り行い，そこで精査するべき文書を準備し，そのために必要なデータ・科学文献を国連加盟国や国際組織などから収集するとともに，データの解析，関連する科学的課題の検討，科学的評価の実施などを専門家に依頼する役割を担う．そして科学的視点から信頼にたる評価結果を報告書にとりまとめ，年次会合での審議と承認を経て，毎年秋に開催される国連総会へ報告する．

2. UNSCEAR 報告書

UNSCEAR は毎年秋に開催される国連総会への報告書に加えて，それを補足するものとして，適宜詳細な報告書（附属書および白書[*1]）を刊行してきた．

---

*1 附属書および白書：附属書（Annex）は国連総会報告を補足する詳細な科学的内容をまとめた報告書であるのに対し，白書（White Paper）は活動経過報告やデータ集のようなもので，附属書を作成する前段階の検討用資料として扱われる．

66　　　　　1 章　放射線医科学研究の歴史と基礎

2018年4月の時点において4つの白書を含む25の報告書が刊行されている[3]．表1にそれらの報告書の通称と構成を，国連総会へ報告された年の順に示す．

UNSCEARはこれらの報告書の公表により，世界の人々がどの線源からどれだけの被ばくを受けていて，それがどの程度の健康影響をもたらしているかを，科学者の視点から客観的に明らかにしてきた．特にUNSCEARが設置される大きな理由となった核実験による被ばくについてのデータの収集・解析結果（図1）[4]はもっとも信頼できる科学的根拠として核兵器保有国にも受け入れられ，1963年の「部分的核実験禁止条約」の策定などに重要な役割を果たした．

UNSCEAR報告書は，国際放射線防護委員会（ICRP）における放射線防護体系の構築や国際原子力機関（International Atomic Energy Agency, IAEA）における放射線安全基準の策定などにおいても重要な科学的基盤を提供している．また，日本をはじめとする各国の政府および関連する多くの組織が放射線リスクの評価や防護措置にかかわる意思決定におけるよりどころとしてUNSCEAR報告書を活用している．

3. UNSCEAR 福島報告書[5]

(1) 評価の体制

UNSCEAR2013年報告書の附属書A，「UNSCEAR福島報告書」では，主として東京電力福島第一原子力発電所事故（以下，福島第一原発事故）によりさまざまな集団が受けた放射線被ばくと，それらの被ばくが人々の健康と環境にもたらすリスクという観点から今後生じ得る影響に重点が置かれている．解析対象とされた集団は福島県民，日本のほかの都道府県の住民，福島第一原発やその周辺で緊急作業に従事した作業者およびその他の人々である．環境影響の評価では陸域および水域（淡水域・汽水域・海水域）の生態系が対象とされた．

当該報告書の解析作業には18の国連加盟国から80人以上の専門家が参加した．また，多くの国連加盟国から測定データなどの提供を受けるとともに関連する国連の専門機関である包括的核実験禁止条約機関準備委員会（Preparatory Commission for the Comprehensive Nuclear-Test-Ban-Treaty Organization, CTBTO）・国連食糧農業機関（Food and Agriculture Organization, FAO）・国際原子力機関（IAEA）・世界保健機関（WHO）・世界気象機関（World Meteorological Organization, WMO）などからデータの提供ならびに専門家の派遣という形で協力を受けた．

これらの専門家はまず，日本などから提供されたデータの質について評価の目的に照らして適当か否かの検討を行い，適当でないと判断されたものは解析から省いた．また，福島第一原発事故の影響を大きく受けた地域では，地震・津波によって既存のインフラが崩壊したこと，電力・燃料の供給が途絶えたことなどの要因により，事故直後に取得された測定データは限

表1　UNSCEARが刊行した報告書（2018年4月現在）

通　称	発行年	文書の構成
1958年報告書	1958	9附属書（A-I）；二分冊（A-EおよびF-I）
1962年報告書	1962	11附属書（A-K）
1964年報告書	1964	3附属書（A-C）
1966年報告書	1966	4附属書（A-D）
1969年報告書	1969	5附属書（A-E）
1972年報告書	1972	8附属書（A-H）；二分冊（A-DおよびE-H）
1977年報告書	1977	10附属書（A-J）
1982年報告書	1982	12附属書（A-L）
1986年報告書	1986	3附属書（A-C）
1988年報告書	1988	7附属書（A-G）
1993年報告書	1993	9附属書（A-I）
1994年報告書	1994	2附属書（A-B）
1996年報告書	1996	1附属書（A）
2000年報告書	2000	10附属書（A-J）；二分冊（A-EおよびF-J）
2001年報告書	2001	1附属書（A）
2006年報告書	2009	5附属書（A-E）；二分冊（A-BおよびC-E）
2008年報告書	2010/2011	5附属書（A-E）；二分冊（A-BおよびC-E）
2010年報告書	2011	1附属書（A）
2012年報告書	2015	2附属書（A-B）
2012年白書	2012	低線量放射線の生物学的機構に係る資料
2013年報告書	2013/2014	2附属書（A-B）；二分冊（AおよびB）
2015年白書	2015	2013年報告書附属書Aのフォローアップ資料（1）
2016年白書	2016	2013年報告書附属書Aのフォローアップ資料（2）
2016年報告書	2017	4附属書
2017年白書	2017	2013年報告書付属書Aのフォローアップ資料（3）

1.18　UNSCEAR 報告

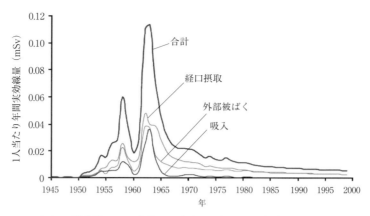

図1　核実験による世界の1人当たり年間平均実効線量の推移
（文献4より）

られていた．そこでデータの乏しい条件下での評価を実施するために過去の経験から適切と判断されたモデルを用いた予測を行った．事故後時間が経過するにつれて現地で取得された実測データが増え，評価の精度が向上した．

(2) 公衆が受けたと推定される線量とその影響

UNSCEARでは日本の公衆被ばく線量を推定するために対象とする地域を4つのグループ（福島県避難地区・福島県避難対象外行政区画・福島近隣6県（宮城県・群馬県・栃木県・茨城県・千葉県・岩手県）・その他の都道府県）に区分した．もっとも高い被ばく線量を受けたと評価されたのは避難した人々で，地区平均の実効線量で約10 mSv，乳幼児の甲状腺被ばく線量で約80 mSvに達すると推定した．ただし，住民個人の線量についてはこれらの平均値に対して1/3～3倍のばらつきが見込まれるとも述べている．

住民の甲状腺被ばくの主因となった放射性核種はヨウ素131（I-131）で，その被ばくは事故後数週間以内にもたらされたと推定された．また，主としてセシウム134（Cs-134）・セシウム137（Cs-137）による全身の被ばくは長い時間をかけてもたらされると予測された．被ばく線量率は事故直後においてもっとも高く時間の経過とともに徐々に低下し，事故後10年間における実効線量は事故後1年間の実効線量の最大2倍，生涯（80歳まで）の実効線量は最大3倍と推定された．それでもほとんどの日本人について，事故後1年間とその後の数年間に受ける事故に起因する被ばく線量は自然にあるバックグラウンド放射線から受ける線量（日本では年間約2.1 mSv[6]）よりも低いレベルであると評価された．なお，UNSCEARの評価では除染などの環境修復は行われないものと仮定して線量を推定していて，これらの対策を考慮に入れた場合にはより低い線量になると指摘している．

これらの推定結果を踏まえUNSCEARでは，福島第一原発事故による影響を受けた人々全体について「発がん率はこれまでと同じ水準を保ち，将来のがん統計において福島第一原発事故による放射線被ばくに起因し得る有意な変化が観られるとは予測されない」と結論づけ，「先天性異常や遺伝性影響の増加もみられない」としている．ただし，「もっとも高い線量の甲状腺被ばくを受けたと推定される小児の集団については，甲状腺がんのリスクが理論上増加する可能性があり，今後も状況を綿密に追跡・評価する必要がある」としている．

(3) 作業者への影響

UNSCEARでは，福島第一原発の敷地内で事故後作業に従事したほとんどの作業者（2012年10月31日時点で99.3％）について実効線量は低いレベルにあり（100 mSv以下），平均では約10 mSvになることを確認した．したがって，放射線被ばくがもたらす健康リスクも低いと考えられ，被ばく線量と健康影響に関する現在の知識と情報に基づく限り，作業者またはその子孫において放射線被ばくに起因する健康影響の識別可能な増加は予測されないとしている．

一方，作業者の約170人（2012年10月31日時点で約0.7％）が主として外部被ばくにより100 mSv以

上の実効線量を受け，その平均線量は約 140 mSv になることを確認した．また，甲状腺に 2 ～ 12 Gy の吸収線量を被ばくしたと推定される 13 人の作業者については，甲状腺がんおよびその他の甲状腺障害が発生するリスクが増加すると推論している．

作業者の健康影響については，このような小規模の集団に通常みられる発がん率の統計学的ばらつきに比して，予測されるがん発生率の上昇はごくわずかであり識別できないレベルであるとしている．一方，相当の被ばくをした作業者については，放射線障害の有無を確認するため長期にわたり医学的追跡調査を続けること，また，特定の疾患に関して健康状態の推移を明確に示すことなどが重要であることも指摘している．

（4）陸域および水域生態系の放射線被ばくと影響

UNSCEAR は，福島第一原発事故後の動植物の放射線被ばく線量とそれに伴う影響についても，UNSCEAR が事故発生前に行った同様の影響に関する一般的な評価と比較しながら解析評価を実施した．その結果，陸域および水域の生態系が受けた線量は全体として低いレベルにとどまり，急性的な影響は観察できないとしている．影響があったとしても，本質的に一過性のものと予測している．どのような放射線の影響も放射性物質の濃度・沈着密度がもっとも高い地域に限定され，その地域以外では生物相への放射線被ばくの影響は無視できる程度であるとしている．

（5）今後の取り組み

UNSCEAR ではチェルノブイリとスリーマイル島原子力発電所事故に関する評価の経験から，より精緻なデータと広範な情報に基づく解析評価に再び着手することを念頭に，福島第一原発事故の進展に影響を及ぼした要因や公衆・作業者・環境の被ばくの状況などに関する新しい情報を引き続き入手・解析することとしている．すでにこれまでに（2018 年 4 月現在）2013 年報告書のフォローアップとなる白書を 3 回刊行し（表 1），その中で「実質的に 2013 年福島報告書の主要な知見に影響を及ぼしたり，その主要な仮定に異議を唱えたりするものはなかった」と述べている．

並行して，UNSCEAR では新たに得られた知見を事故の影響を受けた日本の人々をはじめとして世界の人々に伝えていくためのアウトリーチ活動にも注力している．2013 年報告書が刊行されて以後これまでに（～ 2018 年 4 月）UNSCEAR の専門家グループが 5 回日本を訪れ，福島県内や東京都内において対話型の説明会を開催した．UNSCEAR ではこうした活動を今後も継続したいとしている．

おわりに

UNSCEAR の設立経緯から最近の活動までを概説した．今から 60 年以上前に核実験の影響に対する世界規模での不安を背景に誕生した UNSCEAR は国連の中では稀有な，科学者だけで構成される委員会として，世界の人々が受けている放射線被ばくの実態を科学的に明らかにするという使命を堅実に果たし，広く人々の信頼を得てきた．今も世界には多くの核兵器が存在し，原子力利用の拡大に対してさまざまな意見が行き交っている．放射線のリスクにかかわる最新の科学的知見を客観的・中立的な立場でとりまとめ社会に周知する UNSCEAR の存在意義は，これからいっそう高まってくるといえよう．　　　　〔保田浩志〕

引用文献

1) 科学史研究，**275**：178-191，2015．
2) Resolution 913(X), United Nations General Assembly. 1955.
3) http://www.unscear.org/unscear/en/publications.html
4) UNSCEAR 2008 Report（Volume I），New York，United Nations. 2010.
5) UNSCEAR 2013 Report（Volume I），New York，United Nations. 2014.
6) 新版生活環境放射線（国民線量の算定），原子力安全研究協会．2011.

1.18　UNSCEAR 報告

1.19 ICRP 勧告

キーワード ICRP 勧告，放射線防護体系，正当化，最適化，線量限度，参考レベル，リスク

はじめに

国際放射線防護委員会（International Commission on Radiological Protection, ICRP）は 1928 年に開催された第 2 回国際医学放射線学会のもとに設置された委員会である．当初は国際 X 線ラジウム防護委員会と呼ばれ，X 線・ラジウムの医療・研究領域における放射線利用に伴う放射線防護を対象としていた．1940 年以降，放射線・放射性物質の利用が拡大される中で，対象となる放射線作業者の拡大，さらには一般の人々も含めた放射線被ばくに対する防護の適用範囲が拡大し，それに伴って 1950 年に現在の ICRP に改称した．

1. 歴史的変遷

当初，X 線・ラジウムからの被ばくによる影響を防ぐために数値的な限度でなく技術的な観点から勧告が行われていた．皮膚障害・臓器機能障害・末梢血変化を防ぐことに着目した．1934 年には数値的な限度が示され，約 0.2 レントゲン／日（2 mSv／日に相当）を耐用線量とした．1950 年には X 線・γ線の全身被ばくで 0.5 レントゲン／週（空気中では 0.3 レントゲン／週（3 mSv／週に相当））の最大許容線量を勧告した．当時の経験から障害のしきい線量を超えないように限度を定めたものであった．1954 年勧告[1] では，全身被ばくの際に感受性が高く，重要とみなされる臓器を決定臓器（生殖腺（遺伝性影響），造血臓器（造血障害），1958 年には水晶体を加える）とする考え方と，放射線の種類によらない障害を防護するための単位 rem（レム）を導入した．この時，空気中および水中の最大許容濃度が職業人の許容線量 300 mrem／週（決定臓器）をもとに計算され提示された．ICRP は大規模な一般集団が長期的に被ばくする場合には職業人の 1/10 以下に低減するように勧告した．1954 ～ 1956 年にかけて大気圏での核実験が頻繁に行われる一方，原子力エネルギーの開発や医療を含めた産業での放射線・放射性物質の利用が拡大してきたことから，一般公衆の放射線影響に対する関心が高くなった．

従来，許容線量などの数値的限度はしきい線量のある影響の防護を対象としたものであった．しかし，1945 年に広島・長崎に投下された原爆によって被災した原爆被爆者の疫学調査結果から放射線が白血病を誘発する恐れが明らかになってきたこと，さらには核実験によるフォールアウトから遺伝性影響に対する社会の関心が高くなってきたことから，ICRP 勧告の大きな転機を迎える．がんと遺伝性影響（両者を確率的影響という）に注目した放射線防護の議論が進み，職業被ばくに対する限度は 5 rem／年，公衆被ばくに対する限度は 0.5 rem／年が 1958 年に提示された．

1965 年，ICRP はタスクグループからのがんと遺伝性影響に対する放射線リスクに関する報告について評価を行い[2]，明らかになったリスク評価の不確実性を考慮し，同年（1966 年刊行）にリスクの概念を定義し，ICRP 勧告は「放射線に対するいかなる被ばくにも白血病その他の悪性腫瘍を含む身体的影響および遺伝性影響を誘発するリスクがいくらかあるという慎重な仮定に基づいている」とした[3]．1977 年（Publication 26）には線量制限体系という放射線防護の枠組みを導入した．放射線防護に用いる量として線量等量が定義され，SI 単位系のシーベルト（Sv）が提案された[4]．これまでの決定臓器の考え方を廃止し，被ばくが均等でない場合にもすべての臓器の放射線感受性を考慮できる量として，実効線量等量を定義した（現在は実効線量）．実効線量等量の導入によって外部被ばくと内部被ばくによる線量を加算することが可能になり，放射線防護の被ばく線量の扱いが合理化された．線量制限体系は確定的影響（当時は非確率的影響といわれた）を防止し，確率的影響を制限することを放射線防護の目的とした．確率的影響の健康リスクを定量的に評価することにより，線量制限体系のもとでは放射線作業者のリスクは放射線以外の安全と考えられているほかの産業領域の事故死と同程度以下であること，一般公衆のリスクは日常生活のほかのリスクと比べて十分に小さいことが示された．また，放射線防護の原則を正当化・最適化・線量限度の 3 原則とすることが勧告された．

2. 2007年勧告

2007年（Publication 103）にはこれまでの主勧告であった1990年勧告（Publication 60）が改訂された。2007年勧告の特徴は1990年勧告で導入された行為と介入の考え方を発展させ，3つの被ばく状況に区分することにより放射線防護のあり方を整理したことにある[5]。ICRPは被ばくを職業被ばく・医療被ばく・公衆被ばくの3つの被ばくカテゴリーに区分けして放射線防護を勧告してきた。

低線量において，しきい線量がないと仮定するリスクの存在のもとでは絶対的な線量の線引きが理論上できない。リスクをいかなる場合にいかなる条件であればいかにリスクを受け入れるのかという視点から，放射線防護の3原則が構築されてきた。この原則を基本に3つの被ばくのカテゴリーおよび3つの被ばく状況（計画被ばく状況・現存被ばく状況・計画被ばく状況）にいかに適用するかを考えた放射線防護の枠組みが構築されている。

放射線防護の3原則の第一は「正当化」の原則である。「個人が受ける放射線被ばくは正味の利益をもたらすこと」，すなわち被ばくを受ける行為のベネフィットがリスクを上回ることで被ばくは正当化される。さらに「正当化されるリスクを伴う行為であっても正味の利益を最大限にする」，これを「最適化」の原則という。この原則はリスクをできる限り合理的に低減することを要求するものになっている。これらの原則は定性的な記述であるために数値的な制限になっていない。そこで個人が放射線被ばくによって受けるリスクを制限するために線量の上限値を設ける。これは第三の原則として「線量制限」と呼ばれる。確定的影響はしきい線量を上限値とすれば明らかに影響を防止することが可能となる。しかし，確率的影響であるがんと遺伝性影響はリスクがあることを前提にしているので，どこで線量を制限するかを一律に決めることは難しい。放射線防護体系では被ばくの支配的な状況に応じた最適化をいかに実施するかがポイントとなっている。

放射線防護では歴史的に線量限度といわれる上限値を職業人と公衆とを別々に設定してきた。公衆において線量限度が低いのは，公衆には子どもを含むこと，被ばくを受けることを選択しているわけではないこと，さらには個人ごとに直接の放射線モニタリングを実施しているわけではないことなどを理由に職業人よりも低い線量限度が歴史的に設定されてきた。この数値は人における疫学調査の科学的な知見によってリスク推定が可能になってきて見直され，1990年には職業人には年20 mSv（5年平均），公衆には年1 mSvの線量限度が勧告され[6]，2007年勧告においても同じ線量限度が勧告されている。

3つの被ばくのカテゴリーは，職業上の被ばくを職業被ばく，医療行為による被ばくを医療被ばく，これら以外での被ばくを公衆被ばくと分類する。医療被ばくには3つ目の原則である線量制限がない。患者が放射線診断・放射線治療で受ける放射線を利用することの医療行為は患者本人が受ける便益が通常大きいことから線量制限によって一律に医療行為を制限することをせず，正当化，つまり放射線リスクよりも患者が受けるベネフィットが上回ることを保証できなければならない。そうでなければ放射線を用いた医療行為は行うべきではない。正当化された医療行為を行う上で医療行為の質を落とすことなく被ばく線量を低減することを要求する最適化によって放射線防護が行われる。

近年，放射線診断において同じ診断行為であっても医療機関によって線量が大きく異なることが明らかになり，同じ目的の放射線診断において最適化を推進するために数値的な目安線量の役割を果たす「診断参考レベル」が導入された。このレベルを少しでも超えないように厳格な管理を行うという数値ではなく，この数値を目安として放射線診断を計画するための参考レベルである。　　　　　　　　　　　〔甲斐倫明〕

引用文献

1) ICRP, British J Radiology, Suppl 6, 1955.
2) ICRP Publication 8, 1966.
3) ICRP Publication 9, 1966.
4) ICRP Publication 26, Ann ICRP. 1(3)：1977.
5) ICRP Publication 103, Ann ICRP. 37(2-4)：2007.
6) ICRP Publication 60, Ann ICRP. 21(1-3)：1991.

1.20　放射線教育

キーワード　医学教育モデル・コア・モデルコアカリキュラム，放射線災害医療，放射線リスクコミュニケーション，放射線健康リスク科学

はじめに

　世界で唯一の原爆被爆国である日本国民の放射線に対する関心は高い．さらに第五福竜丸の被ばく事故，東海村 JCO 臨界事故，東京電力福島第一原子力発電所事故（福島第一原発事故）を経験してきている．このような経緯の中でわが国の放射線の生物影響・防護の研究教育体制がどのように変遷したかについて述べるとともに，それらの現状と課題について述べる．また，医学・生物学では放射性同位元素を用いて研究を行うことが多く，学部教育の一環として放射線業務従事者としての教育訓練が行われている大学もある．このため放射線業務従事者としての教育訓練についても概説する．

1.　広島・長崎への原子爆弾投下とその影響調査

　1945 年 8 月に広島・長崎に原爆が投下された．9 月米国陸軍・海軍の軍医団は旧陸軍医務局および東京帝国大学医学部の協力で都築正男（東大），アシュレー・オーターソン（米陸軍），シールズ・ウォーレン（米海軍）による日米合同調査団を編成，約 1 年間の被ばく調査が行われた．収集された資料の解析に日本の研究者の参加は認められず，全調査資料が米国に送られ，米国陸軍病理学研究所（Armed Forces Institute of Pathology，AFIP）に保管された．1946 年，米国により原爆傷害調査委員会（Atomic Bomb Casualty Commission，ABCC）が設立され，米国により原爆被爆者における晩期影響に関する研究が開始された．1948 年には日本の厚生省国立予防衛生研究所が正式に調査プログラムに参加できるようになった．1975 年，ABCC と厚生省国立予防衛生研究所原子爆弾影響研究所が再編され，日米共同出資運営方式の財団法人放射線影響研究所（Radiation Effects Research Foundation，RERF）に改組され，初めて日本が米国と対等に調査研究に参加できるようになった．

2.　第五福竜丸の被ばく事件後の原子力反対運動

　1952 年 4 月，サンフランシスコ講和条約が発効さ

れ，わが国ではそれまで全面的に禁止されていた原子力研究が解禁された．それを受けて 1955 年に「原子力基本法」・「原子力委員会設置法」・「原子力局設置法」が制定された．1956 年 6 月に日本原子力研究所（現日本原子力研究開発機構）が設立され，1963 年 10 月 26 日に茨城県東海村に設置された実験炉で初発電が行われた．

　このようにわが国の原子力研究の勃興期であった 1954 年 3 月 1 日に第五福竜丸がマーシャル諸島ビキニ環礁近海で米国軍の水爆実験により被ばくした．この事件を契機として原子力反対運動が起こり，1955 年 8 月 6 日に広島で第 1 回原水爆禁止世界大会が開催され，大会後に原水爆禁止日本協議会が結成された．

3.　戦後の放射線影響の研究・教育の開始

　原子力の平和利用が推進されると同時に原子力反対運動が起こった 1950 年代半ば〜 1960 年代前半に，放射線医学総合研究所（1957 年），広島大学医学部附属原子放射能基礎医学研究施設（1958 年），東京大学医学部放射線健康管理学教室（1960 年），京都大学医学部放射能基礎医学講座（1961 年），大阪大学医学部放射線基礎医学講座（1961 年），東北大学医学部放射線基礎医学講座（1962 年），長崎大学医学部附属原爆後障害医療研究施設（1962 年）などが次々と設立され放射線影響や放射線防護に関する研究・教育が開始された．

4.　1960 年代以降の放射線基礎医学関連講座の新設と 2004 年の国立大学の法人化による影響

　1960 年代以降，医学部での放射線基礎医学関連講座の新設が続き，国立大学の法人化前には全国で 10 大学の医学部に放射線基礎医学関連の講座が存在した．しかし，2004 年 4 月 1 日の国立大学法人化以降は大学の自立的な運営が認められ，大学組織の改組を大学の責任で決定できるようになった．国立大学法人化後は放射線基礎医学関連講座を有するのは 7 大学の医学部まで減少し，近々 3 〜 4 大学の医学部にまで減

少することが予想されている.

5. 福島原発事故での反省に基づく医学教育モデル・コア・カリキュラムの改訂

2001年3月に最小限の必須教育内容を定めた医学教育モデル・コア・カリキュラムが文部科学省から公表され,その中の1科目として「B　医学一般　2. 個体の反応（3）生体と放射線・電磁波・超音波」が設けられた.その後,平成19年度（2007年）・平成22年度（2010年）・平成28年度（2016年）に改訂が行われている.平成28年度の改訂では福島第一原発事故での医療対応の不備への反省から,平成22年度に改訂された「C　医学一般　3. 個体の反応　（3）生体と放射線・電磁波・超音波」は「E　全身に及ぶ生理的変化,病態,診断,治療　6. 放射線の生体影響と放射線障害」へと改訂され,細項目として,

1)　生体と放射線
2)　医療放射線と生体影響
3)　放射線リスクコミュニケーション
4)　放射線災害医療

が設けられ,放射線教育は充実することとなった.

6. 医学部での「放射線健康リスク科学」必修化の動き

日本学術会議による提言「医学教育における必須化をはじめとする放射線の健康リスク教育の充実」や国立大学医学部長会議の提言「放射線のリスク科学教育の必修化」を受けて,医学部において「放射線健康リスク科学」を8コマ・1単位として必修化する方向で検討が進められている（2018（平成30）年8月現在）.

7. 放射線業務従事者としての教育

事業者らは管理区域に立ち入る者および放射性物質あるいは放射線発生装置の取り扱い業務に従事する者に対して以下の基準に従って教育訓練を行わなければならないと「放射性同位元素等による放射線障害の防止に関する法律」（RI法）で定められ,教育訓練の項目および時間数の下限は科学技術庁告示により定めれている.

(1) 教育訓練の時期（RI法）

①管理区域に立入る者に対しては,管理区域に初めて立入る前,及び立入った後では,1年を超えない期間毎に行う.

②取扱い等の業務に従事する者に対しては,取扱い等の業務を開始する前,及び開始後では,1年を超えない期間毎に行う.

(2) 教育訓練の項目及び時間数の下限（教育及び訓練の時間数を定める告示（平成三年科学技術庁告示第十号））

教育訓練の項目,および,初めて管理区域に立入る前,又は取扱い等業務を開始する前に行わなければならない教育及び訓練の時間数の下限は以下の通りである.

①放射線の人体に与える影響：30分
②放射性同位元素等又は放射線発生装置の安全取扱い：4時間
③放射性同位元素及び放射線発生装置による放射線障害の防止に関する法令：1時間
④放射線障害予防規程：30分

8. RI法の改正と教育訓練の課目・時間数の変更

RI法が改正され平成29年4月14日に公布された.改正により「危険時の措置の充実強化」「防護措置の強化」「業務の改善活動」「定期講習,教育訓練等の見直し」が図られている.「定期講習,教育訓練等の見直し」では,放射線取扱主任の試験・資格講習・定期講習に新たに「事故に関する課目」を定めることとし,最低限必要な時間数も変更される予定である.教育訓練ではRI事業者の取り扱うRIまたは発生装置の種類などに応じて最低限必要な時間数を告示で定めることとなり,RI事業者が予防規程において事業者の実態に合わせて項目ごとに必要な時間数を定めることとなった.

おわりに

医学部における放射線影響・放射線防護に関する教育・研究の歴史的経緯と現状を概説した.福島第一原発事故での医療対応が不十分であったため,医学部での教育が見直され,放射線教育が充実することとなった.放射線業務従事者の教育訓練に関しては,RI法が平成29年4月に改正され,「事故に関する課目」が加えられるなど課目や時間数は今後2～3年の内に見直されることとなる.
〔細井義夫〕

1.20　放射線教育　　73

1.21 放射線管理・規制

キーワード 原子力基本法，国際基本安全基準，国際原子力機関，国際放射線防護委員会，国連科学委員会，個人管理，作業環境管理，放射性同位元素等の規制に関する法律，放射線安全文化

はじめに

放射線・放射性物質は医療・産業・教育・研究などのさまざまな分野で利用されている．これらは非常に有用であるものの，誤った取り扱いをすれば放射線障害が発生する恐れもある．それらの利用に際しては管理・規制を適切に行い，取り扱う者に対して放射線障害が発生しないように，またはその発生リスクを小さくする必要がある[1]．わが国では国民の生命・健康および財産の保護・環境の保全などのために安全を確保するという「原子力基本法」の基本方針のもとに放射性物質などの取り扱いを規制し，公共の安全を確保するために「放射性同位元素等の規制に関する法律（2017年（平成29年）4月14日公布）」[2]などの法令が定められている．なお，これらの法で規制される「放射線」「放射性同位元素」などは各法令の目的に応じて独自の定義がなされ，対象が限定されていることに注意が必要である．

1. 放射線に関する安全規制の枠組みと法制化

わが国の放射線安全規制は基本姿勢として国際放射線防護委員会（ICRP）の勧告を尊重している．国際的な視点に立つと，原子放射線の影響に関する国連科学委員会（UNSCEAR）がさまざまな環境における放射線（能）の存在や利用の実態，放射線被ばくの人体影響に関する最新知見をその報告書の中で公表し，そのデータに基づいてICRPが放射線のリスクから人と環境を防護するための防護理念を勧告している流れがみえる．このICRP勧告を参照して国際原子力機関（IAEA）などが国際ルールを定め，加盟国が各国の事情に応じてその内容を適切に法令に取り入れることになる．わが国における放射線安全規制の法制化プロセスも基本はこの流れで説明できる．

IAEAは放射線防護の観点から安全規制を免除するためのレベル（年間 $10\,\mu\mathrm{Sv}$ 相当）をその国際基本安全基準（basic safety standards，BSS）の中で提示した[3]．これはICRPによる放射線防護体系の1つの柱

「放射線防護の最適化」に基づいて放射線被ばくのきわめて小さいリスク管理のために資金・労力をかけることは合理的ではないという姿勢の規制への適用例といえる．例えば「放射性同位元素等の規制に関する法律」ではこのIAEA-BSSに基づいて安全規制にかかる放射性核種の濃度と量の下限値が核種別に設定されている．さらに，IAEAが推奨するリスクのレベルに応じた等級別管理（graded approach）の考え方に基づき，放射能汚染・内部被ばくの原因とはならない密封線源のみを少量だけ扱う事業者に対する管理要求を軽減し，また逆に使用量のきわめて大きな事業所に対して特別な管理や規制当局による検査を付加的に課すなどの工夫された法規制も導入されている．

2. 放射線安全に関する諸法令

原子力平和利用の基本方針を定めた「原子力基本法」の個別法として放射線安全に関する法令は，例えばその利用の目的に着眼してエネルギー利用と放射線・アイソトープ利用で大別される[1]．前者は核燃料物質・核原料物質などが対象となり「核原料物質，核燃料物質及び原子炉の規制に関する法律（原子炉等規制法）」，後者は放射性同位元素・放射線発生装置が対象となる前出の「放射性同位元素等の規制に関する法律」，また，とくに放射性医薬品については医療現場の特殊性を踏まえて「医療法と医薬品，医療機器等の品質，有効性及び安全性の確保等に関する法律」が定められている．別の視点として，放射性物質の輸送を扱う「放射性同位元素等車両運搬規則」，労働安全衛生の観点からの「電離放射線障害防止規則（電離則）」，「東日本大震災により生じた放射性物質により汚染された土壌等を除染するための業務等に係る電離放射線障害防止規則（除染電離則）」などもある．これら複数の省庁にまたがる放射線安全に関する各法令間の格差・重複を可能な限り避ける目的で「放射線障害防止の技術的基準に関する法律」[2]に基づき設置される放射線審議会が法令間の統一性を図る役割を担っている．

3. 放射線管理の実際

規制に基づき適切に実際の安全管理を実行するには，防護の対象となる者や放射線が存在する場を特定し，放射線を発生する物質・装置を正しく維持管理する必要がある[1]．管理が計画通りに実施され，その状況が適切であることを確認するために，例えば作業環境の放射線量率・空気中放射能濃度・表面汚染濃度などを測定（作業環境管理）し，かつ放射線業務従事者などの被ばく線量などを測定・評価し，健康診断（個人管理）をすることになる．

作業環境管理として放射線作業の際には，作業終了後の放射線業務従事者や物品の汚染検査と汚染除去が義務づけられている．これは放射線業務従事者の計画外の被ばく防止のみならず，管理区域外への放射性物質の拡大を防ぎ，公共の安全を担保する目的で，管理区域・事業所境界の線量測定などと同様に計画され実施されるものである．個人管理としては放射線業務従事者の確率的影響リスクを制限する目的で，実効線量限度として 20 mSv/ 年（5 年平均）が設定されている．ただし，この設定のみでは眼の水晶体と皮膚の局所被ばくによる確定的影響（組織反応）発生の可能性が必ずしも否定できないので，これらの部位に関しては等価線量による限度値も追加的に設定されている．

管理の現場ではこれらの個人線量限度が守られていることを確認するために定期的に測定・評価による確認を行う必要がある．健康診断は放射線業務に従事するのに適している健康状態であるかを確認するために定期的に実施される．特に眼の被ばくにより発症する可能性のある水晶体の混濁・白内障，皮膚の被ばくによる脱毛・紅斑などの障害が検査の対象となる．骨髄などの造血組織は放射線感受性が高く，被ばくの指標として重要なリンパ球数の確認などが血液検査の対象である．上記に加え，放射性物質利用の際の安全管理上の昨今の話題として，セキュリティに関する視点がある．汚染，被ばく事故，放射線源の紛失のみならず，悪意ある破壊活動や盗難などを防ぐことも昨今の管理上の課題として重要である．利用を過度に阻害することなく，放射線源の安全とセキュリティの両方を高いレベルで維持するために，放射線安全文化を基盤とした管理者側とユーザー側の理解と連携が強く求められている．

〔飯本武志・飯塚裕幸〕

引用文献

1) セシウムの ABC，丸善出版．2014.
2) 法律の制定，原子力規制委員会．
https://www.nsr.go.jp/law_kijyun/news/170206_01.html
3) 原子力教科書「放射線安全学」，オーム社．2013.

2章

放射線に対する生物応答
―初期過程から細胞へ

1章	放射線医科学研究の歴史と基礎
2章	**放射線に対する生物応答** **―初期過程から細胞へ**
3章	放射線に対する生物応答 ―臓器から生体へ
4章	放射線・放射性物質を用いた最新医療
5章	紫外線と医学
6章	電磁波・超音波と医学
	索　引

■放射線に対する生物応答―初期過程から細胞へ

2.1　励起と電離　78

2.2　ラジカルスカベンジャー　82

2.3　放射線による生体分子の損傷　86

2.4　放射線による DNA 損傷の修復　90

2.5　放射線類似作用物質による DNA 損傷とその修復　97

2.6　放射線による生物作用のあらわれ方（1）線量効果　101

2.7　放射線による生物作用のあらわれ方（2）線量-時間的経過　105

2.8　低線量・低線量率・分割照射　107

2.9　シグナル伝達経路　112

2.10　細胞死　117

2.11　細胞周期停止　121

2.12　放射線適応応答　125

2.13　放射線誘発バイスタンダー効果　127

2.14　突然変異　131

2.15　染色体異常　136

2.16　LET と RBE　138

2.17　ヒトの放射線高感受性疾患　141

2.18　放射線応答遺伝子の生物種間の保存と相関　145

2.19　放射線応答遺伝子欠損ほ乳動物培養細胞の種類と入手方法　148

2.20　ほ乳動物培養細胞の放射線応答遺伝子のノックダウン法　150

2.1 励起と電離

キーワード 電離, 励起, 光電効果, コンプトン効果, 電子対生成, 荷電粒子, 飛跡, Bragg ピーク, 反跳電子, 反跳陽子

はじめに

放射線は物質を通過する際に直接的あるいは間接的に電離を起こす性質があり, 正確には電離放射線という. 電離放射線は電磁波と粒子線に大別され, いずれも電離のほかに物質を通過する性質がある. これらの基本的概念を明らかにすることは放射線の生物影響を理解するうえできわめて重要である.

1. 原子の構造

すべての元素はそれ自体に固有の原子の集合体からなり, どの元素も共通の構造をもっている. 原子は大きさが約 10^{-12} cm の原子核を中心に, その回りを運動している大きさが約 10^{-13} cm の電子で構成されており, 電子の軌道運動の広がりは約 10^{-8} cm とされている.

原子核は正電荷をもつ陽子と電荷をもたない中性子からなる. したがって, 原子核は正電荷をもち, 電子は負電荷をもつため両者の間には引力が作用して結合した状態になっており, 元素の特性は原子核の正電荷量によって決まる. 電子の電荷は e で記し,

$$e = 1.602 \times 10^{-19} \text{ C}$$

である (C はクーロン). 原子核の荷電は電子の荷電 e の整数倍 Ze, すなわち原子核内の陽子の個数で, これが原子番号である. 原子の全エネルギー E が負の場合に E がとりうる可能な値は連続ではなく離散的である. このような可能な状態をその系の定常状態といい, E をその固有のエネルギーという. 可能なエネルギー状態でもっとも低い値 E_1 を基底状態といい, それより順に $E_2, E_3, E_4, \cdots$ を励起状態という. 通常, 電子はエネルギーの低い基底状態にあるが, 光子で衝撃されるとそのエネルギーを吸収して高いエネルギー状態, すなわち励起状態になる (図1A). 励起状態にとどまる時間はきわめて短く, 約 10^{-8} 秒で光子を放出して低いエネルギー状態へ戻る. 吸収や放出される光子のエネルギーは2つの状態間のエネルギーの差 ΔE に等しい.

$$\Delta E = h\nu$$

h は Planck 定数, ν は振動数.

$$h = 6.626 \times 10^{-34} \text{ J·s}$$

電子が十分に大きいエネルギーを吸収すると, 電子が原子核の引力圏外にまで出た励起状態に相当し, これを原子が電子を1つ失って電離 (イオン化) されたという (図1B). イオン化エネルギーの単位には電子の電荷 e をもとにした eV を用い, 1 eV は1個の電子が 1 Volt の電位差間で加速されたときに生じる電子の運動エネルギーである (熱量に換算すると約 3.8×10^{-20} cal). 水素原子のイオン化エネルギーは 13.53 eV であるから, それ以上のエネルギーを吸収すると原子

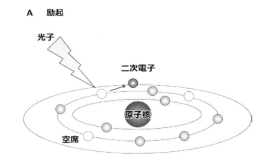

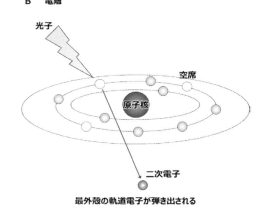

図1 光子放射線による電離および励起

は電子を失って H^+ イオンになる．電子は原子から離れると自由電子として運動する．

一般に原子の外殻軌道にある電子は原子外に飛び出して自由電子となりやすく，原子は正イオンとなる．一方，原子が余分に電子を取り込むと負イオンになる．電子を引きつける性質，電子親和力をもっているのはハロゲン原子で，分子の原子団である OH なども負イオンになる．

2. X 線（γ 線）の物質との相互作用

放射線医学において診断・治療では高エネルギーの X 線を用いるため，X 線と物質との相互作用の理解が重要となる．光子線の代表的な X 線と物質との励起・電離を中心とした相互作用について説明する．

(1) 光電効果

光電効果は比較的エネルギーの低い光子が原子と衝突して軌道電子の 1 つに全エネルギーを付与し，電子を原子から飛び出させて光子自体は消滅する現象である．光子のエネルギーを $h\nu$，軌道電子の結合エネルギー（電離ポテンシャル）を I とすれば，

$$E = h\nu = I$$

となり，光子のエネルギーが I より小さい場合は光電効果は起こらない．また，運動量が保存されるためには原子核の反跳が必要であるから，核をもたない自由電子には光電効果は起こらない．同じ理由で，自由電子に近い外殻の電子は光電効果が起こりにくいため，光電効果の約 80% は原子核にもっとも強く結合している K 電子によって起こる．

(2) コンプトン効果

コンプトン効果はエネルギーの高い光子が物質内を通過する際に，軌道電子と衝突して振動数が入射前よりも低い光子としてほかの方向に散乱し，同時に電子が反動で運動エネルギーを得ることで反跳電子として飛び出す現象である．入射光子のエネルギーは電子と核の結合エネルギーよりも十分に大きいため，光子と電子は完全に弾性衝突する．したがって，衝突前後でエネルギーと運動量は保存されるので，散乱角 θ の方向の散乱光子および反跳電子のエネルギーは計算できる．

(3) 電子対生成

さらに大きなエネルギーをもった光子の場合，原子

核による強い電場の影響で陽電子と陰電子を生成し完全に消滅する．これを電子対生成といい，電子の質量は運動エネルギーがゼロで $m_0 c^2$（0.51 MeV）のエネルギーに等しいから，電子対をつくるには光子は少なくとも $2\,m_0 c^2$（1.02 MeV）のエネルギーを必要とする．陽電子は衝突によってエネルギーを失うが，エネルギーをほとんど失った後に電子とたまたま出会うと陽電子消滅が起こり，2 個の γ 線を正反対の方向に同時に放出する．γ 線はどちらも 0.51 MeV のエネルギーをもつ．

3. 荷電粒子の物質との相互作用

X 線のエネルギー損失は一次の相互作用により生じた二次の放射線（電子）が物質を電離・励起する結果であり，最終的には荷電粒子とその物質との相互作用が放射線の物質へのエネルギー付与の主な過程である．電子・陽子・α 粒子・重粒子などの荷電粒子ではエネルギー付与が大きく異なる．重い粒子では直線的に進みながらエネルギーを失うが，電子は質量が小さいので，エネルギーが高くても原子核との衝突で進行方向が曲げられてしまう．

荷電粒子・電子が電場をもって原子の近傍を通過する際には，正の荷電粒子であればクーロンの引力により，電子であればクーロンの斥力により，通り道の近傍にある原子の軌道電子にエネルギーを与えて電子はエネルギーの高い準位に上がる（励起）．クーロンの力によって与えられるエネルギーが大きい場合には軌道電子を弾き出したり引きずり上げたりする（電離，図 2）．この過程でエネルギーを損失することを電離損失という．この場合，衝突の間で運動量は保管されないので非弾性衝突となる．荷電粒子と物質との相互作用をまとめると，入射粒子の通過によって生じる相互作用は速い粒子よりも遅い粒子のほうが大きく，エネルギー付与は入射粒子の電荷とともに増加し，入射粒子の質量はエネルギー付与の量に関係しない．これらは Bethe や Bloch らによって理論式が導き出されている（Bethe-Bloch 式）．

Bethe-Bloch 式を制限なしに使えば低速粒子のエネルギー付与は無限大になるが，これは粒子の電荷が一定であると仮定した結果であり，実際は荷電粒子の速度がきわめて遅くなり軌道電子の速度に近づけば荷電粒子が軌道電子と静電的に作用し合う．荷電粒子が止

2.1 励起と電離

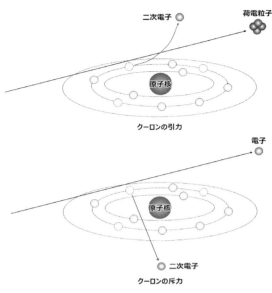

図2　荷電粒子による電離

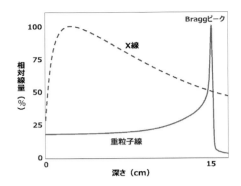

図3　Bragg 曲線と Bragg ピーク

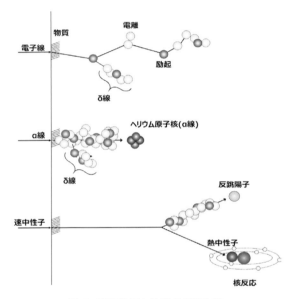

図4　荷電粒子と物質の相互作用

まるまでに通過する物質の厚さをその粒子の飛程といい，荷電粒子の速度（運動エネルギー）とその電荷によって飛程は決まり，電荷が多いものは短く，重い粒子は同じエネルギーをもつ軽い粒子よりも短い．荷電粒子の飛跡に沿ってできる単位長さ当たりのエネルギー損失（電離密度）は，飛跡の終わり近くで荷電粒子が電子を引き寄せることで電荷が減少し，エネルギー損失は急激に低下する．この様子は Bragg 曲線といわれ，エネルギー損失の極大を Bragg ピークという（図3）．

例えば，6 MeV の α 線が物質中に入射すると，電子に最大で 3,000 eV（平均 100～200 eV）のエネルギーを与えながら進んでいき，このときにエネルギーを与えられた電子は物質を励起・電離する．この電子は二次電子といわれ，α 線による電離の 60～80％ はこの二次電子によるものである．また，荷電粒子と物質の相互作用により放出された大きなエネルギーを得て放出された 100 eV 以上の二次電子を δ 線といい，非荷電粒子と物質の相互作用によって放出された二次電子は δ 線とはいわない（図4）．

4. 中性子と物質との相互作用

中性子は電荷をもたないので原子とクーロン力を及ぼし合うことなく，原子核と直接衝突する．相互作用は物質に依存すると同時に中性子のエネルギーの大きさによって大幅に異なる．中性子はエネルギーによって熱中性子（～0.125 MeV）・熱外中性子（0.1～100 eV）・中速中性子（0.1～100 keV）・高速中性子（0.1 MeV 以上）におおよそ分けられている．高速中性子のうちで 10 MeV 以上のものでは原子核と衝突して励起する非弾性衝突および弾性散乱によってエネルギーを失うが，2 MeV 程度以下のものでは軽い原子核との弾性衝突が起こりやすい．生体の主な構成元素は水素であり，中性子が水素に衝突した場合にもっともエネルギーが付与されるため，生体では入射中性子エネルギーのおおよそ 85～90％ が水素原子核に与えられる．この反応で生じた反跳陽子は電離作用を示す．

中性子は原子核と別の形で相互作用をすることもあり，中性子のエネルギーが低くなると中性子自体が核に捕獲され不安定な複合核が中間的にできる．その後，軽い原子核ではγ線を放出し，より重い原子核では陽子やα線を放出して安定な基底状態へ移行する．多くの中性子はまず物質との散乱で減速され，熱外中性子や熱中性子となって捕獲される．一般に散乱と捕獲の2つの初期過程による中性子の生物作用はきわめて少なく，中性子による放射線損傷の大部分は反跳陽子と中性子捕獲による二次放射線（γ線・陽子線・α線）による励起・電離作用によって生じる（図3）．

5. 放射線の種類と励起・電離の空間分布

放射線のエネルギーは放射線の飛跡に沿って，その近傍の分子や原子に与えられる．エネルギーが付与された直後の飛跡に近いところではイオン対（正イオンと電子）が密集し，この一次生成物の集団をイオンクラスターといい，その領域をスパーという．100〜500 eV の二次電子では，その飛跡に沿ってつくられるスパーは互いに重なり合う．二次電子のエネルギーが 500 eV〜5 keV の場合には，スパーは接近して重なり合い円筒状のショート・トラックをつくる．さらに 5 eV 以上では二次電子によるスパー間が十分に離れているため，その位置に分枝トラックをつくる．またα線のような荷電粒子の場合は飛跡が短く単位飛程当たりのエネルギー損失が大きいため，重なり合った円筒形のショート・トラックができる（図4）．

6. 励起・電離による生物作用

生体分子は放射線の励起・電離によって一時的に励起状態・イオン化という不安定な状態になるが，時間とともに安定な状態へ落ち着いていく．この作用過程を放射線のエネルギー転位という．放射線による生物作用としてはイオン化が非常に重要である．基底状態から励起状態へ軌道電子を高い準位に上げるのに必要なエネルギーは通常数 eV 程度とされる．放射線の被ばくによって生体分子に吸収されるエネルギーは 0〜120 eV 程度であり，22 eV 付近がもっとも多く，平均値は約 60 eV である．イオン化に要する最小エネルギー（第1イオン化ポテンシャル）は通常の励起エネルギーよりもかなり大きく，水の励起エネルギーが7.4 eV であるのに対し，第1イオン化ポテンシャルは 12.6 eV である．ところが，イオン化エネルギーよりも大きなエネルギーを与えても生体分子のイオン化は起こらずに生体分子内での電子の励起が起こることがあり，これを超励起という．この場合には生体分子に吸収されたエネルギーが非常に大きいので通常の励起とは異なり，引き続いてイオン化を引き起こすことが多い．

放射線による生物作用は，放射線と水分子との反応によって生じたフリーラジカル・その他の活性種による間接作用と生体分子が直接放射エネルギーを吸収して起こる直接作用に分類される（詳細は 2.2・2.3 を参照）．エネルギー転位は直接作用の場合に考慮される作用過程であり，間接作用ではエネルギー転位を考慮することは少ない．水のイオン化は水にとっては直接作用であり，これが周囲の生体高分子との反応によって安定化していく過程は直接作用の場合と同じと考えられる．したがって，エネルギー転位の観点でみる限り間接作用と直接作用を分けて考えることはできない．ただし，直接作用の場合は DNA のような分子量の大きな生体高分子内あるいは分子間のエネルギー転位を考慮する必要があるが，そのメカニズムはまだ不明である．一方，間接作用の場合は水分子から生じる活性種による作用なので分子メカニズムも明らかにされてきている．水分子から生じる活性種には・OH，・H，e_{aq}^-，H_2O_2，OH^-，H_3O^+ など多数あるが生物作用にもっとも影響を与えるのは・OH である．

おわりに

このように放射線の種類によって生体の分子・原子の励起・電離の仕組みが異なり，これらの空間分布がその後の化学過程や生化学過程に影響を与え，最終的な生物学過程で放射線の線質効果としてあらわれる．

〔平山亮一〕

2.2 ラジカルスカベンジャー

キーワード ヒドロキシルラジカル，過酸化水素，活性酸素種，酸素ラジカル，スーパーオキシドジスムターゼ，カタラーゼ，ペルオキシダーゼ，グルタチオン，ビタミンC，ビタミンE，ポリフェノール

はじめに

電離放射線による生物作用は細胞内成分に直接エネルギーを付与する直接作用と，水分子の電離や励起で生じるフリーラジカルや分子生成物が標的分子に損傷を与える間接作用とに分けられる[1]．X線・γ線照射によって生じるDNA損傷の内20〜30%は直接作用によるものであるが，発生したフリーラジカルや活性酸素種（reactive oxygen species, ROS）などによる間接作用によるDNAの損傷が70〜80%を占める．一方，生体や細胞内にはフリーラジカルを捕捉（スカベンジ）する複数の因子からなる抗酸化システムが備わっている．さらに食品や果物など外部から抗酸化物質（アンチオキシダント）を生体内（細胞内）に取り込むこともできる．摂取した食物に含まれるビタミンE・ビタミンC・ポリフェノールなどの天然物質がROSをスカベンジし，これらが生体防御において重要な役割を果たしている．放射線被ばく・酸化ストレスに対する生体防御の観点からラジカルスカベンジャーの種類とその作用について概説する．

1. 放射線の間接作用

生体の70〜80%（重量比）は水である．つまり分子数からいえば生体はほとんどが水からできていることになる．したがって，放射線照射による水分子の変化はその後の生物作用に大きな影響を及ぼす．生体や細胞では放射線のエネルギーが水分子に吸収された結果，生成したフリーラジカルや反応生成物が生体成分に損傷を引き起こす間接作用が中心となる．

水溶液（生体・細胞も含む）では放射線のエネルギーはまず水分子に吸収され，水分子の電離・励起が起こる．その結果，水素ラジカル（H·），ヒドロキシルラジカル（·OH），水和電子（e_{aq}^-），水素（H_2），過酸化水素（H_2O_2）などのフリーラジカルや反応生成物が生じる[2]．それらの物質が水中を移動して標的分子と化学反応して放射線の生物作用を引き起こす．水分子のイオン（H_2O^+）は非常に不安定で，10^{-15}秒以内に分解して·OHを生ずる．一方，励起された水分子（H_2O^*）は開裂して·OHとH·を生じる．放射線のエネルギーを付与された水分子から飛び出した電子は他の水分子に捕捉されて水和電子e_{aq}^-を生じる．通常，生成したフリーラジカルは互いの中和反応によって水分子に戻る（$H· + ·OH \rightarrow H_2O$）が，$H· + H· \rightarrow H_2$あるいは$·OH + ·OH \rightarrow H_2O_2$のように$H_2$や$H_2O_2$を生ずる反応もある[3-5]．したがって水の放射線分解によって，H·，·OHの2種のフリーラジカルと2種の分子生成物およびe_{aq}^-を生ずることになる[3-5]．

放射線と水分子との反応で生じたH_2O_2は生体や細胞内に存在する鉄イオンや銅イオンと反応して·OHを生じる（フェントン反応）[6-8]．·OHは1個の不対電子をもっており，その酸化力は活性酸素の中でもっとも強く，周囲にある生体分子を容易に酸化してさまざまな障害を引き起こす．

放射線がDNAに照射されると，DNA一本鎖切断・DNA二本鎖切断・塩基の脱離・塩基の酸化・塩基の脱アミノ化・水素結合の開裂・分子内／分子間架橋が起こる．塩基の酸化では8-オキソグアニン・8-ヒドロキシグアニン・5,6-ジヒドロキシシトシン・チミングリコールなどが生じるが，これらは塩基への·OHの付加反応によって生じる．

2. ラジカルスカベンジャー

放射線によって生じたフリーラジカルと反応して（捕捉，スカベンジ）フリーラジカルを安定な化学物質に変化させ，DNAを主とする生体分子の障害を防ぐ物質をラジカルスカベンジャー（ラジカル捕捉剤）という．

ラジカルスカベンジャーとしては，システイン（CySH）・システアミン・グルタチオン（GSH）などのSH化合物が有効である．生体に含まれているラジカルスカベンジャーとしてはビタミンEがその代表である．ビタミンEはトコフェロールやトコトリエノールといわれる8種の化合物の総称であるが，分子

中の遊離フェノール基が容易に酸化されることでフリーラジカルと反応し，生体分子が酸化されるのを防いでいる．ビタミン E のほかにはカロチノイド・ポリフェノール・アスコルビン酸（ビタミン C）・グルタチオン・ラクトフェリンなど多くの化学物質がラジカルスカベンジャー作用を示すことが知られている．

これらのラジカルスカベンジャーは放射線によって生じたフリーラジカルに対して効能をもつだけでなく，代謝などにおける酸素分子の還元過程で生成されるスーパーオキシド（$O_2^{\cdot-}$）[5] や・OH などのフリーラジカルにも防御的に作用する．したがって，これらのラジカルスカベンジャーの重要な作用は過剰に発生したフリーラジカルやそれらが生体分子と反応したフリーラジカル中間体を消去あるいは還元することにより，フリーラジカルの有害な酸化反応を停止させることである．

3. 抗酸化酵素

生体にはフリーラジカルの分解・代謝反応を触媒する一連の抗酸化酵素が存在している．これらの酵素は基質特異性をもち，フリーラジカルの種類によって異なる酵素がはたらく．また同じ種類のフリーラジカルを基質とする酵素が複数存在し，その生体内（細胞内）での局在部位も酵素の種類によって異なっている．以下に主な抗酸化酵素の性質とはたらき，さらに放射線の生物作用に対する防御機構について説明する．

（1）スーパーオキシドジスムターゼ（SOD）

電離放射線によって細胞内酸素分子がイオン化して生成された $O_2^{\cdot-}$ は SOD によって不均化され過酸化水素 H_2O_2 に転換される[5]．

$$O_2^{\cdot-} + O_2^{\cdot-} + 2H^+ \rightarrow H_2O_2 + O_2 \text{（基底状態）}$$

$O_2^{\cdot-}$ 自体は DNA などの生体分子との反応性は・OH ほど高くないが，生体内の Fe^{3+} を Fe^{2+} へ還元させることができる[5]．この Fe^{2+} が細胞内に多く存在すると，H_2O_2 と反応して・OH を生成するフェントン反応が起こるリスクが増大し，生成された・OH は細胞内の DNA・タンパク質・脂質などあらゆる生体分子を酸化する[5-8]．したがって，SOD は最終的に・OH の生成を抑制する抗酸化システムを担っている．

ヒトをはじめとするほ乳類や多くの脊椎動物には3種類の SOD が存在し，活性中心に銅／亜鉛を含む SOD1・SOD3 およびマンガンを含む SOD2 がある．

SOD1 は主に細胞質に存在し，SOD2 はミトコンドリアに局在している[5]．SOD3 は細胞外分泌型である．これら3種の SOD の内，SOD2 が欠損しているマウスは生後間もなく死亡する[9]．また SOD1 欠損マウスは生存能力はあるが病的で短命である[10, 11]．*SOD1* は家族性筋萎縮性側索硬化症（amyotrophic lateral sclerosis，ALS）の原因遺伝子としても知られている[12]．SOD3 欠損マウスの異常は限定的である．SOD3 欠損マウスは一見正常だが，高酸素条件にさらされると肺損傷が増加し，短命になる[13]．

タイプ I 型糖尿病マウスの *SOD1* 遺伝子発現と活性は低線量放射線によって誘導される[14]．改変した *HIV-TAT-SOD1* を導入した HaCaT 培養細胞では X 線に対して抵抗性を示した[15]．

SOD2 を過剰発現させたヒト細胞は放射線抵抗性を示し，その理由として過剰発現した SOD2 が放射線によって誘発されたミトコンドリア内の酸化ストレスを軽減することによりミトコンドリアの機能安定化に寄与していることが示されている．つまり SOD2 がミトコンドリア内膜の呼吸鎖 complex I から漏れ出す $O_2^{\cdot-}$ を減少させることによりミトコンドリアの構造と機能を維持することができ，細胞全体の ROS も減少し，それによってゲノム DNA 損傷の誘発が抑制され放射線抵抗性を示すと考えられる[16, 17]．さらに SOD2 の過剰発現により抗酸化酵素の1つであるチオレドキシン（Trx2）の発現が誘導される[18]．SOD2 は単独で抗酸化システムを担っているのみならず，さまざまな細胞応答因子や他の抗酸化酵素などとのクロストークにより ROS 消去経路全体を通じて抗酸化システムを担っている[17, 18]．また放射線照射によって *SOD2* が発現誘導されることからも放射線に対する抗酸化システムにおいて SOD2 が重要であることがわかる[17, 18]．

細胞外も酸化ストレスにさらされる危険がある．細胞外に局在する SOD3 は放射線誘導神経変化において重要な役割を果たしているという報告がある[19]．

（2）カタラーゼ（CAT）・ペルオキシダーゼ（ペルオキシレドキシン（Prx）・グルタチオンペルオキシダーゼ（GPx））

放射線によって生じた・OH はそれ同士の反応で H_2O_2 を生成する．H_2O_2 そのものはとくに酸化作用が強いわけではないが，鉄イオンや銅イオンと容易に反応して・OH を生じる（フェントン反応）[5-8]．この危

険な・OH の発生源でもある H_2O_2 を分解し，無毒な H_2O と酸素に変換させるのがカタラーゼ（CAT）・ペルオキシダーゼ（peroxidases）である[20, 21]．カタラーゼの基質は H_2O_2 のみであるが，ペルオキシダーゼの基質には多くの有機ペルオキシドが含まれる[20]．

カタラーゼ　　　　　$2H_2O_2 \rightarrow 2H_2O + O_2$
ペルオキシダーゼ　　$SH_2 + H_2O_2 \rightarrow S + 2H_2O$

これらの抗酸化酵素はそれぞれ細胞内の異なる場所に局在し，細胞の機能を ROS から守っている．ヒト細胞などではカタラーゼは細胞質（ペルオキシゾーム）に局在し[21]，ミトコンドリアには存在しない[21, 22]．H_2O_2 の除去は生体にとって重要であるが，先天的にカタラーゼ遺伝子を欠損している無カタラーゼ症（高原病）患者では重篤な病的症状はほとんどみられない．カタラーゼ欠損マウスの発育・成長は正常だが，H_2O_2 に対して感受性を示す傾向がある[23]．このようにカタラーゼ遺伝子の欠損が放射線による生物作用に大きな影響を与えるという報告は少なく，カタラーゼの機能をバックアップする酵素の存在が強く示唆される．ミトコンドリアにおいて H_2O_2 は Prx や GPx によって水へと分解され無毒化される[24]．*GPx1* 欠損マウスは酸化ストレスに高感受性である[25]．

放射線照射直後のヒトのリンパ系細胞の培養液にカタラーゼまたは SOD を添加すると放射線誘発性の染色体異常が抑制される[26]．また，2 Gy の放射線照射30分前にカタラーゼを細胞培養液に添加した造血系の幹細胞・前駆細胞では細胞内の ROS 産生量・DNA 損傷生成量・アポトーシス誘導が抑制されたと報告されている[27]．

(3) チオレドキシン（TRX）・グルタレドキシン（GRX）

放射線や酸素分子の還元過程で生じる・OH を直接スカベンジして無毒化できる酵素はまだみつけられていない．おそらく生物はその長い進化の過程でその種の酵素を獲得できなかったのだろう．しかし，生物は巧妙で，酸化されたタンパク質を再還元するシステムをもっている．TRX 系と GRX 系である[28, 29]．

TRX 系は 12 kDa のタンパク質である TRX・チオレドキシンレダクターゼ（TrxR）・NADPH からなる．TRX の活性部位に2つの近接した Cys 残基が含まれている CXXC モチーフをもつ．この CXXC モチーフは2つのチオール（SH）基をもつ還元型（活性型）

と –S–S– 結合が形成された酸化型に可逆的に変換される．活性型の TRX は還元剤として作用し，ROS を除去することにより他のタンパク質を還元状態に保っている．酸化された TRX は NADPH を電子供与体として TrxR によって還元型へと再生される[24, 28, 29]．

抗酸化物質として知られているグルタチオン（GSH）は・OH，HOCl，ONCO⁻，RO⁻，RO₂・，CO₃⁻，NO₂⁻ などのフリーラジカルと反応し[30]，グルタチオニルラジカル（GS・）となる．GS・ はイオン化された GSH（GS⁻）と速やかに反応し，GSSG⁻ を経て，酸素（O_2）と反応し，酸化型 GSH（GSSG）となる．生じた O_2^{-} は SOD によって不均化され，酸化型 GSSG はグルタチオンレダクターゼ（GR）によって再び GSH へ還元され，一連の酸化・還元の反応系を形成している[24, 28, 29]．

GSH 系には GR・GSH・NADPH が含まれている[28]．GSH に依存する抗酸化タンパク質は GRX のほかに GPx・グルタチオン S-トランスフェラーゼ（GST）が含まれる[28]．グルタチオン-グルタレドキシン（Grx）も酸化タンパク質の再還元にはたらいている．ミトコンドリアに局在するグルタレドキシン（GRX2a）を高発現させたヒト細胞株では放射線により誘発されるミトコンドリア酸化的損傷およびゲノム DNA 損傷が抑制されることが確認されている（未発表データ）．

また，GRX は TRX 系と GSH によって酸化型から還元型に変換される[24, 28, 29]．これらの酵素のはたらきが放射線の生物作用からの防護に重要であることを示している．

(4) ビタミン E（トコフェロール tocopherols・トコトリエノール tocotrienols）・ビタミン C（アスコルビン酸 ascorbate）・ポリフェノール

植物・果物などの食物由来の抗酸化因子としてビタミン E やポリフェノールがよく知られている．ビタミン E は・OH をスカベンジすることができる[30]．ビタミン E は脂質ペルオキシラジカル（$LO_2^{\cdot}$）をスカベンジすることにより脂質過酸化を防護する[30]．

ビタミン C は動物細胞中の少なくとも8種類の酵素の補因子としてはたらいている．O_2^{-} や・OH をスカベンジする[31]．またビタミン E を再生する機能があるという報告もある[31]．一方，細胞内のビタミン C が酸化されると H_2O_2 を産生する反応もあり，O_2^{-} や

H_2O_2 を細胞内でつくり出す性質を利用してがん細胞を殺すことにも応用されている[32-34].

$$Fe(III)-EDTA + ascorbate \rightarrow Fe^{2+}-EDTA + SDA$$

$$Fe^{2+}-EDTA + H_2O_2 \rightarrow Fe(III)-EDTA + \cdot OH + OH^-$$

植物には多くのポリフェノール類が含まれている. ポリフェノールも・OH, NO_2, $O_2^{\cdot-}$ をスカベンジする[35, 36]. とくに玉ねぎ・緑茶に多く存在している[35, 36].

4. ラジカルスカベンジャーの放射線障害に対する予防効果

放射線障害から生体を防御するには, ①・OH の発生源 ($O_2^{\cdot-}$, H_2O_2) を絶つ, ②鉄や銅などのイオンを捕捉し, ・OH の発生を阻止する, ③発生した・OH をスカベンジして生体構成成分への障害を防ぐなどの仕組みが考えられる. これらに関連したスカベンジャーの開発研究の中で, ラクトフェリンや amifostine (WR-2721) が有望であり[37, 38], 放射線がん治療において腫瘍周辺の正常組織を防護する目的で投与する臨床応用が考えられるが, まだ国内では実用化されていない.

放射線がん治療に伴う白血球減少ならびに宿酔症状の改善に使われる薬剤として含硫アミノ酸である L-システイン (L-Cys) のほかに GSH などがある. L-Cys には解毒効果もあり, 放射線被ばくした動物の延命・白血球の減少抑制・脾障害抑制などの防護効果を示す[39].

〔秋山(張)秋梅〕

引用文献

1) Int J Radiat Biol, **165**：27-33, 1994.
2) Nature, **162**：615, 1948.
3) Radiation Chemistry：Principles and applications, VCH Publishers Inc. p.321-349, 1987.
4) J Chem Ed, **58**：101-105, 1981.
5) Biochim Biophys Acta, **1804**：263-274, 2010.
6) Biochim Biophys Acta, **781**：56-63, 1984.
7) FEBS Lett, **307**：108-112, 1992.
8) Biochim Biophys Acta, **781**：56-63, 1984.
9) Proc Natl Acad Sci, USA, **93**：9782-9787, 1996.
10) Acta Neurochir, Suppl **70**：62-64, 1997.
11) Neuropathology, **21**：82-92, 2001.
12) Nature, **362**：59-62, 1993.
13) Proc Natl Acad Sci, USA, **92**：6264-6268, 1995.
14) Int J Radiat Biol, **90**：224-230, 2014.
15) Radiat Oncol, **8**：253, 2013.
16) Radiat Res, **160**：568-578, 2003.
17) J Radiat Res, **53**：58-71, 2012.
18) Mol Cell Biol, **23**：2362-2378, 2003.
19) Free Radic Bio Med, **42**：1133-1145, 2007.
20) Antioxid Redox Signal, **25**：119-146, 2016.
21) Physiol Rev, **59**：527-605, 1979.
22) Free Radic Bio Med, **33**：1260-1267, 2002.
23) J Biol Chem, **279**：32804-32812, 2004.
24) Nat Rev Cancer, **14**：709-721, 2014.
25) Free Radic Biol Med, **28**：754-766, 2000.
26) Hereditas, **82**：125-126, 1976.
27) Stem Cells and Development, **24**：1342-1351, 2015.
28) Antioxid Redox Signal, **27**：989-1010, 2017.
29) Annu Rev Biochem, **86**：715-748, 2017.
30) Free Radic Biol Med, **66**：3-12, 2014.
31) Free Radic Res, **25**：439-454, 1996.
32) Cancer Cell, **31**：487-500, 2017.
33) Curr Pharm Biotechnol, **16**：759-770, 2015.
34) Cancer Res, **75**：3314-3326, 2015.
35) Free Radic Biol Med, **35**：1599-1607, 2003.
36) Adv Exp Med Biol, **810**：464-484, 2014.
37) Sci Rep, **6**：30986, 2016.
38) J Radiat Res, **55**：277-282, 2014.
39) 日本癌治療学会誌, **16**：681-693, 1981.

2.3 放射線による生体分子の損傷

キーワード　活性酸素種（ROS），塩基損傷，塩基の遊離，DNA鎖切断（SSB, DSB），架橋，脂質過酸化

はじめに

放射線による生物作用は放射線が生体を通過して開始される一連の連鎖的な反応の結果であると理解されている．この一連の反応は物理的過程・化学的過程・生化学的過程・生物学的過程の4段階に分けて理解されている．最初の物理的過程は$10^{-18} \sim 10^{-13}$秒のオーダーで放射線の飛跡に沿って起こる生体を構成する原子・分子の電離（イオン化）・励起であり，これに続く化学的過程（$10^{-12} \sim 10^0$秒）・生化学的過程（数秒〜数分）においてさまざまな生体分子にエネルギーが付与され，ラジカルの生成などを伴って放射線による生物作用の主な標的であるDNAにも影響が及ぶ．生体分子の内，細胞中にもっとも多く含まれるのは水であり全体の7割以上にも達する．したがって，放射線による生物作用では放射線と水との相互作用が重要なはたらきをしている．水の放射線分解（電離・励起）により，図1に示すように・OH，・H，e_{aq}^-などの非常に反応性が高い不対電子をもつフリーラジカル（遊離基）が生じる（2.1・2.2参照）．放射線の有害な生物影響は内在性シグナル伝達によって増幅され，生体を構成するDNA・脂質・タンパク質・多くの代謝産物に酸化損傷が誘発される一連の事象を含んでいる．

1. 活性酸素種による生体分子の損傷と防御

酸素呼吸を行う生物にとって副次的に生じる活性酸素種（reactive oxygen species, ROS）は不可避の重要な問題である．ROSは細胞内の呼吸鎖複合体（電子伝達系）から漏れ出た電子が酸素と反応してつくられる酸化力の異なる種々の分子種（$O_2^{\cdot -}$，H_2O_2，・OHなど）の総称であるが，中でももっとも酸化力の強いのは・OHである．・OHは細胞内のさまざまな物質（核酸・タンパク質・脂質）を酸化し，それらの機能を損ない，結果的に生物の増殖を阻害する．ROSはX線などの放射線の照射以外にも環境中のさまざまな化学物質・紫外線などによっても発生する．したがって，生物は常にROSに曝露されていて，そのROSは老化や突然変異を引き起こしてがんを誘発するほか，種々の疾病の原因となることが明らかになってきている．

生物はこのようなROSからの悪い影響を受けないようにROSを消去する種々の防御手段を有しているため，通常は生体内でのROSの産生と消去はバランスがとれている状態にある．生体内の呼吸に伴う$O_2^{\cdot -}$の発生は，スーパーオキシドジスムターゼ（superoxide dismutase, SOD）の触媒により酸素とH_2O_2とに変換される．産生されたH_2O_2はカタラーゼ（catalase, CAT）あるいはグルタチオンペルオキシダーゼ（glutathione peroxidase, GPx）によって無毒化される．ただし，・OHにはこれを消去する酵素系がないため，周囲の生体分子を酸化することで生体に悪影響をもたらす元凶と考えられている．生体内には上記のような酵素系のほかラジカルスカベンジャー（2.2参照）の機能を有する抗酸化物質（アンチオキシダント）と総称されるビタミ

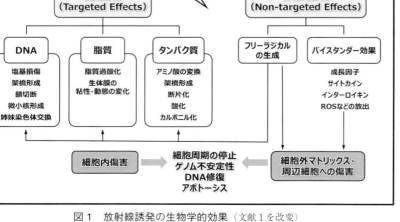

図1　放射線誘発の生物学的効果（文献1を改変）

ンC・ビタミンE・β-カロチン・ポリフェノールなどのROS消去に大きな役割を果たす多くの分子種が知られている．これらの物質は還元性が強く，電子1～2個をフリーラジカルに与えた状態でかなり安定である．フリーラジカルは電子（または水素原子）1個を受け取ると安定化し，反応性を失う．なお，生体にとってきわめて重要な意味をもつ酸化DNA損傷などに対する防御系としてさまざまなDNA修復系が知られている（2.4・2.5参照）．

2. 放射線による生体高分子の傷害

生体を構成する高分子化合物に対する放射線の主な作用は主鎖と側鎖の切断である．これらの作用は線量依存的であり，分子内あるいは分子間の架橋反応により分子の体積縮小や粘度低下などの現象をもたらす．図1に示すように放射線が照射された生体内では，DNA・タンパク質・脂質などの巨大な生体高分子の直接的な変化・フリーラジカルの生成，あるいは成長因子・サイトカインの放出などによるバイスタンダー応答（2.13参照）を介して間接的に誘発される変化がもたらされる．これらの損傷の累積的結果は細胞周期停止・ゲノム不安定性・DNA修復・アポトーシス細胞死のいずれかの生体応答を引き起こす．また照射された細胞は細胞外マトリックスや非照射の周辺細胞に同様の変化を誘発するインターロイキン6（IL-6）・腫瘍壊死因子α（TNF-α）などのバイスタンダー因子も生成する．

3. DNAの損傷

放射線が細胞内のDNAに当たると，放射線の飛跡に沿って各所にラジカルが発生し，結果として塩基遊離・リン酸基切断・塩基脱アミノ化・水素結合開裂・一本鎖切断（single strand break，SSB）・二本鎖切断（double strand break，DSB）が起こり，さらに分子内あるいは分子間に架橋が形成される（図2A）．塩基損傷はラジカルが塩基に付加することによって別の性質をもつ塩基に変化する損傷である．とくに・OHはプリンまたはピリミジンのC-5あるいはC-6の二重結合の位置に付加して酸化損傷（oxidative DNA damage）を引き起こす．高頻度に生じるものとして8-ヒドロキシグアニン（8-OHdG），8-オキソグアニン（8-oxoG），チミングリコール（TG）など

がある（図2B）．また場合によっては塩基がDNA鎖から遊離することもあり（塩基遊離），とくにプリンヌクレオチドの塩基とリボース環の間のN-グリコシド結合の開裂によるものを脱プリンという．塩基が遊離した部位を脱塩基部位（AP部位，apyrimidinic/apurinic site，AP site）といい，この部位はアルカリ処理によって容易に切断される．AP部位ではDNA複製が阻害されるので突然変異の原因ともなる．DNA切断は主に糖鎖の損傷により生じる（図2C）が，片方のDNA鎖に切断が起こる場合をSSB，二本鎖DNAの対面あるいは近傍の部位で両鎖に切断が起こる場合をDSBという．低LET放射線ではSSBの割合が大きく，高LET放射線では電離密度が高いためにDSBの割合が増加する．1GyのX線は細胞当たり約10^5のイオン化をもたらし，細胞当たり塩基損傷が約6,400個，SSBが600～1,000個，DSBが16～40個を生成すると推定されている（表1）．通常SSBは容易に修復されるため突然変異誘発性または致死性となる可能性は低いが，DSBの修復はより複雑であり，突然変異を誘発する可能性が高いことから放射線による細胞死の原因と考えられている．つまり，ヒト細胞ではDSBの修復は照射後2時間以内に誘導されて約24時間で完了するが，DSB修復は主に非相同末端結合（non-homologous end joining，NHEJ）によって修復されるので修復エラーが起こりやすく，突然変異を誘発する可能性が高くなる．またDSBの修復エラーは染色体異常と大規模なクロマチン再編成をもたらす．架橋とは放射線によってDNAの塩基間やDNAの塩基とタンパク質の間で共有結合が形成されることで，片方の鎖の異なる塩基間で共有結合が起これはDNA鎖内架橋，両方のDNA鎖の塩基間で共有結合が起これはDNA鎖間架橋，そしてDNAの塩基とタンパク質の間で共有結合が起これはDNA-タンパク質間架橋（図2A）といわれる．とくにチミン（塩基）とチロシン（アミノ酸）の間での架橋が多いとされている．1Gyの低LET放射線照射により細胞当たり約150個のDNA-タンパク質間架橋が形成される．放射線は点突然変異や欠失を誘導することも知られているが，8-OHdG・8-oxoG・TGなどの塩基の酸化損傷を除き，放射線誘発性発がんへの塩基損傷の寄与の詳細はまだ明らかにされていない．多くの研究において放射線によるDNA損傷がヘテロ接合性の喪失（loss

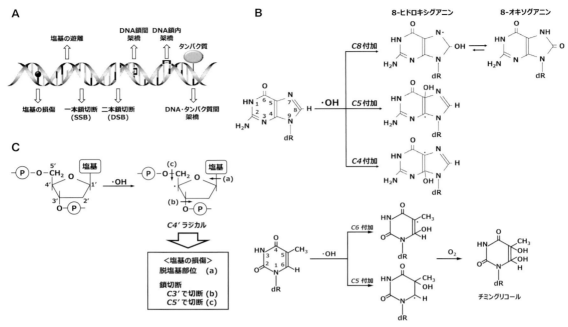

図2 放射線によるDNAの損傷
A：電離放射線により生じるDNA損傷は，塩基損傷，塩基遊離，鎖切断，架橋に大別できる．
B：アデニンやグアニンなどのプリン塩基，シトシンやチミンなどのピリミジン塩基のいずれの場合にも，C5あるいはC6位の二重結合に・OHラジカルが作用し，付加した酸化損傷が形成される．図に示す8-ヒドロキシグアニンは，1984年にKasaiらによって最初に変異原性が明らかにされた酸化損傷である[6]が，化学平衡は8-オキソグアニンの側に偏っているとされる．
C：DNAの糖鎖部分の損傷としては，・OHラジカルがC4'位の水素を引き抜き，C4'ラジカルが形成される．その後，塩基と糖（デオキシリボースという五炭糖で，炭素原子に1'～5'の番号が付されている）をつなぐN-グリコシド結合が切れて（矢印a），脱塩基部位（AP部位）を生じたり，C3'（矢印b）やC5'（矢印c）の糖-リン酸エステル結合が切れて一本鎖切断が生じたりする．なお，C3'で切れた後にさらにC5'で切れると1つのヌクレオチドがDNAから遊離することになる．（文献2, 3を改変）

表1 放射線（X線・γ線）によるDNA損傷の種類と量

傷の種類	自然状態での傷 個数／細胞／日	放射線の傷 個数／細胞／Gy
塩基損傷	20,000	約6,400
一本鎖切断（SSB）	50,000	600～1,000
二本鎖切断（DSB）	10（推定値）	16～40

表中の左側に自然状態での，右側に放射線（X線・γ線）によるDNA損傷の種類と量を示す．ヒトの身体は絶えずさまざまなDNA損傷を受けていることがわかる．（文献4, 5を改変）

of heterozygosity，LOH）の原因の1つであることが示されており，「放射線発がん」の痕跡として捉えられている．

4. 脂質の損傷

生体膜は主に脂質によって形成されているので，放射線によって生成されたフリーラジカルは生体膜の損傷の最大の原因である．一般に生体膜の酸化損傷は原形質膜の主成分であるリン脂質の分解によってもたらされる．この過程は主に放射線による生体膜中のスフィンゴミエリン（sphingomyelin）をセラミド（ceramide）に変換する酵素であるスフィンゴミエリナーゼ（sphirgomyelinase，SMase）の活性化によってもたらされる．また脂質過酸化（lipid peroxidation）も放射線によって誘発される主要な脂質の損傷である．細胞膜に存在する脂質（LH）は・OHにより電子を奪われて不対電子をもつようになり，水素原子を引き抜かれると脂質ラジカル（L・）となる．これが引き金となり，生成されたL・は酸素分子と反応して脂質ペルオキシラジカル（LOO・）となり，LOO・は他の脂質と反応して水素を引き抜き，自らは過酸化脂質（LOOH）となると同時に，新たにL・が形成される．このL・生成に及ぶ反応は繰り返し起こり，連鎖的脂質過酸化反応といわれている（図3）．脂質の中でも二重結合を有する多価不飽和脂肪酸が主に酸化を受ける．

脂質過酸化反応の最終生成物であるマロンジアルデヒド（malondialdehyde，MDA）は分子式CH_2

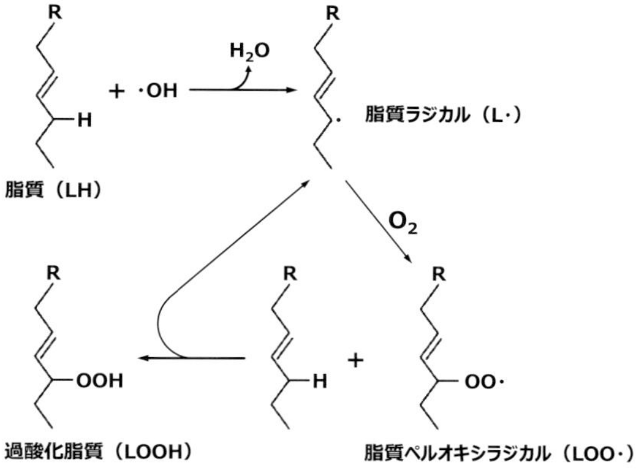

図3　連鎖的脂質の過酸化反応

（CHO）$_2$で表される有機化合物であり，DNA中のデオキシアデニン・デオキシグアノシンと反応して，主にM$_1$G（pyrimido[1,2-a]purin-10(3H)-one）といわれるDNA付加体を生成する．その他には脂質過酸化のアルデヒド生成物である4-ヒドロキシ-2 ノネナールが知られている．これらの生成物はいずれも細菌およびほ乳動物において突然変異誘発性や毒性があることが示されている．脂質過酸化は細胞の構造的・機能的障害，脂質分子間の架橋および極性生成物の蓄積による膜内部の誘電率の上昇などの変化をもたらし，膜の拡散特性に影響を与える．したがって，放射線への曝露は生体膜を貫通するイオンチャンネルの変化にも関与することになる．

　このように過酸化脂質が蓄積すると細胞膜の中に存在する種々の酵素タンパク質が壊されて正常な機能を保てなくなり，動脈硬化・血栓ができやすい状態となり，さまざまな疾患の原因となる．過酸化脂質の蓄積抑制には細胞膜にあるビタミンEが有効であるといわれている．

5. タンパク質の損傷

　放射線は架橋反応誘発・アミノ酸変換などによりタンパク質に直接的な影響を与えるほか，ROS誘発レドックス反応によって間接的にタンパク質に損傷を与える．放射線によって誘導されるタンパク質の化学変化には酸化・カルボニル化 carbonylation・切断・架橋などがある．タンパク質の構成単位であるアミノ酸の酸化としてグルタミン酸セミアルデヒド（アルギニン，プロリン）・2-アミノアジピン酸セミアルデヒド（リジン）・2-ピロリドン・4-ヒドロキシプロリ

ン（プロリン）・システインジスルフィド・スルフェン酸（システイン）・3-4-5 ヒドロキシロイシン（ロイシン）・2-オキソ-ヒスチジン（ヒスチジン）の生成が知られている．これらのタンパク質の酸化に加えて生成されたROSはペプチド結合の切断を誘導し，さらに断片化されたタンパク質は一般に反応性の高いカルボニル基（ケトンおよびアルデヒド）を有するためタンパク質のカルボニル化が誘発され，酸化的ストレス誘発性細胞傷害のパラメータとされている．中でもタンパク質の架橋は放射線誘発損傷の代表的なものである．システイン側鎖の酸化はタンパク質のチオール基間やグルタミン酸・システイン・グリシンの3つのアミノ酸からなるトリペプチドであるグルタチオン（glutathione, GSH）のような低分子のチオール基との間に混合ジスルフィドの形成をもたらす．酸素が存在しない場合2つの炭素中心のフリーラジカルが反応してC-C架橋誘導体が形成される．酸化されたタンパク質のカルボニル基と同一または異なるタンパク質との間でタンパク質内あるいはタンパク質間の架橋を形成する．

おわりに

　通常の自然状態の細胞内でもさまざまな代謝活動によりROSが生成され，DNA・脂質・タンパク質などに種々の変化が生じている．表1に示したようにDNAには塩基損傷・SSB・DSBなどの損傷が絶えず生じており，通常は生体が有するDNA修復系などにより健康上はほとんど問題にならないレベルにまで修復されている．そこへ放射線照射による負荷がかかることにより線量に応じた損傷の増加が起こり，DNA損傷度が細胞の損傷修復能力を超えるレベルに達した場合にはアポトーシスといわれる細胞死の経路で損傷細胞が生体から排除される仕組みになっている．

〔績　輝久〕

引用文献

1) Mutat Res, **728**：139-157, 2011.
2) Nature, **411**：366-374, 2001.
3) Antioxid Redox Signal, **21**：260-292, 2014.
4) 放射線基礎医学　第12版，金芳堂．p.145-168, 203-220, 302-305, 2014.
5) 人は放射線になぜ弱いか　第3版，講談社．p.238, 1998.
6) Gann, **75**：1037-1039, 1984.

2.4 放射線によるDNA損傷の修復

キーワード ミスマッチ修復，塩基除去修復，DNA一本鎖切断修復，DNA二本鎖切断修復，非相同末端結合（NHEJ），相同組換え

はじめに

放射線によるさまざまな生物作用やがん治療効果は主にDNAの損傷によってもたらされると考えられている．その中でDNA二本鎖切断（double strand break, DSB）はとくに重篤で，放射線による生物作用にもっとも密接にかかわると考えられている．また，DNA損傷はDNA複製の過程や酸素呼吸の副産物である活性酸素種など内在的な要因によっても絶えず生じている．そのため生体にはさまざまなDNA損傷を修復する仕組みが備わっている．本節ではミスマッチ修復（mismatch repair, MMR）・塩基除去修復（base excision repair, BER）・DNA一本鎖切断修復（single strand break repair, SSBR）・DNA二本鎖切断修復（double strand break repair, DSBR）について述べる．ヌクレオチド除去修復・光回復などについては5.2.2を参照されたい．

1. ミスマッチ修復（MMR）[1]

ミスマッチには二本鎖DNA上にA-T, G-Cではない塩基対が形成される場合と，塩基の欠失または挿入によって2本のDNA鎖の間で塩基数が異なる場合がある．ミスマッチが生じる主な要因としてはDNA複製過程でのエラー，塩基の化学的変化（例えばシトシンの脱アミノ化），塩基配列に違いがある領域間での組換え（相同染色体間の組換えなど）などがあげられる．正しく修復するためにはどちらの鎖が正しいかを判断する必要がある．DNA複製過程でのエラーについては鋳型鎖が正しく，新生鎖が誤りと判断するのが妥当と考えられる．大腸菌の場合，DNA複製後しばらくして塩基がメチル化（シトシンの5位など）を受けることからメチル化を受けた鎖が鋳型鎖であり，メチル化を受けていない鎖が新生鎖で修復されるべき鎖と判断されている．しかし，酵母・ヒトなどの真核生物ではメチル化による鋳型鎖・新生鎖識別は行われておらず，不連続な鎖が新生鎖であると判断されている可能性などが考えられている．

ミスマッチ修復において重要な機能を担う分子にMSH（MutS homologue）・MLH（MutL homologue）タンパク質がある．MSHはミスマッチの認識を行う．ヒトにおいてはMSH1～6の6種のMSHタンパク質がある．MSH1はミトコンドリアDNAのミスマッチ修復，MSH4とMSH5の複合体は減数分裂時のミスマッチ修復に関与する．MSH2はMSH6（GTBPともいう）あるいはMSH3と複合体を形成する[2-4]．MSH2-MSH6複合体（MutS αともいう）とMSH2-MSH3複合体（MutS βともいう）は部分的に重複した機能をもつが，前者は塩基同士のミスマッチ（例えば，G-T塩基対など）や塩基の欠失・挿入のいずれにも結合するのに対し，後者は2～8塩基の欠失・挿入に特異的に結合する．

MLHはMSHと結合してミスマッチ部位に動員される．ヒトにおいてはMLH1～3の3種のMLHタンパク質がある．MLH1はPMS2と複合体を形成し

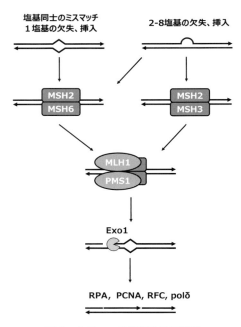

図1 ミスマッチ修復の分子機構

表1 ほ乳類のDNAグリコシラーゼ

略称	名称	損傷の種類
UNG	uracil N-glycosylase	ウラシル
SMUG1	single-strand-specific monofunctional uracil DNA glycosylase	
MBD4	methyl-binding domain glycosylase 4	グアニンと対合したウラシル，チミンなど
TDG	thymine DNA glycosylase	
OGG1	8-oxoG DNA glycosylase 1	8-オキソグアニンなどの酸化損傷
MYH	mutY homolog DNA glycosylase	8-オキソグアニンと対合したアデニン
MPG	methylpurine glycosylase	アルキル化プリン
NTHL1	endonuclease III-like 1	チミングリコール，ホルムアミドピリミジン（FaPy）などの酸化損傷
NEIL1	endonuclease VIII-like 1	
NEIL2	endonuclease VIII-like 2	
NEIL3	endonuclease VIII-like 3	

てミスマッチ鎖の切断を行う[5,6]．MLH3はMLH1と複合体を形成して一部のミスマッチ鎖の切断にかかわるほか，MSH4-MSH5複合体とともに減数分裂時のミスマッチ修復にかかわると考えられている．MLH2はMLH1と複合体を形成するが機能は明らかになっていない．

これら以外にミスマッチ修復にかかわる分子にはEXOI・RPA・PCNA・RFC・DNAポリメラーゼδ（Polδ）などがある．EXOIは切断を受けたミスマッチ鎖を分解し，そのほかの分子はDNA鎖の再合成に関与している（図1）．

ミスマッチ修復機構に異常があると突然変異誘発・発がんにつながると考えられる．*MSH2*および*MLH1*は，常染色体優性（顕性）遺伝を示す遺伝性非ポリポーシス型大腸がんhereditary non-polyposis colorectal cancer（HNPCC，あるいはLynch症候群）の原因遺伝子である[7-10]．

2. 塩基除去修復（BER）[11]

塩基除去修復ではまず異常な塩基がデオキシリボース環から切り離される．この反応を触媒するのがDNAグリコシラーゼといわれる酵素群である．ヒトには11種のDNAグリコシラーゼがあり，損傷ごとに使い分けられている（表1）[12]．代表的なものにはウラシルを除去するウラシルDNAグリコシラーゼ（UDGまたはUNG）および8-oxoG DNAグリコシラーゼ1（OGG1）がある．DNAグリコシラーゼによって異常な塩基が切り離されるので塩基がない部位が生じる．これを脱塩基部位（AP部位（apyrimidinic/apu-

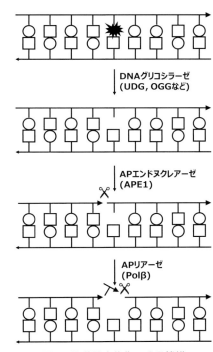

図2 塩基除去修復の分子機構
以降の反応は図3を参照．

rinic site, AP site））という．続いてAPエンドヌクレアーゼ（AP endonuclease, ヒトではAPE1）がAP部位の5′側の隣接するデオキシリボース環の3′-水酸基とリン酸基の結合を切断する[13,14]．次に5′末端に残った塩基のないデオキシリボースがAPリアーゼ（AP lyase）によって切断される．ヒトではDNAポリメラーゼβ DNA polymerase β（Polβ）がもつAPリアーゼ活性によってこの切断が行われる[15]．これらの一連の反応によって一本鎖切断構造が形成され

る（図2）．以下の修復は次に述べるDNA一本鎖切断修復と同様に行われる．

3. 一本鎖切断修復（SSBR）[16]

一本鎖切断修復ではまずポリADPリボースポリメラーゼ1（poly ADP-ribose polymerase 1, PARP1）によって損傷が認識される．PARP1は一本鎖切断SSBへの結合によって活性化され，それ自体やヒストンに枝分かれ構造のあるポリADPリボース鎖（poly ADP-ribose, PAR）を付加する．PAR鎖の長さは数百個程度である．PARP1およびPAR鎖はSSBの目印になると考えられ，さまざまな修復酵素との相互作用によって足場として機能するXRCC1（X-ray repair cross-complementing 1）[*1]をSSB部位に動員し[17,18]．クロマチンリモデリング機能をもつAPLF，ALC1などのタンパク質を動員してクロマチン構造を弛緩させる．その後PAR鎖はポリADPリボースグリコシラーゼ（poly ADP-ribose glycosylase, PARG）によって速やかに分解され，次のSSB認識に備える．

SSBが結合されるためには，①2本の鎖の間で塩基対が正しく，過不足なく形成されていること，②5′-末端がリン酸基，3′-末端が水酸基となっていることが条件である．この条件に適合しない場合には末端の整形が行われる．これをプロセシング（processing）という．プロセシングにかかわる酵素にはギャップを補完するPolβ[17]，5′-末端へのリン酸基の付加と3′-末端のリン酸基の除去を行うPNKP（polynucleotide kinase/phosphatase）[19]などがある．これらはXRCC1との相互作用によってSSB部位に動員される．BERの過程でAPE1による切断で生じるSSBにはAPE1が直接Polβを動員する場合がある．

SSBRにはショートパッチ型修復（short-patch repair）とロングパッチ型修復（long-patch repair）がある．ショートパッチ型修復ではPolβによる1塩基合成に続いてDNAリガーゼⅢ（DNA ligaseⅢ, LIG3）が3′-末端の水酸基と5′-末端に付加されたリ

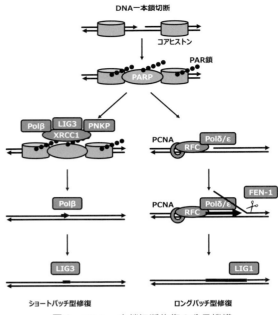

図3　DNA一本鎖切断修復の分子機構

ン酸基を結合してSSBRが完了する．XRCC1は足場タンパク質としての機能に加え，LIG3と複合体を形成することによりLIG3の安定化・活性調節にも重要な役割を担っている[20]．ロングパッチ型修復では，DNA複製酵素であるPolδおよびDNAポリメラーゼε（DNA polymerase ε, Polε）・PCNA・RFCなどによって切断部位の3′-側の一本鎖DNAを置き換えるように2～12塩基程度のDNA合成が行われる．はね上げられた一本鎖DNAはFEN-1（flap endonuclease 1）によって除去され，最終的にDNAリガーゼⅠ（DNA ligaseⅠ, LIG1）が3′-末端の水酸基と5′-末端に付加されたリン酸基を結合してSSBRが完了する（図3）．

4. 二本鎖切断修復（DSBR）

二本鎖切断（DSB）は放射線によって生じるさまざまなDNA損傷の中でもっとも重篤なものと考えられている．真核生物の酵母からほ乳類においてはDSBは主として非相同末端結合 non-homologous

---

[*1] XRCC1（X-ray repair cross-complementing 1）：電離放射線によるDNA損傷の修復にかかわる遺伝子を同定するために，電離放射線に感受性を示すげっ歯類細胞変異株が多数単離された．これらの変異株は，融合しても感受性が回復しない，すなわち同一遺伝子を欠損していると考えられるグループに分類された．これを相補群という．次に，感受性変異株とヒト細胞を融合することにより，感受性変異株で欠損している遺伝子に相当するヒト遺伝子の探索，同定が行われた．このような遺伝子をXRCCの後に相補群の番号をつけていう．例えば，XRCC1は電離放射線感受性相補群1で欠損している遺伝子である．また，XRCC5はKu80，XRCC7はDNA-PKcsの遺伝子に相当する．

end joining（NHEJ）および相同組換え homologous recombination（HR）の2つの機構によって修復される．NHEJ では2つの DNA 末端同士を必要に応じて整形した後に連結して修復する．HR では DSB 部位周辺の塩基配列と相同な塩基配列をもつ DNA を鋳型として DNA 合成を行って修復する．

一般的に HR は NHEJ より正確であると考えられている．NHEJ では結合部位における塩基の欠失・挿入，元とは異なる DNA 末端同士の結合による染色体異常が起こる可能性が考えられる．ただし，ヒトなどではゲノムの中でタンパク質をコードする領域はごく一部であり，それ以外の領域においては少数の塩基の欠失・挿入は許容されると考えられる．なお，NHEJ は G_1 期～G_2 期まで通して機能している．HR では相同な塩基配列間のわずかな違いを除けば塩基レベルで正確に修復されると考えられる．しかし，HR を行うには鋳型となる相同な塩基配列をもつ DNA，すなわち相同染色体もしくは姉妹染色分体が必要となる．そのため一倍体細胞の G_1 期においては原理的に不可能である．ヒトなどでは相同染色体を鋳型とした HR は行われず，HR による修復は姉妹染色分体が存在する S 期の中盤以降から G_2 期に限定される．このように NHEJ と HR にはそれぞれ長所と短所があり，互いに補い合う関係にあると考えることができる．

（1）NHEJ

NHEJ には C-NHEJ（classical or canonical NHEJ）と A-NHEJ（atypical or alternative NHEJ）がある．ここでは C-NHEJ について述べる．

C-NHEJ においては，DSB の認識にかかわる Ku および DNA 依存性プロテインキナーゼ触媒サブユニット（DNA-dependent protein kinase catalytic subunit, DNA-PKcs），2つの DNA 末端同士の結合を行う DNA リガーゼ Ⅳ（DNA ligase Ⅳ, LIG4），その調節にかかわる XRCC4，XLF が中心的な役割を担う（図4）．

Ku は Ku70 と Ku80（Ku86）からなる二量体である．Ku は 1980 年代に膠原病患者の自己免疫抗原と

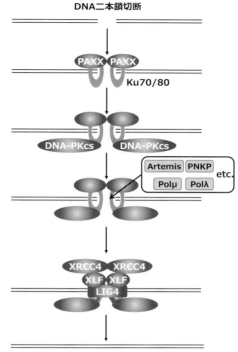

図4　非相同末端結合の分子機構

して発見され，配列によらず DSB に特異的に結合する性質をもつことが示された[21]．1990 年代には Ku は DNA-PKcs とともに DNA 依存性プロテインキナーゼ（DNA-dependent protein kinase, DNA-PK）として機能すること[22, 23]，電離放射線高感受性と V(D)J 組換え[*2]欠損を示す一連のげっ歯類細胞で欠損していることが明らかになった[24, 25]．2001 年に X 線結晶構造解析によって Ku はリング状の立体構造をもち，針の穴に糸を通すようにして DNA と結合することが明らかにされ[26]，これが DSB に特異的に結合する理由であると考えられている（図5）．

DNA-PKcs は 1980 年代にヒト細胞から二本鎖 DNA 依存的に Hsp90・SV40 T 抗原などをリン酸化する酵素として精製され，p350 といわれていた[27, 28]．Ku と同様に DNA-PKcs も電離放射線高感受性と V(D)J 組換え欠損を示す一連のげっ歯類細胞で欠損していることが明らかになった[29-31]．その中には，B

---

*2　V(D)J 組換え：B 細胞，T 細胞では抗体，T 細胞受容体の多様性を生み出すために，遺伝子のつなぎ変えが行われる．例えば，抗体の重鎖の場合，約 200 個の V セグメント，約 20 個の D セグメント，4 個の J セグメントからランダムにそれぞれ 1 個がつなぎ合わされることにより，1 万通り以上の異なる重鎖が形成される．これを V(D)J 組換えという．V(D)J 組換えでは，まず選択された 2 つのセグメントが対になり，各セグメントに隣接する決まった配列に RAG1/RAG2 複合体が結合して切断する．次に，NHEJ 機構によってセグメント同士の結合が行われる．

2.4　放射線による DNA 損傷の修復　　93

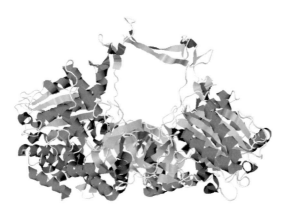

図5　Ku70/80ヘテロダイマーの立体構造
(Research Collaboratory for Structural Bioinformatics Protein Data Bank (RCSB PDB) 1JEQ).

細胞・T細胞を欠損する重症複合免疫不全（severe combined immunodeficiency, Scid）マウスが含まれる．DNA-PKcsは4127アミノ酸からなる巨大なタンパク質であり，キナーゼ触媒ドメインを含むC末端の部分でATM・ATRと相同性を示す[32]．これらはいずれもタンパク質キナーゼであり，脂質キナーゼ酵素の1種であるホスファチジルイノシトール3-リン酸キナーゼに似ていることから，PIKK（phosphatidylionsitol 3-phosphate kinase-like kinase）ファミリーという．

XRCC4は1995年に同定され[33]，後にLIG4と結合していることが明らかにされた[34,35]．XRCC4と一次構造，三次構造上類似し，C-NHEJにかかわる分子として2006年にXRCC4-like factor（XLF, Cernunnos）[36,37]，2015年にParalog of XRCC4 and XLF（PAXX, XLS）[38-40]が同定された．PAXXはKuと結合してNHEJ複合体を安定化する可能性が考えられている．

SSBの場合と同様にLIG4によってDSBが結合されるためには，①2本の鎖の間で塩基対が正しく，過不足なく形成されていること，②5′-末端がリン酸基，3′-末端が水酸基となっていることが条件である．この条件に適合しない場合にはプロセシングが行われる．①に関してはDNAポリメラーゼμ/λ（DNA polymerase μ/λ, Polμ, Polλ）がギャップの補完を行い，Artemis（エンド/エキソヌクレアーゼ）がDNA-PKcsとの結合により活性化されて一本鎖DNAの除去・ヘアピン構造の開裂を行う[41,42]．②に関してはSSBRの場合と同様にPNKPが行う．

(2) HR

HRでは，まず一方の鎖を分解して一本鎖DNA領域を形成し，これと相補的に二本鎖を形成（ハイブリダイズ）する鎖の検索が行われる．分解はDSB断端の5′-末端から3′方向に行われ，その結果，3′-末端が突出した一本鎖DNA領域が形成される．この反応をリセクション（resection）という．リセクションにおいて重要な役割を担うのがMre11・Rad50・Nbs1からなるMRN複合体である．*NBS1*はナイミーヘン染色体不安定性症候群 Nijmegen breakage syndrome（NBS）の原因遺伝子である[43-45]．Mre11はエンド/エキソヌクレアーゼ[*3]活性をもち，CtIPがそれを促進する[46]．

一本鎖DNA領域は以下の仕組みで形成される．まずMre11のエンドヌクレアーゼ活性により二本鎖のうち一本（5′端をもつ鎖）にニックが入る．次にMre11のエキソヌクレアーゼ活性によりニックからDSBの方向に逆戻りする形で（3′-5′方向に）分解が起こる．同時にニックから5′-3′方向にExoI（エキソヌクレアーゼ）とBLM（ヘリカーゼ）との協働により分解が起こる（図6）[47]．

このようにして形成された一本鎖DNA領域にRPAが結合して安定化する[48]．このRPAが相同鎖の検索を行うRad51に置き換えられる（Rad51フィラメント）[49,50]．Rad51は一本鎖DNA領域と二本鎖DNAの一方の鎖との交換反応を促進することによって相同鎖の検索・対合を行う．これにより二本鎖DNAの一部が開裂し，その一方に一本鎖DNAの3′-末端が侵入した構造ができる（D-loop）．

Rad51フィラメント形成にかかわる分子にはBRCA1・PALB2・BRCA2などがある．*BRCA1*・*BRCA2*は常染色体優性（顕性）遺伝を示す家族性乳がんの原因遺伝子である[51]．また，*BRCA1*, *PALB2*, *BRCA2*, *RAD51*はいずれもファンコニ貧血患者で変異が認められ，それぞれ*FANCS*, *FANCN*,

---

*3　エンド/エキソヌクレアーゼ：核酸分解酵素をヌクレアーゼという．エンドヌクレアーゼはDNA鎖を末端以外のところで切断する酵素であり，エキソヌクレアーゼはDNAの末端から塩基を1つずつ分解していく酵素である．

FANCD1, *FANCR* ともいわれる[51]. Rad51 に相同性を示す分子には Rad51B・Rad51C・Rad51D・XRCC2（FANCU）・XRCC3・DMC1 がある[52]. DMC1 は減数分裂時の相同染色体間での組換えに関与するが, それ以外のパラログは Rad51 フィラメント形成にかかわる.

D-loop の 3′-末端から鋳型鎖に対して相補的な DNA 合成が行われる. この際に損傷 DNA 鎖と鋳型 DNA 鎖の間で塩基配列に違いがあると合成部分での損傷 DNA 鎖の配列が失われ, 鋳型 DNA 鎖の配列で上書きされる形となる. また鋳型 DNA 鎖に相補的に合成された部分と反対側の元からある一本鎖 DNA 領域とが対合した後にミスマッチ修復によって損傷鎖 DNA 側の配列が書き換えられる場合もある. これらを遺伝子変換（gene conversion）という.

最後に損傷 DNA 鎖と鋳型 DNA 鎖がつながった構造を解消することが必要となる. 1 つの方法は合成された DNA 鎖を鋳型 DNA 鎖から解離させ, 損傷の反対側の元からある一本鎖 DNA 領域と対合させるもので, SDSA（synthesis-dependent strand annealing）という. その後に残ったギャップを補完して両鎖をつなげて修復が完了する（図 7A）. 体細胞における DSB の HR の修復では主として SDSA が行われると考えられている.

SDSA が行われなければ, 損傷部位の両側で損傷 DNA 鎖と鋳型 DNA 鎖が絡まりあった構造ができる（図 7B）. これをホリデイ構造（Holliday structure）あるいはホリデイジャンクション（Holliday junction）という. ホリデイ構造は二重らせんの巻き戻しによって前後に移動可能であり, ホリデイ構造の両側で回転する（ねじる）ことが可能である. 2 つのホ

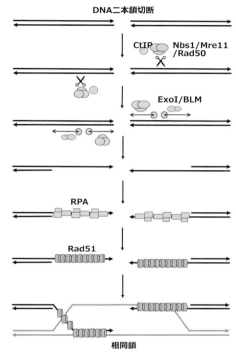

図 6　相同組換えの分子機構（1）—リセクションと相同鎖の検索

以降の反応は図 7 を参照.

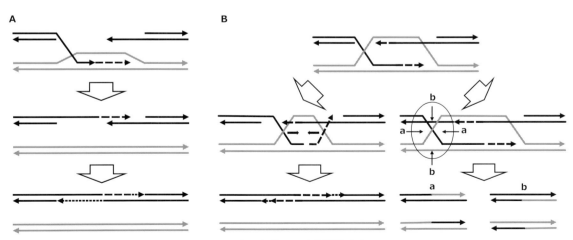

図 7　相同組換えの分子機構（2）

A：SDSA. B：ホリデー構造の解消（左）・解離（右）. 黒は損傷鎖, グレーは鋳型鎖, 矢印は 5′ から 3′ の方向を示す. また, 実線は元からある鎖, 破線は鋳型鎖を用いて合成された部分, 点線は損傷鎖が鋳型鎖と解離した後に合成された部分を示す. ホリデイ構造の解離には二通りあり, a は非交叉（non-crossover）, b は交叉（crossover）の場合をそれぞれ示している.

リデイ構造が近づいていくと解消される（図7B左）. この反応はBLMとトポイソメラーゼⅢαによって行われる[53]. またホリデイ構造は4本のうち2本の鎖を切断することによって解離される. これをリゾリューション（resolution）という（図7B右）. 切断はSLX1-SLX4複合体[54, 55]・MUS81-EME1複合体[56, 57]・GEN1[58]によって行われると考えられている. 2カ所での切断がどのように起こるか（図でaの2カ所で切断されるのか, bの2カ所で切断されるのか）によって切断部位の両側で損傷DNA鎖同士, 鋳型DNA鎖同士がつながる場合と損傷DNA鎖と鋳型DNA鎖がつながる場合がある. 前者を非交叉（non-crossover）, 後者を交叉（crossover）という.

おわりに

　DNA損傷修復の分子機構の解明はがんの放射線治療・抗がん剤治療のさらなる向上につながることが期待される. またDNA損傷・切断は通常においても絶えず生じているのでDNA修復機構の欠損によって神経系・免疫系をはじめとするさまざまな臓器・組織の形成過程や機能に異常が生じる. これらについては2.17, 2.19を参照されたい.　〔松本義久〕

引用文献

1) DNA Repair, **38**：3-13, 2016.
2) Science, **268**：1909-1912, 1995.
3) Science, **268**：1912-1914, 1995.
4) J Biol Chem, **273**：19895-19901, 1998.
5) Proc Natl Acad Sci, USA, **92**：1950-1954, 1995.
6) Cell, **126**：297-308, 2006.
7) Cell, **75**：1027-1038, 1993.
8) Cell, **75**：1215-1225, 1993.
9) Science, **263**：1625-1629, 1994.
10) Nature, **368**：258-261, 1995.
11) Mol Cell Biol, **36**：1426-1437, 2016.
12) Chromosoma, **12**：1-20, 2012.
13) Proc Natl Acad Sci, USA, **88**：11450-11454, 1991.
14) Nucleic Acids Res, **19**：5519-5523, 1991.
15) Science, **269**：699-702, 1995.
16) Exp Cell Res, **329**：2-8, 2014.
17) Nucleic Acids Res, **24**：4387-4394, 1996.
18) Mol Cell Biol, **18**：3563-3571, 1998.
19) Cell, **104**：107-117, 2001.
20) Mol Cell Biol, **14**：68-76, 1994.
21) J Biol Chem, **261**：10375-10379, 1986.
22) Proc Natl Acad Sci, USA, **89**：11920-11924, 1992.
23) Cell, **72**：131-142, 1993.
24) Science, **265**：1442-1445, 1994.
25) Science, **266**：281-291, 1994.
26) Nature, **412**：607-614, 2001.
27) Mol Cell Biol, **10**：6460-6471, 1990.
28) Mol Cell Biol, **10**：6472-6481, 1990.
29) Science, **267**：1178-1183, 1995.
30) Cell, **80**：813-823, 1995.
31) Proc Natl Acad Sci, USA, **92**：3171-3174, 1995.
32) Cell, **82**：849-856, 1995.
33) Cell, **83**：1079-1089, 1995.
34) Curr Biol, **7**：588-598, 1997.
35) Nature, **388**：492-495, 1997.
36) Cell, **124**：287-299, 2006.
37) Cell, **124**：301-313, 2006.
38) Science, **347**：185-188, 2015.
39) Nat Commun, **6**：6233, 2015.
40) Cell Death Diff, **22**：890-897, 2015.
41) Cell, **105**：177-186, 2001.
42) Cell, **108**：781-794, 2002.
43) Cell, **93**：467-476, 1998.
44) Cell, **93**：477-486, 1998.
45) Nat Genet, **19**：179-181, 1998.
46) Nature, **450**：509-514, 2007.
47) Proc Natl Acad Sci, USA, **105**：16906-16911, 2008.
48) J Mol Biol, **304**：151-164, 2000.
49) Cell, **69**：457-470, 1992.
50) Nat Genet, **4**：239-243, 1993.
51) Endocrine-Related Cancer, **23**：T19-T37, 2016.
52) Mol Cell Biol, **21**：2858-2866, 2001.
53) Nature, **426**：870-874, 2003.
54) Cell, **138**：63-77, 2009.
55) Cell, **138**：78-89, 2009.
56) J Biol Chem, **278**：21715-21720, 2003.
57) J Biol Chem, **278**：25172-25178, 2003.
58) Nature, **456**：357-361, 2008.

2.5 放射線類似作用物質による DNA 損傷とその修復

キーワード 放射線類似作用物質，ブレオマイシン，ネオカルチノスタチン，DNA 二本鎖切断，水素引き抜き反応，ブロック末端，相同組換え，非相同末端結合

はじめに

放射線はその飛跡に沿ってフリーラジカル反応による DNA 酸化損傷を誘発し，その結果生成される DNA 二本鎖切断（double strand break, DSB）が主たる細胞死の原因となる．抗がん性抗生物質であるブレオマイシン（bleomycin, BLM）・ネオカルチノスタチン（neocarzinostatin, NCS）などはフリーラジカル反応により酸化的 DNA 損傷を誘発する．さらに DNA 両鎖のデオキシリボースに局所的な多重損傷を誘発するので DSB が生じ，放射線と類似した生物作用をもたらすことから BLM・NCS などを放射線類似作用物質（radiomimetic substance）という[1]．放射線類似作用物質は BLM を代表とする糖ペプチド（glycopeptide）型および NCS を代表とするエンジイン（enediyne）型に分けられる．両者は異なった機構で DSB を誘発するが，DNA のデオキシリボース部位に選択的に反応して DSB・DNA 一本鎖切断（single strand break, SSB）を効率よく誘発するので，DNA 鎖切断修復や DSB の損傷応答研究にも用いられる．

1. 糖ペプチド型放射線類似作用物質による DNA 損傷

BLM は梅沢らにより *Streptomyces verticillus* から単離された抗がん性抗生物質である[2]．BLM による DNA 切断機構は Chen & Stubbe の総説にまとめられている[3]．ペプチドに二糖とビチアゾールが付加した構造をもち，製剤品は主に A_2 と B_2 の混合物である（図1）．BLM とよく似た構造をもつ放射線類似作用物質としてタリソマイシン（tallysomycin）・ゾルバマイシン（zorbamycin）・プラトマイシン（platomycin）などがある[4]．BLM の金属結合領域に結合した二価の鉄イオン（Fe(II)）（あるいは一価の銅イオン）が分子状酸素（O_2）と結合し，BLM-Fe(II)-O_2 複合体を形成する．この複合体の還元により生成する活性型 BLM-Fe(III)-OOH が DNA 鎖切断を引き起こす（図2）．反応はデオキシリボースの C4′ 水素引き抜き反応

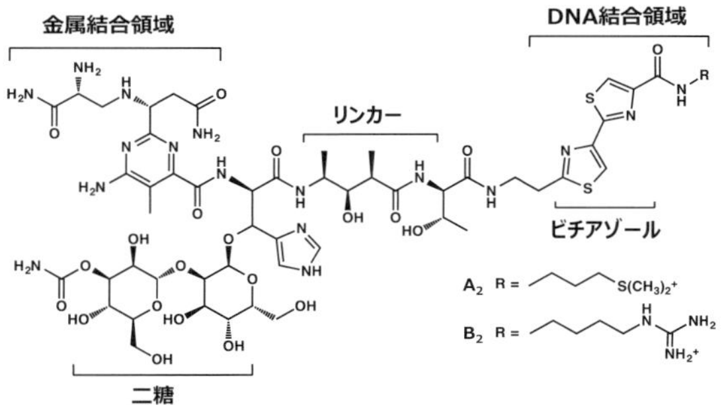

図1 ブレオマイシン A_2 と B_2 の構造

で始まり，3′-ホスホグリコール酸（PG）/5′-リン酸（P）に挟まれた SSB あるいは 4′-酸化型脱塩基部位が生成する．デオキシリボースの C4′ 水素引き抜き反応は 5′-G-Py-3′ 配列のピリミジン（Py）部位に特異的に起こる．さらに 1 つ目の SSB 生成にかかわった BLM が再度活性化されて他方の鎖の C4′ 水素引き抜き反応を行うことにより 2 つ目の SSB が生じ DSB となる．

DSB 端の構造は平滑末端（blunt end, 図2）あるいは 1 塩基の 5′-付着末端（staggered end）となる．BLM の SSB と DSB の生成比は 5:1～20:1 であり，この比は放射線による SSB と DSB の生成比（20:1）に近い[3,5]．一方，非放射線類似物質である過酸化水素もフリーラジカル反応により DNA に酸化的損傷を誘発するが，SSB と DSB の生成比は 2,000:1 であり，DSB 生成効率は著しく低い[5]．

2. エンジイン型放射線類似作用物質による DNA 損傷

エンジイン型放射線類似作用物質は二重結合によって隔てられた 2 つの三重結合を含む 9 あるいは 10 員環構造をもち，結合タンパク質の有無により 2 つのタイプに分かれる．結合タンパク質を含むものには NCS・C-1027，含まないものにはカリケアミシン（calicheamicin, CAL）・エスペラミシン（esperamicin）・ジネミシン（dynemicin）などがある[6]．NCS は石田らにより *Streptomyces macromomyceticus* から単離

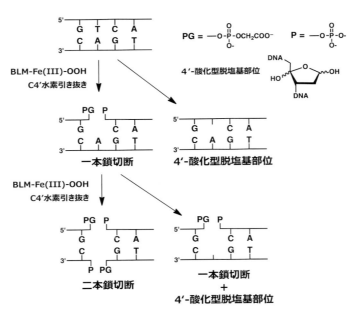

図2 活性型ブレオマイシン（BLM-Fe(Ⅲ)-OOH）のデオキシリボースC4′水素引き抜き反応によるDNA一本鎖切断と4′-酸化型脱塩基部位の生成およびブレオマイシン再活性化によるDNA二本鎖切断の生成

PG：ホスホグリコール酸，P：リン酸．

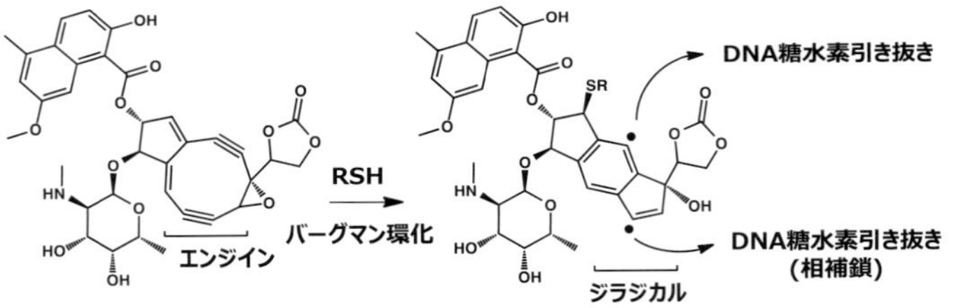

図3 ネオカルチノスタチン発色団（エンジイン）の還元剤（RSH）による活性化と生成するジラジカル

された抗がん性抗生物質で，二環性ジエンジインとそれを保護するタンパク質（113アミノ酸）からなる[7]．NCSの二環性ジエンジインによるDNA切断機構はGoldberg & Dedonの総説にまとめられている[8,9]．NCSはグルタチオンとの反応によりエンジインの立体配座が変化し，バーグマン環化が起こりジラジカルになる（図3）．このジラジカルによるDNA両鎖からの水素引き抜き反応により鎖切断が生成する．その際，一方のDNA鎖の水素引き抜き反応はデオキシリボースのC5′，他方のDNA鎖の水素引き抜き反応はデオキシリボースのC1′あるいはC4′で起こる（図4）．反応は一分子のNCSにより進行する．

NCSによるSSBはチミン（T）で起こりやすい傾向にある（T＞A≫C＞G）が，塩基配列特異性は低い．DSBは5′-AGT/3′-TCAで起こりやすく，2塩基の3′-staggered endが生成する（図4）．SSBとDSBの生成比は5：1である．CALは*Micromonospora echinospora*由来の抗がん性抗生物質で，エンジイン単独でDNAに作用する[9,10]．CALはpolypyrimidine/polypurine（とくに5′-TCCT/3′-AGGA）に高い塩基配列特異性を示す．CALはNCSとよく似たDSBを生成するが，切断端の構造は3塩基の3′-staggered endとなる．

3. 放射線類似作用物質が誘発するDNA鎖切断

放射線類似作用物質によるDNAのデオキシリボース（C1′・C4′・C5′）での水素引き抜き反応で生じた糖ラジカルがSSB・DSB・脱塩基（AP）を引き起こす。放射線類似作用物質はDNA塩基に対する反応性が低いので塩基損傷が少ない点が放射線と異なっている。放射線類似作用物質によるDNA鎖切断の3′末端は3′-ホスホグリコール酸あるいは3′-リン酸である。5′末端は主に5′-リン酸であるが，5′-OHおよび5′-アルデヒドも存在する。これらの末端構造は放射線によっても生成される。3′損傷末端（3′-ホスホグリコール酸，3′-リン酸）および5′損傷末端（5′-OH，5′-アルデヒド）はDNAリガーゼが直接連結できないので，それぞれ3′-ブロック末端および5′-ブロック末端とい

う。したがって放射線類似作用物質によるDNA鎖切断の修復過程の第一段階は3′-ブロック末端および5′-ブロック末端の整形となる。

4. 放射線類似作用物質によるDNA一本鎖切断の修復

放射線類似作用物質によるSBBの3′末端にある3′-ホスホグリコール酸はtyrosyl-DNA phosphodiesterase 1（TDP1）とpolynucleotide kinase/phosphatase（PNKP）のホスファターゼ活性によりDNAポリメラーゼが伸長可能な3′-OHに変換される，あるいはapurinic/apyrimidinic endonuclease 1（APE1）またはaprataxin（APTX）のホスホジエステラーゼ活性により3′-OHに変換される。5′-末端にある5′-OHはPNKPのキナーゼ活性によりリン酸化され，連結可能な5′-Pに変換される[11]。最終的にこれら3′-OHと5′-P末端は塩基除去修復機構の一部の経路（DNA Pol β，LIG3 α/XRCC1）を利用して修復される[11]（図5）。

5. 放射線類似作用物質によるDNA二本鎖切断修復

放射線類似作用物質で生成するDSBの断端は，BLMによるblunt end・1塩基の5′-staggered end，NCSによる2塩基の3′-staggered end，CALによる3塩基の3′-staggered endなどの3′-あるいは5′-ブロック末端となっている（図6）。放射線類似作用物質によるDSBは放射線の場合と同様に，相同組換え（homologous recombination，HR）・非相同末端

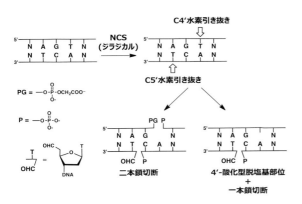

図4 ネオカルチノスタチン（NCS）のデオキシリボースC5′およびデオキシリボースC4′（相補鎖）水素引き抜き反応によるDNA二本鎖切断およびDNA一本鎖切断/4′-酸化型脱塩基部位の生成
PG：ホスホグリコール酸，P：リン酸，CHO：C5′-アルデヒド。

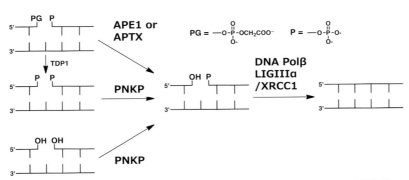

図5 放射線類似作用物質により生成するDNA一本鎖切断末端の構造と修復機構
PG：ホスホグリコール酸，P：リン酸，APE1：apurinic/apyrimidinic endonuclease 1，APTX：aprataxin，TDP1：tyrosyl-DNA phosphodiesterase 1，PNKP：polynucleotide kinase/phosphatase，Pol：polymerase，LIG：DNA ligase，XRCC：X-ray repair cross complimentary-group.

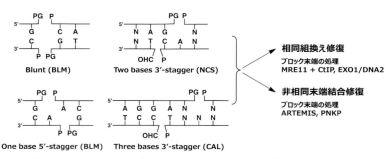

図6 ブレオマイシン（BLM），ネオカルチノスタチン（NCS），カリケミアシン（CAL）により生成するDNA二本鎖切断末端の構造と修復機構

結合（non-homologous end joining, NHEJ）で修復され[3,12,13]，チャイニーズハムスターのDSB修復欠損細胞は放射線類似作用物質に対して高感受性を示す[14,15]．相同組換えでは5′-ブロック末端はMre11/CtIP・EXO1/DNA2によって除去される[16]．非相同末端結合では3′-ブロック末端はartemisなどのヌクレアーゼ活性やPNKPのホスファターゼ活性によって除去される[17]．TDP1が相同組換え・非相同末端結合に関与する因子と相互作用するという報告はないが，TDP1ノックアウトマウスおよびTDP1ノックアウトニワトリDT40細胞はBLMに高感受性を示し，DSB末端の3′-ホスホグリコール酸除去への関与が示唆されている[18,19]．DSBに対する損傷応答が欠損した毛細血管拡張性運動失調症（ataxia telangiectasia, AT）患者由来の細胞は放射線だけでなく，放射線類似作用物質であるBLM・NCS・CALに高感受性を示す[1,20,21]．BLM誘発DSBでは，ATの原因遺伝子産物であるATM（ataxia telangiectasia mutated）タンパク質依存性のDNA損傷応答および細胞周期チェックポイント制御が起こる[3]．他の放射線類似作用物質でも同様の経路がはたらくと考えられている．

エンジインの一種であるC-1027ではATM経路に加えATR経路の活性化も報告されている[22]．

〔井出　博〕

引用文献

1) Mutat Res, 355：71-89, 1996.
2) J Antibiot, 19：200-209, 1966.
3) Nat Rev Cancer, 5：102-112, 2005.
4) J Am Chem Soc, 134：13501-13509, 2012.
5) Nucleic Acids Res, 7：793-804, 1979.
6) Curr Top Med Chem, 8：448-459, 2008.
7) J Antibiot, 18：68-76, 1965.
8) Acc Chem Res, 24：191-198, 1991.
9) Chem Res Toxicol, 5：311-332, 1992.
10) Chirality, 23：660-671, 2011.
11) Prog Neurobiol, 94：166-200, 2011.
12) Oncogene, 22：5792-5812, 2003.
13) ISRN Mol Biol, 2012：ID345805, 2012.
14) Mutat Res, 293：99-118, 1993.
15) Mutat Res, 471：95-105, 2000.
16) J Biol Chem, 290：22931-22938, 2015.
17) DNA Repair（Amst）, 17：21-29, 2014.
18) EMBO J, 26：4732-4743, 2007.
19) J Biol Chem, 287：12848-12857, 2012.
20) Hum Genet, 75：197-208, 1987.
21) Mutat Res, 245：171-175, 1990.
22) Cancer Biol Ther, 14：379-389, 2013.

2.6 放射線による生物作用のあらわれ方（1）
線量効果

キーワード　線量効果，細胞生存率曲線，LQ モデル，素線量，低線量，低線量率，線量率効果，低線量放射線超高感受性，放射線誘発バイスタンダー効果

はじめに

電離放射線による生物作用の多くは物理量である放射線の線量に応じて変化する．線量と生物作用の変化の大きさ（細胞生存率，突然変異誘発効率など）との関係は線量効果関係といわれ，横軸に線量，縦軸に生物作用の大きさをとってグラフにあらわした曲線を線量効果曲線という．線量効果関係は細胞・組織・個体などの違いだけでなく放射線の種類・エネルギー・線量率などによっても異なる．UNSCEAR 2010 年報告書[1]では，X 線や γ 線の外部被ばくの場合には低線量を 200 mGy 未満，低線量率を 0.1 mGy/ 分未満（1 時間以上の平均値）と定義している．本節では線量効果と線量率との関係について概説する．

1．細胞生存率曲線

線量効果曲線のもっとも代表的なものが細胞生存率曲線であり，放射線による生物作用を定量的に評価するうえでもっとも基本となるものである．1956 年に Puck と Marcus らが HeLa 細胞の生存率曲線を初めて報告した[2]（詳細は 2.13 を参照）．単一にした細胞をシャーレなどに播種すると分裂能を有する細胞のみが増殖を繰り返して 1〜2 週間後には肉眼でも観察できる大きさのコロニーをつくる（図 1）．コロニーをつくる能力をコロニー形成能（増殖能）といい，コロニー形成能を失うことを増殖死という．

コロニー形成法により細胞生存率（surviving fraction, S）を求めるにはあらかじめ用いる細胞のコロニー形成率（plating efficiency, PE）を算出する必要がある．シャーレに 100 個の細胞を播種したとしてもすべての細胞が増殖能を維持しているわけではないので非照射コントロールでもできるコロニーの数は通常 100 個より少なくなる．100 細胞を播種して 80 個のコロニーが形成された場合の PE は 80% になる．また照射細胞ではコロニー内の細胞数がさまざまなので 50 細胞以上からなるコロニーを形成した細胞を生存細胞とする場合が多い．

$$コロニー形成率（PE）= \frac{コロニー数}{播種した細胞数}$$

$$= \frac{80}{100} \times 100 = 80\%$$

2 Gy を照射した細胞 100 個当たり 40 個のコロニーが形成された場合には細胞生存率は 0.5 になる．

$$細胞生存率（S）= \frac{コロニー数}{播種した細胞 \times \left(\frac{PE}{100}\right)}$$

$$= \frac{40}{100 \times \left(\frac{80}{100}\right)} = 0.5$$

細胞生存率を照射した各線量において求め，細胞生存率を対数目盛でプロットすると細胞生存率曲線が求められる（図 2）．

2．ヒット論・標的論

電離放射線による生物作用の原因となる「標的」が核 DNA であることがわかる以前から線量効果関係を理解するための試みが行われてきた．その代表的なものがヒット論と標的論である．ヒット論はヒット数を問題として標的の大きさや変化を考慮しない．標的論では標的の大きさ・実体・ヒットによる変化を考慮す

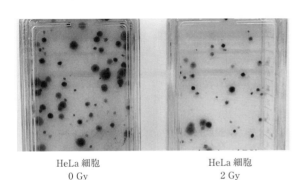

図 1　HeLa 細胞のコロニー
コントロール細胞（0 Gy），X 線 2 Gy 照射細胞とも同数の細胞を播種し，2 週間後に細胞を固定してクリスタルバイオレット溶液で染色した．

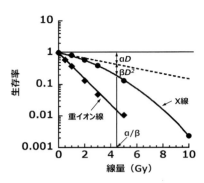

図2 LQモデルを用いてあらわした細胞生存率曲線
X線の場合にはLQモデルが適合するが，重イオン線の場合には線量に比例して直線になる．

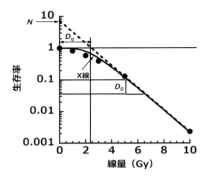

図3 多重標的1ヒットモデルを用いてあらわした細胞生存率曲線

る．しかし，今日では両者を区別せず用いる場合が多い．

非常に小さな標的への放射線のヒットは独立した起こりにくい事象であるためポアソン分布に従う．平均ヒット数が λ 個である場合，n 個のヒットが生じる確率は，

$$p(n) = e^{-\lambda}\frac{\lambda^n}{n!}$$

となり，細胞死が生じるために m 個のヒットが必要であるとすると $(m-1)$ 個のヒットでは細胞死は生じないので生存率 S は以下の式であらわされる．

$$S = e^{-\lambda}\sum_{n=0}^{m-1}\frac{\lambda^n}{n!}$$

もっとも単純化した場合として1標的1ヒットモデルを考える．1946年にLeaはウイルスの線量効果関係を解析して標的の実体を明らかにしようとした[3]．$n=0$ の場合，すなわち単一ヒットで作用が生じる場合 $S = p(0) = e^{-\lambda}$ であり，$\lambda=1$ のとき $S = e^{-1} = 0.37$ となる．このときの線量を D_0 あるいは平均致死線量（mean lethal dose）という．線量 D と D_0 を用いて S をあらわすと，$S = e^{-D/D_0}$ となる．1標的1ヒットモデルの場合，D_0 は生存率を37%にする線量であることから D_{37} ということもある．このウイルスの D_0 から求めた標的のサイズはウイルスそのものの大きさとよく一致した．この後に標的は遺伝物質，すなわちDNAではないかと考えられるようになった．

かつては肩のあるほ乳類細胞の生存率曲線は多重標的1ヒットモデルを用いて展開されていた．細胞に N 個の標的がある場合，生存率は次の式であらわされ

る．

$$S = 1 - (1 - e^{-D/D_0})^N$$

図3に多重標的1ヒットモデルを用いた場合の生存率曲線を示す．ここで線量が高い場合には，

$$S \approx Ne^{-D/D_0}$$

と近似できる．図3ではこの直線と y 軸との交点が N（外挿値ともいう）となり，傾きから D_0 を求めることができる．この直線と $S=1$ の直線との交点の線量 D_q を準（類）しきい値線量（quasi-threshold dose）という．これらの関係は次の式であらわされる．

$$\ln N = \frac{D_q}{D_0}$$

3. LQモデル

細胞生存率曲線を多重標的1ヒットモデルで展開すると低線量域での生物作用が過小評価されるという欠点があった．そこで実際の線量効果をより反映した直線・二次モデル（linear-quadratic model, LQ model）が一般的に使われるようになった．細胞死の原因が標的である核DNAに生じる二本鎖切断（double strand break, DSB）であると仮定すると1ヒットでDSBが生じる場合の生存率は $e^{-\alpha D}$（α は定数）であり，対数目盛でプロットすると直線になる．一本鎖切断（single strand break, SSB）が両鎖に生じてDSBとなった場合，すなわち2ヒットによって生じた場合の生存率は $e^{-\beta D^2}$（β は定数）になり，線量の2乗に比例する．したがって細胞に1ヒットおよび2ヒット

でDSBが生じる場合の生存率は，

$$S = e^{-\alpha D - \beta D^2} \quad (\alpha,\ \beta は定数)$$

であらわされる（図2）．高LET放射線の場合（詳細は2.16を参照）やDSB修復遺伝子を欠損した放射線高感受性細胞（詳細は2.4を参照）の場合には生存率曲線は線量に比例するようになり，

$$S = e^{-\alpha D}$$

であらわされる．

線量に比例する細胞死と線量の2乗に比例する細胞死の割合が等しいとき，

$$\alpha D = \beta D^2$$

または，

$$D = \frac{\alpha}{\beta}$$

であらわされ，α/β比は早期反応組織で大きく，晩期反応組織で小さくなる．

4. 低線量放射線の生物影響

一部の細胞では線量が低くなると生存率曲線がLQモデルから乖離する場合がある．その特徴的な現象の1つが低線量放射線超高感受性（low-dose hyper-radiosensitivity, HRS）/放射線抵抗性回復（increased radioresistance, IRR）（機構については2.13を参照）であり，0.2〜0.3 Gyで生存率が顕著に低下（HRS）した後に1 Gyに向かって生存率が回復する（IRR）特徴的な生存率曲線を描く（図4）[4, 5]．この場合の生存率曲線はinduced-repair modelを用いて近似すると以下の式であらわされる[5, 6]．

$$S = \exp[-\alpha_r \{1 + (\alpha_s/\alpha_r - 1) \cdot \exp(-D/D_c)\} D - \beta D^2]$$

ここで，α_rは高線量域でのα，α_sは高感受性を示す低線量域でのα ($D \ll D_c$) であり，D_cはHRSからIRRに切り替わる線量を示す．

さらに線量が低い場合の生物作用を考える際には，素線量（elemental dose）が目安の1つとなる．素線量は標的における最小平均線量を意味する．荷電粒子が標的を1回通過（ヒット）することによって付与されるエネルギーの期待であり，頻度平均比エネルギー（$\overline{z_F}$）であらわされる．zは比エネルギー（specific

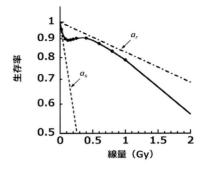

図4 induced-repair modelを用いてあらわした低線量放射線超感受性／放射線抵抗性回復を示す細胞の生存率曲線

energy）であり，微視的に小さな体積（標的）に付与されたエネルギーをいう．すなわち素線量は放射線の線質・エネルギーだけでなく標的（通常は細胞核）の大きさによっても異なる．直径8 μmの球を標的とした場合，Cs-137-γ線による素線量は約1 mGyになる[7]．平均線量を下げていき素線量に近づくと標的当たりの線量は不均一になり，やがてヒットした標的とヒットしなかった標的が混在する状況になる．このようなマイクロドジメトリの視点から平均線量が素線量の20%（ヒットの割合が0.2）未満を「低線量」と定義する場合もある[7, 8]．この定義では線量が低下するとヒットした標的数が減少する．

素線量よりも平均線量が低い場合，放射線誘発バイスタンダー効果（radiation-induced bystander effect）が線量効果関係を修飾する可能性がある．放射線誘発バイスタンダー効果は細胞間シグナル伝達によって誘導される生物作用の1つであり，荷電粒子がヒットした細胞（標的細胞）が放出あるいは提示する因子によって荷電粒子がまったくヒットしなかった細胞（バイスタンダー細胞）に誘発される生物作用である（詳細は2.13を参照）．すなわち標的細胞と類似の生物応答がバイスタンダー細胞にも生じると生物作用の程度は高線量域から低線量域に外挿した値よりも実際は高くなる可能性がある．バイスタンダー効果は素線量が高いα線や重イオン線の場合には素線量以下の線量域で誘発されるが，X線やγ線などの光子放射線の場合には素線量以下の線量域では誘発されないことが示唆されている[9]．

5. 低線量率放射線による生物作用

被ばく総線量は同じでも線量率が低くなると生物作用の程度は小さくなる．この現象を線量率効果（dose-rate effect）という．線量率が低くなると生存率曲線の傾きは緩やかになり，肩もなくなる．一方，粒子線などの場合には逆に線量率が低くなると生物作用の程度が大きくなることも知られており，逆線量率効果（inverse dose-rate effect）という（詳細は2.8を参照）．

一般に線量率が十分に低くなると長い照射時間の間に細胞のターンオーバーが生じるため損傷を蓄積した細胞の排除（細胞死）と細胞増殖によって細胞が入れ替わるので生物作用の大きさは線量に比例しなくなる．また近年では細胞競合（cell competition）が注目されるようになった．がん原性の変異をもつ上皮細胞が正常な上皮細胞に隣接すると細胞競合が起こり，変異細胞はその組織から排除されることが報告されている[10]．ICRPが2015年に発表した報告書[11]では，発がんの標的と考えられる幹細胞に着目して線量率効果をはじめとした発がんに関する放射線防護上の課題について幅広く検討された．それには幹細胞を突然変異の蓄積から守るために健全性を維持・管理する生物学的なプロセスとして，従来のDNA修復やアポトーシスなどに加え，新たに幹細胞競合も取り入れられた．時空間的にヒットが不均一となる低線量・低線量率放射線による生物作用を理解するためには，すべての標的が均一に照射される高線量・高線量率照射の場合には考慮する必要のなかったターンオーバー・細胞競合などの機構解明が不可欠である．

おわりに

放射線による生物作用を理解する上でもっとも基礎的な線量効果関係と低線量・低線量率放射線による生物作用の一部を概説した．高自然放射線地域住民の疫学調査結果では年間20 mGy未満の低線量率放射線長期被ばくでは線量の増加に伴って発がんリスクが増加しないことが報告されている[12]．低線量・低線量率放射線の生物作用を正しく理解するためには個々の現象を機構面から裏づける必要があり，細胞競合などを含めた研究の進展が今後期待される．また線量効果関係のグラフにおいて縦軸の生物作用の程度の変化に注目する傾向があるが，照射した放射線の物理的特徴や線量・線量率との関係を考慮することも個々の現象を解釈するうえできわめて重要である． 〔冨田雅典〕

引用文献

1) UNSCEAR, New York, United Nations. 2011.
2) J Exp Med, **103**：653-666, 1956.
3) Br J Radiol, **19**：205-212, 1946.
4) Radiat Res, **133**：41-51, 1993.
5) Radiat Res, **161**：247-255, 2004.
6) Radiat Res, **138**（Suppl 1）：S32-S36, 1994.
7) 放射線生物研究，**47**：335-346, 2012.
8) Nonlinearity Biol Toxicol Med, **2**：143-171, 2004.
9) J Radiat Res, **56**：205-219, 2015.
10) J Biochem, **158**：15-23, 2015.
11) ICRP Publication 131. Elsevier, International Commission on Radiological Protection. 2015.
12) Health Phys, **96**：55-66, 2009.

2.7 放射線による生物作用のあらわれ方 (2)
線量-時間的経過

キーワード 生存率，亜致死損傷 (SLD)，潜在致死損傷 (PLD)，回復

はじめに

 X線・γ線で数Gy以上の被ばくを受けた細胞集団には細胞死が誘発される．その頻度は放射線量・照射後の時間経過・細胞内外の環境変化などの要因により大きく影響を受ける．一般に播き直しなどの処理を照射直後に受けた細胞集団としばらく時間を経てから処理を受けた細胞集団とでは後者の生存率が高くなる．この現象には放射線で生じたDNA損傷の修復を反映した回復現象がかかわっている．本節では細胞の生存率をエンドポイントとして放射線影響の時間的経過とそれに関連する回復現象について概説する．

1. 放射線照射された細胞における生存率の時間的変化と亜致死損傷 (SLD)

 細胞死の誘発は放射線被ばくした個体にみられる確定的影響の発生にとくに深くかかわっている．一般にグレイ (Gy) オーダーの放射線を照射された細胞には線量依存的に細胞死が誘発されて生存率は低下する．細胞の生存率は照射後の経過時間とともに上昇するが，その変化は一様ではない．図1は増殖しているマウス白血病細胞 (L5178Y細胞) にγ線を照射した時の生存率の線量依存性，6 Gy照射後の生存率の経時変化，6 Gy照射後の分裂期 (M期) 細胞の割合および死細胞（主にアポトーシス）出現頻度の経時変化を解析した例である[1,2]．リンパ球など一部の高感受性細胞は数Gy程度の被ばくによって細胞分裂を経ることなく死に至る"間期死"の経過をたどるが，多くの細胞の場合は10 Gy以下の被ばくでは数回の分裂を経てから死に至る"増殖死"の経過をたどる．図1は増殖死を示す細胞の事例である．まず照射後数時間〜8時間程度の間に G_2/M 期チェックポイントが機能して細胞分裂期への進行が一時的に抑制される（これを G_2 期停止という）． G_2 期停止が解除されて細胞周期が再開すると停止による部分的同調のために細胞分裂頻度の一時的な上昇が認められる．死細胞の頻度は照射から数日経過したころにピークに達し，その後は死細胞が減少するにつれて生存率は急速に上昇する．また

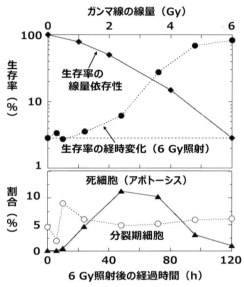

図1 放射線照射された細胞の細胞死およびチェックポイントにおける経時変化の解析例
上：マウス白血病細胞のγ線に対する生存率の線量依存性 (◆) と 6 Gy 照射における生存率の経時変化 (●)．下：6 Gy 照射後の死細胞（アポトーシス）の出現頻度 (▲) および M 期細胞の割合 (○) の経時変化．(文献1に文献2のデータを合わせて作成)

照射後数時間〜6時間程度の早期にも生存率の上昇が観察され，この生存率の上昇が亜致死損傷 (sublethal damage, SLD) からの回復に相当する．

 SLDとはその細胞の最適条件下で適当な時間を与えれば回復可能な損傷であり，その回復（亜致死損傷回復 (SLD回復)）は分割照射における生存率の上昇として観察できる．SLD回復は線量率効果や生存率曲線における肩の出現にも寄与しており，増殖している細胞集団で顕著である．

2. 生存率の経時的回復に影響する環境要因と潜在致死損傷 (PLD)

 照射後の時間経過に従って生存率が上昇する程度は細胞の状態や周囲の環境要因によって変化する．増殖している細胞集団を放射線照射後にそのまま保持することによってみられる早期の生存率上昇は主にSLDからの回復である．一方，照射後の細胞に高張処理に

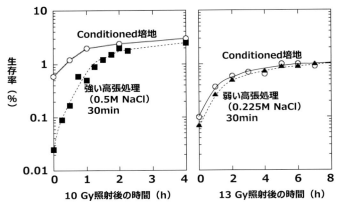

図2 定常期（plateau期）の線維芽細胞にγ線を照射した際に出現する2つのPLD
10 Gy照射後に強い高張処理をした場合（■），または13 Gy照射後に弱い高張処理をした場合（▲）と，照射後にconditioned培地で保持した場合（○）における生存率の経時変化を比較した．定常期細胞をそのまま保持したときの回復は速い回復（左）とは一致しないが，遅い回復（右）とは一致する．（文献3を改変）

よる環境変化を与えると致死が増感されるが，その効果は照射から高張処理までの時間間隔が長くなるに従って小さくなり，4～6時間程度まで間隔が長くなると高張処理を加えない場合と同じ生存率レベルに到達して一定となる．また増殖曲線における定常期（plateau期）の細胞集団を照射して播き直しをせずに増殖に使用した培地（conditioned培地）で保持し続けた場合にも照射から播き直しまでの時間間隔に従って生存率が上昇し，照射後6時間程度までに一定となる．このような生存率の上昇が潜在致死損傷（potentially lethal damage, PLD）からの回復（潜在的致死損傷回復（PLD回復））である．PLDとは「通常であれば死に至らないが照射後の環境変化によっては致死をもたらす損傷」と定義され，早い回復をするPLDと遅い回復をするPLDの2つに大別できる．例えば，照射後に海水濃度に近い強い高張処理（0.5 M NaCl処理）を加えた場合には早いPLD回復が顕著となるが，生理食塩水の1.5倍程度の濃度による弱い高張処理では遅いPLD回復のみがあらわれる（図2）[3]．また遅いPLD回復は定常期まで増えた細胞を照射後もconditioned培地で保持したときにみられる回復と一致する（図2）．PLDは照射後にDNA合成阻害剤であるヒドロキシウレア（hydroxyurea）で処理しても出現し[4]，ATM・ATR阻害剤であるカフェイン（caffeine）処理によりPLDが増強される[5]．PLD回復はきわめて温度に依存する過程であり[6]，PLD回復

がタンパク質合成や酵素反応を伴うようなDNA損傷修復とそれに関連するクロマチンリモデリングを含めた損傷応答過程であることを明示している．

おわりに

照射後の時間経過に伴う生存率の上昇にはSLD・PLDからの回復・損傷チェックポイント・細胞死の誘導機構が相互に深くかかわっている．生命科学における解析技術の進歩によってSLD・PLDからの回復の根底にあるDNA損傷修復機構についての解明も進んでいる（詳細は2.8を参照）．

SLD・PLDからの回復は放射線がん治療計画の策定に重要な現象であり，細胞に対する放射線の致死効果には時間要因が大きく影響することを示す典型的な事象でもある．SLD・PLD回復にかかわるDNA損傷応答機構の解明は放射線がん治療成績の向上はもとより放射線被ばく影響のモデル化によるリスク評価の精細化にもつながることが期待される．〔田内　広〕

引用文献

1) Int J Radiat Biol, **65**：449-455, 1994.
2) Mutat Res, **201**：65-71, 1989.
3) Radiat Res, **141**：19-27, 1995.
4) Radiat Res, **29**：413-432, 1966.
5) Radiat Res, **120**：72-82, 1989.
6) Radiat Res, **77**：346-360, 1979.

2.8 低線量・低線量率・分割照射

キーワード 低線量率，分割照射，エルカインド回復，亜致死損傷，亜致死損傷回復，潜在的致死損傷，潜在的致死損傷回復，組換え修復，非相同末端結合修復

はじめに

電離放射線によるDNA損傷の内，生死にかかわる数個のDNA二本鎖切断（double strand breaks, DSB）を直接測定する鋭敏な方法がなく，その修復機構の分子レベルでの解明は非常に遅れた．その上きわめて大線量（50～70 Gy）の電離放射線を照射した細胞でもほとんどのDSBの再結合が正常に行われていたからである[1,2]．現在，γH2AX・53BP1などの抗体染色によるフォーカス形成を指標とする鋭敏なDSB測定系が開発されているが，個々の細胞の生死と対応する結果は得られていない．

古典的な放射線生物学では放射線損傷を軽減する細胞レベルの現象を回復（recovery）といい，分子レベルで起きている修復（repair）と区別して実体もしくはみも別のものとして捉え，X線などの電離放射線ばかりでなく種々の抗がん剤の回復現象に対しても亜致死損傷（sublethal damage, SLD）の回復（SLD recovery or repair, SLDR），潜在的致死損傷（potentially lethal damage, PLD）の回復（PLD recovery or repair, PLDR）という現象論に終始してきた．SLDは一般に数時間の内に回復されて細胞死に至らない損傷であり，この損傷が完全に回復する前に次の照射で誘発されたSLDとの相互作用によって致死損傷（lethal damage, LD）になると考えられている[3]．SLDRは放射線高感受性細胞の生存率曲線や高LET放射線に対する生存率曲線のように「肩」のない生存率曲線では認められない．PLDとは本来は死に至る損傷であるが照射された細胞をとりまく物理的・化学的環境の変化によって修飾されるような損傷と考えられている．

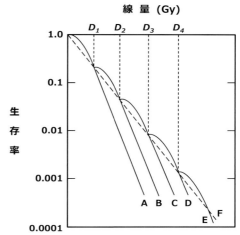

図1 エルカインド（SLD）回復と理想的な多分割照射でのSLD回復の模式図（文献4, 5を改変）

曲線Aは1回急照射の肩をもつ細胞の生存率曲線，曲線Bは総線量D_1を照射後，十分なSLD回復がされた後に，再び2回目の急照射をしたときの生存率曲線[4]．回復がなければAの曲線と一致するが，照射を受けなかったかのような肩をもつ曲線Bになっている．生存率曲線の肩はSLDの蓄積であると考えられていたので，分割照射により肩が回復したことからSLD回復とみなされた．曲線C, DおよびEは総線量がそれぞれD_2, D_3およびD_4を照射され，分割照射の間に完全にSLDを回復したと仮定した理想的な生存率曲線．点線Fは同じ分割線量の生存率を結ぶと得られる理想的な生存率曲線をあらわしている．

1. 亜致死損傷回復（SLDR）

Elkindらは1959年にチャイニーズハムスターV79細胞（細胞周期[*1]は約10時間）を用いて，一度に照射する線量を二分割して時間をあけて照射（分割照射）すると細胞は数時間ほどで最初に受けた放射線損傷を回復すること，生存率曲線の肩も回復することなどを発見した[4,5]（図1）．この回復を彼の名前を冠して"エルカインド回復"という．ヒット・標的論の数学モデルから生存率曲線の肩は多重標的へのヒットであり，ヒットした放射線損傷は修復不能と考えられていた[6]．しかしエルカインド回復の発見により修復

[*1] 細胞周期：一般に細胞の放射線感受性を測定するコロニー形成法では，増殖期にある細胞を用いるのが前提である．実験に用いる細胞の種類によって，細胞周期の長さは8時間（ニワトリ細胞）から30時間（ヒト正常細胞）ほどの大きな差がみられるが，これはG_1期の長さが異なるからでS期・G_2期・M期の長さはほとんど同じである．また細胞の種類を問わずS期の細胞は放射線抵抗性でM期やG_1期の細胞は感受性である．これは2種類のDSB修復系がS期・G_2期に重複しているからである．

可能な SLD と修正され，肩は SLD の蓄積であり，エルカインド回復は SLDR であると解釈された．この分割照射で生存率曲線の肩が再出現することから肩の回復現象，実験手法から分割照射回復（split dose recovery）ともいう．その後，この現象が細胞レベルと同様に組織レベルでも発見されて分割照射法として放射線がん治療分野における基礎知識として定着し，多分割照射法施行時の腫瘍における再酸素化のモデルとして役立てられてきた．しかし発見されて約半世紀が経ってもその分子機構などは解明されなかった．

2. 分割照射と多分割照射および低線量率照射

同一の照射線量であっても低線量率[*2]照射では高線量率照射に比べて細胞の生存率の上昇や突然変異率が低下することはよく知られている．一般に線量を多分割して照射する極限状態が低線量率照射だと考えられている．放射線がん治療で用いられる分割照射はそれぞれの照射で生じた SLD が完全に修復されるために十分な時間間隔をとるのが一般的である．しかもそれぞれの照射は高線量率照射であるが，分割照射回数を増やすと生存率は上昇する．図1に理想的な分割照射回復が起きた場合の多分割照射後の細胞生存率曲線を示す．

Bedford ら[7]がヒト子宮頸がん由来の HeLa 細胞（細胞周期は約 24 時間）を用いて行ったγ線による低線量率照射実験の結果を模式図として図2に示す．急照射（1.428 Gy/分）の生存率曲線 A は線量率を下げていくとエルカインドが予想した放射線抵抗性の曲線 C（1.54 Gy/時）が得られた．さらに線量率を下げると再び放射線感受性となり，曲線 C から曲線 B（0.37 Gy/時）へと変化した．この現象を逆線量率効果（inverse dose-rate effect）という．一方，細胞周期が約 10 時間の V79 細胞の場合には逆線量率効果はなく曲線 D に近づくことが知られている[8]．一般に線量率が極端に低くなると照射された細胞は細胞分裂を繰り返して細胞数を増やすことになり，その放射線影響をどのように解釈するか非常に難しくなる．逆線量

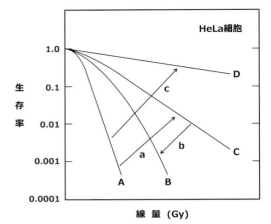

図2　線量率の違いによる生存率曲線の変化の模式図
細胞周期の長い HeLa 細胞[7]を急照射（1.428 Gy/分）した生存率曲線 A．線量率を下げていくと，期待されたように生存率曲線が曲線 C（1.54 Gy/時）に近づき，放射線抵抗性になった（矢印 a）．しかし，その後も線量率を下げると逆に放射線感受性となり曲線 C から曲線 B（0.37 Gy/時）となった．これを逆線量率効果という（矢印 b）．一方，細胞周期の短い V79 細胞[8]の場合には逆線量率効果はなく，曲線 D に近づくことが知られている（矢印 c）．（文献 7 より）

率効果は細胞が SLD を修復することにより放射線抵抗性になるが，低線量率照射された細胞群がしだいに放射線高感受性の G_2 期に集積（G_2 停止）した状態で放射線を受け続けるので細胞死が誘発されて感受性となると考えられている．

3. エルカインド回復と DSB の修復系

DNA 損傷の中でもっとも致命的と考えられている DSB の修復系には少なくとも 2 種類あることが明らかにされた．DSB の両断端を直接連結する M 期を除いた全細胞周期で機能している非相同末端結合（non-homologous end joining, NHEJ）修復と，相同染色体（姉妹染色分体）を必要として S 期と G_2 期に機能している相同組換え（homologous recombination, HR）修復である．その修復機構から NHEJ 修復系は error-prone と考えられ，HR 修復系は相同染色体を利用することから error-free と考えられている（詳細は 2.4 を参照）．

[*2]　低線量，低線量率：低線量放射線や低線量率放射線の定義は原子放射線の影響に関する国連科学委員会（United Nations Scientific Committee on the Effect of Atomic Radiation, UNSCEAR）で定義されたものが一般的に用いられている．低線量放射線は総線量で 200 mGy 未満，高線量放射線は 2,000 mGy 以上とされており，その間は中線量といわれている．線量率（単位時間当たりの放射線の量）については 1 分当たり 0.1 mGy 未満（1 日当たり 144 mGy 未満）の強さの放射線を低線量率放射線，1 分当たり 100 mGy 以上（1 日当たり 14,400 mGy 以上）の放射線を高線量率放射線という．（UNSCEAR. New York, United Nation. 1993）

このDSB修復系遺伝子を特異的に破壊したニワトリBリンパ球DT40細胞群（細胞周期は約8時間）を使用してエルカインド回復現象を検討した結果を図3に示す[9,10]．明らかにHR修復に重要な*RAD54*を破壊した細胞ではSLDRに特徴的な生存率曲線の肩が消失して分割照射をしても生存率の回復は認められなかった．しかしながらHR修復系に関与するほかの遺伝子（*XRCC2*・*XRCC3*・*RAD52*・*RAD51C*・*RAD51D*）を破壊した細胞では生存率曲線に小さい肩が認められ，PLDRも認められた[10]．NHEJ修復系遺伝子（*KU70*）を破壊しても生存率曲線の肩はあり，その肩の回復も認められた．これらの結果からエルカインド回復にはNHEJ修復系ではなく，HR修復系が関与することが示された．このDT40細胞で認められたエルカインド回復は25℃まで温度を下げると認められなくなり，アクチノマイシンDにより阻害されるなど，約半世紀前にElkindらがチャイニーズハムスターV79細胞で精査した特徴がすべて認められた．以上のことから「エルカインド回復とは相同染色体（姉妹染色分体）DNA上に生じたDSBがHR修復系で修復されることによって細胞が生残する現象」と結論された．したがって「SLDとは相同染色体（姉妹染色分体）DNA上のDSB」となる．相同染色体（姉妹染色分体）DNA上のDSBをHR修復系が修復するにはもう片方の相同染色体（姉妹染色分体）DNAが無傷であることが不可欠である．低線量域では片方の相同染色体（姉妹染色分体）DNA上だけにDSBが生じる確率が高いのでHR修復系で修復されてほとんどの細胞は生残するであろう．高線量域では両方の相同染色体（姉妹染色分体）DNAにDSBが誘導される確率が高くなり，修復エラーが線量の二乗に比例して増加し，細胞死が誘発されて生存率曲線に肩ができると考えられる．

エルカインド回復は主にS期の細胞が数時間の分割照射間隔の間にerror-freeのHR修復系でDSBが修復されることによって細胞の生存率が上昇する現象である．しかし低線量率照射では放射線損傷の修復時間を待たずに全細胞周期の細胞が常に照射され続けていることになるので図2のHeLa細胞で認められた逆線量率効果もあらわれてくる．細胞周期が約30時間と長いヒト正常細胞ではHR修復系が存在しないG_0期やG_1期に長くとどまっているので必然的にerror-proneのNHEJ修復系によるDSB修復を受ける．さらにG_1期停止やG_2期停止でとどまっている細胞も照射され続けているのでHR修復系の寄与はむしろ小さくなると考えられる．実際に多分割照射[11]・低線量率照射[12]においてもNHEJ修復系の遺伝子を破壊した細胞に著しい影響（分裂遅延・細胞死）が認められている．これらの事実は低線量・低線量率放射線の健康リスクを考えるうえできわめて重要な問題を提起している．

4．潜在的致死損傷回復（PLDR）

PLDの回復現象には1時間以内に完了する「早いPLDR」現象と10時間以上かかる「遅いPLDR」現象の少なくとも2種類の存在が知られている．早いPLDR現象はUtsumiら[13]が放射線照射された細胞をただちに高張塩溶液に曝露すると細胞の生存率が著しく低下し，照射後30分あけて処理するだけで生存率の低下は起こらなくなる現象を見出した．この現象は照射後の30分間にPLDが修復されることにより高張塩溶液への曝露による致死損傷生成が軽減されたと解釈できる．Littleら[14]は固形がん組織のように細胞同士が密に接触した状態の細胞に照射後ただちにそれぞれを単一細胞にして測定した細胞生存率に比べ，接触した状態を数時間保持した後にそれぞれを単一細胞にして測定した生存率の方が高くなる現象を見出した．この照射と細胞接触を解除する数時間の内に損傷が修

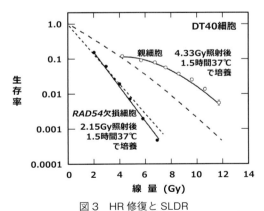

図3 HR修復とSLDR
4種のニワトリBリンパ球細胞株類（親株，*KU70*$^{-/-}$細胞，*RAD54*$^{-/-}$細胞，*RAD54*$^{-/-}$/*KU70*$^{-/-}$細胞）を用いて分割照射をして生存率曲線の回復実験を行った．親株DT40細胞と*KU70*$^{-/-}$細胞だけに肩の回復現象がみられたがHR修復機構を欠損する細胞（*RAD54*$^{-/-}$/*KU70*$^{-/-}$細胞と*RAD54*$^{-/-}$細胞）ではみられず，HR修復系が肩の原因であり，SLDRであることがわかる．（文献9より）

復されて生存率が上昇する現象を遅い PLDR という．接触状態にある細胞は G_0（細胞周期から外れて停止している状態）あるいは G_1 期にあり，細胞接触を解除すると細胞は G_1 期を通って S 期に入り，その損傷が固定されると考えられる．G_0 期あるいは G_1 期にある細胞には HR 修復系が存在しないので DSB 切断は必然的に NHEJ 修復系によって修復されていると考えられる．以上のことから遅い PLDR とは DSB が NHEJ 修復系で修復されることによって細胞が生残する現象とされている．放射線を照射した対数増殖期の細胞を PBS 溶液中に長時間浸漬すると生存率が上昇するという遅い PLDR 現象も知られているが，NHEJ 修復系は M 期を除く全細胞周期ではたらいているので解釈についての矛盾はない．

図 4 に示すチャイニーズハムスター V79 細胞を高張塩溶液で曝露した際に S 期に特異的に認められていた早い PLDR 現象[15]について DSB 修復系遺伝子を特異的に破壊した DT40 細胞を用いて精査された．図 5 に示すように HR 修復系を破壊した細胞では早い PLDR 現象は認められなかった[16]．以上のことから早い PLDR とは DSB が S 期特異的に HR 修復系で修復されることによって細胞が生残する現象であり，高張塩溶液の曝露による早い PLDR 阻害はエルカインド回復の阻害とみなせる．したがって PLD とは放射線によって誘発された全ゲノム上の DSB であり，

PLDR とは HR 修復系による早い PLDR と NHEJ 修復系による遅い PLDR によって DSB が修復されることによって細胞が生残し，生存率が上昇する現象と解釈できる．

おわりに

Bedford ら[17]は G_0 期の正常ヒト細胞を用いて SLDR と遅い PLDR の研究をした．彼らは実験手法に基づいて，G_0 期細胞を使った分割照射による生存

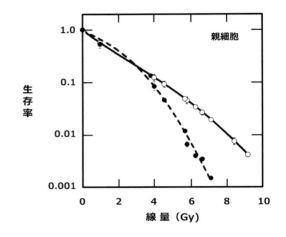

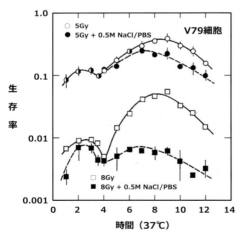

図 4　早い PLDR と細胞周期との関係

V79 細胞の M 期の細胞を集めて，0 時間に播種し，時間ごとに 5 Gy（○）または 8 Gy（□）の X 線を照射，同時に 5 Gy（●）または 8 Gy（■）の照射後ただちに高張塩溶液処理（0.5 M NaCl/PBS，20 分）を行った．S 期の細胞周期にある細胞だけが，この処理で増感された．つまり，早い PLDR は S 期に存在することを示している．（文献 15 より）

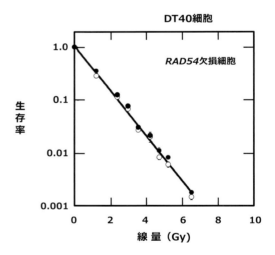

図 5　HR 修復と早い PLDR

○は X 線照射後，等張 0.137 M NaCl/培養液（10 分，37℃）処理．●は X 線照射後，高張 0.5 M NaCl/培養液（10 分，37℃）処理．4 種のニワトリ B リンパ球細胞株類（親株，$KU70^{-/-}$ 細胞，$RAD54^{-/-}$ 細胞，$RAD54^{-/-}/KU70^{-/-}$ 細胞）を用いて，高張塩溶液による早い PLDR をみた．親株 DT40 細胞と $KU70^{-/-}$ 細胞だけに早い PLDR がみられたが HR 修復機構を欠損する細胞（$RAD54^{-/-}/KU70^{-/-}$ 細胞と $RAD54^{-/-}$ 細胞）ではみられず，早い PLDR は DSB の HR 修復系が関与することが示された．（未発表データ）

率の上昇を SLDR とし，単回照射後に時間をあけて測定した生存率の上昇を遅い PLDR としたが，結果としては同じ現象を捉えていたと結論づけている．当然 G_0 期には HR 修復系は存在しないので，NHEJ 修復系のはたらきをみていたことになる．Liu ら[18]はほ乳動物細胞にみられる SLDR は NHEJ 修復系であると主張しているが，彼らが用いた各種修復欠損細胞が HR 修復系を完全に欠損していたという確証は示されていない．Rao ら[12]は HR 修復系遺伝子の破壊を試みたが HR 修復系を完全に破壊していないような細胞においては SLDR を観察している．また *ATM* についてはさまざまな相反する報告[19,20]があるが，もともと DNA 損傷シグナル伝達に関与するタンパク質なので NHEJ 修復系にも HR 修復系にも関係していると考えれば Liu らの結論には疑問が残る．

　これまで細胞周期を考慮せずに SLDR や PLDR の研究が行われてきたが，DSB 修復系には細胞周期特異性の異なる HR 修復系と NHEJ 修復系という 2 組の修復系が存在することが明らかになり，SLD も PLD もその実体は DNA の DSB であり，SLDR は HR 修復系，遅い PLDR は NHEJ 修復系，早い PLDR は HR 修復系に対応していることが明らかになった．

　低線量率照射における修復に関しては HR 修復系の修復だけでは説明できず，error-prone だと考えられる NHEJ 系の修復のしくみや G_0 期・G_1 期停止時・G_2 期停止時の修復のしくみなどを明らかにしていく必要がある．これらはヒトの低線量率被ばくの健康リスクを明らかにする最重要研究課題と思われる．

〔内海博司〕

引用文献

1）Cancer Res, **55**：1774-1779, 1995.
2）Mol Cell Biol, **23**：5705-5715, 2003.
3）Radiobiology for the Radiologist, 5th ed, Lippincott Williams & Wilkins Publishers. p.67-90, 2000.
4）Nature, **184**：1293-1295, 1959.
5）The Radiobiology of Cultured Mammalian Cells, Gordon and Breach, Science Publishers, Inc. 1963.
6）Actions of Radiations on Living Cells, Cambridge University Press. 1946.
7）Radiat Res, **79**：520-536, 1979.
8）Radiat Res, **54**：316-327, 1973.
9）Radiat Res, **154**：347-150, 2001.
10）J Radiat Res, **48**：77-85, 2007.
11）Radiother Oncol, **108**：155-161, 2013.
12）J Radiat Res, **49**：577-564, 2008.
13）Radiat Res, **77**：346-360, 1979.
14）Radiology, **106**：689-694, 1973.
15）Radiat Res, **127**：342-344, 1991.
16）蛋白質・核酸・酵素，**46**：1089-1096, 2001.
17）Radiat Res, **111**：406-423, 1987.
18）Int J Radiat Biol, **91**：867-871, 2015.
19）Br J Cancer, **49**（Suppl Ⅵ）：227-232, 1984.
20）Int J Radiat Biol, **87**：432-442, 2011.

2.9 シグナル伝達経路

キーワード シグナル伝達, DNA 二本鎖切断, リン酸化, キナーゼ, DNA 損傷シグナル, クロマチン, 細胞膜受容体, 細胞周期制御, 細胞死

はじめに

放射線を被ばくした細胞では多様なシグナル伝達経路の活性化によって細胞の放射線応答を制御している. シグナル伝達経路には細胞核を基点とする DNA 損傷シグナル経路や細胞膜を基点とするシグナル伝達経路などがある. いずれもタンパク質のリン酸化を介して情報が伝達され, 最終的に核に到達したシグナルが遺伝子の転写制御やリン酸化によるタンパク質の機能調節を介して細胞応答を誘発する. 細胞内シグナル伝達は連続的なリン酸化反応によって実行されるので, リン酸化にかかわる一連のタンパク質群は独自のシグナル伝達の経路を構成していると解釈することができ, これをシグナル伝達経路という.

現在では, さまざまなタンパク質がその修飾を介して関与する複雑で時空間的なダイナミズムをもつ制御機構の存在が明らかにされている. 放射線を被ばくした細胞でのシグナル伝達経路の理解は放射線による生物作用のよりよい理解につながるだけでなく, がんの放射線治療の高度化にも資することが期待されるため, 放射線により活性化される細胞内シグナル伝達経路にかかわる最新の知見を俯瞰して概説する.

1. 放射線被ばく細胞におけるシグナル伝達研究の夜明け

放射線被ばく細胞におけるシグナル伝達経路の活性化の報告は 1990 年代に入ってからのことである. 当時, 放射線によって増加する転写産物やタンパク質が同定され[1-3], これらの遺伝子発現を制御するメカニズムを探索する過程からシグナル伝達経路の解明研究へと発展していった. 最初に報告されたのは protein kinase C (PKC) の活性化で[4], 次いで mitogen-activated protein (MAP) キナーゼ経路の活性化が発見された[5-8]. いずれも細胞膜〜細胞質に向かうシグナル伝達経路であった. 1995 年に放射線高感受性遺伝病である毛細血管拡張性運動失調症 (ataxia-telangiectasia, AT) の原因遺伝子 (ATM 遺伝子) がクローニングされ[9], その産物がリン酸化酵素 (キナーゼ) であることが明らかにされて以来[10-13], 核内での DNA 損傷に対する細胞応答経路の研究が飛躍的に進むことになった.

2. DNA 損傷シグナル伝達経路[*1]

通常, 核内に局在する ATM は二量体あるいは多量体を形成していて, 互いの分子による立体障害によりキナーゼとしては機能していない. 放射線の被ばくにより DNA 二本鎖切断が誘発されると切断点周辺のクロマチンの高次構造が歪むことにより ATM が単量体へ変換されることが報告された[14]. この時, 同時に 3,056 個のアミノ酸からなる巨大なタンパク質である ATM の 1981 番目のセリン残基が自己リン酸化され, 活性化型である単量体 ATM が安定化される[14, 15]. ATM はセリン／スレオニン残基を基質とするキナーゼで, 核内で多くのタンパク質をリン酸化すると予想されたが, 最初に同定されたのが p53 タンパク質であった[16, 17]. がん抑制遺伝子産物として知られていた p53 は放射線の被ばく後に核内で急激に安定化して蓄積するが[18-20], AT 患者由来の細胞ではその蓄積が認められず[21-23], ATM と p53 の間に何らか

---

*1 DNA 損傷シグナル伝達経路：本節では, 放射線被ばく細胞で惹起される DNA 損傷シグナル伝達 (DNA damage signal transduction あるいは DNA damage signaling) という視点で解説を進めているが, DNA 二本鎖切断に起因する ATM に依存したシグナル伝達経路の活性化と, その結果起こる細胞の応答を含めて, DNA 損傷応答 (DNA damage response) ということがある. また, ATM-p53 経路の活性化により細胞周期の進行が制御されるが, 一連の分子・生物学的反応は細胞周期チェックポイントという概念で説明されることもある. チェックポイントとは細胞周期が進行する際に, ゲノム (遺伝情報あるいは染色体) に異常がないかどうかを監視する機構で, G_1/S チェックポイント, S 期チェックポイント, G_2/M チェックポイント, および M 期チェックポイントの存在が知られている. このうち, M 期チェックポイント以外は DNA 損傷を監視するチェックポイントであるため, DNA 損傷チェックポイント (DNA damage checkpoint) として取り扱われることもある.

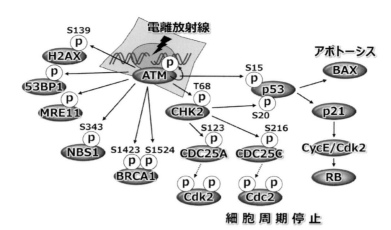

図1　DNA損傷シグナル伝達経路
放射線被ばくにより誘起されたDNA二本鎖切断はクロマチン高次構造の変化をもたらし，その結果としてATMは自己リン酸化とともに活性化型の単量体に変換される．活性化ATMは核内さまざまな因子をリン酸化してシグナルを伝達し，リン酸化を受けたタンパク質が細胞死や細胞周期制御などの細胞応答を惹起する．

のシグナル伝達が存在すると考えられていた[24,25]．その後，リン酸化部位特異的抗体を駆使した研究によりATM依存的にp53の15番目のセリンが特異的にリン酸化され[16,17]，p53の分解が抑制されて蓄積することが明らかにされた[26-29]．p53以外にも多数の標的タンパク質が同定され[30]，ヌクレオソームコア*2の構成要素であるH2AX，DNA損傷修復にかかわるNijmegen breakage syndrome 1（NBS1）・meiotic recombination 11 homolog（MRE11）・p53-binding protein 1（53BP1）・breast cancer susceptibility gene 1（BRCA1），さらにはシグナル伝達の仲介役であるcheckpoint kinase 2（CHK2）・Checking DNA Synthesis 1（Cds1）が含まれる（図1）．

このようにATMは核内DNA損傷シグナル伝達経路のキータンパク質として働くが，ATM自体がDNA二本鎖切断のセンサーなのかどうかについては結論が得られていない．MRN（MRE11・RAD50・NBS1）複合体がセンサーであると主張する論文もある[31]．複数の研究からATMの活性化にはDNA二本鎖切断は必ずしも必要ではなく[32-34]，クロマチン高次構造の歪みを認識するセンサーとして機能しているのではないだろうか．現在までにATM類縁のキナーゼとしてataxia telangiectasia and Rad3-related protein（ATR）・DNA-dependent protein kinase catalytic subunit（DNA-PKcs）などが知られているが，ATRはS期での複製ストレスに応答するなど独自のシグナル伝達経路と機能も担っている[35-37]．

3．細胞膜からのシグナル伝達経路

種々の細胞膜貫通型の増殖因子受容体が放射線の被ばくにより活性化することが報告されている．本来は増殖因子の結合が必要であるが，放射線の被ばく後にリガンド結合後と同様の二量体形成や細胞内領域のチロシンキナーゼ部分の自己リン酸化が報告され，細胞膜受容体からのシグナル伝達が惹起されることが証明された[38]．例えば，放射線によるEGFRのホモ二量体形成の促進は[39]，growth factor receptor-bound protein 2（GRB2）/son of sevenless（SOS）の結合・会合を経由したシグナルをrat sarcoma virus oncogene（RAS）に伝達し，その下流のMAPキナーゼ経路を活性化する[40-43]．MAPキナーゼ経路は細胞の増殖を制御する代表的な細胞質シグナル伝達経路で，その活性化シグナルは最終的に核内に伝達され，転写因子のリン酸化を介して細胞の増殖応答を惹起す

---

*2　ヌクレオソームコア：ヌクレオソーム構造の基本をなすヒストンタンパク質の複合体で，ヒストンH2A・H2B・H3およびH4の4種類のタンパク質が2分子ずつ合計8分子（ヒストン八量体）で構成される．このうちH2Aの最大で10%程度がH2AXであるとされている．

る．一方，放射線の被ばくによる EGFR・HER2 との
ヘテロ二量体の形成も確認されており[44]，RAS から
のシグナルが phosphoinositide 3-kinase（PI-3K）を
介して v-akt murine thymoma viral oncogene homo-
log（Akt）に伝達され，活性化 Akt による nuclear
factor-kappa B（NF-κB）・mammalian target of Ra-
pamycin（mTOR）などの機能亢進が細胞の生存応答
を惹起している[39]．EGFR のシグナルは Akt を介し
て DNA 損傷修復因子にも伝達され，非相同末端結合
修復の主役である DNA-PKcs のリン酸化や損傷部位
への局在化を亢進し[45, 46]，DNA 損傷修復の効率が亢
進すると予想されている．また EGFR 自体も細胞膜
から細胞質内へ内在化して最終的に核内へ移行するこ
とが見出されており，DNA-PKcs のリン酸化を介し
て DNA 損傷修復を亢進する[39]．

　放射線被ばくによる活性化が最初に報告された
PKC は細胞膜内側に局在するタンパク質であり，
カルシウム依存性リン酸化酵素である[47]．活性化
PKC からのシグナルは MAP キナーゼ経路の virus-
induced rapidly accelerated fibrosarcoma（RAF）・
p38・NF-κB に伝達されてさまざまな細胞応答を惹
起する．また放射線適応応答の誘導にも PKC を介し
たシグナル伝達が関与している[48]．

4. DNA 損傷シグナルの増幅と細胞応答

　ATM 依存的な DNA 損傷シグナル伝達の初期プロ
セスにおいてシグナルの増幅機構が明らかになった．
この増幅機構にはヌクレオソームコアを構成するヒス
トンタンパク質のエピジェネティック修飾[*3]やタン
パク質修飾を特異的に認識するドメインがかかわっ
ている．例えば，forkhead associated（FHA）ドメ
インあるいは BRCA1 carboxy terminal（BRCT）ド
メインはともにリン酸化されたセリンあるいはスレ
オニンを認識し，tudor ドメインはメチル化されたリ

シンを，また ubiquitylation-dependent recruitment
motif（UDR）モチーフはユビキチン化されたリシン
を認識する[49]．

　ヌクレオソームコアタンパク質の 1 つである
H2AX は ATM によって 139 番目のセリン残基がリ
ン酸化され[50]，リン酸化 H2AX（γH2AX）は別の
DNA 損傷シグナル伝達にかかわる因子（これらをま
とめて DNA 損傷応答因子という）である mediator
of DNA damage checkpoint 1（MDC1）によって認
識される[51, 52]．MDC1 の C 末端の BRCT ドメインが
γH2AX と結合する一方で，MDC1 の恒常的なリン酸
化部位への NBS1 の結合により，MRN 複合体も局在
する[53]．MDC1 は ATM によってリン酸化され ring
finger protein 8（RNF8）の N 末端の FHA ドメイン
によって認識される[54, 55]．RNF8 は E2 ubiquitin con-
jugating protein（UBC13）と複合体を形成し，ユビ
キチン化酵素複合体としてヒストン H1[*4]をユビキチ
ン化[*5]する[56]．このユビキチン化は別のユビキチン
化酵素である ring finger protein 168（RNF168）に
よって認識され，結合した RNF168 は UBC13 ととも
にヒストン H2A の 13 および 15 番目のリシン残基を
ユビキチン化する[57, 58]．15 番目のリシン残基がユビ
キチン化された H2A と内因性のメチル化部位である
20 番目のリシン残基がメチル化されたヒストン H4 は
53BP1 の UDR モチーフ・tudor ドメインによって認
識される[59]．これらの一連の増幅反応は 53BP1 のク
ロマチンへの結合によって終結するが，さらに数メガ
塩基対に及ぶクロマチン領域で同様の反応が付随して
惹起され，無数の DNA 損傷応答因子による大規模な
タンパク質の局在化がもたらされる[60, 61]．これら集結
したタンパク質は，蛍光顕微鏡下では斑点状のシグナ
ル（フォーカス）として検出される．一連の DNA 損
傷シグナルの増幅は DNA 損傷応答を適切に誘導する
ために必須である[62]．

---

*3　ヒストンタンパク質のエピジェネティック修飾：ヌクレオソームコアを形成するヒストンタンパク質は，クロマチン構造の中
　でさまざまな化学修飾を受ける．アセチル化はその代表的な例として広く知られるが，DNA 損傷応答や DNA 損傷修復では，
　ヒストンタンパク質のリン酸化・メチル化・ユビキチン化などの修飾が有用な役割を果たしており，これらの修飾をエピジェ
　ネティック修飾と総称する．

*4　ヒストン H1：ヌクレオソームコアを構成するヒストンタンパク質と異なり，ヌクレオソーム間に分布するヒストンタンパク
　質．リンカーヒストンといわれることもある．

*5　ヒストンタンパク質のユビキチン化：タンパク質分解のタグとしてよく知られるユビキチンであるが，76 個のアミノ酸中に存
　在するリシンと，C 末端にあるグリシンとの間にイソペプチド結合が形成されることによりポリユビキチンとなる．使われる
　リシンの場所によって K48 ポリユビキチン鎖や K63 ポリユビキチン鎖があり，前者はタンパク質分解の目印に，後者は DNA
　損傷シグナル伝達や DNA 損傷修復に関与している．

活性化 ATM からの DNA 損傷シグナルは多重の伝達経路をもつ（図 1）．その 1 つが p53 の 15 番目のセリン残基のリン酸化を介して伝達される経路である[16,17]．p53 は転写因子であるが[63,64]，通常は murine double minute 2（MDM2）によって効率よく分解されている[65,66]．リン酸化によって安定化した p53 は，急激に核内に蓄積し[67-71]，多くの標的遺伝子の転写を制御し，その結果放射線被ばくに対する細胞応答が惹起される[72-74]．

p53 がアポトーシスによる細胞死を制御することはよく知られているが[75,76]，上皮系間葉系の細胞ではアポトーシスの誘導はあまり顕著ではなく，不可逆的な細胞増殖停止が誘導される[77,78]．初期の細胞周期研究は p53 機能に異常があるげっ歯類細胞（CHO 細胞など[79]）やヒトがん細胞を用いて実施され DNA 二本鎖切断が残存した状態でも細胞周期は S 期あるいは G_2 期に進行する．G_2 期停止において一時的に細胞周期進行は遅延するが[80,81]，いずれ G_2 期～ M 期への細胞周期進行が再開される．これがヒト腫瘍の放射線がん治療後に観察される腫瘍増殖遅延 tumor growth delay（TGD）である[82,83]．一方，G_1 期停止は永続的であり，残存する DNA 二本鎖切断により ATM が持続的に活性化し[84]，恒常的に細胞周期は停止する[85,86]．持続性の細胞周期停止状態は不可逆的な細胞周期停止状態に移行し，細胞は単なる増殖停止細胞とは異なる老化様の状態に遷移する[85,86]．

老化状態の細胞からは種々の分泌因子が放出され[87-90]，分泌されたサイトカイン・ケモカイン・増殖因子・間質リモデリング因子[*6]などは被ばくした細胞周囲の組織微小環境を大きく変化させる．これらが，線維化などの有害事象の発生にかかわる可能性が示唆されている．このように放射線誘発細胞内シグナル伝達は結果として細胞に老化様変化をもたらし，組織・臓器，ひいては個体全体の放射線による生物作用の発現に波及していくことを理解しておきたい．

おわりに

放射線を被ばくした細胞では DNA 二本鎖切断の誘発に起因する ATM 依存的な DNA 損傷シグナル伝達経路が活性化する一方で，細胞膜に局在する増殖因子受容体からのシグナル伝達経路も活性化される．これら多様な細胞内シグナル伝達経路活性化の時空間的ダイナミズムの結果が放射線被ばくに対する細胞応答の惹起につながっている．シグナル伝達にかかわる諸因子は放射線がん治療における抗腫瘍効果の増感戦略の標的分子であり，有害事象を軽減するための分子標的でもある．今後，放射線を被ばくした細胞でのシグナル伝達経路のさらなる理解が放射線による生物作用のより深い理解につながるだけでなく，放射線がん治療の高度化にも資することが期待される． 〔鈴木啓司〕

引用文献

1) Cancer Res, **49**：2871-2878, 1989.
2) Cancer Res, **50**：339-344, 1990.
3) Proc Natl Acad Sci, USA, **90**：7200-7204, 1993.
4) Cancer Res, **50**：3963-3967, 1990.
5) Nature, **382**：813-816, 1996.
6) Nature, **380**：75-79, 1996.
7) Oncogene, **15**：1191-1197, 1997.
8) Oncogene, **15**：53-61, 1997.
9) Science, **268**：1749-1753, 1995.
10) Curr Biol, **5**：1210-1212, 1995.
11) Curr Opin Immunol, **8**：459-464, 1996.
12) Oncogene, **13**：1133-1138, 1996.
13) Nat Rev Mol Cell Biol, **14**：197-210, 2013.
14) Nature, **421**：499-506, 2003.
15) Cell Cycle, **6**：931-942, 2007.
16) Genes Dev, **11**：3471-3481, 1997.
17) Science, **281**：1677-1679, 1998.
18) Oncogene, **8**：307-318, 1993.
19) EMBO J, **14**：1392-1401, 1995.
20) J Radiat Res, **40**：23-37, 1999.
21) Cell, **71**：587-597, 1992.
22) Cancer Res, **54**：5054-5058, 1994.
23) Oncogene, **11**：609-618, 1995.
24) Cancer Res, **51**：6304-6311, 1991.
25) Proc Natl Acad Sci, USA, **89**：7491-7495, 1992.
26) Cell, **91**：325-334, 1997.
27) Science, **281**：1674-1677, 1998.
28) Nat Genet, **20**：398-400, 1998.
29) Mol Cell Biol, **19**：2828-2834, 1999.
30) Science, **316**：1160-1166, 2007.
31) Science, **308**：551-554, 2005.
32) Science, **320**：1507-1510, 2008.
33) Genome Biol, **9**：227, 2008.
34) Cell Rep, **9**：1703-1717, 2014.
35) Cancer Surv, **28**：261-279, 1996.
36) Nat Rev Cancer, **3**：155-168, 2003.

＊6 老化関連分泌因子：老化細胞から分泌される物質としては，IL-6，IL-8，MCP-2，TGF-β，MMP など多数の因子が報告されており，炎症反応や細胞増殖，あるいは組織再生などに関与していると考えられている．

37) DNA Repair, **3**：883-887, 2004.
38) Anticancer Res, **33**：4337-4346, 2013.
39) Int J Mol Sci, **17**：102, 2016.
40) J Am Soc Nephrol, **5**：1288-1299, 1994.
41) Nat Rev Mol Cell Biol, **4**：651-657, 2003.
42) Nat Rev Mol Cell Biol, **13**：39-51, 2012.
43) Nat Rev Mol Cell Biol, **16**：281-298, 2015.
44) Oncogene, **21**：4032-4041, 2002.
45) DNA Repair, **9**：889-897, 2010.
46) Sem Cancer Biol, **35**：180-190, 2015.
47) Nat Rev Cancer, **7**：281-294, 2007.
48) Mutat Res, **504**：101-118, 2002.
49) Nat Rev Mol Cell Biol, **14**：563-580, 2013.
50) J Biol Chem, **276**：42462-42467, 2001.
51) Nature, **421**：961-966, 2003.
52) J Biol Chem, **280**：32053-32056, 2005.
53) J Cell Biol, **181**：213-226, 2008.
54) Cell, **131**：887-900, 2007.
55) Cell, **131**：901-914, 2007.
56) Nature, **527**：389-393, 2015.
57) Science, **318**：1637-1640, 2007.
58) DNA Repair, **9**：1219-1228, 2010.
59) Nat Rev Mol Cell Biol, **15**：7-18, 2014.
60) J Cell Biol, **146**：905-916, 1999.
61) Cell Cycle, **9**：389-397, 2010.
62) DNA Repair, **7**：405-417, 2008.
63) Semin Cancer Biol, **5**：211-219, 1994.

64) J Natl Cancer Inst, **88**：1442-1455, 1996.
65) Curr Opin Genet Dev, **12**：53-59, 2002.
66) Semin Cancer Biol, **13**：49-58, 2003.
67) Semin Cancer Biol, **5**：203-210, 1994.
68) J Mol Biol, **263**：103-113, 1996.
69) Biochem Soc Trans, **25**：416-419, 1997.
70) Oncogene, **18**：7637-7643, 1999.
71) Oncogene, **18**：7644-7655, 1999.
72) Semin Cancer Biol, **8**：345-357, 1998.
73) J Pathol, **187**：112-126, 1999.
74) Cell, **137**：413-431, 2009.
75) Semin Cancer Biol, **8**：359-368, 1998.
76) J Cell Physiol, **181**：231-239, 1999.
77) Genes Dev, **8**：2540-2551, 1994.
78) Cancer Res, **57**：1171-1179, 1997.
79) Gene, **184**：177-183, 1997.
80) Radiat Res, **150**：S52-S59, 1998.
81) Br J Cancer, **77**：643-649, 1998.
82) Int J Radiat Oncol Biol Phys, **59**：928-942, 2004.
83) Radiother Oncol, **117**：351-357, 2015.
84) J Cell Sci, **125**：5280-5287, 2012.
85) Radiat Res, **155**：248-253, 2001.
86) Radiat Res, **155**：554-563, 2001.
87) Nat Rev Cancer, **9**：81-94, 2009.
88) Annu Rev Pathol, **5**：99-118, 2010.
89) Semin Cancer Biol, **21**：354-359, 2011.
90) Nat Rev Mol Cell Biol, **15**：482-496, 2014.

2.10 細胞死

キーワード アポトーシス，ネクローシス，オートファジー，細胞老化，細胞周期停止，生存率，DNA損傷

はじめに

放射線を被ばくすると細胞はDNA損傷修復・細胞周期チェックポイントなどさまざまな細胞応答を活性化させ，放射線によって生じた損傷レベルの大きさなどに応じて再び細胞増殖に進むのか細胞死を迎えるのかを選ぶ．細胞の運命を決定づけるメカニズムは非常に複雑であるが，放射線による生物作用を予測・評価するうえで細胞死は重要な放射線応答である．本項では放射線を被ばくした結果として細胞が細胞死を選択した場合にどのようなシグナル伝達経路によって細胞死が誘導されるのかを概説し，またそれぞれの細胞死の検出方法についても概説する．

1. 放射線誘発細胞死と生存率

放射線による生物作用を評価する指標の1つが細胞の生存率である．生存率はその名の通り放射線照射後に生残している（生存している）細胞の割合をあらわし，一般的には放射線照射後に一定数の培養細胞をシャーレに播種して形成されたコロニー数を計数するコロニー形成法や放射線照射後に培養細胞のホルマザン色素還元酵素活性を定量するMTTアッセイ法などによって示される．これらの方法によって評価される生存率は照射後に増殖能を有している細胞の割合であり，生命活動（転写・翻訳などの活動）を維持していても分裂しない場合には死細胞と評価するので放射線誘発細胞死は放射線誘発増殖停止と同義である．

細胞死には放射線照射後に数回の細胞分裂を経た後に増殖を停止する「増殖死」と細胞分裂を経ることなく増殖を停止する「間期死」とに大別することができる[1,2]．放射線を被ばくした後に増殖死となるか間期死となるかはその細胞の特性によるところが大きい．コロニー形成法の実験において放射線の照射線量と生存率との関係をグラフ化したものを細胞生存率曲線という．細胞生存率曲線を放射線がん治療や放射線防護の分野において放射線による生物作用の指標とするには細胞生存率曲線をあらわす数式モデルが必要となる．この細胞生存率曲線をあらわす数式として標的説（あるいは標的理論）・非標的説（あるいはLQモデル）という2つの数式モデルが提唱されている[3-6]．標的説とは放射線が細胞に1つあるいは複数存在する標的にヒットすることで細胞死をもたらすというものであるが，低線量域の放射線照射では細胞死が起こらないという矛盾が生じる．現在ではDNAを放射線の具体的標的としてDNAの二本鎖切断が生じた場合にのみ細胞死が起こるとする非標的説が放射線がん治療においては用いられる[5,6]（詳細は2.6・2.7・2.13を参照）．

2. 放射線によって誘発される細胞死の種類

細胞死は形態学的特徴・誘導経路の違いによってアポトーシス・ネクローシス・オートファジー・細胞老化に分類されている（図1）．

（1）アポトーシス

放射線によって誘発される細胞死としてもっともよく研究が進んでいるのがアポトーシスによる細胞死である．アポトーシスは生体の恒常性を維持するためにあらかじめプログラムされた細胞死の仕組みであり，四肢の形成などの発生段階にも必須である[7]．アポトーシスは放射線照射により誘発されるDNA損傷を起因としたataxia telangiectasia mutated（ATM）-p53経路[8]，細胞膜成分の分解によるセラミド産生を起因としたv-Akt murine thymoma viral oncogene homolog（Akt）経路[9]，ミトコンドリアの機能破綻

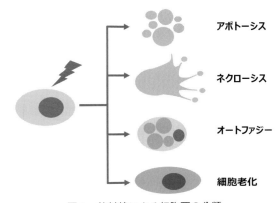

図1　放射線による細胞死の分類

による過度の活性酸素産生経路[10]など種々のシグナル伝達経路によって活性化されるが，共通してカスパーゼタンパク質の分解・再構築による活性化を誘導する．活性化されたカスパーゼは細胞骨格タンパク質の分解やその他のタンパク質の分解・活性化をもたらし，活性化されたヌクレアーゼがDNAの断片化によるクロマチン凝縮をもたらし，アポトーシス小体を形成する．分解された細胞構成分子を含むアポトーシス小体は最終的にマクロファージなどによって貪食されて除去される．マクロファージはアポトーシス小体の膜表面に特異的に存在する膜脂質成分ホスファチジルセリンを"eat-me"シグナルとして認識し，貪食する[11]．

(2) ネクローシス

細胞が非常に高線量の放射線を被ばくした場合には受動的にその細胞は排除される．いわゆる細胞壊死（ネクローシス）といわれる現象である[12]．特徴としては細胞の膨張・融解であり，細胞内容物を細胞外へ拡散するので周辺細胞に炎症反応を誘発する原因となる．ネクローシスではとくに明確なシグナル経路は同定されていないが，熱ショックタンパク質Hsp90を介したネクローシス経路[13]，PARP-1によるカスパーゼ非依存的ネクローシス経路[14]などが報告されている．アポトーシスがミトコンドリアにより産生されるATPを利用した能動的な細胞死プログラムであるのに対して，ネクローシスではATPを必要としない[15]．

(3) オートファジー

2016年に大隅良典博士がノーベル生理学・医学賞を受賞したことで注目を集めている細胞死がオートファジーである．オートファジーは，アポトーシスが最終的にマクロファージによって貪食され除去されるのとは異なり，自食作用といわれるように細胞内にオートファゴソームという小胞を形成して細胞内成分を細胞自体が分解・再利用している[16]．本来，オートファジーは生物の飢餓に対する適応応答であり，細胞自体の生体高分子を分解することによって必要な成分を獲得する手段であるのでオートファジーを細胞死として分類しない場合も多いが，放射線などによって細胞小器官・細胞内基質に多くの損傷が生じた場合には過剰なオートファゴソーム形成が誘導されて過度の自食作用による細胞死をもたらす[17]．

オートファジー経路が活性化されると細胞内のオートファジー関連遺伝子群（autophagy related gene family，ATG family）が誘導されて隔離膜といわれる扁平な生体膜構造が生成される．隔離膜は標的となる細胞内基質を飲み込む形で伸長・拡大してオートファゴソームを形成し，そこへリソソームが融合してオートリソソームとなって内容物が分解される．オートファジーとアポトーシスは仕組みの異なる細胞死ではあるが，そのシグナル伝達経路が密接にリンクしていることが最近の研究で明らかとなってきている[18]．セリン／スレオニンキナーゼであるmammalian target of Rapamycin（mTOR）はATGタンパク質群のリン酸化によってオートファジーを負に制御しているが[19]，一方，アポトーシス抑制因子であるB-cell lymphoma 2（Bcl-2）を負に制御することによりアポトーシスを促進する[20]．さらにBcl-2によるオートファジー因子の1つであるcoiled-coil, moesin-like Bcl-2 interacting protein（Beclin-1）を介したオートファジー抑制機能も報告されており[21]，細胞のオートファジー／アポトーシス経路の選択メカニズムを理解するためには今後さらなる研究が必要である．

(4) 細胞老化

ほ乳類の体細胞は無限に増殖することはなく，ある一定の分裂回数の後に不可逆的な細胞周期停止を迎える[22]．これを細胞老化といい，老化関連疾患にも強く関連している[23]．細胞老化はDNA損傷（とくにDNA二本鎖切断）の蓄積により細胞周期が停止することで生じるが[24-27]，細胞分裂に伴い蓄積するDNA損傷の原因は細胞分裂時に短縮するテロメア配列[*1]の維持異常によるテロメア依存的DNA損傷，活性酸素などによってランダムに生じるテロメア非依存的DNA損傷などである[28]．DNA損傷の蓄積はp53/p21経路・p16/Rb経路の活性化を引き起こして不可逆的な細胞周期停止が起こる[29]（詳細は2.11を参照）．細胞老化は安定的な細胞増殖停止状態であるのでこれまで細胞のがん抑制機構として捉えられていたが，近年，老化細胞はIL-6やIL-8など老化特異的サイトカイン（senescence-associated secretory phenotype，

---

*1　テロメア配列：染色体末端に存在する特定塩基の繰り返し配列．ほ乳類細胞の場合には（TTAGGG）n.

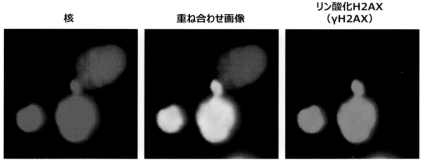

図2 放射線照射リンパ芽球細胞のリン酸化 H2AX による免疫染色
アポトーシスを生じたリンパ芽球細胞は強いリン酸化 H2AX 染色を示している。アポトーシス小体の形成も確認できる。

SASP）を分泌していること，さらに SASP によりがん化が亢進されることが報告され[30,31]．放射線誘発性の細胞老化が周辺の微小環境を修飾し，発がんを促進している可能性が示唆されている．

3. 細胞死の検出

アポトーシス細胞はクロマチン凝縮・アポトーシス小体形成などの形態的変化を 4′,6-diamidino-2-phenylindole（DAPI）・propidium iodide（PI）などの蛍光染色によって容易に顕微鏡下で観察可能であり，またアポトーシス小体特異的なホスファチジルセリンを標識することによっても検出可能である[32,33]．アネキシン V はホスファチジルセリンへの親和性が高いタンパク質であり，アネキシン V を蛍光標識したプローブを用いることによりアポトーシス細胞を簡便に検出できるので免疫染色法・フローサイトメトリーなどに広く利用されている[32,33]．またアポトーシスの過程で生じる断片化 DNA の末端を標識する TUNEL（TdT-mediated dUTP-biotin nick end labeling）法[32]，DNA 二本鎖切断マーカーであるリン酸化 H2AX（γH2AX）抗体による免疫染色法などもある[34,35]（図2）．

オートファジーはオートファゴソームの膜成分に特異的に取り込まれる蛍光プローブや LC3 などのオートファジー特異的タンパク質の蛍光標識プローブなどによって簡便に検出する方法が確立されてきている[36]．

細胞老化の検出には老化細胞特異的な形態的変化が指標となるが，代表的な検出方法が老化特異的 β-ガラクトシダーゼの検出である．一般に細胞内のガラクトシダーゼは pH 4 程度の酸性条件下で活性を有するが，老化特異的 β-ガラクトシダーゼは pH 6 の弱酸性条件下でも活性を有しているので老化細胞の検出には pH 6 の条件下において β-ガラクトシダーゼ活性の測定を行う[37]．例外的に老化細胞でも老化特異的 β-ガラクトシダーゼの発現がみられない場合もあるので注意が必要である．

現在，ネクローシス特異的な検出方法は確立されていないが，電子顕微鏡による形態変化の観察などによりアポトーシスとネクローシスを区別することができる．またアクリジンオレンジ／エチジウムブロマイド二重染色法によってもアポトーシスとネクローシスをある程度区別して定量することができる[38]．

おわりに

放射線によって誘発される細胞死の分類・シグナル伝達経路・検出法について概説した．最近の研究ではミトコンドリアを特異的に分解するオートファジーの一種であるマイトファジーの存在が明らかになるなどこれまで考えられていた以上に細胞死は多様である．これは生物が放射線などのストレスによって生じた異常細胞をいかに効率よく排除して恒常性を維持するかを追求した結果なのではないだろうか．今後さらに研究が進むことにより放射線によって誘発される細胞死のシグナル伝達経路が分子レベルで解明され，放射線による生物作用をより正確に予測・評価が可能となることを期待する．

〔中村麻子〕

引用文献

1) Radiat Res, **76**：573-586, 1978.

2) Radiat Res, **123**：17-21, 1990.

3) Phys Med Biol, **18**：78-87, 1973.

4) Int J Radiat Biol Relat Stud Phys Chem Med, **33**：599-603, 1978.

5) Br J Radiol, **62**：679-686, 1989.

6) Semin Radiat Oncol, **18**：234-239, 2008.

7) Toxicol Pathol, **35**：495-516, 2007.

8) Science, **281**：1674-1677, 1998.

9) Biochim Biophys Acta, **1585**：114-125, 2002.

10) Immunol Today, **15**：7-10, 1994.

11) J Exp Med, **207**：1807-1817, 2010.

12) Am J Pathol, **146**：3-15, 1995.

13) Int Immunol, **12**：1539-1546, 2000.

14) J Cell Sci, **127**：4134-4145, 2014.

15) Biochim Biophys Acta, **1366**：177-196, 1998.

16) J Pathol, **221**：3-12, 2010.

17) Free Radic Res, **50**：273-290, 2016.

18) Nat Rev Mol Cell Biol, **15**：81-94, 2014.

19) Nat Cell Biol, **13**：132-141, 2011.

20) PLoS One, **8**：e79658, 2013.

21) Cell, **122**：927-939, 2005.

22) Exp Cell Res, **37**：614-636, 1965.

23) Nat Med, **21**：1424-1435, 2015.

24) Nature, **426**：194-198, 2003.

25) Cancer Res, **64**：3748-3752, 2004.

26) Mol Cell, **14**：501-513, 2004.

27) Nat Cell Biol, **6**：168-170, 2004.

28) Epigenetics Chromatin, **1**：1-6, 2008.

29) Nat Rev Mol Cell Biol, **8**：729-740, 2007.

30) Cell, **120**：513-522, 2005.

31) Nat Cell Biol, **11**：973-979, 2009.

32) Methods in Molecular Biology, Apoptosis and Cancer, Springer. 2015.

33) Methods in Pharmacology and Toxicology Apoptosis Methods in Toxicology, Springer. 2016.

34) Nat Rev Cancer, **8**：957-967, 2008.

35) Cell Cycle, **8**：1853-1859, 2009.

36) Methods in Molecular Biology Autophagosome and Phagosome, Springer. 2008.

37) Methods in Molecular Biology Cell Senescence, Springer. 2013.

38) Anal Cell Pathol, **19**：139-151, 1999.

2.11 細胞周期停止

キーワード 細胞周期チェックポイント，G_1/S期チェックポイント，S期チェックポイント，G_2/M期チェックポイント，紡錘体チェックポイント，サイクリン，サイクリン依存性キナーゼ（CDK）

はじめに

　細胞にはゲノムや紡錘体に対するダメージを検出した際に細胞周期を停止させる監視システムが存在する．このシステムを細胞周期チェックポイントという．1989年，Hartwell & Weinertは細胞周期チェックポイントの概念として「細胞周期において以後のイベントの開始は先行するイベントの完了を待って実施され，先行するイベントが終了するまでは以後のイベントに負のフィードバックがかかる」と提唱した[1]．細胞周期チェックポイント機構はG_1/S・S・$G_2/$M・M期に存在する．この機構は種々のサイクリン依存性キナーゼ（cyclin-dependent protein kinase，CDK）・サイクリン・CDK阻害因子などのリン酸化・脱リン酸化・ユビキチン化・核/細胞質間移行など種々の生化学的/細胞生物学的現象が複雑に絡み合って実行される．本節ではそれぞれの細胞周期相に存在するチェックポイント機構について概説する．

1. G_1/S期チェックポイント

　G_1期の進行にはcyclin D-CDK4複合体が，S期への移行にはcyclin E-CDK2複合体が重要な役割を担う[2,3]．増殖因子からの増殖促進シグナルによってサイクリンDがCDK4と複合体を形成し，CDK4の17番目のチロシン（Y17）残基・172番目のトレオニン（T172）残基がリン酸化され，さらにcell division cycle 25A（CDC25A）によってCDK4のY17が脱リン酸化されることによって活性化し，転写因子E2Fと複合体を形成しているretinoblastoma遺伝子の産物RBの780番目のセリン（S780）をリン酸化する[4,5]．同様にサイクリンEがCDK2と複合体を形成し，CDK2のT14・Y15・T160がリン酸化され，CDC25AによってCDK2のT14・Y15が脱リン酸化されることによって活性化し，RBのS567をリン酸化する[6]．その結果，複合体を形成していたRBとE2Fが遊離し，E2F結合領域をプロモータにもつDNA複製装置やS期への進行にかかわる遺伝子群の発現が誘導される[7]．

　放射線の被ばくによってG_1期の細胞にDNA損傷が生じると毛細血管拡張性運動失調症（ataxia telangiectasia，AT）の原因遺伝子ataxia telangiectasia-mutated（*ATM*）の産物であるATMが自己リン酸化によって二量体から単量体に変化して活性化される[8]．活性化したATMはp53とp53をユビキチン化するE3リガーゼであるmurine double minute 2（MDM2）をリン酸化する．リン酸化されたp53は安定化されて蓄積され，転写因子としてp21/wild type p53-activated fragment 1（WAF1）/cyclin-dependent kinase inhibitor 1（CIP1）の遺伝子発現を誘導する．p21/WAF1/CIP1がCDK4・PCNAに結合してその機能を抑制することによりG_1/S期チェックポイントが活性化され，G_1/S境界で細胞周期を停止させる[9,10]．この機構はp53依存的で比較的持続的に起こり，*p53*遺伝子に変異を有するがん細胞ではこのチェックポイントは機能していない．

　この機構以外にもより早い時期に一時的に起こるチェックポイントが知られている．DNA損傷によって活性化されたATM・ataxia telangiectasia and Rad3 related protein（ATR）がそれらの基質であるcheckpoint kinase 1（CHK1）/checkpoint kinase 2（CHK2）をリン酸化して活性化する．活性化したCHK1・CHK2はCDC25Aのリン酸化（不活化）によりCDK2の活性化を阻害するのでG_1/S境界で細胞周期が停止するもので，p53とは独立した機構であるとされる[11]（図1）．

2. S期チェックポイント

　S期の進行にはcyclin A/CDK2複合体（S期促進因子，S-phase promoting factor，SPF）が重要な役割を担っている．放射線の被ばくによってS期の細胞にDNA損傷が生じるとS期チェックポイントの活性化によりDNA合成能が低下する．AT患者由来の細胞ではそのようなDNA合成の低下が顕著にみられないことは古くから知られ，放射線抵抗性DNA合成（radioresistant DNA synthesis，RDS）という[12]．S

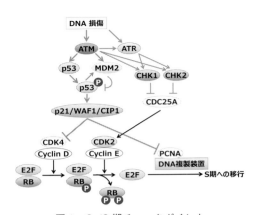

図1　G_1/S期チェックポイント
平常時のシグナル伝達経路を黒矢印で，チェックポイント発動時のシグナル伝達を灰色の矢印で示す．(以下図2, 3, 5も同様)

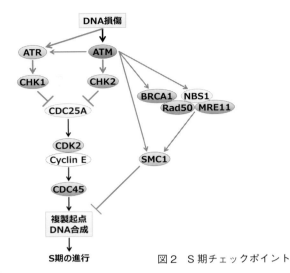

図2　S期チェックポイント

期の細胞にDNA損傷が生じるとATM/ATRが活性化されてCHK1・CHK2をリン酸化し，活性化されたCHK1・CHK2がCDC25AのS123をリン酸化する．リン酸化されたCDC25Aはユビキチン依存性経路を介して分解され，S期チェックポイントが活性化される．その結果，サイクリンEと複合体を形成しているCDK2が活性化されないのでS期で細胞周期を停止させる．最終的にはCDK2活性に依存して起こるCDC45のDNA複製起点へのローディングが抑制され，DNA複製の抑制が起こる[13]．一方，ナイミーヘン症候群（Nijmegen breakage syndrome, NBS）患者由来の細胞においてもRDSが認められることが知られていた．その原因遺伝子産物であるNBS1はmeiotic recombination 11（MRE11）・RAD50と複合体を形成する．S期の細胞にDNA損傷が生じると活性化されたATMがNBS1をリン酸化する[14]．姉妹染色分体をつなぐタンパク質であるcohesinの構成因子として知られるstructural maintenance of chromosomes 1（SMC1）もATMによってリン酸化される[15]．乳がん感受性遺伝子（breast cancer susceptibility gene 1, *BRCA1*）の産物BRCA1もこのカスケードを構成し，ATM-NBS1-BRCA1-SMC1経路がS期チェックポイントとして機能する．この経路はATM-CHK1・CHK2-CDC25A経路とは独立した別の経路である[15,16]（図2）．さらにファンコニ貧血（Fanconi anemia）の原因遺伝子の1つであるFanconi anemia complementation group D2（*FANCD2*）遺伝子の産物FANCD2もATMによってリン酸化されてS期チェックポイントに関与している[17]．

3. G_2/M期チェックポイント

多くのがん細胞において放射線の被ばく後にフローサイトメトリーによって容易に検出されるG_2期停止はp53非依存的であることが古くから知られ，分子レベルでも多くの知見が得られている．

G_2期からM期への移行にはCDK1とcyclin Bの複合体（M期促進因子，M-phase promoting factor, MPF）の活性化が必須であり[18]，G_2/M期チェックポイントはこの活性化を抑制する機構にほかならない．CDK1にはT14・Y15・T161の3つの重要なリン酸化部位があり，それぞれmembrane-associated tyrosine- and threonine-specific cdc2-inhibitory kinase（Myt1），Wee1 G_2 checkpoint kinase（Wee1），CDK-activated kinase（CAK, CDK7）によってリン酸化を受ける．まず3カ所がいったんリン酸化され，次にCDC25A/CDC25CによってT14・Y15が脱リン酸化されることによってMPFが活性化され，M期への移行が起こる[19-21]．またAurora kinase A（AURKA）によって活性化されたpolo-like kinase 1（PLK1）がCDC25Cをリン酸化して核内に移行させ，Wee1をリン酸化して核外に排除して分解させることによりM期への移行を促進している．

G_2期の細胞にDNA損傷が生じると活性化されたATM/ATRがCHK1/CHK2をリン酸化し，活性化されたCHK1/CHK2がCDC25A/CDC25Cをリン酸化する．リン酸化されたCDC25A/CDC25Cはユビキチン依存性経路を介して分解されるのでCDK1の脱リン酸化が起こらず，M期への移行が停止する．これ

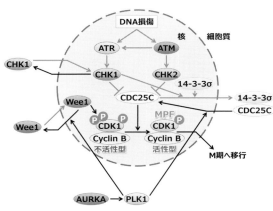

図3 G$_2$/M期チェックポイント

がG$_2$/Mチェックポイントのコアとなるイベントである[22]. さらにCHK1はCDC25Cを核外に排除し, Wee1を核内に移行させる. またp53依存的に発現誘導された14-3-3σはCDC25Cに結合して核外に排除する機構も存在する[23-25](図3).

4. G$_2$期2停止の可視化

Fluorescent ubiquitination-based cell cycle indicator (FUCCI) という細胞周期可視化システム[26]を用いることによりp53に変異を有する腫瘍細胞のG$_2$期停止動態を可視化することが可能になる(図4). このシステムではE3リガーゼであるSCF^{Skp2}・APC^{Cdh1}が細胞周期依存的に活性化し, それぞれによりDNA複製ライセンス化因子であるCdc10-dependent transcript 1 (Cdt1) とその阻害因子であるgemininのユビキチン化により分解されることを利用したものである. Cdt1のE3リガーゼ結合部位を含む領域に赤色蛍光タンパク質であるクサビラオレンジ(KO)を, gemininのE3リガーゼ結合部位を含む領域に緑色蛍光タンパク質であるアザミグリーン(AG)を融合させたプローブをHeLa細胞に導入した細胞(HeLa-FUCCI細胞)はG$_0$/G$_1$期には赤色蛍光を, S/G$_2$/M期には緑色蛍光を発するので細胞が生きたままの状態で細胞周期を観察できる[26]. この細胞に10 GyのX線を照射するとしだいに緑色蛍光を呈する細胞が増加し, 10数時間後にはほぼすべての細胞が緑色蛍光を呈した. この緑色蛍光を呈する細胞をDNA含量に基づくフローサイトメトリー

で解析するとG$_2$/M期に相当した. すなわち緑色細胞の蓄積はG$_2$期停止を示すものであった. 20数時間後には赤色蛍光を呈する細胞の出現とG$_1$期細胞の出現がパラレルに起こることによりX線照射後のHeLa-FUCCI細胞での蛍光動態はG$_2$期停止を反映するものであることが示された[27,28](図4A).

ヌードマウスの皮下にHeLa-FUCCI細胞を移植して作製した腫瘍の組織切片では全体に赤色蛍光が優位のため血管近傍とネクローシス近傍の低酸素領域での赤色/緑色蛍光強度の顕著な差は認められなかった. 一方, HeLa-FUCCI細胞で作製したヌードマウス移植腫瘍に10 GyのX線を照射してin vivoで観察すると, 照射1日後ではネクローシス近傍には赤色蛍光を呈する細胞が, それ以外の領域には緑色蛍光を呈する細胞が認められた. すなわちG$_0$期にあったネクローシス近傍の細胞は増殖が止まっているため赤色蛍光を呈したが, 血管近傍の増殖している細胞はX線の被ばくにより誘導されたG$_2$期停止により緑色蛍光を呈し, 明確に静止期と増殖期の細胞が区別された. 照射2日後には赤色蛍光を呈した静止期の細胞は増殖期に移行して緑色蛍光を呈したが, 緑色蛍光を呈示している細

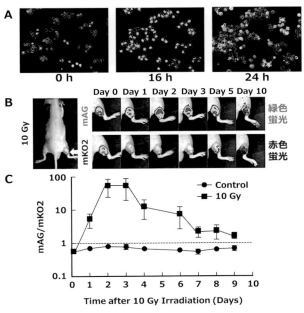

図4 FucciによるG$_2$期停止の可視化
A：単層培養モデル. 10 Gy照射後の蛍光の変化（タイムラプスイメージ）. B：ヌードマウス移植腫瘍モデル. 緑色と赤色の蛍光強度の経時的変化. C：Bにおける緑色蛍光と赤色蛍光の蛍光強度比（緑色／赤色）の経時的変化.

胞の G_2 期停止は著しく遷延し，照射後5日以上も続いた（図4B）．すなわち in vivo での腫瘍微小環境下では G_2 期停止が遷延することが示された[29]．HeLa-FUCCI細胞で作製したヌードマウス移植腫瘍における緑色蛍光に対する赤色蛍光の蛍光強度比（mAG/mKO2比）の経時的な測光によりリアルタイムに G_2 期停止の動態を追跡することが可能である[29]（図4C）．

5. 紡錘体チェックポイント

M期は分裂前期・分裂中期・分裂後期・分裂終期と進行して2つの細胞に分裂する過程である．分裂中期に両極から伸びる紡錘体と結合して赤道面に配列した姉妹染色分体は染色分体のアンカーとなるSMC1・SMC3とその間をつなぐsister chromatid cohesion 1（SCC1）・sister chromatid cohesion 3（SCC3）から構成されるcohesinによって架橋されて合着している．SCC1・SCC3を分解するseparinはsecurinとの結合により不活化されているが，securinがCDC20依存的にAPC/C^{CDC20}よってユビキチン化され分解されることによりsecurinから遊離し，separinがSCC1・SCC3を分解することにより姉妹染色分体が分離する[30-32]．

分裂中期においてキネトコアへの紡錘体微小管の結合不全や姉妹染色分体の両側にある微小管の張力の不均衡などの異常が起こると紡錘体チェックポイント機構が発動する．接着していない動原体にmitotic arrest deficient 1（MAD1）・mitotic arrest deficient 3（MAD3）複合体が結合し，さらにもう1分子のMAD2が活性化されてCDC20との複合体を形成する．この複合体は細胞質に拡散した後にbudding uninhibited by benzimidazoles 1 homolog β（BUB1）-related protein 1（BUBR1）と結合して紡錘体チェックポイント複合体を形成し，さらにAPC/C^{CDC20}との結合によりsecurinのユビキチン化活性を抑制するために姉妹染色分体の分離が遅延する[33]（図5）．

おわりに

細胞周期が停止する細胞周期チェックポイントの機構について概説した．この分野はまだまだ未解決な部分が多く，今後さらに詳細な分子レベルでの機構が明らかになっていくものと思われる．　　　　〔三浦雅彦〕

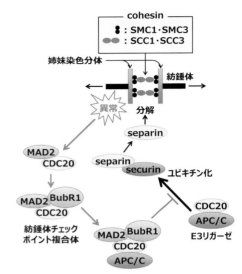

図5　紡錘体チェックポイント

引用文献

1) Science, 246：629-634, 1989.
2) Mol Cell Biol, 15：3463-3469, 1995.
3) Mol Cell Biol, 18：753-761, 1998.
4) Nature, 376：358-362, 1995.
5) EMBO J, 15：7060-7069, 1996.
6) Cell, 98：859-769, 1999.
7) Mol Cell Bio, 15：4215-4224, 1995.
8) Nature, 421：499-506, 2003.
9) Cancer Lett, 136：215-221, 1999.
10) Cancer Res, 55：5187-5190, 1995.
11) Curr Opin Cell Biol, 13：738-747, 2001.
12) Nature, 410：842-847, 2001.
13) Nat Genet, 30：290-294, 2002.
14) Nature, 404：613-617, 2000.
15) Genes Dev, 16：560-570, 2002.
16) Genes Dev, 18：1423-1438, 2004.
17) Cell, 109：459-472, 2002.
18) Nature, 344：503-508, 1990.
19) Mol Biol Cell, 3：13-27, 1992.
20) EMBO J, 12：3111-3121, 1993.
21) J Cell Biol, 185：193-202, 2009.
22) Nat Rev Cancer, 9：153-166, 2009.
23) Nat Rev Mol Cell Biol, 14：563-580, 2013.
24) Mol Cell, 37：753-767, 2010.
25) FEBS Open Bio, 7：439-455, 2017.
26) Cell, 132：487-498, 2008.
27) Cell Biol Int, 35：359-363, 2011.
28) Exp Cell Res, 318：288-297, 2012.
29) Cancer Sci, 106：1370-1376, 2015.
30) Genes Dev, 12：1986-1997, 1998.
31) Cell, 103：399-410, 2000.
32) Curr Biol, 11：268-272, 2001.
33) Nature, 517：631-634, 2015.

2.12 放射線適応応答

キーワード 放射線適応応答，低線量放射線，染色体異常，細胞内シグナル伝達機構，DNA 修復

はじめに

　低線量放射線による生物作用は解析が困難であるため不明な点が多い．被ばくしていない細胞に比べて，低線量の放射線を被ばくした細胞ではその後の高線量放射線による生物作用が軽減される「放射線適応応答」という現象が知られている．この現象は生体が低線量の放射線に応答してなんらかの機能を発現していると推測される生物学的にきわめて注目される現象であり，その機構の解明は低線量放射線のリスクを評価する上でも重要な課題である．本節では放射線適応応答の現象と機構について概説する．

1. 低線量放射線に対する生体応答

(1) 放射線適応応答の発見

　1970 年代に大腸菌を用いた研究により，低濃度アルキル化剤で処理した大腸菌は処理していない大腸菌に比べて，高濃度アルキル化剤処理に対する感受性が低下していることが見出され，「適応応答（adaptive response）」と名づけられた[1]．

　1984 年，Wolff らはヒト末梢血リンパ球を低濃度のトリチウム-チミジン（T-TdR）存在下で培養した後に 1.5 Gy の X 線を照射して染色体異常を分析したところ，T-TdR 処理しなかった細胞に比べ，処理した細胞では染色分体型欠失の異常頻度が有意に低下することを明らかにした[2]．これは T から放出される β 線によって適応応答が誘導されたものと考えられ，この現象を「放射線適応応答（radioadaptive response）」という．DNA に取り込まれた T-TdR は細胞核から低エネルギー β 線を放出するので，Wolff らの実験では T-TdR 処理された細胞は低線量量放射線を内部被ばくしていたと考えられる．同じ T を含むトリチウム水（HTO）は核内だけでなく細胞の内外に均一に分布するが，HTO によっても放射線適応応答が誘導されることが報告されている[3]．また T よりもエネルギーの大きい β 線を放出する C-14・P-32 などの核種による内部被ばくでも放射線適応応答が誘導される[3]．内部被ばくだけでなく低線量の X 線・γ 線

を細胞の外部から照射する外部被ばくでも放射線適応応答が誘導される[4, 5]．

(2) 細胞レベルでみた放射線適応応答

　放射線適応応答はヒトリンパ球以外にもチャイニーズハムスター[6]・マウス[7]の培養細胞，さらに植物細胞[8, 9]にもみられ，幅広い生物種に認められる現象である．染色分体型異常の出現頻度だけでなく，放射線適応応答は二動原体染色体などの染色体型異常・微小核・姉妹染色分体交換（sister chromatid exchange, SCE）などの出現頻度，細胞生存率，特定遺伝子の突然変異頻度，細胞の形質転換頻度などを指標にした解析によっても認められている[6, 7, 10]．したがって，低線量放射線の被ばくにより高線量放射線によって生じる多様な損傷に対応した防御機構が誘導されていると考えられる．

(3) 個体における放射線適応応答

　放射線適応応答は細胞だけでなく個体においても認められている．米澤らは ICR マウスを用いた研究において前照射時の放射線量および前照射と高線量照射との間隔時間との組み合わせによって放射線適応応答が誘導される場合と誘導されない場合があることを詳細に明らかにした[11]．ウサギにおいても放射線適応応答が誘導されることが報告されている[12]．

2. 放射線適応応答誘導の線量域と線量率

　放射線適応応答の誘導には前照射時に適度な放射線量であることが必要である．T-TdR を用いたチャイニーズハムスター V79 細胞での微小核の出現頻度を指標とした研究により細胞核線量として 10 ～ 100 mGy が前照射時の最適線量域であることが示された[5]．またマウス m5S 細胞を用いた X 線外部照射による研究においても 10 ～ 100 mGy が前照射時の最適線量域であることが示された[7]．

　しかし，この線量は線量率と複雑な関係にあり，前照射時の X 線の線量率が 200 mGy/min では総線量 10 mGy で効果があるが 500 mGy では効果がない．一方，5 mGy/min の線量率では総線量 10 mGy では効

果がないが 500 mGy で誘導されることが報告されている[13]．筆者らの研究では前照射時の γ 線の線量率が 1 mGy/min の場合には総線量 25 mGy ～ 2.5 Gy の線量域で適応応答誘導が認められた．したがって低い線量率では放射線適応応答の誘導状態が持続的に維持されているものと推測される．

3. 放射線適応応答の機構

（1）シグナル伝達機構

アルキル化剤・放射線などの DNA 損傷剤だけでなく，低濃度の 12-O-Tetradecanoylphorbol 13-acetate（TPA）による処理でも放射線適応応答が誘導される[7]．TPA はプロテインキナーゼ C（protein kinase C, PKC）を活性化するので放射線適応応答の誘導に PKC が関与していることが示唆された．実際に PKC 阻害剤で処理した細胞には放射線適応応答は誘導されない．マウス m5S 細胞を用いた研究により約 10 種類ある PKC のアイソフォームの 1 つである PKCα が 20 mGy の X 線照射により活性化されたことから PKCα の活性化が放射線適応応答誘導に関与していると考えられた[14]．さらに p38 MAP キナーゼ（p38）が 20 mGy の X 線照射により活性化すること，p38 阻害剤処理によって放射線適応応答が誘導されないことなどから p38 も放射線適応応答誘導に関与していることが示唆された．しかしながら，低線量 X 線照射による p38 の活性化は PKC 阻害剤処理によって抑制され，逆に p38 阻害剤処理によって PKCα の活性化が抑制されるので PKC と p38 とは複雑な相互作用をしていると考えられる[14]．また p38 とは別の MAP キナーゼである ERK1/2 が放射線適応応答に関与していることも報告されている[15]．

これらのほかに DNA 損傷ストレスに応答し，アポトーシス・細胞周期チェックポイントなどを調節しているがん抑制遺伝子産物である p53 も放射線適応応答の誘導において重要な役割を果たしている[16-18]．

（2）DNA の損傷と修復

放射線適応応答における染色体異常・突然変異などの軽減は DNA 損傷の抑制あるいは DNA 修復の亢進によるものと考えられる．コメット法を用いた解析では高線量放射線照射後の初期 DNA 損傷量は放射線適応応答している細胞とそうでない細胞とは同程度であるが，DNA 損傷の修復速度は適応応答が誘導された細胞の方が速いので放射線適応応答は DNA 修復の亢進によるものと考えられた[19]．

電離放射線によって生じる DNA 二本鎖切断の修復機構は主に相同組換えと非相同末端結合（non-homologous end joining, NHEJ）があるが，NHEJ に関与する Ku70・Ku80・XLF・Ligase Ⅳ などのタンパク質の発現が放射線適応応答によって促進される[20]ので放射線適応応答では NHEJ による DNA 修復が関与するものと考えられる．

（3）放射線適応応答誘導のシグナル

細胞は低線量放射線による被ばくを感知して適応応答反応を誘導していると考えられるが，どのようにして低線量放射線による被ばくを感知しているのかは明らかになっていない．過酸化水素処理により放射線適応応答が誘導され[7]，スーパーオキシドジスムターゼの発現抑制により放射線適応応答が誘導されない[21]ことから，活性酸素種が放射線適応応答を誘導するシグナル因子として作用していると考えられているが，その詳細は不明である．また一酸化窒素により誘導されることを示す結果もあり，誘導性一酸化窒素合成酵素が関与することが示唆されている[18]． 〔立花　章〕

引用文献

1) Nature, **267**：281-283, 1977.
2) Science, **223**：594-597, 1984.
3) Mutat Res, **211**：7-12, 1989.
4) Radiate Res, **111**：511-517, 1987.
5) Mutat Res, **227**：241-246, 1989.
6) Mutat Res, **180**：215-221, 1987.
7) Int J Radiat Biol, **68**：281-291, 1995.
8) Biol Zentralbl, **106**：439-448, 1987.
9) Int J Radiat Biol, **57**：537-541, 1990.
10) Radiat Res, **156**：700-707, 2001.
11) Mutat Res, **358**：237-243, 1996.
12) Int J Radiat Biol, **58**：187-194, 1990.
13) Int J Radiat Biol, **56**：107-118, 1989.
14) Exp Cell Res, **251**：424-432, 1999.
15) Cancer Res, **61**：5396-5401, 2001.
16) Mutat Res, **504**：101-118, 2002.
17) Int J Radiat Oncol Biol Phys, **71**：550-558, 2008.
18) Cancer Res, **67**：8574-8579, 2007.
19) Mutat Res, **358**：193-198, 1996.
20) Mutagenesis, **30**：365-379, 2015.
21) Radiat Res, **179**：115-124, 2013.

2.13　放射線誘発バイスタンダー効果

キーワード　バイスタンダー効果，ギャップ結合，リガンド，受容体，活性酸素種，活性窒素種，サイトカイン，ATP

はじめに

　放射線を被ばくした細胞に細胞死・染色体異常・突然変異などの影響があらわれるにはそれらに必須な放射線の標的となる部位が少なくとも1つその細胞には存在するという「標的説」が前提となり，その標的が核DNAであることが広く理解されている（2.10参照）．しかしながら近年，この「標的説」では説明できない影響（非標的効果）が数多く報告されてきている．非標的効果とは核DNAへの直接的な放射線被ばくを要せずにあらわれる影響のことである．非標的効果は主に0.1 Gy以下の被ばく条件においてあらわれる効果であり，典型的な線量効果関係は認められないが，標的となる細胞・組織・個体などの空間的な広がりに依存する．このように被ばくした標的細胞による間接的な種々の生物作用が被ばくしていない細胞（非標的細胞）にあらわれることが注目され，それらの中の1つの生物作用のあらわれ方をバイスタンダー効果（bystander effect）という[1]．

　非標的効果にはバイスタンダー効果のほかに遺伝的不安定性・放射線適応応答・低線量放射線超高感受性／放射線抵抗性回復などがある．また放射線がん治療において原発巣のみに放射線治療を施行したにもかかわらず，原発巣から離れた放射線照射野には含まれない転移巣が縮小または消失するという遠達効果（abscopal effect）も報告されている[2]．このような背景を踏まえて放射線誘発バイスタンダー効果について概説する．

1. ほ乳動物培養細胞を用いた放射線生物研究の夜明け

　現在，あらゆる研究分野で利用されているほ乳動物細胞の培養技術を確立したのは2人の放射線生物学者，PuckとMarcusである．彼らはほ乳動物細胞のX線に対する感受性を精査するためにほ乳動物細胞の培養技術の開発に取り組んだ．それまでの培養技術では単一のほ乳動物細胞が増殖したコロニーを形成させることができなかったが，彼らは"フィーダー細胞"を用いることにより単一のほ乳動物細胞が増殖したコロニーを形成させる培養技術を開発し，ほ乳動物細胞のクローニングに成功した[3]．彼らは培養用ガラス瓶の底一面にHeLa細胞を培養し，それらに40〜60 GyのX線あるいはγ線を照射し，さらにその上に別に用意した少量のHeLa細胞を播種するとその少量のHeLa細胞がコロニー形成することを見出した．フィーダー細胞とは大線量のX線あるいはγ線を照射されたほ乳動物細胞のことである．つまり，培養用ガラス瓶に直接少量のHeLa細胞を播種してもコロニーは形成されなかったが，大線量のX線あるいはγ線を照射したフィーダー細胞の上に少量のHeLa細胞を播種することによりフィーダー細胞から分泌・放出される因子によって少量のHeLa細胞のコロニー形成が可能となった．彼らは自ら開発したフィーダー細胞を用いるコロニー形成法により世界で初めてHeLa細胞のX線感受性を報告した[4]．正にほ乳動物細胞を用いた放射線生物学の夜明けとなった．

　致死線量以上の放射線を被ばくしたフィーダー細胞（標的細胞）から分泌・放出された因子によって被ばくしていない細胞（非標的細胞）の増殖が促進されるというこの現象こそが世界で初めて報告された放射線誘発バイスタンダー効果であり，ほ乳動物細胞を用いた放射線生物学の夜明けが放射線誘発バイスタンダー効果によってもたらされたのである（図1）．しかしながら当時はこのような認識はされず，"放射線誘発バイスタンダー効果"という概念が生まれ，注目され

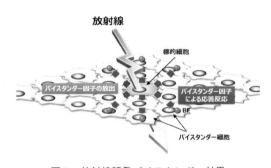

図1　放射線誘発バイスタンダー効果
BF：バイスタンダー因子．

たのは1990年代になってからであった．

2. 放射線誘発バイスタンダー効果

1992年，NagasawaとLittleはチャイニーズハムスター卵巣（CHO）細胞に極微量のα線を照射し，DNA損傷によらない間接的な放射線による生物作用により非標的細胞に姉妹染色分体交換が誘導されたと報告した[5]．この報告を契機として放射線誘発バイスタンダー効果が脚光を浴びた．その後，さまざまなエンドポイントにより放射線誘発バイスタンダー効果に関する数多くの知見が報告されている[6-13]．

当初は主にα線による放射線誘発バイスタンダー効果に関する研究成果が報告されてきたが[6-9, 11-13]，X線・γ線などの低LET放射線によってもバイスタンダー効果が誘発されることが示されている[10, 14]．また近年，放射線誘発バイスタンダー効果は培養細胞のみならず生体内でも誘発されることが示された[15, 16]．これらの報告は放射線誘発バイスタンダー効果と健康リスクとの関連性を示唆するものである[17]．

放射線誘発バイスタンダー効果のメカニズムの全容はいまだに明らかにされていないが，放射線を被ばくした標的細胞と被ばくしていない非標的細胞（バイスタンダー細胞）間のシグナル伝達系が重要な役割を果たしていることは明らかである．標的細胞からバイスタンダー細胞へのシグナル伝達様式には以下の4つのモデルが提唱されている（図2）．

①標的細胞で産生される因子（バイスタンダー因子）

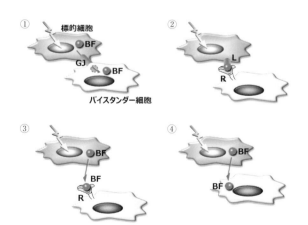

図2 放射線誘発バイスタンダー効果を誘導するシグナル伝達様式
BF：バイスタンダー因子，GJ：ギャップ結合，L：リガンド，R：受容体．

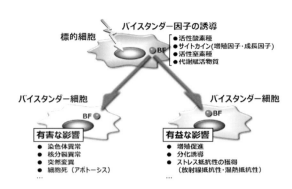

図3 放射線誘発バイスタンダー効果による影響
BF：バイスタンダー因子．

のギャップ結合を介したシグナル伝達[18-20]．
②標的細胞が提示するリガンドとバイスタンダー細胞の受容体間のシグナル伝達[21]．
③標的細胞から分泌される因子（バイスタンダー因子）とバイスタンダー細胞の受容体間のシグナル伝達[8, 9, 14, 22, 23]．
④標的細胞から分泌される因子（バイスタンダー因子）自体によるシグナル伝達[24-26]．

これらのいずれかの様式で，バイスタンダー細胞がどのようなバイスタンダー因子を受容したのか，あるいはバイスタンダー因子を受容した細胞がどのような細胞なのかによって，有害な生物作用があらわれることも，有益な生物作用があらわれることもある（図3）[27]．

3. 放射線誘発バイスタンダー効果と放射線適応応答

放射線適応応答とはあらかじめ致死線量以下，特に0.1Gy以下の低線量放射線を被ばくすること（プライミング照射）により次なる高線量放射線の被ばく（チャレンジ照射）による生物作用が軽減される応答をいう（2.12参照）．以前より放射線適応応答は標的説の範疇に含まれる現象として理解されてきたが，最近では放射線適応応答には非標的効果が含まれていると理解されている[28]．

放射線適応応答の誘導にはバイスタンダー因子の1つである一酸化窒素（nitric oxide, NO）の産生が必須である[29]．またアラキドン酸からプロスタグランジンG2（prostaglandin G2, PGG2）を生成する過程に関与するシクロオキシゲナーゼ2（cyclooxygenase-2,

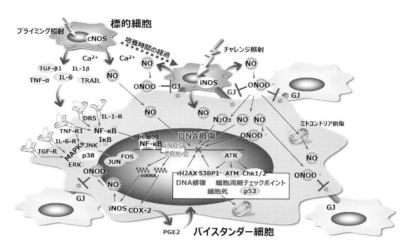

図4 放射線誘発バイスタンダー効果による放射線適応応答の誘導

COX-2）の発現が放射線抵抗性の獲得に大きく寄与している[30,31]．MAPK（mitogen-activated protein kinase）カスケード，中でも extracellular signal-regulated kinase 1/2（ERK1/2）および p38 を活性化する COX-2 を介したシグナル伝達系は放射線誘発バイスタンダー効果の発現過程において重要な役割を果たしている[32]．さらに細胞の放射線に対する防御反応において重要な役割を担う ERK1/2 の活性は NO 産生によって活性化される[33]．したがって NO を介した放射線誘発バイスタンダー効果と COX-2 を介した放射線誘発バイスタンダー効果との相互作用により放射線適応応答が誘導されていることが示唆される．

NO を介した放射線誘発バイスタンダー効果による放射線適応応答の誘導に細胞間のギャップ結合は寄与していないと考えられる．初代培養アストロサイトをリポ多糖（lipopolysaccharaide, LPS）で処理するとギャップ結合を介した物質交換が阻害され，LPSによるギャップ結合阻害は NO 合成阻害剤 L-N^G-monomethylarginine（L-NMMA）と活性酸素除去酵素（superoxide dismutase, SOD）の同時処理で回避され，NO 発生剤 S-nitroso-N-acetylpenicillamine（SNAP）と活性酸素発生酵素（xanthine oxidase, XO）の同時処理によりギャップ結合を介した物質交換が阻害される[34]．したがって細胞内で NO とスーパーオキシド（O_2^{-}）の反応により生成された過酸化亜硝酸（$ONOO^{-}$）がギャップ結合を阻害していると考えられ，放射線被ばく後に NO 合成酵素が誘導される場合には産生された NO によってギャップ結合阻害が起こり，NO を介した放射線誘発バイスタンダー効果による放射線適応応答の誘導に細胞間のギャップ結合は寄与していないことが示唆されている（図4）[27]．

4．放射線誘発バイスタンダー効果と低線量放射線超高感受性

通常，細胞の放射線感受性はコロニー形成法によって測定されている．しかしながら，この方法では細胞の接着効率に伴う統計学的な不正確さにより 1 Gy 以下の線量での生存率を正確に測定することは不可能である[35]．Marples と Joiner は microscope relocation technique を用いてチャイニーズハムスター V79 細胞が 0.25 Gy 以下の線量で極端な放射線高感受性を示す低線量放射線超高感受性（low-dose hyper-radiosensitivity, HRS）を見出した．さらに彼らは細胞の被ばく線量が 1 Gy へ向かって増加すると細胞の放射線感受性は徐々に低下する放射線抵抗性回復（increased radioresistance, IRR）を見出した（図5）[36]．その後，この HRS/IRR は異なる LET の放射線においても，また微小核形成・染色体異常・形質転換などの異なるエンドポイントにおいても認められている[37-39]．

HRS/IRR は①損傷認識・②シグナル伝達・③損傷修復の3つの要素によるという仮説が提唱されている[40]．この仮説では HRS は G_2 期に被ばくした細胞に特異的に急速な被ばく線量依存的な前分裂期チェックポイントが誘導されることに起因し，G_2 期の細胞の低線量放射線に対する高感受性が直接 HRS に寄与しているという知見によって強く支持される[41]．つま

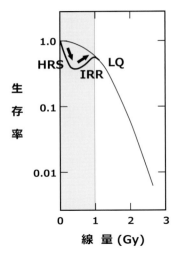

図5 低線量放射線超高感受性(HRS)と放射線抵抗性回復 (IRR)
LQ：LQモデルによる曲線．

りHRSは線量依存的な損傷認識過程の回避後のアポトーシスの結果であると結論づけている[42]．またIRRはDNA損傷の修復過程によるものであり，低線量域での放射線感受性の変遷はG_2/M期チェックポイントによって調節されている可能性が示唆されている[40]．

近年，チャイニーズハムスターV79細胞を用いてNOを介した放射線誘発バイスタンダー効果によるHRS/IRRがX線マイクロビームにより細胞核のみを照射した標的細胞の周辺に存在する被ばくしていない非標的細胞に認められ，それらの細胞でのヒポキサンチンホスホリボシルトランスフェラーゼ（*hypoxanthine phosphoribosyltransferase*，*HPRT*）遺伝子座の突然変異率が低下することが明らかにされている[43]．したがってHRS/IRRにおいて突然変異が誘発される可能性のある遺伝的に不安定な細胞がNOを介したバイスタンダー効果によって選択的に排除されている可能性が強く示唆される．

おわりに

放射線誘発バイスタンダー効果の発見の歴史から最新の知見までを概説した．日本をはじめ欧米でもマイクロビーム放射線照射装置が開発されており，今後マイクロビーム放射線を用いた研究成果が蓄積されることにより放射線誘発バイスタンダー効果はもとより低線量放射線に対する細胞応答の詳細なメカニズムが解明されていくことが期待される．そして低線量放射線に対する特異的な生命現象の解明が低線量放射線のリスク評価に大きく寄与することになるであろう．

〔松本英樹〕

引用文献

1) Eur J Immunol, **4**：641-645, 1974.
2) Int J Radiat Oncol Biol Phys, **2**：141-147, 1977.
3) J Exp Med, **103**：273-283, 1956.
4) J Exp Med, **103**：653-666, 1956.
5) Cancer Res, **52**：6394-6396, 1992.
6) Cancer Res, **54**：5797-5800, 1994.
7) Radiat Res, **145**：260-267, 1996.
8) Cancer Res, **57**：2164-2171, 1997.
9) Cancer Res, **57**：3963-3971, 1997.
10) Radiat Res, **149**：256-262, 1998.
11) Proc Natl Acad Sci, USA, **95**：5730-5733, 1998.
12) Proc Natl Acad Sci, USA, **97**：2099-2104, 2000.
13) Radiat Res, **156**：521-525, 2001.
14) Radiat Res, **149**：256-262, 1998.
15) Proc Natl Acad Sci, USA, **105**：12445-12450, 2008.
16) Int J Radiat Oncol Biol Phys, **70**：554-562, 2008.
17) Cancer Lett, **356**：17-21, 2015.
18) Radiat Res, **150**：497-504, 1998.
19) Radiat Res, **152**：88-97, 1999.
20) Proc Natl Acad Sci, USA, **98**：473-478, 2001.
21) Radiat Res, **153**：49-61, 2000.
22) Cancer Res, **60**：1290-1298, 2000.
23) Radiat Res, **156**：618-627, 2001.
24) Int J Radiat Biol, **76**：1649-1657, 2000.
25) Radiat Res, **155**：387-396, 2001.
26) Radiat Res, **173**：298-309, 2010.
27) Curr Mol Pharmacol, **4**：126-134, 2011.
28) Mutat Res, **752**：84-98, 2013.
29) Cancer Res, **67**：8574-8579, 2007.
30) Biochem Biophys Res Commun, **268**：928-931, 2000.
31) Oral Oncol, **40**：383-389, 2004.
32) Proc Natl Acad Sci, USA, **102**：14641-14646, 2005.
33) J Biol Chem, **277**：15400-15406, 2002.
34) J Neurochem, **66**：2091-2099, 1996.
35) Cell Survival after Low Doses of Radiation：Theoretical and Clinical Implications, Wiley. p.40-53, 1975.
36) Radiat Res, **133**：41-51, 1993.
37) Int J Radiat Biol, **73**：549-555, 1998.
38) Int J Radiat Biol, **77**：1133-1139, 2001.
39) Int J Radiat Biol, **79**：235-240, 2003.
40) Radiat Res, **161**：247-255, 2004.
41) Int J Radiat Oncol Biol Phys, **77**：1509-1517, 2010.
42) Radiat Res, **167**：260-267, 2007.
43) J Radiat Res, **54**：1043-1049, 2013.

2.14 突然変異

キーワード 突然変異，体細胞，生殖細胞，自然突然変異，誘発突然変異，がん

はじめに

突然変異とは細胞の核・ミトコンドリア・葉緑体に存在するDNAの質的・量的な永続的変化およびそれらの変化によってもたらされる表現型の変化のことである．その要因には，①外界からの物理的・化学的変異原，②内在性の遺伝毒性物質，③トランスポゾンの転移，④ウイルスの感染，⑤DNA複製/修復エラーなどがある．しかしながら，細胞にはDNA損傷を修復する機能があり（詳細は2.4節を参照），誘発されたDNAの質的・量的な変化がすべて突然変異として固定されるのではないことに留意する必要がある（図1）[1, 2]．

突然変異にはDNAの質的・量的な変化である遺伝子突然変異，それらの変化により染色体構造に異常が誘発される染色体突然変異，さらに染色体数が変化する染色体倍化・染色体異数化が誘発されるゲノム突然変異がある．またその生成要因によって，自然状態で誘発される自然突然変異（spontaneous mutation）・放射線/環境変異原への曝露により起こる人為突然変異（artificial mutation）/誘発突然変異（induced mutation）に分類され，誘発される細胞の種類によって，体細胞突然変異（somatic mutation）・生殖細胞突然変異（germline mutation）に分類される．本節ではこれらの突然変異について概説する．

ヒトの体内では毎日，多種多様なゲノム損傷が生じている[2]．このDNA損傷から遺伝情報を守るため，多くの修復酵素が進化してきた．現在ではDNA損傷とその修復酵素の働きを抜きにして突然変異は語ることができない．

1. 遺伝子突然変異におけるDNA塩基配列の変化

自然突然変異の最大の原因はDNAポリメラーゼδ/ε（Pol δ/ε）による複製エラーであり，次に活性酸素種による酸化損傷とそれに起因する複製エラーがある．しかしながら，これらの複製エラー・DNA損傷の大部分はDNA修復機構・細胞周期チェックポイント機構により巧妙かつ効率的に除去されるので，自然環境中で誘発される自然突然変異率は非常に低い．ヒト細胞は細胞分裂ごとに6×10^9個の塩基の複製を行うが，特に変異原にさらされなければ1回の分裂当たりの塩基置換型の自然突然変異率は1塩基について10^{-10}/bp/replication程度であり[3-5]，これはヒト1,000ゲノムプロジェクト[6-8]においても実証されている．さらにヒト世代間での生殖細胞分裂回数は卵子が約20回，精子が数百回であり[9]，これを考慮すると生殖細胞突然変異率（継世代間での突然変異率）は約10^{-8}/bp/generationであると推定されている[3, 9, 10]．欠失（deletion）や挿入（insertion）の発生率はさらに1〜2桁低い[3]．一方，外界からの物理的・化学的変異原による人為突然変異/誘発突然変異率はそれらの線量・投与量に依存して高くなる．物理的・化学的変異原による生物作用のエンドポイントを発がんとして捉えると組織幹細胞は発がんの有力な標的細胞と考えられる[11]．また突然変異はがんのみならず多くの疾患の原因になり得ることが明らかである．

遺伝子突然変異におけるDNA塩基配列の変化には，①塩基転位（transition）[*1]，②塩基転換（transversion）[*2]，③塩基の欠失・挿入などがあり，その結果として，a.アミノ酸が変化しないサイレント変異，b.アミノ酸が置換するミスセンス変異，c.終止コドンが出現するナンセンス変異，d.配列の読み枠が変わりコドンが変化するフレームシフト（frameshift）が生じる．これらの中でもっとも多いのはピリミジン塩基

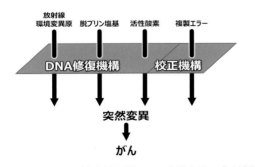

図1 外来性および内在性要因による突然変異の成立過程
（文献1を改変）

であるシトシン（C）からチミン（T）への塩基転位（C → T transition）である。これはゲノム中のメチルシトシン（mC）の脱アミノ化（deamination）によりチミン（T）が生じることによる。活性酸素種によるグアニンの酸化損傷の結果生じる 8-オキソグアニン（8-oxoG）はアデニン（A）と対合するので DNA 複製によりプリン塩基であるグアニン（G）がピリミジン塩基であるチミン（T）への塩基転換（G → T transversion）が生じることになる。しかし、これによる突然変異率はきわめて低いことから、生体内では 8-oxoG の修復系がきわめて効率的であると考えられている[2, 12-14]。これらに加えて、紫外線によりピリミジンダイマー（CC）が生成された場合に、ヌクレオチド除去修復に失敗すると、シトシン（C）からチミン（T）への塩基転位が生じる。また、抗体遺伝子座に起こる体細胞高頻度突然変異（somatic hypermutation）においては、シチジンデアミナーゼスーパーファミリーに属する活性化誘導シチジンデアミナーゼ（activated induced cytidine deaminase, AID）がシトシン（C）の脱アミノ化を触媒してウラシル（U）へと変換し、その結果としてシトシン（C）からチミン（T）への塩基転位が生じるが、先にミスマッチ修復経路が活性化した場合にはエラーを生じやすい DNA ポリメラーゼη（Pol η）により近傍のアデニン（A）とチミン（T）に変異が生じる[2]。

染色体突然変異には染色体の量的変化と遺伝子座の配列変化がある。染色体の量的変化には、①倍数性（染色体のセット（ゲノム）数の変化）、②異数性（特定染色体の数的変化、モノソミー・トリソミー）、③特定染色体の部分的な重複（duplication）・欠失による遺伝子数の増減などがあり、遺伝子座の配列変化には逆位（inversion）・転座（translocation）による構造変化がある。染色体の構造変化は DNA 二本鎖切断の修復エラーが原因であるので、染色体の構造変化部位（再結合部位）の塩基配列からどのような DNA 二本鎖切断修復系が働いたか推定できる。染色体の構造変化には、①切断面近傍の塩基配列にまったくホモロジーがない場合、②短いホモロジーを介した再結合

（rejoining）の場合、③長いホモロジーを介した再結合の場合がある。特定染色体の部分的な重複・欠失による遺伝子数の増減（copy number variation, CNV）については進化過程を考慮して説明される場合が多いが、その末端ではほとんどホモロジーがみられないので、相同組換え（homologous recombination, HR）による修復ではなく、むしろ非相同末端結合（non-homologous end joining, NHEJ）による再結合の結果と推察される。

2. 体細胞突然変異

体細胞突然変異の研究には培養細胞あるいは個体内でがん化してクローン増殖した腫瘍が用いられてきた。培養細胞では変異細胞の検出が薬剤選択により簡便に行える *hypoxanthine phosphoribosyltransferase*（*HPRT*）遺伝子・*adenine phosphoribosyltransferase*（*APRT*）遺伝子がもっともよく用いられる[15]。個体内での突然変異細胞の発生とクローン増殖動態を検出するシステムの開発も試みられている[16, 17]。

体細胞変異の蓄積は発がんへとつながるが、近年の解析でがん以外の疾患にも大きく関与していることが明らかとなった。初期発生時の体細胞突然変異が原因とされるメンデル遺伝病の例は全遺伝病患者例の 6 ～ 20% を占めるという考察もある[18]。その中には体細胞変異によるモザイシズム個体でしか認められない遺伝病（単一遺伝子病）の例も含まれる[19]。受精卵から成体へと成長する過程では膨大な数の細胞が生まれるので、分裂ごとに突然変異が蓄積すると考えると個体はさまざまな体細胞突然変異細胞の凝集体であるとみなすことができる。体細胞突然変異は基本的に細胞増殖過程における細胞分裂の繰り返しの間に固定されて成立するが、分裂を停止している細胞にも体細胞突然変異が生じている。特に CpG 配列での脱アミノ化が原因とされる変異は細胞分裂を介する必要がないとされる[20]。体細胞突然変異率は生殖細胞の 4 ～ 25 倍ほど高い[3, 21]と推定され、体細胞での変異は個体の生存とは関係なく発生すると仮定すれば、多様な変異スペクトラムが出現する可能性がある。

---

*1 塩基転移（transition）：塩基置換突然変異において、プリン塩基が別のプリン塩基に置き換わること、あるいはピリミジン塩基が別のピリミジン塩基に置き換わること。例えば、G → A とか、T → C など。

*2 塩基転換（transversion）：塩基置換突然変異において、プリン塩基がピリミジン塩基に置き換わること、あるいはピリミジン塩基がプリン塩基に置き換わること。例えば、G → T とか、T → A など。

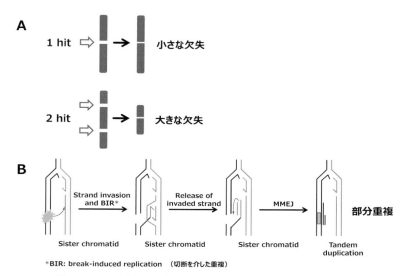

図2 DSBが誘発する欠失や重複の機構モデル（文献12を改変）
A：放射線による1 hit, 2 hitで起こる欠失, B：部分重複を起こすと考えられる分子機構.

近年，ゲノム解析技術が進歩し，がん細胞での体細胞突然変異の特徴は，個体が成長して老化していく過程で誘発される体細胞突然変異の蓄積の歴史を解明する手がかりとなることが示唆されている．また，がんでは臓器別に特徴的な変異スペクトルが認められることも明らかになってきている[22,23]．その要因としては，環境変異原・DNA複製エラー頻度・各遺伝子の複製のタイミング・DNA修復エラー頻度・転写共役DNA修復（transcription-coupled repair, TCR）の関与・組織特異的なクロマチン構造（ヒストン修飾パターン）などの相違が示唆されている．

Alexandrovらは約7,000のがん症例の全ゲノム解析を行い，塩基置換型の体細胞突然変異はその周辺塩基配列を含めると21種類のパターン（mutation signature）に分類できると報告している[23,24]．特筆すべき点は年齢依存性（aging signature）を示すメチルシトシン（mC）の脱アミノ化によりチミン（T）が生じる塩基転位（C→T transition）が多くの症例において認められることである．また，若年症例と比べて老年症例では遺伝子間領域（intergenic region）よりも遺伝子領域（genic regionまたはcoding region）での突然変異が多いという指摘もある[9]．一方，タバコが原因の肺がんにみられるグアニン（G）からチミン（T）への塩基転換[25]，紫外線が原因のメラノーマにみられるシトシン（C）からチミン（T）への塩基転位（UV damage signature）[26]，活性酸素種による変異など，外部環境・内在性変異原による突然変異のパターンも網羅的な解析によって明らかにされている．これらは発現している遺伝子（active gene）において非転写DNA鎖に優位に観察されるので，転写共役DNA修復の痕跡（TCR signature）とも考えられる．このような特徴的変異パターンに加えて，転移性の進行がんでは種類を問わず突然変異が多数認められる．例えば，病因としてタバコ・紫外線などの環境要因が疑われるがんでは，その大部分ががん化とは無関係のパッセンジャー変異（passenger mutation）である体細胞突然変異が2万～3万個検出され[26]，これは非喫煙者の肺がんに比べて約10倍高い頻度である．このような突然変異の中でもタンパク質の機能を変化させる変異は小児がんでは10個程度，成人がんでも30～60個程度であると報告されている[27]．複製エラーが原因となって起こる突然変異については，慢性リンパ性白血病（chronic lymphocytic leukemia, CLL）ではエラーを生じやすいDNAであるPol ηが，大腸がん（colorectal cancer）・子宮がん（uterine cancer）ではDNA Pol ε自体の変異により高頻度に変異を誘発した痕跡が同定されている．

DNA二本鎖切断（double strand break, DSB）が原因となって起こる染色体突然変異については，主にNHEJとマイクロホモロジー媒介末端結合（microhomology-mediated end joining, MMEJ）がその生成にかかわっている．複製フォークにおけるDSBか

2.14 突然変異

らの複製機構（break-induced replication, BIR）が MMEJ と染色分体間で連続して起こると同じ塩基配列が重複する縦列重複（tandem duplication）が生じることも想定される（図2）[12]．

一方，がん細胞では染色体破砕（chromothripsis）と命名される数多くの小さな染色体突然変異が特定の部位に局在して認められることがある．これは複雑な染色体の切断と結合が単一の染色体の限定された領域に極度に集中して起こるためにがん化過程が急速に進行する現象である．この要因については分裂異常で生じる小核形成の関与が疑われている[28]．

3. 生殖細胞突然変異

親子間での全塩基配列の比較から生殖細胞突然変異頻度は 10^{-8}/bp/世代程度であると報告されている[10]．その多くは父親に由来する．これは生殖細胞の分裂回数に依存していると考えられ，父親の年齢が1歳増すごとに1〜2個の変異が精原細胞に蓄積されていくと推定されている．これは孤発性の自閉症スペクトラム障害（autism spectrum disorders）で解析された頻度とほぼ同じレベルである．母親側からの寄与は少なく，母親に由来する異常の要因は染色体の不分離である．母親からの寄与については年齢が4歳増すごとに1個という試算もある．このような受精前の卵子などの非分裂細胞で生じる突然変異は修復が困難な DNA 損傷に起因していると考えられる[10, 29]．変異サイズが小さな 20 bp 以下の挿入／欠失（indel）は1世代当たり3個程度の発生頻度と考えられているが，現在の全ゲノム解析の技術的問題から低く見積もられている可能性がある．さらに数個の重複・欠失も起こり，新規の CNV の発生頻度も父親の年齢に依存して増加する．これも生殖細胞の分裂回数に依存する．

これらの結果から，ヒトは1世代当たり30〜60個程度の突然変異を有するものと推定されている[8]．これは特定遺伝子の変異率の平均，あるいは系統進化におけるゲノム変化から推定されていたものよりも少し低い．地球上の全人口がこの突然変異率を有すると考えると，人類が1世代経るにあたりおよそ 10^{11} 個の生殖細胞突然変異が生じていることになり，この数はヒトゲノムのヌクレオチド数を優に超え，進化を理解するうえで重要な情報となっている．

4. 放射線の影響

放射線で生殖細胞に突然変異が起こることは 1920 年代の Muller のショウジョウバエを用いた実験で明らかとなった．1940 年代からは Russell らが中心となりマウス精原細胞で起こる放射線誘発突然変異（Russell 7 の locus test）の解析が行われ，線量効果・線量率効果・倍加線量などの考え方が確立した．その後のゲノム解析により，各々のマーカー遺伝子領域にはさまざまなサイズの欠失が起こっていることがわかった[1, 15]．

培養細胞レベルでも HPRT・APRT で起こる突然変異について解析され，放射線ではあらゆる種類の突然変異が誘発されることが明らかとなった．この結果は放射線ではあらゆる種類の DNA 損傷が誘発されるという知見[3, 4]に矛盾しないものである．放射線で起こる突然変異の種類には塩基置換・フレームシフト・小さな欠失（small deletion）が多い[30]．塩基置換と小さな欠失の頻度は線量と直線関係にあり，大きなサイズの欠失は比較的高線量で増加し，LQ モデルに適合する[31]．これはヒット数で説明できる（図2）．放射線の線エネルギー付与（linear energy transfer, LET）が大きくなると欠失サイズも大きくなる．これらの結果より，放射線が誘発する突然変異の特徴は欠失型変異が優位であると考えられている．なお，誘発突然変異の線量効果を考える場合，対象とする遺伝子座が半接合性（hemizygous）の場合にはしきい値なし直線（linear non-threshold, LNT）モデルが適用できるが，ヘテロ接合性（heterozygous）の場合には放射線による大きな欠失に由来するヘテロ接合性の消失（loss of heterozygosity, LOH）が存在する可能性に留意する必要がある．この点は HPRT が1つで APRT がヘテロ接合性となっているヒトやマウスの雄における解析では重要になる[15]．

このような実験系において，放射線突然変異は欠失型が優位であることが明らかにされたが，一方，放射線がん治療後に発生したホジキンリンパ腫における p53 の変異は点突然変異であるという報告もあり，個体を対象とした研究結果にも注目する必要がある[32]．原爆被爆者を対象とした HPRT・glycophorin A（GPA）での突然変異の解析[33, 34]，ウラン鉱山労働者に発生した肺がん[35]，放射線がん治療後に生じた二次がん[32, 36]，原爆被爆者のがん[37]，チェルノブイリ原

発事故でヨウ素 131 が汚染した牛乳の摂取による子どもの甲状腺がん[38]における変異のホットスポットの存在を示唆する p53 の解析も重要であるが，これらの特定の遺伝子座を対象とした研究とは別に，網羅的ゲノム解析の結果も放射線の影響を理解するうえで重要な情報を提供する．

Behjati らは放射線がん治療後に発生した二次がん 12 例（乳がん・骨肉腫・紡錘細胞肉腫・血管肉腫）について全ゲノム解析を行い，正常組織および自然発がん症例のものとの比較により放射線発がんの特徴（radiation signature）と考えられる体細胞突然変異についてまとめた[39]．放射線がん治療後の二次がんにおける突然変異の特徴は小さな欠失が多いことで，その結合末端にはしばしばマイクロホモロジーが認められること，この小さな欠失はゲノム上に偏りなく広く分布し，一般のがんにみられるような DNA 複製のタイミング・配列の複雑性・グアニン（G）・シトシン（C）の割合との関係がみられないことである．また，一般のがんでは逆位に伴いコピー数の増減がみられるのに対して，コピー数の変化のない逆位である平衡逆位（balanced inversion）が認められることも大きな特徴であった．この異常は切断端で起こる突然変異がマイクロホモロジー，あるいは単純な NHEJ を介して発生することを示唆している．さらには染色体破砕現象も確認されている．

放射線の生殖細胞突然変異への影響については，被ばくしたマウス精原細胞由来の仔について調べられた．欠失型突然変異を網羅的に解析した結果，切断端にはホモロジーがほとんどなく[40]，これらは放射線誘発突然変異の特徴（radiation signature）と考えられた．また Adewoye らは放射線を被ばくしたマウス精原細胞由来の仔を調べ，1 Mb を超える大きな欠失を含むコピー数多型（copy number variation, CNV）が増加することを見出している[41]．この場合の倍加線量は 0.45 Gy であり，Russell 7 の locus test での倍加線量である 1 Gy の半分以下の値であった．

おわりに

突然変異の研究は特定遺伝子座（マーカー遺伝子）を用いた動態解析から全ゲノム（全塩基配列）解析へ

と研究が展開している．これにより，これまでの研究から明らかにされたメカニズムが個々の細胞に起こる突然変異にどの程度寄与しているのかを推定できるまでになった．今後は生体内のどの場所のどの細胞に起こるどのような突然変異に生物学的な意味があるのかなどの研究が進展していくものと思われる．

〔野田朝男〕

引用文献

1) DNA damage：structural and functional consequences. DNA repair mechanisms：impact on human diseases and cancer, Springer-Verlag. p.1-24, 1995.
2) Cell, **168**：644-656, 2017.
3) Proc Natl Acad Sci, USA, **107**：961-968, 2010.
4) Cancer Res, **49**：5489-5496, 1989.
5) Genetics, **148**：1667-1686, 1998.
6) Nature, **467**：1061-1073, 2010.
7) http://book.bionumbers.org/what-is-the-mutation-rate-during-genome- replication/
8) Nat Rev Genet, **1**：40-47, 2000.
9) Science, **349**：1478-1483, 2015.
10) Nat Genet, **48**：823-824, 2016.
11) Science, **347**：78-81, 2015.
12) Nat Rev Genet, **15**：585-598, 2014.
13) PLoS Genet, **9**：e1003794, 2013.
14) Science, **311**：1153-1157, 2006.
15) 放射線および環境化学物質によるがん，医療科学社．2005.
16) PLoS One, **10**：e0136041, 2015.
17) PLoS Genet, **11**：e1004901, 2015.
18) Mutat Res, **705**：96-106, 2010.
19) N Engl J Med, **365**：611-619, 2011.
20) PLoS Genet, **2**：e163, 2006.
21) Proc Natl Acad Sci, USA, **95**：10015-10019, 1998.
22) Nature, **499**：214-218, 2013.
23) Nature, **500**：415-421, 2013.
24) Curr Opin Genet Dev, **24**：52-60, 2014.
25) Nature, **463**：184-190, 2010.
26) Nature, **463**：191-196, 2010.
27) Science, **339**：1546-1558, 2013.
28) Nature, **522**：179-184, 2015.
29) PLoS Biol, **14**：e1002355, 2016.
30) Proc Natl Acad Sci, USA, **85**：185-188, 1988.
31) Radiat Res, **153**：312-317, 2000.
32) Cancer Epidemiology, **5**：93-98, 1996.
33) Mutat Res, **329**：183-196, 1995.
34) Radiat Res, **146**：43-52, 1996.
35) Lancet, **343**：86-87, 1994.
36) Carcinogenesis, **27**：1272, 2006.
37) J Natl Cancer Inst, **90**：1167-1168, 1998.
38) Int J Cancer, **73**：802-807, 1997.
39) Nat Commun, **7**：12605, 2016.
40) Radiat Res, **187**：722-731, 2017.
41) Nat Commun, **6**：6684, 2015.

2.15 染色体異常

キーワード 染色体異常，未熟染色体凝集法，カリクリンA，G_0期染色体異常，G_1期染色体異常，G_2期染色体異常，修復効率，正確性

はじめに

　放射線はDNAにさまざまな損傷を与えるが，もっとも致死的損傷はDNA二本鎖切断である．DNA二本鎖切断が生じると細胞は速やかにDNA損傷を修復するが，不正確な修復あるいは不完全な修復は細胞死・突然変異・がん化へとつながる．放射線の主たる標的であるDNAの損傷および修復能を個体・細胞・分子レベルで正確に評価することは放射線影響を考えるうえできわめて重要である．染色体異常はDNA二本鎖切断および修復の結果を反映するので，染色体解析はもっとも鋭敏で信頼できる解析方法の1つとされている．本節では間期の染色体解析方法と染色体損傷解析から得られた知見について述べる．

1. M期染色体異常および染色体異常解析

　放射線はDNAにさまざまな損傷を与えるが，染色体解析は，通常M期にのみ凝集する分裂中期染色体を顕微鏡下で観察することにより行われている．リンパ球は容易に細胞分裂状態に誘導できるため，しばしばM期染色体異常の観察に用いられている．放射線による染色体異常は被ばく線量に相関して誘発されるため，生物学的被ばく線量を推定するためにも使用されている．G_0期やG_1期で生じた染色体切断に修復異常が起きた場合，M期で観察される異常は両方の染色分体の同じ位置に異常をもつ染色体型異常を呈する．細胞分裂の際に消失する不安定型染色体異常として環状染色体，断片，2動原体，3動原体などが知られており，分裂では消失せずに長期残存する安定型異常としては，転座，部分欠失，挿入などが知られている．一方，S期やG_2期に被ばくした場合には片方の染色分体のみに異常を呈し染色分体型異常と呼ばれる．分裂期染色体を用いた解析は簡便で，分裂期染色体の評価も容易であることから幅広く利用されている．

2. G_0，G_1期染色体異常および染色体異常解析

　分裂中期染色体を用いて放射線の影響を解析する場合には大きな問題がある．高線量の放射線照射や高LET放射線である重粒子線に照射された細胞では著しいDNA損傷のために永久的な細胞周期停止や間期死が起こり，分裂期まで到達できないため染色体を採取できないことが多い．そのため1960年代に分裂期染色体解析に代わる方法として間期細胞核と分裂中期細胞核を融合させることにより間期細胞核の染色体を凝集させる未成熟染色体凝集（premature chromosome condensation, PCC）法が開発された[1]．この手技は，G_0/G_1期，S期，G_2期における初期の染色体損傷や早期の修復過程を肉眼で観察可能とし，放射線生物学の分野の発展に大きく貢献した．

　人体を構成する細胞の70％前後は細胞周期の停止したG_0期の細胞と考えられている．G_0期の染色体異常解析は先ほど述べた間期細胞核と分裂中期細胞核を融合させるPCC法を使用することが必要となる．Liuら[2]はこの手法を用いて潜在的致死損傷（PLD）およびその修復を染色体レベルで解析した．G_0期のヒト線維芽細胞にX線を照射し，すぐにトリプシン処理により増殖させた場合と12時間G_0期のまま修復を完了させた後にトリプシン処理により増殖させた場合の染色体異常を経時的に観察した．その結果，修復効率を示す染色体切断数の経時的変化は，いずれの条件でも同様であった．一方，修復の正確性はFISH（fluorescence *in situ* hybridization）法を用いることにより評価できる．異なる蛍光を呈するDNAプローブを使用することにより染色体間の転座・挿入などの誤修復を容易に観察することができるため，修復の正確性は容易に解析できる．X線照射後，ただちにトリプシン処理して増殖させた場合の誤修復の頻度はG_0期で修復させた場合の約2倍の頻度で引き起こされることが報告されている．照射後，ただちに増殖させた場合はG_1期における修復過程，12時間G_0期で修復させた場合はG_0期における修復過程を反映している

と考えられる．G_0期・G_1期における修復に関与するのは非相同末端結合（NHEJ）であり，G_0期・G_1期における染色体修復効率は同様であるが，修復の正確性に明らかな差異が認められた結果はNHEJの修復の正確性は細胞周期依存性であることが示唆された．一方，高LET放射線では修復効率にも正確性にも有意な差はみられず，高LET放射線では潜在的致死損傷回復（PLDR）が欠如する原因の1つであると指摘している[3]．

3. G_2期染色体異常解析

1995年に，化学薬剤であるカリクリンAによるPCC法がGotohら[4]により報告され，放射線生物学の領域にいっそうの進展がもたらされた．カリクリンAは，タイプⅠ/ⅡAホスファターゼに対する阻害剤であり，細胞核内でMPF（M-phase promoting factor）を増加させることにより，間期細胞の染色体を凝集させる．浮遊細胞，接着細胞いずれにも有効で，カリクリンAを培養液に直接投与するという簡便な手技で間期染色体を凝集させることができるという特徴がある．

カリクリンA投与5分後より染色体凝集が始まるため，G_2期染色体の初期損傷と経時的な修復過程の解析が可能となった．Gotohら[5]はγ線照射後のG_2期染色体損傷は1 Gy当たり約10個引き起こされること，染色体損傷は速やかに修復されることを示した．Kawataら[6]はこの方法を粒子線照射後の細胞に応用し，高LET放射線ではX線と比較して初期染色体損傷が著しく高いことを示した．また，照射後に残存する染色体損傷を解析したところ，修復されない染色体損傷数が高LET放射線では有意に多いこと，異なる染色体間での誤修復が有意に高頻度で生じることを報告した．

おわりに

染色体異常解析は，通常M期細胞を用いて行われることが多い．しかし，放射線に被ばくした細胞では細胞周期延長・遅延が起こること，また，高線量や高LET放射線照射においては永久的に細胞周期の停止が引き起こされることから，間期細胞での解析が有意義な情報を提供する．本項では染色体異常に関して，細胞融合によるPCC法とカリクリンAを用いた間期細胞における染色体解析について述べた．カリクリンAはG_2期染色体を高率に凝集させられることから放射線・抗がん剤などの影響をG_2期で解析するには有効な手法と考えられる．また，腫瘍幹細胞，正常細胞の多くは，細胞周期が停止したG_0期の細胞と考えられており細胞融合を用いたPCC法はG_0期における放射線感受性や抗がん剤治療の影響を修復効率および正確性から評価できる数少ない手法の1つである．今後の染色体異常解析を用いた新たな研究成果が待たれる．

〔川田哲也〕

引用文献

1) Nature, **226**：717-722, 1970.
2) Radiat Res, **174**：566-573, 2010.
3) J Radiat Res, **54**：989-997, 2013.
4) Biomedical Res, **16**：63-68, 1995.
5) Int J Radiat Biol, **75**：1129-1135, 1999.
6) Int J Radiat Biol, **76**：929-937, 2000.

2.16 LET と RBE

キーワード LET, RBE, OER, 放射線加重（荷重）係数

はじめに

X線・γ線の発見により非侵襲的ながん治療・病態診断が可能となり患者に大きな恩恵をもたらした。しかしながらX線・γ線による放射線がん治療には、①線量分布の局在性が悪いことから正常組織には耐容線量の制限があるため腫瘍に対して十分な線量を照射できない場合があること、②放射線抵抗性腫瘍が存在すること、の2つの問題点があった。これらの問題点を克服するための対策として考案・開発されたのが電離密度の高い粒子線のがん治療への応用である。

放射線生物学・放射線治療学を学習する上で放射線による生物作用の有害な影響（リスク）・有益な効果（ベネフィット）を理解するためには本項で解説する線エネルギー付与（linear energy transfer, LET）・生物学的効果比（relative biological effectiveness, RBE）の関係を正しく把握し、線量を正しく評価することが重要である[1]。

1. LET（線エネルギー付与）

ある放射線の生物作用にもっとも影響を及ぼす要因はその飛跡に沿った励起・電離の分布状態である。しかし、同じ放射線量であっても放射線の種類・エネルギーの違いにより飛跡に沿って生じる励起・電離のミクロな空間分布が異なるので、種類とエネルギーが異なる放射線の性質（線質）をあらわす指標としてLETが使われる。LETは物質の中を通過した荷電粒子がその物質に与えた単位飛程当たりのエネルギーを示している。通常、LETは荷電粒子線が物質中を1μm進む際にその物質に与えたエネルギー量（keV）であらわすので、二次荷電粒子の効果も含めて単位としてkeV/μmが用いられる[1]。

α線・β線などの荷電粒子は物質中を進む過程において電離作用によりエネルギーを損失して止まる。荷電粒子が止まるまでの距離を飛程といい、止まるまでの単位飛程当たりのエネルギー損失を阻止能という。阻止能は励起・電離による阻止能（衝突阻止能）と制動放射による阻止能（放射阻止能）の和であるが、重粒子線の制動阻止能は非常に小さいので無視できる。阻止能は荷電粒子のエネルギー変化に注目した量であり、LETは標的部位が吸収したエネルギーに注目した量である。放射線による生物作用や放射線防護を議論する場合には標的のエネルギー吸収に注目するのでLETが用いられることが多い。一般にLETは電荷の二乗に比例して増加し、粒子の速度にほぼ反比例する。放射線のエネルギーが小さいほど、また粒子の質量が大きいほどLETは大きくなる。LETは主に入射粒子の直接相互作用で高密度に励起・電離される飛跡中心（トラックコア）を考慮しているので、その生物作用は粒子種に依存する。核種・エネルギーが複雑に混在する重イオン線のスキャニング治療などで有効なLETに代わる新たな指標として、入射粒子からの二次電子・δ線によってエネルギーが付与されるトラックコア辺縁のペナンブラも考慮した線幅エネルギー（lineal energy）の使用が提唱されている。この単位にもkeV/μmが用いられる[1]。X線・γ線・β線・電子線・陽子線はLETの値が小さいので低LET放射線に、α線・重イオン線はLETの値が大きいので高LET放射線に分類される。非荷電粒子の中性子は物質に直接電離を起こすことはないが、原子核との相互作用により二次的に反跳陽子が発生するので高LET放射線に分類される。

2. 生物学的効果比（RBE）

放射線の線質の違いによる生物作用の程度（大きさ）の違いをあらわす指標として生物学的効果比（RBE）が用いられる。基準放射線と試験する放射線とが等しい生物作用を与える場合に前者の吸収線量を後者の吸収線量で割って得られた値がRBEである。

$$RBE = \frac{基準放射線の吸収線量（Gy）}{試験放射線の吸収線量（Gy）}$$

例えば図1のような場合、10%生存率線量はX線で10 Gy、炭素線で4 Gyなので、炭素線のRBE値は2.5と算出される。実験的に得られたRBE値は用い

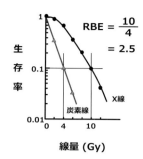

図1　RBEの算出例（文献1より）

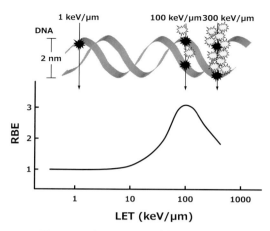

図2　LETとRBEとの関係（文献1より）

られた基準放射線に依存する．一般的な基準放射線として Co-60・Cs-137 の γ 線や約 200 kV 以上の X 線が用いられているが，国際的な基準は存在しないので RBE 値の解釈には用いられている基準放射線に留意する必要がある．RBE 値は，①生物作用のエンドポイント，②生物材料（生物種・遺伝的背景など），③照射条件（温度・酸素濃度・線量率・被ばく線量・LET など）の諸条件の違いに依存する[1]．粒子線がん治療に用いられる単位 GyE (gray equivqlent) は臨床線量の単位で，物理的な吸収線量 (Gy) に RBE 値を乗じたものである．現在，用いられている RBE 値は陽子線がん治療においては 1.1，炭素線がん治療においては 3.0 であるが，RBE 値は実際に照射される臓器・組織で異なる可能性があることに注意が必要である．

3. LET と RBE の関係

図2 に示すように，LET と RBE の関係にはピークが存在する．RBE 値は LET が 10 keV/μm を超えると急峻に増加し，約 100 keV/μm で最大値に達し，それを超えると低下する．LET（約 100 keV/μm）は，生物の遺伝子の本体である DNA にもっとも効率よくエネルギーを付与し，損傷を引き起こす．同じ吸収線量により生じる DNA 損傷量は低 LET 放射線よりも高 LET 放射線の方がむしろ少ないという報告もあり，RBE 値には DNA 損傷の量よりも質の違いが反映されていると考えられる．高 LET 放射線では飛跡に沿って複雑なエラーが増加することを反映して高い RBE 値となる．100 keV/μm 以上では標的である DNA に無駄なエネルギー付与が多くなり，非効率となり RBE 値は低下すると考えられている．この 100 keV/μm 以上における RBE 値の低下を無駄打ち効果（overkill effect）という．LET と RBE の関係におけるピークの要因としては，このようなエネルギー付与の効率以外にクロマチン損傷修復などの生物反応など諸説あるが，いずれが正しいかは確定していない．RBE の最大値は細胞生存率を指標とした場合には 2〜4 であるが，突然変異を指標とした場合には 5〜20 と高い値を示すので高 LET 放射線では修復エラーが起こりやすいと考えられている[1]．

4. LET と酸素増感比（OER）の関係

酸素の有無が放射線による生物作用に大きく影響する．この酸素が放射線に与える効果を酸素効果（oxygen effect）といい，放射線と生体内の水分子との反応により生じる活性酸素種（reactive oxygen species, ROS）による間接作用の効率によると考えられている．細胞を有酸素下または無酸素下の条件で X 線・γ 線を照射すると有酸素下の細胞は無酸素下に比べて高感受性になる．この無酸素下と有酸素下での生物作用効果の比率を酸素増感比（oxygen enhancement ratio, OER）という．

$$OER = \frac{無酸素下での等効果線量}{有酸素下での等効果線量}$$

X 線・γ 線では無酸素条件下での OER を 1 とすると大気酸素量（約 21%，約 160 mmHg）以上の条件下では約 3 となる．酸素濃度が約 0.5%（酸素分圧約 3 mmHg）になると OER は約 2 に低下する（図3）．OER は LET 依存的で，LET が大きいほど小さくなり 1 に近づく（図4）．つまり，高 LET 放射線による

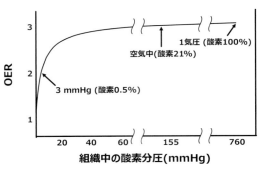

図3 酸素濃度と放射線感受性との関係

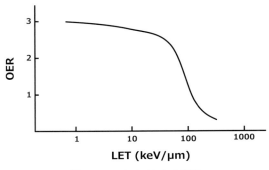

図4 LETとOERとの関係

表1 放射線加重係数 (文献1より)

放射線の種類	エネルギーの範囲	放射線加重係数
光子（X線，γ線）	すべてのエネルギー	1
電子（β線），μ粒子		
中性子	$En < 1\,\mathrm{MeV}$	$2.5 + 18.2e^{-[\ln(En)]^2/6}$
	$1\,\mathrm{MeV} \leq En \leq 50\,\mathrm{MeV}$	$5.0 + 17.0e^{-[\ln(2En)]^2/6}$
	$En > 50\,\mathrm{MeV}$	$2.5 + 3.25e^{-[\ln(0.04En)]^2/6}$
陽子および荷電パイオン	すべてのエネルギー	2
α粒子，核分裂片，重原子核	すべてのエネルギー	20

生物作用は酸素の有無によって影響されにくく，酸素がなくても酸素があるのと同程度の生物作用が起こるということを意味している．OER・RBEのLETによる変動は図2と4に示すように鏡像関係にある[2]．放射線がん治療ではRBEが大きくOERが小さいことが最適と考えられるので至適LETは100～200 keV/μmとなる．

5. 放射線加重係数[1]

放射線防護の分野では同じ吸収線量でも放射線の種類・エネルギーなどによる生物作用の違いを評価するための共通の指標として，RBEの代わりに吸収線量の重みづけの係数として放射線加重係数に平均臓器吸収線量を乗じた値として定義した等価線量（equivalent dose）が使われている．単位としてSvが用いられる．確定的影響（組織反応）に関連するRBEは確率的影響の放射線加重係数よりも常に低いと仮定して組織に対する線量限度は等価線量で与えられている．

放射線加重係数は表1に示す通り，防護施策上，危険度が過大評価となるように生物学・物理学の最新の科学的見知に基づいてRBEの最大に近い値が使われている[3]．すべての重荷電粒子に対して一律に放射線加重係数20を適用することは放射線防護の一般的な適用には十分である．しかし，重荷電粒子が人体の総線量に著しく影響する宇宙長期滞在のリスク評価ではより詳細な放射線加重係数の必要性が提唱されている．

おわりに

本項ではLETとRBEの定義について概説した．国内外においてさまざまな線質の放射線照射施設が建設されており，これらの施設の利用により詳細な放射線による生物作用の研究成果が蓄積されることが期待される．

〔吉田由香里・髙橋昭久〕

引用文献

1) 新版放射線医科学，医療科学社．p.41, 2016.
2) Radiobiology for the radiologist, 7th ed, Lippincott Williams & Wilikins. p.90, 112, 2012.
3) ICRP Publication 103 国際放射線防護委員会の2007年勧告，社団法人日本アイソトープ協会．2009.

2.17　ヒトの放射線高感受性疾患

キーワード　放射線高感受性遺伝病，毛細血管拡張性運動失調症，DNA 二本鎖切断，ATM，NBS1，細胞周期チェックポイント，DNA 修復，相同組換え修復

はじめに

　真核生物の放射線誘発 DNA 損傷応答に関する研究は突然変異剤処理によって作製された出芽酵母の変異株ライブラリーから多数単離された放射線感受性の rad（radiation）変異株の *RAD* 遺伝子群を同定・機能解析することにより精力的に進められた．一方，高等真核生物でもハムスター・マウス由来の細胞から類似の方法で放射線高感受性変異株が少数単離されたが原因遺伝子が同定されたケースは少なかった．そのような背景の中で高等真核生物の放射線誘発 DNA 損傷応答機構の解明に大きな成果をあげてきたのが毛細血管拡張性運動失調症（ataxia telangiectasia，AT）をはじめとする放射線高感受性遺伝病の原因遺伝子を対象とした研究である．これらの放射線高感受性遺伝病は今もなお放射線をはじめとするさまざまなゲノムストレス応答研究において大きな成果をあげている重要な研究対象・研究材料である．

1.　毛細血管拡張性運動失調症

　1920 年代から AT は医学分野ではよく知られていた潜性遺伝病であったが，その患者が罹患したリンパ腫への X 線治療の施行により正常組織に結節性硬化腫を併発したことから 1967 年に Gotoff らによって AT が放射線高感受性疾患であることが初めて報告された[1]．AT の患者は 2 ～ 3 歳から小脳萎縮を起因とする進行性運動失調を発症し，10 歳ころには歩行・筆記などの障害が重篤になる[2]．また AT の患者には病名の由来である毛細血管拡張症がみられ，免疫系の発達異常による呼吸器系の感染症・リンパ腫の頻発など臨床的に多彩な症状を示す[2]．AT の患者から樹立された培養細胞株は放射線高感受性・放射線抵抗性 DNA 合成・染色体不安定性を示すので（表 1），放射線によって誘発されるさまざまな細胞応答機構において AT の原因遺伝子が重要な機能を担っていることが予測されてきた[2]．

　1995 年 Shiloh らによって AT の原因遺伝子 *ATM* がクローニングされ，ホスファチジルイノシトール -3- キナーゼ（PI3K）ファミリーに属する約 350 kDa のタンパク質キナーゼをコードする遺伝子であることが明らかとなった[3]．通常，ATM は不活性な二量体で細胞核内に存在するが，放射線曝露などでゲノム内に DNA 二本鎖切断（DSB）が生じると自己リン酸化により単量体となって DSB 損傷部位に集結し，がん抑制遺伝子産物 p53 などのさまざまなタンパク質の特定のセリン・トレオニン残基をリン酸化し，細胞周期チェックポイントの活性化に機能することが明らかとなっている[4]．AT の患者由来の細胞が示す放射線抵抗性 DNA 合成・アポトーシス誘導不全は ATM 依存的な標的タンパク質のリン酸化反応が欠損するために引き起こされると考えられる．ATM には構造的に類似したキナーゼとして ATM and Rad3-related（ATR）・DNA-dependent protein kinase catalytic subunit（DNA-PKcs）が知られており，ATR は複製ストレス発生時に活性化し，DNA-PK（DNA-PKcs が KU70/KU80 と形成するタンパク質キナーゼ）は ATM と同様に DSB 誘発時に活性化する[5,6]．*ATM・ATR* は酵母においてもそれぞれ *Tel1・Mec1/Rad3* として保存されており，進化の過程においてもこれらの遺伝子の重要性が示唆される．

　近年，ATM は酸化ストレスによっても活性化されることが明らかにされている．Paull らは *in vitro* 実験において精製した ATM を過酸化水素処理すると特定のシステイン残基を介したジスルフィド結合により活性化 ATM 二量体に構造転換することを見出し，細胞内でも同様な活性化が起こることを報告した[7]．また，細胞内で酸化ストレスの生成・蓄積が顕著であるミトコンドリア・ペルオキシソームに ATM が局在して活性化することが報告されている[8,9]．これらの細胞小器官での ATM 依存的な酸化ストレス応答の詳細はいまだ明らかとなっていないが，酸化ストレスにおける ATM の活性化は AT の患者が示す進行性小脳失調とのかかわりが示唆され，酸化ストレスで活性化した ATM の標的となるタンパク質およびその応答経路を明らかにすることが小脳性運動失調発症のメカニズ

ムを解明する上で重要であると考えられる.

ATの患者由来の細胞では放射線への曝露の有無にかかわらず染色体不安定性が認められるのでATMのDNA修復における役割も長年示唆されてきている. ATの患者は米国では出生4万人に1人と報告されているので片側アレルの*ATM*が正常なヘテロ保因者が数百人に1人存在すると推定され,このようなヘテロ保因者で乳がん・染色体異常の増加が報告されており,ATMの染色体安定性への関与が示唆される[2, 10]. DSB修復の主要経路である相同組換え(homologous recombination, HR)と非相同末端結合(non-homologous end joining, NHEJ)におけるATMへの関与についてはさまざまな報告がなされているが[11, 12],その役割を結論づけるには至っておらず,ヘテロ保因者の発がんリスク増大の要因を明らかにする上でもATMのDSB修復における役割についてさらなる解析が必要である.

2. ナイミーヘン症候群と毛細血管拡張性運動失調症類似疾患

ATにはさまざまなバリアントが知られており,その代表例がナイミーヘン症候群(NBS)・毛細血管拡張性運動失調症類似疾患(ataxia telangiectasia-like disorder, AT-LD)である. NBSは東欧を中心に150例ほど報告されている潜性遺伝病であり,ATと同様に放射線高感受性・免疫不全・高発がん性を示すが,小脳性運動失調・毛細血管拡張症は示さず,小頭症という特徴的な症状を示す(表1)[13]. 一方,AT-LDは世界で20例ほど報告され,放射線高感受性,小脳性運動失調を示すが,AT・NBSとは異なり免疫不全・高発がん性・発育障害の発症は報告されていない(表1)[14]. このように臨床学的特徴にはさまざまな違いが報告される一方で,これらの患者由来の細胞は放射線高感受性・放射線抵抗性DNA合成・染色体不安定性を示し[13, 14],細胞学的特徴がATと共通であり,これらの原因遺伝子の関連性が示唆されてきた.

1998年にNBSの原因遺伝子が*Nijmegen breakage syndrome 1*(*NBS1*)であることが独立した3つのグループから報告された[15-17]. 1999年にAT-LDの原因遺伝子が*meiotic recombination 11 homolog*(*MRE11*)であることが報告された[18]. *NBS1*は約90kDaのタンパク質をコードしており,Xrs2(出芽酵母)・Nbs1

表1 AT, NBS, AT-LDの主要な特徴

		AT	NBS	AT-LD
	OMIM 原因遺伝子 遺伝子産物の機能	208900 *ATM* タンパク質 リン酸化酵素	251260 *NBS1* 制御因子	604391 *MRE11* DNA切断 酵素
臨床学的特徴	小脳性運動失調	+	−	+
	眼球運動失調	+	−	+
	小頭症	−	+	+
	鳥様顔貌	−	+	−
	免疫不全	+	+	−
	IgA・IgG・IgEの低下	+	+	−
	高発がん性	+	+	−
	グルコース代謝異常	+	−	ND
	発育障害	+	+	ND
	卵巣発育不全	+	+	−
	放射線高感受性	+	+	+
細胞学的特徴	放射線高感受性	+	+	+
	放射線抵抗性DNA合成	+	+	+
	染色体不安定性	+	+	+

ND : not determined.(文献 2, 10, 13, 14 より)

(分裂酵母)などのオルソログが存在し,*MRE11*は約80kDaのDNAヌクレアーゼ活性を示すタンパク質をコードし,*Mre11*(出芽酵母・分裂酵母)などのオルソログが知られている[19]. ヒトNBS1の発見の前から酵母の研究ではXrs2がMre11・Rad50と複合体を形成し,減数分裂時のHRに機能することが知られていたが,2001年にヒトNBS1がC末端領域でMRE11と直接結合し,さらにRAD50とともに三量体(MRN複合体)を形成して細胞核内に存在することが報告された[20]. 高等真核生物におけるMRN複合体のHRにおける役割はトリDT40細胞由来の*Mre11*,*Nbs1*それぞれのノックアウト細胞がHR活性の指標である姉妹染色分体交換の低下などから初めて明らかにされた[21, 22]. その後,NBS患者由来の細胞を用いた解析でもNBS1, MRE11のHR修復における重要性が報告され[23],MRN複合体のHR修復における役割が真核生物において広く保存されていることが明らかとなった. MRN複合体はNBS1の核移行シグナルとMRE11のDNA結合ドメインによって核内のDSB部位に集結し,さらにC-terminal binding protein 1 interacting protein(CtIP)とも複合体形成することによりHR修復においてDSB末端を認識すると同時

に resection する機能を担っていることが明らかにされている[19, 20]．しかし，NBS1 あるいは MRE11 を機能欠損した患者由来の細胞でも HR 修復過程の相同鎖の検索・対合を担う重要因子である Rad51 の DSB 部位への集積（フォーカス形成）には明らかな異常はみられないので[22, 24]，MRN 複合体には HR 修復において未解明な役割があるのかもしれない．

NBS 細胞・AT-LD 細胞は AT 細胞と同様に S 期チェックポイント異常による放射線抵抗性 DNA 合成を示すので NBS1・MRE11 は ATM と同様に細胞周期チェックポイントに機能することが示唆されてきた．2000 年，ATM による NBS1 内の複数のアミノ酸残基のリン酸化が S 期チェックポイントの活性化に重要であることが報告された[25, 26]．その一方で，NBS 細胞では ATM の標的タンパク質である p53・Chk2 などのリン酸化の異常が認められることから[27]，NBS1 が ATM の標的タンパク質であるだけでなく制御因子としても機能することが示唆されてきた．2005年，Jackson らは NBS1 の C 末端領域に ATM に対する結合モチーフがあることを見出し，この領域を介した NBS1 と ATM との結合が ATM の自己リン酸化による単量体化，DSB 部位への集積，キナーゼとしての活性化に重要であることを明らかにした[28]．一方，MRE11 を欠損している AT-LD 細胞では ATM 依存性リン酸化の顕著な低下が認められるが[18]，MRE11 の DNA 結合能・ヌクレアーゼ活性と ATM の活性化との関係は明らかにされていない．

NBS は AT・AT-LD とは異なる脳神経変性症状として小頭症を示し，ほかにも臨床症状の差異を示すので，NBS1 が ATM・MRE11 と独立した機能をもつことが示唆されてきた．2011 年，小松らは NBS1の C 末側領域に第三の結合ドメインを見出し，紫外線による DNA 損傷誘発時に活性化される損傷乗り越え DNA 合成（translesion DNA synthesis, TLS）の制御因子の 1 つである RAD18（PCNA に対するユビキチンリガーゼ）との直接結合が RAD18 の紫外線誘発 DNA 損傷部位への集積，PCNA のユビキチン化，TLS の活性化に重要であることを見出し，この経路の活性化には MRE11 を必要としないことを報告

した[29]．また近年，ATR の活性化にも NBS1 が重要であり，この相互作用と小頭症の発症との関係も示唆されている[30, 31]．一方，MRE11 の細菌・ウイルスなどの外来性二本鎖 DNA の細胞質内への侵入に対するセンサーとしての機能には MRE11 の DNA 結合能は必須であり RAD50 との結合も必要とするが，ヌクレアーゼ活性および NBS1 との結合は必要としないことが報告されている[32]．また MRE11 を欠損している AT-LD は AT と同様の小脳性運動失調を呈するので NBS1 とは独立して ATM に依存した酸化ストレス応答経路などにも関与する可能性が考えられる．

3. AT, NBS, AT-LD 患者細胞および関連した遺伝子改変マウスの研究への利用

AT・NBS 患者由来の細胞は Coriell Institute for Medical Research（Camden，米国）が運営する NIGMS 細胞バンク（NIGMS Human Genetic Cell Repository）[33] から EB ウイルスで株化した末梢血由来リンパ球細胞・初代線維芽細胞を有償で入手することができる．とくに AT 患者由来細胞は A-T Children's Project（米国での AT 患者・家族の団体）の活動により豊富な種類が整っている．一方，無限増殖するようにトランスフォームされた AT・NBS 患者由来の線維芽細胞は研究者から直接入手する必要がある[15-17]．また AT-LD 細胞は NIGMS 細胞バンクに少数収集されているが，AT-LD 研究を行う研究者からの直接入手のほうが容易かもしれない[18]．

AT の患者から同定された ATM 遺伝子にはさまざまな変異があり，多くの変異では ATM の発現がほとんど認められないが，一部の変異ではウエスタンブロットレベルで検出が可能であり，低レベルでキナーゼ活性も残存するような変異をもつ患者も報告されている[2, 10]．したがって，研究目的に応じて適切な変異を有する AT 患者由来の細胞を使用する必要がある．一方，NBS の患者の大部分は NBS1 遺伝子に 5 塩基欠失（c.657_661del5）という共通の変異をもち，これは創始者効果[*1]によるものと考えられる[13, 15-17]．NBS 患者由来の細胞ではこの変異によるフレームシフトにより早期に終止コドンが出現する「N 末端側の

---

*1　創始者効果：隔離された個体群が新しくつくられるときに，新個体群の個体数が少ない場合，元になった個体群とは異なった遺伝子頻度の個体群ができること（生態学・集団遺伝学の用語）．

26-kD 断片」，この終止コドンのすぐ後方に新たに出現した ATG から翻訳された「C 末端側の 70-kD 断片」を低いレベルで発現している[34]．NBS 患者由来の細胞では MRE11・RAD50 は正常レベルで発現しているが，これらのタンパク質は主に細胞質に局在する[20]．AT-LD 患者の *MRE11* 遺伝子にはさまざまな変異があり，多くの変異では MRE11 の発現は著しく低下するが，一部に正常細胞と同レベルの変異型 MRE11 を発現しているものもあり[14, 18]，研究目的に合った患者の細胞を使用する必要がある．AT-LD 患者の細胞は共通して NBS1・RAD50 の発現が大きく低下しており，それが ATM 活性の低下を招いている．

Atm・*Nbs1*・*Mre11* 遺伝子のそれぞれのノックアウトマウスでは *Atm*−/− のみ生存可能であり，ほかは胎生致死であるが[35-40]，患者変異と相同の変異を導入したマウスは生存可能である[36-39]．これらのマウスは放射線高感受性を示すとともに免疫不全・高発がん性についてはヒト患者と同様の症状がみられるが，脳神経変性症においては *Atm* および *Mre11* 機能欠損マウスでは明白な小脳性運動失調は認められず，*Nbs1* 機能欠損マウスは小頭症を呈することがない[36-39]．ヒト患者と相同の変異を導入したにもかかわらず脳神経変性症状を示さない理由はいまだ明らかでなく，これらのマウスはヒト患者の脳神経変性症の研究には必ずしも有効ではない．一方で，これらの機能欠損マウス胎児由来の線維芽細胞はヒト患者由来の細胞と同様の放射線高感受性・放射線抵抗性 DNA 合成・染色体不安定性を示し，これらの遺伝子の機能を研究する上で有用である．これらの遺伝子の機能欠損マウスの情報は"A-T Children's Project"のホームページ[40]で詳細に紹介されている．*Atm* ノックアウトマウスは"The Jackson Laboratory"から入手可能である．*Nbs1* および *Mre11* 機能欠損マウスは系統が限られており，研究者からの直接入手が必要である[36-39]．

おわりに

毛細血管拡張性運動失調症（AT）が放射線高感受性と報告されてから 50 年が経過したが，AT およびそのバリアントとして分類されていた NBS・AT-LD を中心とした放射線高感受性遺伝病およびその原因遺伝子に焦点を当てた研究は，これらの原因遺伝子が同定されてから 20 年以上にわたり，DNA 修復・細胞周期チェックポイントをはじめとする DNA 損傷応答研究を力強く牽引してきたといえる．その一方で，高い類似性のある細胞学的特徴と異なり，AT，NBS，AT-LD では臨床症状では異なる特徴も知られている．これらの特異的な臨床症状にはそれらの遺伝子について解明された DNA 損傷応答における機能だけでは説明できないものも多い．それゆえ，これらの患者細胞，患者モデルマウスを用いた研究には，ATM，NBS1，MRE11 の未解明な重要機能に迫ることができる可能性があるとともに，これらの遺伝病患者の治療にも貢献できると期待されている．　　　〔小林純也〕

引用文献

1) Am J Dis Child, **114**：617-625, 1967.
2) Annu Rev Genet, **31**：635-662, 1997.
3) Science, **268**：1749-1753, 1995.
4) Nature, **421**：499-506, 2003.
5) Cell Signal, **23**：1273-1280, 2011.
6) Biochem J, **436**：527-536, 2011.
7) Science, **330**：517-521, 2010.
8) Blood, **119**：1490-1500, 2012.
9) Nat Cell Biol, **17**：1259-1269, 2015.
10) Clin Genet, **87**：199-208, 2015.
11) Proc Natl Acad Sci, USA, **110**：5564-5569, 2013.
12) J Radiat Res, **58**：487-494, 2017.
13) Arch Dis Child, **82**：400-406, 2000.
14) DNA Repair, **3**：1219-1225, 2004.
15) Nat Genet, **19**：179-181, 1998.
16) Cell, **93**：477-486, 1998.
17) Cell, **93**：467-476, 1998.
18) Cell, **99**：577-587, 1999.
19) Genes Genet Syst, **90**：195-208, 2016.
20) J Biol Chem, **276**：12-15, 2001.
21) EMBO J, **18**：6619-6629, 1999.
22) Nature, **420**：93-98, 2002.
23) Oncogene, **26**：6002-6009, 2007.
24) Genes Cells, **20**：1059-1076, 2015.
25) Nature, **404**：613-617, 2000.
26) Nature, **405**：473-477, 2000.
27) Mol Cell Biol, **21**：5214-5222, 2001.
28) Nature, **434**：605-611, 2005.
29) Mol Cell, **43**：788-797, 2011.
30) Cell Rep, **3**：1651-1662, 2013.
31) Cancer Res, **69**：1768-1775, 2009.
32) Proc Natl Acad Sci, USA, **110**：2969-2974, 2013.
33) https://catalog.coriell.org/1/NIGMS
34) Nat Genet, **27**：417-421, 2001.
35) Int J Radiat Biol, **75**：1201-1214, 1999.
36) EMBO J, **21**：1447-1455, 2002.
37) Curr Biol, **12**：648-653, 2002.
38) Nat Med, **11**：538-544, 2005.
39) Genes Dev, **23**：171-180, 2009.
40) https://atcp.org/MouseModels

2.18 放射線応答遺伝子の生物種間の保存と相関

キーワード DNA 二本鎖切断，非相同末端結合，相同組換え，チェックポイント

はじめに

放射線の主要な生物作用の標的は DNA であり，放射線照射により細胞の DNA にはさまざまな塩基修飾・DNA 鎖切断などの損傷が起こる[1, 2]．細胞の放射線による DNA 損傷応答にはチェックポイント機構・塩基除去修復（base excision repair，BER）・ヌクレオチド除去修復（nucleotide excision repair，NER）・損傷乗り越え合成（translesion synthesis，TLS）・DNA 一本鎖切断（single strand break，SSB）修復・DNA 二本鎖切断（double strand break，DSB）修復などのさまざまな応答機構があるが[1, 2]，本項では生体にとってもっとも重篤な DNA 損傷である DSB 修復経路とチェックポイント機構に的を絞って概説し，生物種間の保存・相関について記載する．

1. DNA 二本鎖切断修復

真核生物の DSB 修復機構には主として 2 つの異なる経路が進化してきた．非相同末端結合（non-homologous end joining，NHEJ）と相同組換え（homologous recombination，HR）である．前者は切断された DNA 末端を DNA リガーゼにより結合する反応である．この機構には切断・結合部位に DNA 塩基配列の変化（変異）が生じる可能性があり，細胞周期によらず機能している．一方，HR は姉妹染色分体を鋳型として使用し，損傷を受けていない領域をコピーして行われるので修復の精度が高く，変異を起こす確率は低い．ほとんどの生物は DSB 修復において主に NHEJ と HR を用いる．脊椎動物細胞では NHEJ が主で，HR は鋳型になる姉妹染色分体が存在する S 期・G_2 期に限られる．

原核生物と真核生物でよく保存されている NHEJ 因子は DNA リガーゼである（表1）．真核生物では LIG4 と複合体を形成する XRCC4，切断された DNA 末端に結合する KU70/80 複合体の保存性が高い．脊椎動物などの高等真核生物では DNA-PKcs・Artemis・XLF など下等真核生物では存在しない分子群がみられる（表1からは割愛した）．これは脊椎動物では NHEJ が DSB 修復の主要経路として使われるのみ

表 1　非相同末端結合（NHEJ）

生物種		ヒト H. sapiens	マウス M. musculus	トリ G. gallus	アフリカ ツメガエル X. laevis	ゼブラ フィッシュ D. rerio	ショウ ジョウバエ D. melanogaster	分裂酵母 S. pombe	出芽酵母 S. cerevisiae	大腸菌 E. coli	コメント
遺伝子名* 同一性**		*PRKDC* (*DNA-PKcs*, *XRCC7*) 100%	*Prkdc* 83.8%	*PRKDC* 73.1%	*Prkdc.L* 69.5%	*prkdc* 64.8%	— NL	— NL	— NL	— NL	DNA-dependent protein kinase, catalytic subunit
		XRCC5 (*KU80*) 100%	*Xrcc5* 85.2%	*XRCC5* 74.7%	*xrcc5.L* 72.7%	*xrcc5* 68.5%	*ku80* 21.9%	((*pku80*))*** NL	((*YKU80*)) ((*HDF2*)) NL	— NL	DNA end binding
		XRCC6 (*KU70*) 100%	*Xrcc6* 88.5%	*XRCC6* 76.7%	*xrcc6.L* 72.6%	*xrcc6* 63.6%	*ku70* 24.3%	*pku70* 27.8%	*YKU70* (*HDF1*) 21.4%	— NL	DNA end binding
		XRCC4 100%	*Xrcc4* 79.8%	*XRCC4* 58.1%	*xrcc4.L* 53.4%	*xrcc4* 45.4%	— NL	— NL	— NL	— NL	ligase accessory factor
		LIG4 100%	*Lig4* 89.0%	*LIG4* 80.9%	*lig4.L* 77.4%	*lig4* 69.6%	*lig4* 31.4%	*lig4* 26.2%	*DNL* (*LIG4*) 26.2%	— NL	DNA ligase

以下は表2，表3も同様．
＊ National Center for Biotechnology Information Web site の Gene（https://www.ncbi.nlm.nih.gov/gene/）にて official symbol として記載されている遺伝子名を記載した．よく使われる遺伝子名を（ ）内に記載した．
＊＊ タンパク質レベルでの同一性．ヒトを100%とする．NCBI，UniGene（https://www.ncbi.nlm.nih.gov/UniGene/）の Id，あるいは BLAST（https://blast.ncbi.nlm.nih.gov/）における blastp の Identities の値を記載した．なお，全長タンパク質での同一性の低いもの（20%以下）は NL（not listed）と表記した．
＊＊＊ 全長タンパク質での同一性は高くないが，機能的ホモログとして知られているものを（（ ））内に記載した．

表2　相同組換え（HR）

生物種 / 遺伝子名 同一性	ヒト H. sapiens	マウス M. musculus	トリ G. gallus	アフリカツメガエル X. laevis	ゼブラフィッシュ D. rerio	ショウジョウバエ D. melanogaster	分裂酵母 S. pombe	出芽酵母 S. cerevisiae	大腸菌 E. coli	コメント
RAD51 (FANCR) 100%	RAD51 (FANCR) 100%	Rad51 99.7%	RAD51 97.9%	rad51.L 98.5%	rad51 95.2%	spn-A 75.5%	rhp51 80.8%	RAD51 70.9%	((recA)) NL	Formation of protein filament to mediate homologous pairing
RAD51C (FANCO, RAD51L2) 100%		Rad51c 90.4%	RAD51C 81.7%	rad51c.L 69.4%	rad51c 68.1%	spn-D 34.7%	NL	NL	NL	RAD51 paralog
BRCA1 (FANCS) 100%		Brca1 63.5%	BRCA1 56.7%	brca1.L 55.4%	brca1 63.6%	— NL	NL	NL	NL	recombination, ubiquitin E3 ligase
BRCA2 (FANCD1) 100%		Brca2 62.9%	BRCA2 66.3%	brca2.L 63.6%	brca2 59.0%	— NL	NL	NL	NL	RAD51 regulation
FANCD2 100%		Fancd2 79.2%	FANCD2 61.0%	fancd2.L 63.0%	fancd2 58.5%	— NL	NL	NL	NL	Fanconi anemia complementation group D2, ID complex component
FANCL (PHF9) 100%		FancL 83.4%	FANCL 74.7%	fancl.L 74.1%	fancl 66.8%	— NL	NL	NL	NL	Fanconi anemia complementation group L, ubiquitin E3 ligase, FA core complex component
FANCA 100%		FANCA 70.0%	FANCA 54.2%	fanca.L 56.8%	fanca 54.9%	— NL	NL	NL	NL	Fanconi anemia complementation group A, FA core complex component
RAD54L (RAD54A) 100%		Rad54l 97.3%	RAD54L 84.3%	rad54l.L 88.7%	rad54l 86.0%	okr 66.4%	rhp54 62.0%	RAD54 58.6%	— NL	accessory factor for recombination

ならず，NHEJ が生体内で DSB が生じる別の生理反応，例えば免疫細胞の抗原レセプター／抗体の組換え反応の制御などに重要な役割を果たすことに対応するためと考えられる．

　HR 経路の中心分子は大腸菌では RecA であり，真核生物では RecA のホモログである RAD51 である．真核生物では NHEJ 因子に比べて HR 因子の進化的保存性が高い（表2，RAD51・RAD54 など）．さらに脊椎動物などの高等真核生物では下等真核生物にはみられない BRCA1・BRCA2 などの調節分子群が増加し，より複雑な制御を受けることがうかがえる．

2. SOS応答とDNA損傷チェックポイント

　大腸菌などの原核生物では，DSB により多くの DNA 修復酵素の転写亢進が起こる．DSB により RecA が活性化され，リプレッサー LexA の活性化により 40 余りの遺伝子の活性化が起こる（SOS 応答）．LexA の制御下には HR 因子の RecA・ヌクレオチド除去修復酵素群・損傷乗り越え DNA 合成を行う DNA ポリメラーゼなどが含まれる[1,2]．

　一方，真核生物，とくに脊椎動物細胞では DNA 損傷チェックポイント反応として知られるシグナル伝達反応が起こる．センサーとしては，DSB を感知する ATM・MRN（MRE11/RAD50/NBS1）複合体，複製フォークの停止などを感知する ATR・ATRIP がよく知られている．一連の DNA 損傷チェックポイント反応でのリン酸化シグナルはこれらのセンサーから CHK1・CHK2 などのトランスデューサーに伝達され，さらに下流のエフェクター分子を活性化し，細胞周期の遅延・DNA 修復・アポトーシスの亢進などをもたらす[1,2]．これらの分子は進化過程での保存性が高いので真核生物における DNA 損傷応答の機能的重要性が示唆される（表3）．　〔石合正道・髙田　穣〕

表3　チェックポイント

生物種	ヒト *H. sapiens*	マウス *M. musculus*	トリ *G. gallus*	アフリカ ツメガエル *X. laevis*	ゼブラ フィッ シュ *D. rerio*	ショウ ジョウバエ *D. melanogaster*	分裂酵母 *S. pombe*	出芽酵母 *S. cerevisiae*	大腸菌 *E. coli*	コメント
	ATM 100%	*Atm* 87.4%	*ATM* 75.6%	*atm.L* 71.3%	*atm* 64.2%	*tefu* 56.5%	*tel1* 51.4%	*TEL1* 47.5%	— NL	protein kinase, mutated in Ataxia telangiectasia
	MRE11A 100%	*Mre11a* 92.9%	*MRE11A* 81.1%	*mre11.L* 82.8%	*mre11a* 76.8%	*mre11* 55.8%	*Rad32* 52.8%	*MRE11* 51.9%	((*sbcD*)) NL	meiotic recombination, 3' exonuclease
	RAD50 100%	*Rad50* 96.1%	*RAD50* 85.2%	*rad50.L* 80.6%	*rad50* 78.4%	*rad50* 52.7%	*rad50* 57.7%	*RAD50* 57.8%	((*sbcC*)) NL	ATPase in complex with MRE11A and NBN/NBS1
	NBN (*NBS1*, *Nibrin*) 100%	*Nbn* 80.0%	*NBN* 62.4%	*nbn.L* 56.9%	*nbn* 56.1%	((*nbs*)) NL	((*nbs1*)) NL	((*XRS2*)) NL	— NL	mutated in Nijmegen breakage syndrome
	ATR 100%	*Atr* 94.0%	*ATR* 85.9%	*ATR* 81.5%	*ATR* 75.1%	*mei-41* 49.4%	*rad3* 57.7%	*MEC1* NL	— NL	ATM and Rad3-related protein kinase
	ATRIP 100%	*Atrip* 80.7%	*ATRIP* 52.6%	*rad26* 50.9%	*atrip* 33.8%	((*mus304*)) NL	((*rad26*)) NL	((*LCD1/ DDC2*)) NL	— NL	ATR interacting protein
遺伝子名 同一性	*TP53BP1* (*53BP1*) 100%	*Trp53bp1* 89.2%	*TP53BP1* 65.1%	*Tp53bp1.S* 62.8%	*tp53bp1* 61.0%	— NL	NL	NL	— NL	Tumor protein p53 binding protein 1, ATM mediator
	CHEK1 (*CHK1*) 100%	*Chek1* 96.0%	*CHEK1* 90.1%	*chek1.S* 83.7%	*chek1* 68.5%	*grp* 56.5%	((*chk1/ rad27*)) NL	((*CHK1*)) NL	— NL	cell cycle checkpoint effector kinase
	CHEK2 (*CHK2*) 100%	*Chek2* 90.2%	*CHEK2* 76.6%	*chek2.L* 72.5%	*chek2* 59.9%	*lok* 51.0%	((*cds1*)) NL	((*RAD53*)) NL	— NL	cell cycle checkpoint effector kinase
	RAD1 100%	*Rad1* 92.5%	*RAD1* 90.4%	*rad1.L* 90.7%	*rad1* 82.0%	*Rad1* ((*rad1*)) NL	((*rad1*)) NL	((*RAD17*)) NL	— NL	PCNA-like DNA damage sensor, 9-1-1 complex component
	RAD9A 100%	*Rad9a* 86.6%	*RAD9A* 60.0%	*rad9.L* 65.6%	*rad9a* 64.5%	((*Rad9*)) NL	((*rad9*)) NL	((*DDC1*)) NL	— NL	9-1-1 complex component
	HUS1 100%	*Hus1* 90.8%	*HUS1* 78.9%	*hus1.L* 74.8%	*zgc:162895* 68.5%	((*hus1-like*)) NL	((*hus1*)) NL	((*MEK3*)) NL	— NL	9-1-1 complex component
	rad17 100%	*rad17* 86.0%	*RAD17* 66.5%	*rad17.L* 65.4%	*rad17* 58.6%	((*Rad17*)) NL	((*rad17*)) NL	((*RAD24*)) NL	— NL	RFC1-like DNA damage sensor

引用文献

1) DNA Repair and Mutagenesis, 2nd ed, ASM Press. 2006.
2) Molecular Biology of the Cell, 5th ed, Taylor & Francis Group. 2008.

2.19 放射線応答遺伝子欠損ほ乳動物培養細胞の種類と入手方法

キーワード 放射線応答遺伝子，DNA 二本鎖切断修復，非相同末端結合，細胞周期チェックポイント

はじめに

放射線被ばく後に誘導される細胞応答の中でシグナル伝達系・DNA 修復系にかかわる応答は細胞の運命決定に大きな影響を及ぼす．放射線は DNA 二本鎖切断（double strand break, DSB）・DNA 一本鎖切断（single strand break, SSB）・塩基損傷などの多様な DNA 損傷を誘発するが，DSB の修復欠如は細胞の生死にとくに大きな影響を与えると考えられている（詳細は 2.4 を参照）．一方，放射線によるシグナル伝達系の活性化は細胞周期チェックポイントによる細胞周期停止・炎症反応・免疫反応を引き起こす（詳細は 2.9 を参照）．とくに細胞周期チェックポイントの欠損は DNA 損傷が修復されないまま細胞周期が進行してしまうので重篤なゲノム不安定化を引き起こし，突然変異・細胞死が誘発されると考えられている（詳細は 2.10・2.11 を参照）．本節では DSB 修復にかかわる遺伝子欠損細胞株を中心に紹介し，細胞周期チェックポイント活性化にかかわる遺伝子の欠損細胞についても述べ，またそれらの入手先(問い合わせ先)を紹介する．

1. DNA 二本鎖切断修復欠損ヒト細胞

放射線によって誘発された DSB は非相同末端結合（non-homologous end joining, NHEJ）または相同組換え（homologous recombination, HR）により修復される（詳細は 2.4 を参照）．ほ乳動物細胞において放射線による DSB は主として NHEJ により修復されるので NHEJ 欠損細胞の方が HR 欠損細胞よりも高い放射線感受性を示す．NHEJ 関連遺伝子に変異を有する患者は近年急速に同定されつつあり，DNA-PKcs・XLF・XRCC4・LIG4・Artemis などの遺伝子に変異を有する初代ヒト線維芽細胞が樹立されている[1-13]．またこれらの多くは hTERT 化された細胞が樹立されている．一方，HR 欠損下では細胞が胎生致死となることが多いため，ヒト HR 欠損細胞株はあまり樹立されていない（一部は 2.17 に記載）．表 1 に NHEJ 関連遺伝子欠損のヒト患者由来の線維芽細胞リストを示す．

2. 細胞周期チェックポイントにかかわる因子のヒト欠損細胞

放射線により誘導される細胞応答の 1 つである細胞周期チェックポイントの活性化は細胞の生存に重要な役割を果たす．DSB 誘発直後に MRE11・RAD50・NBS1（MRN）複合体が DNA 傷害のセンサーとして DNA 切断部位を認識し，キナーゼである ATM が活性化される．その後，活性化された ATM がさまざまな生体分子へとシグナルを伝達することにより細胞周期を停止する（詳細は 2.9・2.11 を参照）．ATM と同様にホスファチジルイノシトール -3- キナーゼである ATR あるいは ATR の活性化に寄与する ATRIP の遺伝子に変異を有する初代ヒト線維芽細胞は樹立されている（表 1）[14, 15]．しかし，ATR 変異細胞は若干のキナーゼ活性を有しているので使用の際には ATR 活性が残存していることを考慮して使用する必要がある[14]．

3. げっ歯類における DSB 修復遺伝子欠損細胞

1990 年代以降，ノックアウト作製技術の進歩により NHEJ・HR 関連遺伝子を欠損させたノックアウトマウスが数多く樹立されてきた．さらにノックアウトマウス由来のマウス線維芽細胞（MEF）を自然不死化させたノックアウト MEF が樹立され，DNA-PKcs$^{-/-}$MEF・Ku80$^{-/-}$MEF などが研究に用いられている[16, 17]．胎生致死を示す XRCC4$^{-/-}$・Lig4$^{-/-}$ マウスでは p53 とのダブルノックアウトにより MEF が樹立されている[18, 19]．しかし多くの場合，自然不死化の過程で p53 経路が失活しているので放射線被ばく後の細胞周期解析などには不向きである．ノックアウト MEF 以外にはチャイニーズハムスター卵巣（Chinese hamster ovary, CHO）細胞が多く用いられている．V3（DNA-PKcs 欠損）・Xrs6（Ku80 欠損）細胞などでは外来性の遺伝子を再導入することにより欠損細胞と遺伝子相補細胞の間で放射線応答性を比較することが可能である．

表1 放射線により誘導される細胞応答にかかわる遺伝子
欠損／変異ヒト細胞株の一覧

遺伝子名	細胞株名 または変異	連絡先	引用 文献
DNA-PKcs	L3062R	Dik C. van Gent	1)
	NM720	Penny Jeggo	2)
XLF	2BN	Penny Jeggo	3)
		Steve Jackson	4)
	F07/402	Penny Jeggo	5)
	P1-P5	Jean-Pierre de Villartay	6)
XRCC4	R225	Daniele Ghezzi Massimo Zeviani	7)
	W43R	Andrew P. Jackson Grant S. Stewart	8)
	R161 R225	Andrew P. Jackson Grant S. Stewart	8)
	H9Tfs R275	Andrew P. Jackson Grant S. Stewart	8)
	H9Tfs Splicing	Andrew P. Jackson Grant S. Stewart	8)
	D82E+del V83-S105	Andrew Dauber	9)
	F106Ifs V47Dfs R161Q	Bernd Wollnik	10)
	H9Tfs R275	Bernd Wollnik	10)
	R225 D254fs68	Tomoo Ogi Penny Jeggo	11)
LIG4	F07/614	Penny Jeggo	5)
	495GOS	Tomoo Ogi Penny Jeggo	11)
	180BR	Penny Jeggo	12)
	411BR	Penny Jeggo	12)
	LB2303	Penny Jeggo	12)
Artemis	CJ179	Penny Jeggo Markus Lobrich	13)
	F01-240	Penny Jeggo Markus Lobrich	13)
	DB333	Penny Jeggo Markus Lobrich	13)
ATR		Penny Jeggo	14)
ATRIP		Penny Jeggo	15)

4. 遺伝子改変技術によるノックアウト細胞

近年ではCRISPR/Cas9に代表される遺伝子改変技術によりヒト細胞におけるノックアウト細胞が容易に樹立されるようになってきている．Horizon社からはヒト一倍体細胞株Hap1細胞から作製された各種遺伝子のノックアウト細胞が網羅され，購入可能である．その他の特定の遺伝子についてはHCT116細胞から作製された各種遺伝子のノックアウト細胞も購入可能となっている．またさまざまなメーカーからCRISPR/Cas9によるノックアウト細胞樹立用のターゲティングベクターが販売されているので用途に応じて目的のノックアウト細胞株を樹立することができる．

おわりに

近年の急速な研究の発展により放射線応答にかかわる遺伝子が数多く同定されてきた．本節ではとくにDSB修復および一部の細胞周期チェックポイント機能にかかわる遺伝子欠損細胞株を紹介した．これらの細胞株を用いてコロニー形成法・γH2AXフォーカス形成法・パルスフィールドゲル電気泳動法などのさまざまな方法を用いて放射線により誘導される細胞応答に関連する遺伝子を解析することができる．

〔柴田淳史〕

引用文献

1) J Clin Invest, **119**：91-98, 2009.
2) J Clin Invest, **123**：2969-2980, 2013.
3) Proc Natl Acad Sci, USA, **100**：2462-2467, 2003.
4) Cell, **124**：301-313, 2006.
5) Nucleic Acids Res, **37**：482-492, 2009.
6) Cell, **124**：287-299, 2006.
7) EMBO Mol Med, **7**：918-929, 2015.
8) Am J Hum Genet, **96**：412-424, 2015.
9) J Clin Endocrinol Metab, **100**：E789-E798, 2015.
10) Hum Mol Genet, **24**：3708-3717, 2015.
11) J Allergy Clin Immunol, **136**：1007-1017, 2015.
12) Mol Cell, **8**：1175-1185, 2001.
13) Mol Cell, **16**：715-724, 2004.
14) Nat Genet, **33**：497-501, 2003.
15) PLoS Genet, **8**：e1002945, 2012.
16) Nature, **404**：510-514, 2000.
17) Immunity, **9**：367-376, 1998.
18) Nature, **404**：897-900, 2000.
19) Genes Dev, **18**：1283-1292, 2004.

2.20 ほ乳動物培養細胞の放射線応答遺伝子のノックダウン法

キーワード ほ乳動物培養細胞，遺伝子ノックダウン，RNAi，siRNA，shRNA，リポフェクション法，トランスフェクション

はじめに

ゲノム情報が簡単に入手できる現在では少数の遺伝子の機能を解析するだけでは不十分で，多数の遺伝子の個々の機能とそれらの相互作用を解析しなければならない．遺伝子の機能を解析する手法には遺伝子導入による高発現実験と機能抑制実験がある．後者にはRNAi法・ジーンターゲティング法・ドミナントネガティブ法などがある．本節では簡便・低コスト・短時間で標的遺伝子の発現をノックダウン[*1]できるRNA干渉（RNA interference, RNAi）法について概説する．RNAi法は21塩基程度のshort interfering RNA（siRNA）により配列特異的に遺伝子由来のタンパク質発現を抑制する方法であり，放射線関連分野を含めた広範な研究分野で有用な技術として利用されている．

1. RNAiの発見の歴史と遺伝子ノックダウンの原理

RNAiとは，二本鎖RNAを細胞内へ導入したときにその塩基配列と部分的に相補的な遺伝子由来のタンパク質発現が抑制される現象である．1990年，ペチュニアのカルコン合成酵素遺伝子に対するセンス鎖RNA導入実験において，期待したものとは反対の遺伝子発現抑制作用（コサプレッション）としてこの現象は報告された[1]．1998年，Fire & Mello[*2]の研究グループは線虫を用いた研究において，二本鎖RNAが標的遺伝子由来のタンパク質発現を抑制するという画期的な発見をした[2]．用いられた二本鎖RNAは，数百塩基対もの比較的大きなRNAで，これが細胞内でリボヌクレアーゼⅢにより分解されて21または22塩基の短いRNA（siRNA）となり，標的遺伝子由来のタンパク質発現をノックダウンする効果が発揮される[3]．植物・線虫・ショウジョウバエ・菌類など，さまざまな生物種においてRNAi効果が確認されている．

ほ乳動物ではマウスの卵母細胞・初期胚，ラット線維芽細胞でRNAi効果が最初に報告された[4]．しかしながら，一般に汎用されているHEK293（ヒト胎児腎臓上皮細胞）・NIH3T3（マウス胎児線維芽細胞）・CHO-K1（チャイニーズハムスター卵巣由来細胞）などの培養細胞では38〜1,662塩基のさまざまな鎖長の二本鎖RNAによるRNAi効果は認められなかった[5,6]．ほ乳動物細胞では30塩基以上の二本鎖RNAの導入によりインターフェロン応答[*3]という感染防御機構がはたらく[7]．これがほ乳動物細胞でRNAi効果がなかった理由の1つと考えられている．2001年，Elbashirらはショウジョウバエ胚を用いた実験で3'末端が2塩基突出した21塩基程度のsiRNAが効果的に標的遺伝子を機能抑制することを見出し[3]，ホタル・ウミシイタケ由来のルシフェラーゼ遺伝子を高発現させたNIH3T3（マウス）・HEK293（ヒト）・HeLa（ヒト）などの細胞において2種類のルシフェラーゼに対する21塩基のsiRNAがそれぞれ標的遺伝子由来のタンパク質発現をノックダウンすることを "Nature" に発表した[8]．これを契機に生命科学においてRNAiが飛躍的に利用されるようになった．

[*1] 遺伝子ノックダウン：遺伝子の発現機能を保持した状態で遺伝子の発現を抑制することを遺伝子ノックダウンという．RNAi法，ドミナントネガティブ法やアンチセンス法などがある．これらの手法は，ゲノム以降の転写や翻訳過程を抑制するので，遺伝子発現を完全に抑制することはできない．これに対して，ジーンターゲティング法やゲノム編集法による遺伝子ノックアウトは，遺伝子の発現機能をゲノムレベルで完全に破壊するので，遺伝子発現を完全に抑制する．

[*2] Andrew FireとCraig C. Mello：米国のAndrew FireとCraig C. Melloの両博士は，1998年に "Nature" に発表した発見「RNAi, 二本鎖RNAによる遺伝子発現抑制」[2]により，2006年のノーベル生理学・医学賞を受賞した．RNAi技術は遺伝子実験だけでなく，遺伝子治療への応用も期待されている．

[*3] インターフェロン応答：ほ乳動物細胞におけるウイルス感染に対する防御機構．30塩基以上の二本鎖RNA導入により大部分の細胞で翻訳阻害やすべての遺伝子の発現抑制が起こり，細胞死が誘導される．一方，未分化な細胞ではこの応答が起こらないが，細胞の分化に伴って応答機能を獲得する[7]．

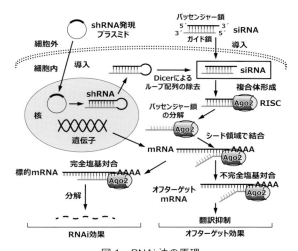

図1　RNAi法の原理
siRNAとshRNAによるmRNA分解とオフターゲット効果.

ほ乳動物培養細胞におけるRNAi法による標的遺伝子由来のタンパク質発現の抑制原理を図1に示す. 3′末端が2塩基突出した21塩基程度のsiRNAの細胞内への導入には，①合成siRNAを直接導入する，②shRNA（short hairpin RNA）を発現するプラスミドを導入するという2つの経路がある. 核内でプラスミドから転写されたヘアピン状のステムループ構造をもつshRNAは核外輸送され，リボヌクレアーゼⅢ型酵素dicerによりループ配列が除去されてsiRNAとして生成される. siRNAはargonaute 2（Ago2）タンパク質を含むRNA-induced silencing complex（RISC）複合体に取り込まれた後，siRNAのパッセンジャー鎖がAgo2により分解される. 残ったsiRNAのガイド鎖のシード領域（5′末端から2〜8塩基）は相補的なmRNA配列と結合する. siRNAのガイド鎖と標的mRNAとの間に完全な塩基対合が形成されるとAgo2によってmRNAは分解される. この一連の流れがRNAiによる標的遺伝子由来のタンパク質発現の抑制機構である[9]. 一方，ガイド鎖のシード領域が相補的にmRNAに結合した状態ではmRNAの分解は起こらないが，この場合でも翻訳抑制が引き起こされ，これをオフターゲット効果という[10].

2. RNAi法によるほ乳動物培養細胞の遺伝子ノックダウン

目的とする遺伝子の機能を調べる際には細胞株・抑制方法の選択など実験のデザインが非常に重要である. 本項では未経験者であっても容易に行うことができるRNAi法，すなわち，付着性のほ乳動物培養細胞株（主にヒトがん細胞）へのリポフェクション法[*4]を用いた合成siRNAの一過性導入により標的遺伝子由来のタンパク質発現をノックダウンする方法を解説する. この方法では浮遊性の培養細胞・分化した非増殖性の培養細胞へのsiRNA導入効率が悪くなる可能性が高い. これらの細胞を用いる場合にはshRNAを発現するプラスミドを電気パルスを利用した電気穿孔法（エレクトロポレーション）で導入する方法やshRNAを発現するウイルスベクターなどを用いることで遺伝子導入効率の改善が可能である. RNAi全般に関する詳細については他書[11,12]を参照されたい.

RNAi法によるほ乳動物培養細胞の遺伝子ノックダウン実験の準備するものと操作手順の概略を図2に示す.

siRNAの塩基配列は文献に記載されている配列情報に準じて受託合成を発注する，あるいは評価済の既製品を購入するのが確実である. 各メーカーに塩基配列設計やRNAi効果を高めるsiRNAの各種修飾を依頼することも可能である. また，siRNAデザインが可能な無償のウエブサイトも多数（OptiRNAi 2.0[13]・siDirect 2.0[14]など）ある.

siRNAの細胞内導入にはリポフェクション法を用いる. リポフェクション試薬にはLipofectamine™ RNAiMAX（サーモフィッシャー社）以外にも数多くが入手可能である. 図2では60 mmシャーレで培養したヒトがん細胞にsiRNAをトランスフェクションした際の濃度が10 nMになる例を示す. siRNAとリポソームの複合体をトランスフェクションした細胞を6時間培養する間にsiRNAが高い確率で細胞内に取り込まれる. その後培地を交換してさらに1〜3日間培養し，siRNAがうまく機能すれば遺伝子ノックダウン効率は70〜80％以上に達する. 標的遺伝子由来のタンパク質発現のノックダウン効率はポリメラー

[*4] リポフェクション法：DNAやRNA，また，細胞表面は負に荷電しているため，これらの核酸は容易に細胞の中には取り込まれない. 正電荷脂質（カチオニックリポソーム）と核酸の複合体を形成し，エンドサイトーシスによる貪食作用により核酸を細胞内に取り込むのがリポフェクション法である.

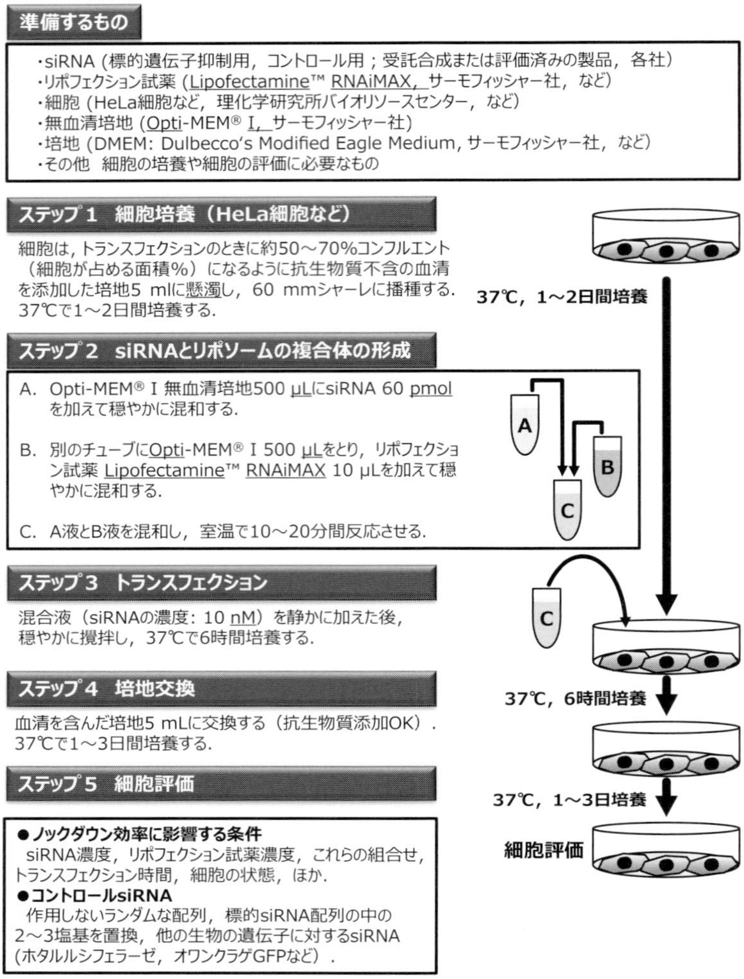

準備するもの

- siRNA（標的遺伝子抑制用，コントロール用；受託合成または評価済みの製品，各社）
- リポフェクション試薬（Lipofectamine™ RNAiMAX，サーモフィッシャー社，など）
- 細胞（HeLa細胞など，理化学研究所バイオリソースセンター，など）
- 無血清培地（Opti-MEM® I，サーモフィッシャー社）
- 培地（DMEM: Dulbecco's Modified Eagle Medium，サーモフィッシャー社，など）
- その他　細胞の培養や細胞の評価に必要なもの

ステップ1　細胞培養（HeLa細胞など）

細胞は，トランスフェクションのときに約50〜70%コンフルエント（細胞が占める面積%）になるように抗生物質不含の血清を添加した培地5 mlに懸濁し，60 mmシャーレに播種する。37℃で1〜2日間培養する。

37℃，1〜2日間培養

ステップ2　siRNAとリポソームの複合体の形成

A. Opti-MEM® I 無血清培地500 μLにsiRNA 60 pmol を加えて穏やかに混和する。

B. 別のチューブにOpti-MEM® I 500 μLをとり，リポフェクション試薬 Lipofectamine™ RNAiMAX 10 μLを加えて穏やかに混和する。

C. A液とB液を混和し，室温で10〜20分間反応させる。

ステップ3　トランスフェクション

混合液（siRNAの濃度: 10 nM）を静かに加えた後，穏やかに撹拌し，37℃で6時間培養する。

37℃，6時間培養

ステップ4　培地交換

血清を含んだ培地5 mLに交換する（抗生物質添加OK）。37℃で1〜3日間培養する。

37℃，1〜3日間培養

ステップ5　細胞評価

●ノックダウン効率に影響する条件
siRNA濃度，リポフェクション試薬濃度，これらの組合せ，トランスフェクション時間，細胞の状態，ほか。

●コントロールsiRNA
作用しないランダムな配列，標的siRNA配列の中の2〜3塩基を置換，他の生物の遺伝子に対するsiRNA（ホタルルシフェラーゼ，オワンクラゲGFPなど）。

細胞評価

図2　実験の準備と操作手順

ゼ連鎖反応（polymerase chain reaction，PCR）法を用いて定量したmRNAレベル，あるいはウエスタンブロット法を用いて定量したタンパク質レベルで評価する。効率的なノックダウンにはsiRNA濃度・リポフェクション試薬濃度とこれらの組み合わせが非常に重要である。いずれも過剰濃度にせず，可能な限り低濃度で効率的にノックダウンできる条件がもっとも有効である。目標とするノックダウン効率に達しない場合には蛍光色素標識したsiRNAを用いて導入効率を確認することを勧める。

siRNAの標的配列に1カ所でも変異がある場合には抑制効果が認められなくなることが多い。実験が効率的になり，データの信頼性にもつながるので標的遺伝子に対して複数のsiRNAを用意してノックダウン効率を比較することを勧める。また，同じ長さで遺伝子の発現に影響を及ぼさないsiRNAを使用するコントロール実験は必須である。通常，各社から市販されているヒトやマウスなどの遺伝子発現に影響を与えないコントロールsiRNA（塩基配列は公表されていない場合が多い）やホタルルシフェラーゼ・オワンクラゲ緑色蛍光タンパク質（GFP）などほかの生物種の遺伝子に対するsiRNAを用いる。標的遺伝子のsiRNA塩基配列の中の2〜3塩基を置換したsiRNAを使用するのも得策である。

3. 放射線医科学研究における RNAi法活用の例

2001年にsiRNAを用いた標的遺伝子のノックダウンがほ乳動物培養細胞でも行えることが示され[8]，ただちに放射線関連研究にも応用された。放射線照射などによるDNA損傷はDNAチェックポイント機構で検出される。チェックポイントタンパク質複合体 9-1-1（Rad9・Hus1・Rad1，それぞれヒト Ddc1，Rad17，Mec3に相当）は細胞周期のS期とG_2/M期チェックポイントにおいてDNA損傷のセンサーとして機能している。2002年，Hirai & Wangは Rad9に対するsiRNAを用いて，Rad9が9-1-1の核内移行を制御するG_2/M期チェックポイントにおいて重要なタンパク質であることを示した[15]。また同年，Wangらはがん抑制遺伝子産物 p53への結合タンパク質53BP1に対するsiRNAを用いて，53BP1は下流のエフェクタータンパク質BRCA1やCHK2を活性化しDNAチェックポイント機構の重要なメディエーターであることを報告した[16]（表1）。

2019年前期において，米国NCBI（国立生物科学情報センター）の医学文献のデータベースPubMedを用いて，キーワード"ionizing radiation"と"siRNA，

表 1　放射線研究における RNAi 法活用の例

遺伝子シンボル（通称）	遺伝子名称	使用した細胞の由来・名称	放射線応答性	siRNAの種類	放射線の作用に対する遺伝子ノックダウン効果（評価方法）	文献
RAD9A (Rad9)	RAD9 checkpoint clamp component A	ヒト乳がん・MCF-7 など	活性化	siRNA	細胞周期 G_2/M 期停止を阻害（FC）	15)
TP53BP1 (53BP1)	tumor protein p53 binding protein 1	ヒト骨肉腫・U-2 OS など	活性化	siRNA	細胞周期 G_2/M 期停止を阻害（FC）	16)
ATF3	activating transcription factor 3	ヒト骨肉腫・U-2 OS など	発現上昇	shRNA	増感（CA） など	17)
PRKCB (PKCβⅡ)	PRKCB protein kinase C beta	ヒト臍帯静脈内皮・正常細胞	発現上昇	siRNA	一酸化窒素（NO）産生増加を抑制（グリース法） など	18)
UBE2M	ubiquitin conjugating enzyme E2 M	ヒト骨肉腫・U-2 OS など	活性化	siRNA	増感（CA）	19)
HSP90AA1 (Hsp90α)	heat shock protein 90 alpha family class A member 1	口腔扁平上皮がん・UMSCC1 など	活性化	siRNA	増感（CA）	20)
BRCA1	BRCA1, DNA repair associated	ヒト非小細胞性肺がん・A549 など	活性化	siRNA	53BP1 のリン酸化レベル上昇からの脱リン酸化抑制（フォーカス形成法） など	21)
NFE2L2 (NRF2)	nuclear factor, erythroid 2 like 2	ヒト骨肉腫・U-2 OS など	発現上昇	shRNA	増感（CA）	22)

shRNA" で検索してみると 1,400 件を超える論文がヒットした．まさに，RNAi は有用なノックダウン法として放射線医科学研究に浸透していることがうかがえる．表 1 には，RNAi 法を活用して放射線応答遺伝子のノックダウンを行い，研究に応用した上記初期 2 例と最新の 6 例を示す[15-22]．放射線によるがん細胞の DNA 損傷[15-17, 19-21]，血管内皮細胞の一酸化窒素産生[18] や酸化ストレス誘導[22] に関する内容で，標的遺伝子名，使用した細胞名，放射線応答性，siRNA の種類と放射線の作用に対する遺伝子ノックダウン効果を記載した．どの論文も放射線研究にインパクトを与える内容であり，是非とも参考にしてほしい．

おわりに

ゲノム科学の進歩は 2003 年のヒトゲノムプロジェクトの完了を導いた．現在，数多くの遺伝子が研究対象となり，個々の機能とそれらの相互作用を解析する必要がある．ほ乳動物培養細胞における RNAi 法による遺伝子ノックダウンに関して紹介した．近年，遺伝子を簡単にノックアウトできるゲノム編集という新技術が生命科学の分野に登場した．今後もさまざまな遺伝子機能を解析する新たな方法が考案，または過去の技術が改良され，遺伝子の機能や遺伝子間の相互作用がより詳細に解明されていくことであろう．この進歩は，放射線生物学や放射線医科学の発展に大きく寄与すると考えられる．　　　　　　　　〔田渕圭章〕

引用文献

1) Plant Cell, **2**：279-289, 1990.
2) Nature, **391**：806-811, 1998.
3) Genes Dev, **15**：188-200, 2001.
4) Nat Cell Biol, **2**：70-75, 2000.
5) Gene, **252**：95-105, 2000.
6) FEBS Lett, **479**：79-82, 2000.
7) Annu Rev Biochem, **67**：227-264, 1998.
8) Nature, **411**：494-498, 2001.
9) Nat Rev Genet, **5**：355-365, 2004.
10) Nucleic Acids Res, **33**：1834-1847, 2005.
11) 新遺伝子工学ハンドブック 改訂第 5 版，羊土社．2013.
12) 目的別で選べる遺伝子導入プロトコール，羊土社．2015.
13) https://rnai.nci.nih.gov/
14) http://sidirect2.rnai.jp/
15) J Biol Chem, **277**：25722-25727, 2002.
16) Science, **298**：1435-1438, 2002.
17) Nat Commun, **6**：6752, 2015.
18) Vascul Pharmacol, **70**：55-65, 2015.
19) Cell Rep, **11**：704-714, 2015.
20) Oncotarget, **7**：82450-82457, 2016.
21) Cell Rep, **18**：520-532, 2017.
22) Mutat Res, **813**：10-17, 2017.

3章
放射線に対する生物応答
―臓器から生体へ

1章	放射線医科学研究の歴史と基礎
2章	放射線に対する生物応答 ―初期過程から細胞へ
3章	**放射線に対する生物応答 ―臓器から生体へ**
4章	放射線・放射性物質を用いた最新医療
5章	紫外線と医学
6章	電磁波・超音波と医学
索 引	

■ **放射線に対する生物応答**―臓器から生体へ

3.1　確定的影響と確率的影響 ………… 156
3.2　発がんへの影響
　　3.2.1　白血病 ………………………… 158
　　3.2.2　甲状腺がん …………………… 160
　　3.2.3　その他の固形がん …………… 162
3.3　腫瘍組織の特徴 …………………… 165

3.4　突然変異・奇形 …………………… 168
3.5　胎児の発生・生育への影響 ……… 171
3.6　継世代への影響 …………………… 173
3.7　放射線応答遺伝子欠損の培養細胞・ほ乳動物の作製方法と入手方法 …… 175

3.1 確定的影響と確率的影響

キーワード 急性放射線症候群，皮膚障害，不妊，がん，遺伝性影響，組織反応

はじめに

放射線の人体に与える影響は，放射線被ばく線量とその影響があらわれるまでの期間によって大別される．ある一定の被ばく線量（しきい線量）を越えて初めて障害があらわれる確定的影響と，被ばく線量に依存してその障害の発生頻度が高まる確率的影響がある．急性放射線症候群・皮膚障害・不妊などが確定的影響に，がん・遺伝性影響が確率的影響に分類される．また，被ばく直後から半年程度であらわれる疾患を早期影響といい，一方で被ばく後数年たってからあらわれる疾患を晩発影響という．早期影響では急性放射線症候群がもっとも重要な障害としてあげられる．晩発影響にはがん・遺伝性疾患がある（表1）．

1. 確定的影響

確定的影響はしきい線量以上の被ばくにより障害があらわれ，線量の増加に依存してその障害の重篤度が高まるとされている．近年，この確定的影響に分類される障害の発生が被ばく時に一義的に決まっているわけではなく，被ばく後，障害があらわれるまでの期間に生体内で引き起こされるさまざまな変化の結果であると理解されるようになった．そのため国際放射線防護委員会 2007 年勧告から「組織反応」という表現が用いられ始めた[1]．この組織反応は被ばくによる各組織における組織幹細胞の死滅が原因である．

（1）急性放射線症候群

急性放射線症候群は被ばく後数時間～数週間の間にみられる一連の急性疾患である．一般的には前駆期・潜伏期・発症期を経て，最終的に回復するか死に至る．高線量被ばくの前駆症状には食欲不振・悪心・嘔吐・下痢・微熱があげられる．全身の臓器のうち，リンパ球がもっとも放射線感受性の高い細胞の 1 つであるため，各種の血球減少を特徴とする骨髄死が 1 Gy 以上の被ばくで観察される．一般的には臨床徴候は数

表1 確定的影響と確率的影響の発生時期での分類

	早期影響	晩発影響
確定的影響	急性放射線症候群 皮膚障害 脱毛 不妊	白内障* 精神遅滞 精神心理的影響 寿命短縮 成長遅滞
確率的影響		がん，遺伝性影響

*白内障のしきい線量は ICRP2007 年勧告において 1.5 Gy から 0.5 Gy に引き下げられた．

週間にわたり引き起こされる．リンパ球減少症とそれに引き続くその他の血液成分の減少が出血や感染を引き起こし，罹患率や致死率の増加に寄与している．ヒトの 60 日間半致死線量（$LD_{50/60}$）[*1] は 3.5 ～ 4 Gy（治療なし），5 ～ 6 Gy（治療あり）とされている．骨髄移植や種々のコロニー刺激因子[*2]（colony stimulating factors，CSFs）の投与が骨髄死に対する有効な治療法とされている．

腸死は 6 Gy 程度から引き起こされる．8 Gy 程度かそれ以上の線量では，より重篤度が高い悪心・嘔吐・下痢が観察される．腸管上皮幹細胞に重篤な障害が引き起こされると，腸管上皮幹細胞の分化・増殖により恒常的に細胞が入れ替わっている腸管内腔の上皮細胞が枯渇する．その結果，潰瘍が形成されるとともに微生物が生体内に侵入しやすくなり，敗血症の引き金になり得る．6 ～ 8 Gy 以上の被ばくでは副作用としての肺胞細胞と周囲の血管の障害に起因する肺への影響が引き起こされる．中枢神経死は通常 8 Gy 以上の被ばくで引き起こされる．悪心・嘔吐は数分で引き起こされ，小康状態の後，高熱・疲労感・精神錯乱・血圧下降が起こる．これにより意識消失・血管不全・致死を引き起こす．脳浮腫・多臓器病変がしばしば解剖時にみられる．現時点では腸死・中枢神経死に対する有効な治療法は確立されておらず，集中治療・造血幹細胞移植・サイトカイン治療・抗生物質治療などの対症

---

*1 60 日間半致死線量（lethal dose 50/60，$LD_{50/60}$）：60 日間で半分が死亡する線量．
*2 コロニー刺激因子（colony stimulating factors，CSFs）：分泌型糖タンパク質であり，造血幹細胞のレセプターに結合し，特定の種類の血液細胞へと増殖・分化を誘導する．

療法が行われる.

（2）白内障

眼の組織の中で水晶体は放射線被ばくによる影響があらわれやすい．水晶体は1層の水晶体上皮細胞が増殖し，水晶体線維細胞へ分化することで構成されている．その分化の過程で水晶体上皮細胞は核を失い，線維状になる．この細胞はクリスタリンといわれるタンパク質により，透明性を保持している．放射線被ばくにより水晶体上皮細胞が障害を受けると水晶体線維細胞への分化異常が引き起こされ，水晶体混濁が起こると考えられている．放射線被ばくによる白内障は主として後嚢下に生じるとされている（後嚢下白内障）．白内障の原因となる水晶体混濁はしきい線量がこれまで比較的高く（5 Gy以上）見積もられていたが，最近はそれよりもずっと低い（0.5 Gy程度）か，しきい線量が存在しないと考えられている[2]．

放射線規制の観点から水晶体の等価線量限度が今後改定される可能性が高く，注視していく必要がある．

（3）皮膚障害

皮膚は表皮・真皮および皮下組織からなり，それらは主として角質層・顆粒層・皮脂腺・毛嚢・汗腺などから構成されている．皮膚障害は被ばく線量ごとに主に4つの段階に分けられており，主として放射線感受性の高い上皮基底細胞・毛嚢基底細胞ならびに皮脂腺が障害を受けることにより引き起こされる．3～5 Gy程度の被ばく後，約3週間で脱毛が観察され，被ばく線量が上がるにつれて，皮膚紅斑（被ばく直後に観察される）・乾性・湿性皮膚炎・水疱・びらん・難治性潰瘍が引き起こされ，重篤度が上がる．

（4）不　妊

精巣・卵巣といった生殖腺は放射線感受性の高い臓器であるため，被ばくによる障害が起こりやすい．精巣では約3カ月をかけて精原細胞から第一次精母細胞・第二次精母細胞・精子細胞そして精子へと成熟していく．放射線感受性がもっとも高いのは精原細胞であり，0.15～4 Gyの被ばくで一時不妊が，6 Gy程度で永久不妊が引き起こされる．精子細胞・精子の放射線感受性は低く，被ばくによりそれらの細胞が排除されないため，受精による突然変異誘発というリスクが高まることが懸念される．卵巣では胎児期に卵原細胞が第一次卵母細胞となり，性的成熟期を待つ．その後ホルモンの作用を受け，成熟卵母細胞になる．月経時

に1個ずつ減数分裂し，第二次卵母細胞となり排卵される．第二次卵母細胞は放射線感受性が高く，4 Gyまでで一時的不妊となり，3～10 Gyで永久不妊となる．

確定的影響にはこれら以外にも精神心理的影響・寿命短縮・成長遅滞・精神遅滞・小頭症などが知られているが，これらの詳細については3.5を参照のこと．

2.　確率的影響

確率的影響は体細胞・生殖細胞における放射線被ばくによるDNA損傷とその修復過程の結果引き起こされた突然変異が引き金となると理解されているが，ほかの機序の関与も議論されている．体細胞での突然変異はがんを，生殖細胞での突然変異は遺伝性影響を引き起こす．前述の通り，確率的影響は被ばく線量に依存してその障害の発生頻度が高まるとされている．広島・長崎の原爆被爆者の疫学調査から，がんの部位別に胃・肺・肝・結腸・乳房・胆嚢・食道・膀胱・卵巣では，有意な発がんリスクを示すことが報告されている[3]．さらに固形がんの過剰相対リスクが直線であらわされることをもとに，国際放射線防護委員会が「直線しきい値なし（linear non-threshold, LNT）仮説」を提唱している．遺伝性影響については古くはショウジョウバエを用いた研究により観察できる変異（目の色・羽・致死）の誘発頻度は線量の増加とともに直線的に増加することが明らかにされている．同様の現象が植物やマウスで観察されている．しかしながら，現時点では原爆被爆者2世を対象とした研究でも，出生時の障害（死産・奇形・新生児死亡），性比・染色体異常・タンパク質レベルの遺伝的影響調査とその後のDNA調査・死亡率・がん罹患率・生活習慣病有病率について，親の被ばくの影響はこれまでのところ観察されていない．その中でもがん罹患率については，原爆被爆者2世が近年がん年齢に達してきているので，結論はまだ出ていないのが現状であり，継続した研究が進められている[4]（3.6参照）．　　〔飯塚大輔〕

引用・参考文献

1) The 2007 Recommendations of the International Commission on Radiological Protection. ICRP Publication 103. Ann. ICRP 37(2-4), 2007.
2) Int J Radiat Biol, 3 : 1-9, 2017.
3) Radiat Res, 177 : 229-243, 2012.
4) Asian Pac J Cancer Prev, 17 : 1313-1323, 2016.
5) 放射線基礎医学第12版，金芳堂．2013.

3.1　確定的影響と確率的影響

3.2　発がんへの影響
3.2.1　白血病

キーワード　白血病，造血幹細胞，骨髄異形成症候群，医療放射線被ばく，染色体異常

はじめに

白血病は原爆被爆者において最初に認められた晩発影響の1つである．このため放射線被ばくの晩発影響研究では，原爆被爆者白血病は中心的な課題として精力的に進められてきた．また近年では，医療放射線被ばく，とくにCT検査と白血病発症の関連が問題になってきている．放射線によるゲノム障害が白血病発症につながると考えられているため，原爆被爆者白血病の染色体やゲノムについての解析が精力的に行われている．

本項ではまず原爆被爆者に認められた白血病の特徴について述べ，次いで医療放射線被ばくと白血病の関連について，さらに白血病発症に重要な染色体異常について概説する．

1. 造血器と放射線障害

白血病は好中球などの骨髄球系細胞やリンパ球などを含む白血球・赤血球・血小板を供給する骨髄・脾臓・胸腺・リンパ節などの造血器に存在する造血幹細胞が腫瘍化したため発症する疾患である．造血器はほかの臓器と比較して細胞の代謝回転が速く細胞寿命が短いため，細胞分裂が活発な幹細胞が多いとされている．一般的に細胞分裂が活発で将来行う細胞分裂回数が多い細胞は放射線感受性が高いことが知られている（ベルゴニー・トリボンドー（Bergonié-Tribondeau）の法則）．このため，造血器は細胞分裂が活発な消化管や皮膚とともに放射線感受性が高いと考えられている．

放射線による造血器への早期影響としては，赤血球・白血球・血小板のすべてが減少する汎血球減少症が認められる．細胞の寿命はリンパ球・好中球・血小板・赤血球の順に短いため，血球減少もその順番で認められる．血球減少は被ばく線量と相関するため，緊急被ばく医療では生物学的な被ばく線量の推定に用いられている．

2. 原爆被爆者と白血病および類縁疾患

1945年8月6日広島，9日長崎に原子爆弾が投下され，多数の市民が原爆からの放射線を被ばくした．原爆被爆者では，急性骨髄性白血病（acute myeloblastic leukemia, AML）・急性リンパ性白血病（acute lymphocytic leukemia, ALL）・慢性骨髄性白血病（chronic myelocytic lukemia, CML）の増加が報告されている[1]．HTLV-1感染に関連する成人T細胞白血病／リンパ腫（adult T cell leukemia-lymphoma, ATLL）については長崎の被爆者で発症が認められているが，被ばくとの因果関係は認められていない．

被ばく後10年以上を経てリスクの上昇が認められる悪性固形腫瘍とは異なり，白血病発症の増加は被ばく後2～3年であらわれ，7～8年でピークに達している（図1）[2]．その後ALLとCMLではリスクは消失しているが，AMLはいまだリスクが持続していると考えられている．年齢別の白血病発症のリスクはALLとAMLでは被ばく時年齢が低いほど高いが，CMLでは明確な年齢依存性は認められていない．また白血病発症リスクと被ばく線量との関係ではALLとCMLでは直線的，AMLでは線形二次曲線的に増加する傾向を示している．

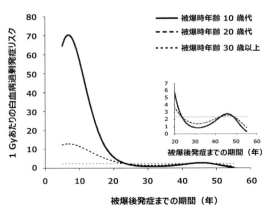

図1　白血病と固形腫瘍の年齢別発症リスクの年次推移
（文献2を改変）

白血病と同様に造血幹細胞の悪性化により発症する疾患として，骨髄異形成症候群（myelodyslastic syndrome, MDS），悪性リンパ腫・多発性骨髄腫などが知られている．白血病に移行しやすい血液疾患として1980年代に疾患概念が確立したMDSについては，長崎の被爆者で過剰リスクが確認されている[3]．一方，リンパ球系細胞の腫瘍化により発症する悪性リンパ腫や免疫グロブリン産生細胞の腫瘍化である多発性骨髄腫については，これまでの原爆被爆者の疫学研究で放射線被ばくの影響は明らかになっていない．

3. その他の放射線被ばくと白血病

原子力施設労働者については，英国・米国・カナダにおける大規模な調査では低線量放射線被ばくによる白血病や悪性腫瘍のリスクが示唆された[4]が，リスクは認められないとする報告もあり，いまだ明確な回答は得られていない．

低線量放射線被ばくと晩発影響の関連では医療放射線被ばく，とくにCT検査も注目されている．CT検査は非常に高速に撮影ができるようになったため，小児では鎮静剤を用いず安全に検査することが可能となり，頭部外傷・虫垂炎などでの診断において非常に有用な手段となっている．さらに成人では肺がんなどのスクリーニングとしての有用性が示され，放射線診断でのCT検査の重要性が増大している．一方，CT検査は通常のX線検査と比較して被ばく線量が高いため，CTによる放射線被ばくと晩発影響との関係性が示唆されている[5]．フランス・オーストラリアではCT検査を受けた小児についての後方視的研究においてCT検査により白血病と脳腫瘍などの悪性腫瘍のリスクが増大することが報告されている[6, 7]．しかし，これらの研究にはダウン症などの発がんリスクが高い症例が含まれているなどの問題もあり，CT検査の放射線被ばくによる白血病の発症には否定的な意見も示されており，今後の研究の進展が待たれる．

4. 白血病と染色体異常

CMLに特異的に認められるフィラデルフィア染色体のように白血病では特異的な染色体異常が存在することが知られている．これらの染色体異常による遺伝情報の改変が血液幹細胞の白血病化に深くかかわっていると考えられている．固形腫瘍では非常に複雑な染色体異常が認められるのに対して，通常の白血病で認められる染色体異常はt（8：21）転座やt（15：17）転座など比較的シンプルな染色体異常である．

原爆被爆者の末梢血リンパ球・骨髄細胞の染色体解析では被ばく線量に相関して染色体異常が増加することが示されている[8]．被爆者白血病の特徴の1つとして通常の白血病と異なり，複雑な染色体異常を有することが示されている．特にAMLでは1Gy以上の被爆者では非常に複雑な染色体異常をもつことが報告されている[9]．また近距離被爆者のMDSにおいても複雑な染色体異常をもつ症例が多いことが報告されている[3]．一方，CMLにおいては疾患特異的染色体異常であるフィラデルフィア染色体が見出されており，非被爆者のCMLとの違いは明確ではない．

おわりに

白血病は原爆被爆者でもっとも早くから認められた放射線の晩発影響であり，小児で非常にリスクが増大した疾患である．染色体・遺伝子の解析技術の進歩に伴い被爆者白血病の診療・研究から得られたデータは一般の白血病の病態理解にも大きく貢献した．しかし，低線量放射線被ばくによる白血病のリスクなどいまだ解明されていない問題も多く，今後の研究の進展が待たれる．　　　　　〔田代　聡〕

引用文献

1) Radiat Res, **162**：377-389, 2004.
2) Radiat Res, **172**：368-382, 2009.
3) J Clin Oncol, **28**：428-434, 2011.
4) Radiat Res, **142**：117-132, 1995.
5) N Engl J Med, **357**：2277-2284, 2007.
6) Lancet, **380**：499-505, 2012.
7) BMJ, **346**：f2360, 2013.
8) Radiat Res, **156**：337-346, 2001.
9) J Radiat Res, **40**：159-167, 1999.

3章　放射線に対する生物応答—臓器から生体へ

3.2　発がんへの影響

3.2 発がんへの影響
3.2.2 甲状腺がん

キーワード 甲状腺，甲状腺ホルモン，放射性ヨウ素，小児性甲状腺がん，シグネチャー

はじめに

甲状腺がんは放射線被ばくがない場合のリスクは低いが，被ばくした集団における相対リスクは高い．特にチェルノブイリ原発事故後に早期に発生した小児甲状腺がんについては多くの研究が行われている．

本項では①甲状腺の病理組織学的・機能的特徴，②放射線誘発甲状腺がんの疫学調査研究，③原因遺伝子および放射線誘発がん特有のゲノム変異，そして④福島第一原発事故後の甲状腺がんについて述べる．

1. 甲状腺の病理組織学的・機能的特徴

甲状腺は内分泌腺であり，子どもでは成長を，大人では新陳代謝を調節する作用をもつ甲状腺ホルモン（ヨウ素を4個含むチロキシンやヨウ素を3個含むトリヨードサイロニン）を産生・蓄積し，必要に応じて血液の中へ分泌する機能をもつ．甲状腺組織は濾胞上皮細胞に囲まれた濾胞があり，この中に濾胞上皮細胞でつくられたサイログロブリンという高分子のコロイド状のタンパク質のチロシン残基にヨウ素が付加して蓄積されている．食品などから体内に取り込まれたヨウ素は直接チロキシン，トリヨードサイロニンに取り込まれるのではなく，いったんサイログロブリンに取り込まれる．そのため体内に取り込まれたヨウ素はほとんどが甲状腺に集積する．この性質を利用して甲状腺がんや甲状腺の機能異常の検査・治療には甲状腺に集積する放射性ヨウ素が用いられる．一方，原発事故などで放出された放射性ヨウ素が体内に取り込まれた場合も甲状腺に集積するため，甲状腺における放射性ヨウ素による被ばく線量はそのほかの臓器に比べてとくに高くなる．

2. 疫学における甲状腺がんのリスク

放射線被ばくによる甲状腺がんの発がんリスクについ

ては，原爆被爆者の疫学調査，チェルノブイリ事故後の疫学調査，小児がん治療の疫学調査がある．

原爆被爆者の疫学調査では，子どもの被ばくでリスクが高く，年齢の増加とともにリスクが低下し，30歳以上で急激にリスクが小さくなる．甲状腺がんにおける女性の過剰絶対リスク（excess absolute risk, ERA）[*1]は男性よりも3.6倍高いが，過剰相対リスク（excess relative risk, ERR）[*1]では1.3倍とわずかな増加となっている[1]．チェルノブイリ原発事故後の疫学調査では，事故後4～5年後から小児の甲状腺がんの増加がみられ，とくに女児に多くみられた[2]．しかしながら，事故後4年までは触診による検査のみで超音波診断検査が導入されていなかったので，被ばくによる甲状腺がん発症に数年の潜伏期間が存在するのかは不明である．被ばく時年齢によって発生のピークが異なり，乳幼児／小児（0～14歳）は被ばく10年後に，思春期（15～18歳）では被ばく15年後にピークがみられた[3]．

チェルノブイリのあるウクライナは，ヨーロッパ大陸の内陸部にあり，食品からのヨウ素の摂取率が低く，体内に入った放射性ヨウ素が大量に甲状腺に取り込まれたと考えられている．一方，日本人はコンブ・ワカメ・ノリなどのヨウ素を含む海産物を食べる習慣があるため摂取過多である．したがって，日本人の場合は取り込み率は低いと考えられている．原爆被爆者と放射線治療後の甲状腺がん発症に関する7つの研究結果から，過剰相対リスクは15歳以下の被ばくで1 Gy 当たり7.7であり，15歳以上の被ばくではリスクは小さいことが報告された（図1）[4]．また，放射線治療後の小児がん患者の疫学調査（Childhood Cancer Survivor Study, CCSS）では被ばく線量に依存して二次がんとしての甲状腺がんの発症リスクが高くなり，被ばく線量が 20 Gy を越えるとリスクは減少する

[*1]：過剰絶対リスク・過剰相対リスク：一定量の被ばくによる生涯がん死亡リスクをあらわす場合，過剰相対リスクを用いるときと過剰絶対リスクを用いるときがある．がんで死亡するヒトが被ばくのないときに比べてどれだけ増加するかの比率をあらわしたのが過剰相対リスク（ERR）であり，死亡率がどれだけ上乗せされたかをあらわすのが過剰絶対リスク（EAR）である．

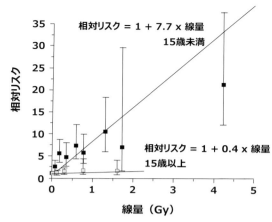

図1　甲状腺がん発症の相対リスクの線量効果関係
被ばく時年齢が15歳未満と15歳以上の違い．（文献4を改変）

ことが報告されている[5-7]．

3. 甲状腺がんのゲノム変異

甲状腺がんの原因遺伝子として，RET/PTCの逆位とBRAFの点突然変異がある．チェルノブイリ事故後の小児の甲状腺がんではRET/PTCの逆位が高頻度であったため，はじめは放射線被ばくのシグネチャーと考えられた[8]．しかし，成人で認められるBRAFの点突然変異も低頻度であったので，RET/PTCの逆位は小児の甲状腺がんの特徴であるが放射線誘発のシグネチャーではないと結論された[9]．その後，0～4歳で被ばくしたグループまたは0～8歳で被ばくしたグループとその対照群のゲノムワイドのコピー数解析（comparative genomic hybridization，CGH）が行われ，放射線シグネチャーとして第7染色体の7q11領域の増幅が明らかになった[10]．さらにこの領域のCLIP2のコピー数増加が放射線被ばくと関連していることが明らかになり，CLIP2の蓄積を免疫組織化学染色で解析し，放射線誘発甲状腺がんの分類や発がんリスクの解析が試みられている[11-13]．

4. 福島第一原発事故後の甲状腺がん

チェルノブイリ原発事故後の経験から，福島第一原発事故後は特に放射性ヨウ素で被ばくした小児に将来甲状腺がんが発生する可能性が心配された．そこで当時の福島県は「県民健康調査」の中で震災時におおむね18歳以下だった福島県民を対象に高精度の超音波検査による「甲状腺検査」を実施し，毎年その調査結果を公表している[14]．報告の中には，福島県以外の地区の同様の検査結果や，国際機関の情報として国際がん研究機関（IARC）による甲状腺検査に関する意見[15]・UNSCEARが発表したデータ[16]も取り入れている．甲状腺がんを発症した年齢が事故当時11～18歳であること，成人の甲状腺がんで頻度の高いBRAFの点突然変異が多いこと[17]，推定甲状腺被ばく線量が比較的低いことが現在までに報告され，チェルノブイリ原発事故後の甲状腺がんの発症状況とは異なることも明らかになってきている．

おわりに

チェルノブイリ事故後，甲状腺がんは小児でのリスクの増加が明らかになった疾患である．自然に発症したがんと放射線被ばくによるがんを区別するためのゲノム解析が精力的に行われ，放射線被ばくに特異的なシグネチャーが明らかになった．このようなマーカーは被ばく線量と被ばくによる発がんリスクを正しく理解するために重要である．福島第一原発事故後の甲状腺検査で見つかった甲状腺がんについては，被ばく線量と発症の関係について今後も検討が必要である．

〔柿沼志津子〕

引用文献

1) Radiat Res, 168：1-64, 2007.
2) UNSCEAR, New York, United Nations. 2000.
3) J Radiol Prot, 26：127-140, 2006.
4) Radiat Res, 141：259-277, 1995.
5) Lancet, 365：2014-2023, 2005.
6) Radiat Res, 174：741-752, 2010.
7) Int J Radiat Oncol Biol Phys, 94：800-807, 2016.
8) Cancer Res, 57：1690-1694, 1997.
9) J Pathol, 205：558-564, 2005.
10) Proc Natl Acad Sci, USA, 108：9595-9600, 2011.
11) Oncogene, 34：3917-3925, 2015.
12) Carcinogenesis, 36：748-756, 2015.
13) Carcinogenesis, 37：1152-1160, 2016.
14) 福島県民健康調査，2019年2月22日，http://www.pref.fukushima.lg.jp/uploaded/attachment/312388.pdf
15) IARC, Thyroid Health Monitoring after Nuclear Accidents Technical Publication No.46 IARC Expert Group on Thyroid Health Monitoring after Nuclear Accidents, http://publications.iarc.fr/Book-And-Report-Series/Iarc-Technical-Publications/Thyroid-Health-Monitoring-After-Nuclear-Accidents-2018.
16) UNSCEAR2013年報告書 第I巻 国連総会報告書 科学的付属書A：2011年東日本大震災後の原子力事故による放射線被ばくのレベルと影響．
17) Sci Rep, 5：16976, 2015.

3.2　発がんへの影響
3.2.3　その他の固形がん

キーワード がんリスク，疫学，発がんメカニズム

はじめに

　白血病・甲状腺がんは特別な被ばくがない場合のリスク（対照群（ベースライン）リスクという）が低いので放射線被ばくをした集団におけるリスクとベースラインリスクの比（相対リスク）の増加が検出されやすいが，リスクそのものの大きさ（絶対リスク）は必ずしも高くない．一方，その他の固形がんには絶対リスクが比較的高いものが含まれ，それらは放射線防護上，重要な器官のがんである．本項では甲状腺がん以外のがんについて述べる．

1. 疫学における臓器別固形がんリスク

　主要な臓器の放射線関連がんリスクに関する疫学的知見[1] を以下にまとめた．

①唾液腺：低 LET 放射線外部被ばくによるがんリスク増加の証拠がある．

②食道：原爆被爆者研究によるがんリスク増加の証拠がある．低線量の職業被ばく研究では増加の証拠はないが，症例数が少なく統計学的検出力が不足していると考えられる．

③胃：原爆被爆者研究，放射線治療を受けた消化性潰瘍患者，子宮頸がん患者の研究によるがんリスク増加の証拠がある．原子力施設作業者の研究では増加の証拠はないが，検出力が低いためと考えられる．

④小腸：低 LET 放射線外部被ばくとの関連性は低いという証拠がある．

⑤結腸：原爆被爆者研究による低 LET 放射線外部被ばくとリスク増加の関連の証拠がある．線量効果関係は直線的であり，被ばく時年齢が高いほど線量当たりの相対リスクは低い．

⑥直腸：低 LET 放射線の数十 Gy の被ばくによるがんリスク増加の証拠は明確であるが，1 Gy 未満での証拠はほとんどない．

⑦肝臓：原爆被爆者研究による肝細胞がんリスクの増加の証拠があるが，当時の日本人（とくに男性）における C 型肝炎ウイルス感染に起因するベースラ

インリスクの高さがほかの集団のリスク評価を困難にしている．医療および職業における低 LET 放射線被ばくによるリスク増加の証拠はなく，トロトラスト症研究は α 核種による肝内胆管がん・血管肉腫・肝細胞がんのリスク増加を示している．

⑧膵臓：放射線被ばくとがんリスク増加の関連を支持する証拠はほとんどない．

⑨肺：原爆被爆者研究，医療での高線量被ばくの研究，マヤーク核施設労働者の研究が低 LET 放射線外部被ばくによる肺がんリスク増加を示している．原爆被爆者研究では，被ばく時年齢は肺がんの相対リスクにほとんど影響しない．喫煙と放射線被ばくによるがんリスク増加の交互作用は相乗的である．低線量率被ばくの研究は有意なリスク増加を示さないが，検出力が低いためと考えられる．結核治療のために長期にわたり反復して X 線透視を受けた患者では肺がんリスクの増加はみられないが，肺疾患を有する集団であることに注意する必要がある．マヤーク核施設労働者のプルトニウム吸入，ウラン鉱山労働者のラドン吸入は肺がんリスクと強い関連がある．

⑩骨・軟部組織：小児がん患者の研究が数 Gy 〜数十 Gy の低 LET 放射線被ばくと骨軟部肉腫リスクの関連を示しているが，数 Gy よりも低い線量でのリスク増加を支持する証拠はない．成人期の被ばくによる相対リスクは小児期のそれより低いという弱い証拠がある．ラジウム内部被ばくによる骨腫瘍リスク増加には確かな証拠がある．マヤーク核施設労働者の研究はプルトニウム内部被ばくと骨腫瘍リスク増加の関連を示している．

⑪皮膚：悪性黒色腫リスクと放射線の強い関連を示す証拠はない．悪性黒色腫以外の皮膚がん（とくに基底細胞がん）のリスクは放射線と強い関連があり，その相対リスクは被ばく時年齢に伴って急に低くなる．

⑫乳房（女性）：原爆被爆者研究や医療における放射

線被ばくを受けた集団の数多くの研究により，がんリスクと放射線被ばくが関連するという確かな証拠がある．医療被ばくの研究は高い集積線量となる反復的な被ばくが乳がんリスクに関連することを支持している．線量効果関係は数 Gy まで直線的である．原爆被爆者研究は若年期の被ばくが早発乳がんの相対リスクを増加させることを示している．日本人と欧米人では（生活様式などのほかの要因に関連する）ベースラインリスクの違いがあり，これらを比較すると放射線の効果とほかの要因の効果は相加的である．原爆被爆者集団のみを対象とした研究ではほかの要因の効果が相乗的であるという証拠もあり，さらなる研究が必要である．

⑬子宮：高線量でも子宮頸がんリスクと放射線の関連がないことには一貫した証拠がある．子宮体部がんについても証拠はなく，もしもリスクがあったとしても数十 Gy 以上の高線量の場合に限られる．

⑭卵巣：原爆被爆者研究は放射線被ばくとがんリスクの関連を示しているが，証拠は弱い．

⑮前立腺：職業および医療被ばくのほとんどの研究で関連は支持されない．強直性脊椎炎治療で放射線を受けた集団に関する英国の研究では，被ばくと前立腺がんリスクの有意な関連を示している．原爆被爆者研究は前立腺がんリスクのベースラインが低いため，検出力が十分ではない．

⑯膀胱：原爆被爆者研究，放射線治療を受けたがん患者の研究は被ばくとがんリスクの関連を支持している．原子力施設作業者の研究では線量が低いため検出力が不足している．

⑰腎臓：放射線被ばくとがんリスクの関連を支持する証拠は弱い．腎臓の線量が高い子宮頸がん患者と強直性脊椎炎患者の研究は腎臓がんリスクと放射線の関連は弱いことを示している．

⑱脳・神経系：髄膜腫・神経鞘腫などの良性腫瘍が誘発され得るが，関連性は弱い．小児の被ばくでリスクが高い傾向がある．ただし原爆被爆者研究での神経鞘腫のリスクは年齢依存性がない．膠芽腫のリスクがあるかどうかについては証拠が十分ではない．小児 CT 撮影の研究では低線量被ばくとリスクの関連が示唆されているが，研究デザインに伴うバイアスの可能性もある．

2. 疫学をもとにした臓器別固形がん生涯リスクの推定

「原子放射線の影響に関する国連科学委員会（UNSCEAR）」の 2006 年報告書[1] には，疫学調査の結果をもとに臓器別の固形がん生涯罹患リスクの推定値（1 Gy 被ばくした場合に生涯の各がんに罹患する確率がどの程度増加するか）が記されているので抜粋したものを表 1 に示す．ここでは原爆被爆者疫学研究の結果を利用して異なる集団のリスクを推定するために 2 種類のモデルを用いている．過剰相対リスク（ERR）モデルでは放射線の効果がベースラインリスクに対して乗算的，過剰絶対リスク（EAR）モデルでは加算的であると仮定し，各集団のベースラインにそれぞれ乗算あるいは加算することでリスクを計算する．なお，このように異なる集団にリスク推定値を転換することは放射線がんリスク評価における不確実性の 1 つである．

3. 発がんのメカニズム
(1) 一般的メカニズム

発がんは複数の遺伝子変異の生成と各変異を獲得した細胞集団の増殖を含む多段階の過程である．放射線発がんの全体像は完全には理解されていない．低線量では遺伝子変異生成が放射線の主な作用であるが，反復的な高線量被ばくでは細胞死を補うための再増殖もがん化を進める要因だと考えられる[2]．放射線誘発バイスタンダー効果，放射線誘発ゲノム不安定性が個体の発がんに寄与していることを示す証拠は不十分で

表 1 日本人および米国人集団の 1 Gy 被ばくによる固形がん生涯罹患リスクの推定値（%/Gy）（文献 1 より）

集団	日本人		米国人	
モデル	ERR	EAR	ERR	EAR
食道	0.41	0.05	0.21	0.05
胃	1.61	2.34	0.19	2.25
結腸	1.30	1.36	1.64	1.24
肝臓	1.42	0.70	0.17	0.65
肺	2.95	2.02	3.94	1.76
骨	1.17	0.03	1.80	0.03
皮膚	0.23	0.55	16.75	0.41
女性乳房	1.44	1.39	5.59	1.21
膀胱	0.78	0.82	1.68	0.69
脳神経系	0.16	0.17	0.28	0.16
甲状腺	0.36	0.80	1.11	0.78
その他	1.66	1.65	3.62	1.41
合計	13.49	11.88	37.00	10.64

3.2 発がんへの影響

ある．遺伝子変異生成は放射線がDNA二本鎖切断などの損傷を誘起し，細胞がこれを修復する過程で一定の誤修復が発生することによると考えられている．高LET放射線の作用も正確な修復の難しいクラスターDNA損傷をよく誘発することを除けば基本的には同様である[3]．組織内での寿命と子孫細胞の産生能力が高い組織幹細胞および前駆細胞が放射線発がんの標的細胞であると考えられている[4]．このような放射線の作用とその他の宿主および環境要因の両者が組み合わさって発がんに至ると考えられる．

(2) 遺伝子変異の特徴

発がん要因に特徴的な遺伝子変異はシグネチャー変異といわれ，放射線が誘発する固形がんに一般の固形がんとは異なるシグネチャー変異があるかどうかは議論がある（3.2.2も参照）．ラドンに関連する肺がんの*TP53*の研究では特徴的な変異があるという結論は得られていない[5]．放射線治療を受けたがん患者の二次がんと放射線に起因しないがんを比較した研究では乳がんにおける*ERBB2*を含む領域の増幅[6]，乳がんおよび肉腫におけるゲノム内の広範な領域での逆位および欠失変異[7]，血管肉腫における*MYC*の増幅[8]が，原爆被爆者研究では乳がんにおいて*ERBB2*・*MYC*の増幅が爆心地から近い位置で被ばくした生存者のものほど高頻度であることが[9]それぞれ報告されている．

動物モデルでは，放射線照射後に発生した腫瘍において特徴的な遺伝子変異がある．腫瘍抑制遺伝子の生殖系列変異をヘテロ接合性に有する家族性がん症候群モデル（*Apc*^Min/+ マウス腸管腫瘍，*Tp53*^+/− マウス乳がん，*Ptch1*^+/− マウス脳腫瘍，皮膚腫瘍など）では各遺伝子の野生型アリルを含むDNA領域の欠失が特徴である[10-12]．野生型モデルではラット乳がんにおいて*Cdkn2a*，*Pik3ca*，その他のゲノム内の多くの領域の欠失が報告されている[13, 14]．

(3) その他の特徴

放射線が誘発する腫瘍が一般的な腫瘍と異なる性質を示すかどうかの証拠は十分でない．放射線に関連する乳がんではホルモン受容体陰性のサブタイプ，肺がんでは小細胞肺がん，皮膚の基底細胞がんでは悪性度の高い組織像に関してそれぞれ偏りがみられるとの報告がある[15-20]．3.2.2も参照のこと． 〔今岡達彦〕

引用文献

1) UNSCEAR, New York, United Nations. 2006.
2) Proc Natl Acad Sci, USA, **102**：13040-13045, 2005.
3) Nat Rev Cancer, **11**：438-448, 2011.
4) Ann ICRP, **44**：7-357, 2015.
5) Int J Radiat Biol, **85**：614-621, 2009.
6) PLoS One, **10**：e0116078, 2015.
7) Nat Commun, **7**：12605, 2016.
8) Cancer Radiother, **19**：168-174, 2015.
9) Cancer, **112**：2143-2151, 2008.
10) Genes Chromosomes Cancer, **28**：387-394, 2000.
11) J Radiat Res, **44**：249-254, 2003.
12) Oncogene, **25**：5575-5580, 2006.
13) Radiat Res, **174**：206-215, 2010.
14) J Radiat Res, **58**：183-194, 2017.
15) Clin Cancer Res, **13**：46-51, 2007.
16) Int J Radiat Oncol Biol Phys, **76**：540-547, 2010.
17) Breast Cancer Res Treat, **131**：1021-1027, 2012.
18) Radiat Res, **134**：234-243, 1993.
19) Radiat Res, **146**：28-36, 1996.
20) J Dermatol Sci, **73**：31-39, 2014.

3.3 腫瘍組織の特徴

キーワード 酸素環境，低酸素，栄養環境，炎症，免疫，血管，放射線治療，放射線抵抗性

はじめに

がん細胞は適切な微小環境でのみ転移巣を形成し活発に増殖することができる．Stephen Paget（英国）が植物の種（seed）が適切な土壌（soil）でのみ発芽・生育することをヒントにがん seed and soil 仮説を提唱して以来[1]，がん細胞の増殖に影響を与える環境要因やそれを左右する組織構造が注目されている．悪性固形腫瘍にはがん細胞のほかにも炎症応答にかかわる細胞や血管を形づくる細胞，さらには免疫反応にかかわる細胞や腫瘍組織を支える線維状の細胞などが存在して複雑な細胞社会を形成している[2]．また，腫瘍内を走る血管からの距離に応じて各細胞が得られる酸素・栄養の量が異なることもわかっている[3]．本節では腫瘍組織内の酸素・栄養環境の多様性および炎症・免疫・血管をキーワードとしてがん細胞の悪性形質と放射線抵抗性に影響を与える腫瘍組織の特徴と微小環境を概説する．

1. 腫瘍内の酸素環境の多様性と放射線抵抗性

（1）腫瘍内低酸素領域

がん原遺伝子やがん抑制遺伝子の機能異常を原因としてがん細胞は無秩序な増殖を繰り返す．これが腫瘍の増殖速度と腫瘍血管系の構築速度の不均衡，および腫瘍に供給される酸素量とがん細胞が消費する酸素量の不均衡を生む[2,3]．腫瘍組織内の酸素環境を腫瘍血管からの距離に着目してまとめると，血管から約 70 μm までの領域には十分な酸素が供給される有酸素領域が，血管から約 70～100 μm 離れた領域にはごくわずかな酸素しか供給されない慢性的な低酸素領域が，約 100 μm 以上離れた領域にはまったく酸素が行き届かない壊死領域が存在する（図1）[3,4]．肝小葉内の門脈側と中心静脈の間など正常組織内部にも酸素濃度の勾配はみられるが，壊死領域を伴うのは腫瘍組織の特徴である．壊死領域には酸素のみならず，グルコースをはじめとする栄養素の供給も滞っていると考えられている[4]．

腫瘍組織内の低酸素領域は血管から離れた位置に生じる慢性低酸素だけではない．正常な血管と比較して腫瘍血管は脆弱かつ極端に蛇行していることが特徴であり，頻繁に血管の閉塞や血液の逆流を繰り返している．これに起因して腫瘍内部では血管の近傍にも一過性の低酸素（急性低酸素）領域が生じることがある（図1）[3,4]．

正常な乳房と乳がんに針電極を挿入して各組織内の酸素分圧を直接的に測定した研究により，腫瘍内の酸素分圧中央値は約 10 mmHg であり，正常組織の 65 mmHg よりも明らかに低いことが報告されている[5]．また正常乳房内部にはまったくみられない酸素分圧 2.5 mmHg 以下の領域が乳がん内部には約 25% も含まれていたことが確認されている[5]．

（2）放射線抵抗性の誘導（放射線化学的メカニズム）

X線をはじめとする電離放射線はがん細胞の中でDNAの有機ラジカル・水和電子（e_{aq}^-）・水素ラジカル（・H）などを発生させてがん細胞のDNAを損傷させる．これらのラジカルは酸素と反応することにより比較的長寿命化し，長期間にわたってDNAに損傷を与え続けることができるようになる．また，本来であれば修復可能な程度のDNA損傷に酸素分子が作用することにより修復不可能で複雑なDNA二本鎖切断

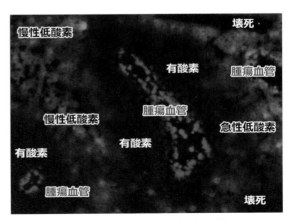

図1 悪性固形腫瘍内の低酸素環境
悪性固形腫瘍内の慢性低酸素領域は，腫瘍血管から 70～100 μm 程度離れて存在する．一方，一時的な血管の閉塞などに起因する急性低酸素領域は，腫瘍血管近位に生じる．（文献3を改変）

が生じることが知られている．その結果，十分な酸素が供給されている有酸素領域のがん細胞は放射線によるDNA損傷を受けやすいので放射線感受性が高いが腫瘍血管遠位の低酸素領域ではがん細胞の放射線感受性が低下する[3]．

(3) 放射線抵抗性の誘導（生物学的メカニズム）

放射線化学的なメカニズムとともに細胞の低酸素応答機構に依存した生物学的メカニズムもがん細胞の放射線抵抗性に関与することが明らかにされてきている[3,6]．低酸素環境下の細胞では低酸素誘導性転写因子（hypoxia-inducible factor 1，HIF-1）が活性化されて環境への適応を図る．中でもミトコンドリアの酸化的リン酸化を抑制し，解糖系とペントースリン酸回路を活性化する糖代謝経路リプログラミングが重要と考えられている．解糖系の中間代謝産物グルコース-6-リン酸を出発点とするペントースリン酸回路によって抗酸化物質である還元型グルタチオン（GSH）の産生に必要なニコチンアミドアデニンジヌクレオチドリン酸（NADPH）が供給され，がん細胞が放射線抵抗性を獲得する．

ATM（ataxia telangiectasia mutated）に依存したDNA損傷応答機構が低酸素がん細胞の放射線抵抗性にかかわる可能性も報告されている．DNA損傷を受けた細胞内で活性化するATMはBRCA1・FANCD2などの相同組換え修復関連因子をリン酸化し，DNA損傷修復機構を誘導させる役割を担っている．細胞が低酸素ストレスを感知した際にATMの発現が誘導されることから，このATM依存的経路が低酸素環境におけるがん細胞の放射線抵抗性の一端を担っていると考えられている．

2. 悪性固形腫瘍内部の細胞社会

悪性固形腫瘍内部では恒常的に炎症反応が惹起されている．その結果，免疫細胞浸潤・血管新生，線維芽細胞増殖などが顕著に認められ，特徴的な細胞社会が形づくられている（図2）．これががんの悪性進展や放射線抵抗性の誘導につながっていることが明らかになっている．

(1) マクロファージと放射線抵抗性

腫瘍組織の中に豊富に存在するがん関連マクロファージ（tumor-associated macrophage，TAM）は古くからがん細胞の増殖を抑制する抗腫瘍作用を示すと考えられていた．しかし，乳がんをはじめとする多くのヒト腫瘍ではむしろがんの増殖を促進し，放射線抵抗性を亢進することが明らかになってきた[7]．マクロファージはnuclear factor-κB（NF-κB）の活性化を介して炎症性プロスタグランジン合成酵素シクロオキゲナーゼ-2（COX-2）の発現を誘導し，産生されたプロスタグランジンE_2（PGE_2）が腫瘍増殖と放射線抵抗性を亢進することが報告されている．また，放射線照射によって活性化したマクロファージが腫瘍壊死因子α（TNF-α）を過剰に産生することによって

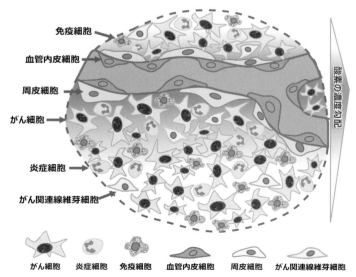

図2　さまざまな細胞で構成されている悪性固形腫瘍

血管新生を亢進し，がんの再発が促進される可能性が示唆されている．

がん細胞とマクロファージのクロストークががんの増殖と放射線抵抗性において重要な役割を果たしていることも明らかになってきた．がん細胞によって分泌されるインターロイキン-6 (IL-6)・マクロファージ-コロニー刺激因子（M-CSF）・PGE$_2$によってマクロファージは M2 型へと分化する．M2 マクロファージ[*1]から分泌される血管内皮増殖因子（VEGF）や血小板由来成長因子（PDGF）などの血管新生誘導因子によってがんの増殖に都合のよい微小環境が整うとともに，放射線治療後の腫瘍再増殖が亢進する可能性が示唆されている．また，M2 マクロファージが制御性 T 細胞の浸潤を促すことで抗腫瘍免疫が抑制され，これが腫瘍増殖の亢進と放射線治療効果の減弱につながることも指摘されている．

(2) 線維芽細胞と放射線抵抗性

マクロファージから産生される TNF-α は創傷治癒の過程において線維芽細胞の増殖を刺激するが，腫瘍組織の中でも同様にはたらくことで線維芽細胞に富んだ細胞社会が形成される．臨床研究において腫瘍内に多くの線維芽細胞が存在する場合，放射線治療後の患者の予後が不良であることが報告されている．その理由としてがん細胞と線維芽細胞のクロストークが重要であることが指摘されている．ヒト乳がんから採取した線維芽細胞とともにがん細胞を免疫不全マウスに移植した場合には同じ患者の正常乳房から採取した線維芽細胞とともに移植した場合と比較して腫瘍増殖が速くなることが報告されており[8]，その解釈としてがん細胞が線維芽細胞を教育し，自身の増殖をサポートできるがん関連線維芽細胞（cancer-associated fibroblasts, CAF）に変化させる可能性が指摘されている．また，線維芽細胞が分泌するケモカインの 1 つである stromal-derived factor-1（SDF-1）ががん細胞表面に発現する CXCR4 に作用することによりがん細胞の増殖が亢進するというメカニズムも示されている．

一方，その他のがん種と比較して線維芽細胞に富み，低酸素領域が多い膵がんの微小環境がいかに形成されるのかもわかりつつある．具体的には低酸素環境にあるがん細胞が HIF-1 依存的にソニック・ヘッジホッグタンパク質（SHH）を発現・分泌し，これが線維芽細胞のヘッジホッグシグナル伝達経路をパラクライン的に惹起して線維芽細胞の分裂を促進することが確認された[9]．線維芽細胞に富む腫瘍組織内部は低酸素領域に富むのでソニック・ヘッジホッグ経路を介したがん細胞と線維芽細胞のクロストークによる腫瘍組織内低酸素分画の増加というフィードフォワード制御が存在することが明らかになった．これが，膵がんが放射線抵抗性を示す一因であると考えられる．

おわりに

悪性固形腫瘍の内部にはがん細胞のみならず多種・多様な細胞が存在し，ユニークな腫瘍社会を形成している．また，腫瘍血管からの距離に応じて酸素・栄養環境が多様になっている点でも腫瘍組織と正常組織の内部環境は大きく異なる．その他にも，例えば腎臓では血管が豊富ながんが形成され，膵臓では線維芽細胞が豊富で硬いがんが生じるといったがん種による腫瘍環境の違いもみられる．さらに，これらの細胞外環境因子同士が相互作用して複雑な腫瘍内微小環境をつくり出していることも近年明らかにされてきている．腫瘍組織内に存在する細胞社会と微小環境の特徴を時間・空間的かつ大局的に捉え，がんの悪性化と治療抵抗性が誘導される仕組みを解明し，seed and soil 仮説の本質を理解することががんに対する有効な治療法を確立する上で求められる．　　　　〔原田　浩〕

引用文献

1) Lancet, **133**：571–573, 1989.
2) Cell, **144**：646–674, 2011.
3) J Radiat Res, **52**：545–556, 2011.
4) Int J Mol Sci, **13**：13949–13965, 2012.
5) Antioxid Redox Signal, **9**：1221–1235, 2007.
6) J Radiat Res, **57**（Suppl 1）：i99–i105, 2016.
7) Clin Cancer Res, **23**：3241–3250, 2017.
8) Cell, **121**：335–348, 2005.
9) Oncotarget, **9**：10525–10535, 2018.

---

*1 M1/M2 マクロファージ：マクロファージはその役割によって M1 型と M2 型に大別される．一般的に，M1 マクロファージは炎症性単球が TNF-α や IFN-γ などの作用を受けて分化し，病原体・寄生虫感染防御にはたらく．一方，M2 マクロファージは組織常在性単球が Th2 型サイトカイン[*2]を受けて分化し，組織修復などにかかわるといわれている．

*2 Th2 型サイトカイン：Th2 細胞が主につくるサイトカイン IL-4, 5, 6, 9, 10, 13 などの総称で，寄生虫などの細胞外病原体感染や，アレルギー応答で産生される．

3.4 突然変異・奇形

キーワード 新生仔，先天性異常，外表の形態異常，遺伝性要因，環境要因，遺伝子変異，染色体異常

はじめに

マウスの新生仔に認められる形態的・機能的な異常を示す先天性異常の内，巨視的に観察可能な臓器の形態・構造・位置の異常および外表の形態異常などの形態的な異常を示すものを奇形という（詳細は WHO 国際疾病分類第 10 版（ICD-10），コード Q00〜Q89 参照）[1]．成因には遺伝性要因・環境要因があり，遺伝性要因には遺伝子変異・染色体異常が含まれ，これらの異常は放射線によっても生じるので，放射線による継世代的な奇形の誘発も考えられる．一方，環境要因には母体疾病・ウイルス／細菌感染・化学物質／薬物曝露・放射線曝露などがある．この場合も母体内で経時的に形成されていく胎仔の臓器・器官の構造をプログラムしている遺伝子群・染色体の変異やエピジェネティックな変化が生じることがあり，変異が生じた細胞の種類・時期・場所・量によって奇形の形態と程度はさまざまな様相を呈し，重篤な場合には出生前死亡あるいは新生仔死亡となる．つまり放射線は遺伝子変異・染色体異常やエピジェネティックな変化を起こすので奇形誘発の遺伝性要因にも環境要因にもなり得る．

1. 実験動物を用いた解析

動物を用いた放射線誘発奇形の実験では遺伝性要因としての放射線の影響と，環境要因としての放射線の影響が半世紀以上にわたり調べられている．遺伝性要因の解析では，雄親／雌親に線質・線量・線量率・照射時期などを変えて照射を行い，雌雄の生殖細胞分化過程のどの段階で継世代的に催奇形性影響を与えるのか解析されてきている（突然変異・染色体異常については 2.14，2.15 を，継世代影響については 3.6 を参照）．ここでは環境要因の 1 つとしての放射線を妊娠マウスに照射した場合に線質・線量・線量率の違いが，また胎仔の発生段階の違いがどのように催奇形性に影響を与えているかについて言及する．

2. マウスの発生過程

マウスの発生過程の詳細は成書[2]に譲り，ここでは放射線により奇形を誘発させる実験で用いられている発生区分を示す[3]．受精後 1 細胞期から卵割を繰り返し胚盤胞となり着床するまでを着床前期（約 4.5 日齢，ステージ 5）とし，着床後（ステージ 6）から出生（ステージ 27）までを着床後期といい，着床後期初期を原腸胚（約 7 日齢，ステージ 10），主要器官形成期（〜約 13 日齢，〜ステージ 21），胎仔期（〜約 19 日齢，〜ステージ 26）に分ける．ただし，胎芽・胎仔期の成長速度には個体差があり，また身体の基本構造の設計図（ボディープラン）の発生行程もさまざまな組織形成過程が同時進行している状態なので各期の境界は厳密なものではない．

3. 胚発生の各ステージにおける放射線感受性

半世紀以上前に Russell らは 2 Gy（原著では 200 rad）の X 線を着床前期〜胎仔期の終わりまで 24 時間ごとに照射したときの出生前死亡・新生仔死亡・奇形発生の頻度を報告している（図 1）．各時期で誘発される異常の発生頻度に大きな違いがみられ，胚発生の時期によって放射線感受性が異なることが示されてい

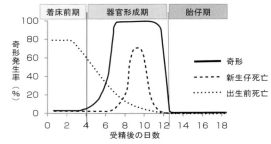

図 1 妊娠マウスの各妊娠時期に 2 Gy の X 線を照射した時にみられる胎仔への影響（文献 3 を改変）

---

* 1 all or none rule：Russell らが 1950 年代に提唱した．着床前期の胚に対する放射線の主な効果は致死であり，致死を逃れた胚は奇形を有さず出生するということを示している．

る．この Russell らが唱えた着床前期での all or none rule[*1] に対し，その後のさまざまな系統のマウスを用いた研究では受精後数時間の胚の放射線による LD_{50} は 0.4 ～ 0.7 Gy との報告が行われ[4-7]，受精後数時間の胚に続く多細胞期の段階では，放射線による細胞致死がほかの細胞によって補償される可能性があり，さらに放射線抵抗性は上昇するとされている．したがって，着床前期でも線量やマウスの系統によっては奇形の誘発率の上昇を示す報告もある[8,9]．また，着床後期の器官形成期になるとマウスの系統によっては着床前期照射でみられていた奇形発生が線量を上げても起こらなくなる場合もあり[8,10]，胚発生の各段階で規定されているボディープランを反映した奇形の発生が必ずしも起こるわけではない．このように，図1に示している放射線誘発奇形の感受性動態とは相反する例も存在する．

4. 放射線で誘発される奇形の種類

"UNSCAE 1962, Supllment 16, Anex D, Table 3"[11] には胎仔期の被ばくにおいてヒトも含めたほ乳類で発生するとされる奇形が脳関連で 11 種，骨関連で 22 種，眼関連で 17 種，その他（分類不可）で 14 種が示されている（表1）．マウスでは被ばく時期・線量・系統によって誘発される奇形は異なっており，例えば Heiligenberger マウスでは先天的な胎仔の腹壁破裂がみられるが，受精卵でのX線 1 ～ 2 Gy の被ばくによってさらに発生率が上昇することがわかっている[12]．このように先天的に観察される奇形が放射線被ばくによって増幅される場合もあるが，BALB/c マウスでも胎仔の腹壁破裂が先天的に発生する傾向が認められる．しかし受精卵でのX線 0.05 ～ 0.5 Gy の被ば

くでは増幅されず，CF1 マウスでも脳ヘルニアが先天的に胎仔に発生する傾向が認められるが，受精卵でのX線 0.05 ～ 0.5 Gy の被ばくでは増幅されない[13]．一方，ICR マウスでは先天的な奇形はほとんど発生しないが，受精卵での γ 線 0.25 ～ 0.5 Gy の被ばくにより通常みられないさまざまな奇形を発症する系統も報告されている[8]．それぞれの報告では，表1の奇形以外に眼瞼開裂・多指症・尻尾曲がりに加えて矮小仔も放射線被ばくによりよく観察される奇形としてあげられており，多様な奇形が観察される理由として放射線による損傷はランダムに起こり，奇形を特定するターゲット遺伝子のような存在は考えにくいので多様性を示すとされている[14]．

5. 遺伝子改変マウスを用いた解析

放射線誘発奇形発症のメカニズムと遺伝子発現との関連を解析するために DNA 修復・細胞増殖に関与している ATM・$p53$ の改変マウスが用いられている．正常型 $p53^{+/+}$・$ATM^{+/+}$ マウスとヘテロ型 $p53^{+/-}$・$ATM^{+/-}$ マウスを用いた実験において，受精卵と原腸胚でのX線 0.2 あるいは 0.4 Gy の被ばくでは奇形発生率は上昇しなかった[15]．しかし器官形成期である胎齢 9 日前後でのX線あるいは γ 線 2 Gy の被ばくではヘテロ型 $p53^{+/-}$ マウスの奇形発生率が上昇した[16,17]．また胎齢 12 日でのX線 1 ～ 4 Gy の被ばくではヘテロ型 $p53^{+/-}$ マウスの指肢奇形発生率が上昇し，$p53$ が器官形成期以降の放射線奇形誘発機構の制御に関与していることが示された[18]．高頻度に細胞分裂が行われている着床前期では $p53$ 依存性のアポトーシスが誘導されないように $p53$ の機能が抑制され，その後の器官形成期初期から $p53$ の機能が活性化さ

表1 ほ乳類にみられた胎仔期被ばくによるとみられる奇形（抜粋）

脳神経系	骨格	眼	その他
無脳症	頭蓋骨異常	眼球欠損	内臓逆位
穿孔脳症	頭部化骨欠損	小眼球症	水腎症
小頭症	全身的発育障害	小角膜	陰嚢水腫
脳ヘルニア	口蓋裂	虹彩奇形	尿管水腫
脳萎縮	漏斗胸	眼球振とう	腎欠損
水頭症	股関節脱臼	白内障	生殖腺退化
骨髄異常	二分脊髄	脈絡膜炎	皮膚色素異化
	彎曲足		心臓奇形
	四肢の異常		耳介奇形
	合指症		

太文字はヒトでも観察される奇形．（文献 11 を改変）

れるという報告があり[19]，このことは放射線奇形誘発機構へのp53による胚発生時期に依存した制御の違いと一致する．

おわりに

　臓器のミクロな奇形や生理的な異常，皮膚色素の異常，マウスではわからない精神遅滞や染色体異常に起因する異常なども加えれば放射線誘発の奇形発生率は上昇する．また本項では触れていないが，低線量率照射や適応応答を誘発する照射条件下では奇形発生率が低下することが報告されており，放射線による奇形誘発機構の全容はいまだみえてはいない．一方，照射された受精卵・原腸胚の細胞に遺伝子変異・染色体異常やエピジェネティックな変化は見出されているが，奇形発生との関係は解明されていない．初期胚発生時には時間単位で胚の状態は大きく変化し，胎仔期ではボディープランの進行がさまざまな組織形成過程が折り重なった状況で存在し，さらに系統差・個体差が加わり解析を困難にしている．放射線による奇形誘発リスクが考えられる以上，リスクの回避のために最新の遺伝子解析技術などを駆使して奇形誘発機構の解明を進めなければならない．　　　　　　　〔大津山　彰〕

引用文献

1) http：//www.dis.h.u-tokyo.ac.jp/byomei/icd10/
2) Theiler版 マウスの発生アトラス，学窓社．1991.
3) J Cell Physiol Suppl, **43**(Suppl 1)：103-149, 1954.
4) Int J Radiat Biol, **24**：549-560, 1973.
5) J Radiat Res, **23**：450-456, 1982.
6) Mutat Res, **110**：351-365, 1983.
7) Teratology, **42**：453-462, 1990.
8) Radiat Res, **147**：735-740, 1997.
9) Radiat Res, **117**：273-281, 1989.
10) Radiat Biol, **15**：217-301, 1992.
11) UNSCEAR, New York, United Nation. 1962.
12) Teratology, **37**：599-607, 1988.
13) Mutat Res, **332**：73-87, 1995.
14) Am J Obst Gynecol, **200**：4-24, 2009.
15) in vivo, **16**：215-222, 2002.
16) Int J Radiat Bio, **74**：419-429, 1998.
17) Int J Radiat Biol, **77**：13-19, 2001.
18) Radiat Res, **151**：63-68, 1999.
19) Nat Cell Biol, **11**：172-182, 2009.

3.5 胎児の発生・生育への影響

キーワード 胎児，放射線，胎内被ばく，時期特異性，流産，奇形，精神発達遅滞，白血病，発がんリスク

はじめに

「細胞の放射線に対する感受性はその細胞の増殖能力に比例し，分化度に反比例する」というベルゴニー・トリボンドーの法則[*1]に従えば，細胞が活発に増殖し，身体が急速に成長・発達する過程にある胎児は成人に比べて放射線感受性が高く，余命も長いので放射線の影響が大きい．放射線による胎児影響には時期特異性・放射線高感受性・影響の非可逆性という3つの特徴がある．放射線による胎児の流産・奇形・精神発達遅滞などの確定的影響の出現は被ばく時期によって異なり，それぞれの影響のしきい線量も確認されている．しかし，確率的影響による発がんリスクの増加については現在のところまだ結論は出ていない．また遺伝性影響は高線量照射による動物実験では認められているが，ヒトの疫学調査では統計的な有意差は認められていない．

1. 胎児の発生への影響

ヒトの妊娠期間は約38週である．母親の胎内での受精卵の発生段階（胎生期）は胚・胎児の発生・分化・成長に着目し，以下の3つの時期に分けられている．

① 着床前期：卵管で受精した受精卵が子宮壁に着床する受精後8日目までの期間．
② 器官形成期：細胞の分裂・分化が進み，臓器・組織の原基となる細胞がつくられる着床後～受精後8週まで．
③ 胎児期：胎児がヒトの形になり，盛んに細胞分裂を繰り返して細胞数を増やし成長を続ける受精後9週～出生までの時期．

放射線被ばくの確率的影響の出現は被ばく時期（発生段階）に応じて異なる[1-4]．この差異を影響の時期特異性という（図1）．着床前期の胚（あるいは胚芽）の放射線感受性はどの細胞もほぼ同じである．この時

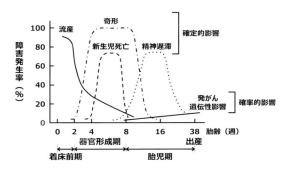

図1 被ばく時期と胎児の放射線影響
被ばく線量は約2Gy．影響の種類は被ばく時の胎齢によって異なる．（マウスのデータ：文献1からの推定および文献3，4を改変）

期での被ばくの影響は受精卵/胚の死亡（流産）であり，そのしきい線量は0.1 Gyである．つまりこの時期の放射線影響は死亡か正常かの"all or none"であり，被ばくを受けても死亡しなかった場合には何の影響も認められずに成長を続けるとされている．この時期には妊娠も流産もわからないことがある．

器官形成期は放射線に対する感受性がもっとも高く，もっとも影響を受けやすい時期である．この時期に被ばくすると外表・内臓奇形・新生児死亡が起こることがある．奇形は被ばく線量に依存し，細胞がその時期に増殖・分化している臓器に発生する．特に受精後3～8週までが感受性が高く，そのしきい線量は0.1 Gyである．広島・長崎に投下された原爆による影響を調べるために行った疫学調査では，受精後4～11週までの被ばくにおいて，小頭症の発生頻度が高くなっている．しきい値以下の線量での被ばくでは通常の出産に比べ有意な増加はみられない．ただし，通常の出産でも出生児の2～3%に先天性の異常が認められるので放射線による奇形と自然発生の奇形とを区別する方法は今のところない[4]．

[*1] ベルゴニー・トリボンドーの法則：フランスの医師・生物学者のJean Alban BergoniéとLouis Tribondeauが1906年に発見した，放射線の生体組織への影響に関する法則である．2人はラットの精巣にγ線を照射し組織標本を解析した結果，精原細胞・精母細胞・精細胞・精子の順で障害が軽減することを見出した．これが一般化され，「細胞は①分裂活性が高い，②将来分裂回数が多い，③分化の程度が低いほど放射線感受性が高くなる」と定式化された．

胎児期の影響は精神発達遅滞である．しきい線量は0.3 Gyとされている．ただし，精神発達遅滞は被ばく週齢（胎齢）によって発生率が異なり，特に胎齢8～15週では大脳皮質をつくる神経細胞の産生・発育が活発に行われる時期であるため，胎児の大脳の放射線感受性がもっとも高い．胎児期被ばくが原因で発生した奇形・精神発達遅滞などは発症後は自然治癒力で回復することはない．国際放射線防護委員会（ICRP）の2007年の勧告[5]では，胎齢8～15週に1 Gy被ばくすると知能指数（IQ）が25ポイント低下し，重篤な精神発達遅滞が40%に生じるとしている．しかし，妊娠2カ月以降の胎児では奇形発生はないとしている．

胎児期被ばくにより出生後に確率的影響が出現することがあり，小児がんの発生リスクが増加すると報告されている（集団全体のリスクの最大でも3倍[5]）．例えば，オックスフォードの妊娠女性の診断X線（平均被ばく線量0.01 Gy程度）の調査では，白血病・固形腫瘍のリスクは1.5倍となった[6]．しかし，その後の調査では胎児期被ばくによるがんの発生リスクの増加は認められていない[7]．一方，原爆による胎内被ばく影響の疫学調査によると14歳までの期間に行った調査では小児がんの増加はみられず，39歳までの調査では成人型のがんが増え（1 Gyを受けると自然発生の約2.8倍に増加），40～44歳の期間では有意な増加は認められていない．原爆による胎内被ばく後の生涯がんリスクは小児期被ばくリスク以下だと推定され，胎内被ばくによるがんリスクが特に高いとは結論できない[4]．この傾向はマウスの実験でも確認されている．胎内被ばくによるがんリスクの増加の有無については今までの調査の小児がん患者数が少なく，さまざまな結果も得られているので結論は出ていない．

2. 生育への影響

胎内被ばくした胎児が成人後に不妊になる可能性がある．生殖細胞はすでに胎児期から産生され，胎児の生殖細胞は成人の生殖細胞よりも放射線に対する感受性が高いことが動物実験で認められている．胎児が高線量の放射線を被ばくすると生殖幹細胞の細胞死が起こり，将来不妊になる可能性が成人での被ばくよりも高いと考えられている．

胎児の生殖細胞が放射線を被ばくするとDNAなどが損傷し，突然変異を生じる．胎児の場合，精原細胞／卵原細胞が増殖・分化する妊娠2～3カ月がもっとも放射線感受性が高い時期である．被ばくした胎児が成人した後，さらに子孫への遺伝性影響のリスクは高くなることも考えられているが，そのしきい線量は確認されていない．また，胎児期被ばくによって精原細胞が被ばくした場合でも突然変異発生率は成人に比べて高くなることはなく，遺伝性影響のリスクは成人とほぼ同じとされている．

おわりに

妊娠の可能性があるとき，また妊娠中に放射線の照射を受けると胎児にどのような影響があらわれるのだろうか．誕生した子どもががんになるリスクは高くなるのか．誕生した子どもの子孫への遺伝性影響はあるのだろうか．胎児の発生・生育における放射線胎内被ばくによる影響について概説した．胎児発生時期全般を通して，被ばく線量が0.1 Gy以上になると放射線のリスクが増加することがある．放射線被ばくと妊娠中絶についてICRPでは胎児の被ばく線量が0.1 Gyを超えない場合には放射線被ばくを理由に妊娠中絶をしないことを勧告している． 〔王 冰〕

引用文献

1) J Cell Comp Physiol, **43** (Suppl 1)：103-149, 1954.
2) Congenital Anomalies, **42**：10-14, 2002.
3) 放射線生物学，メジカルビュー社．p.106-108, 2009.
4) 新版放射線医科学，医療科学社．p.67-68, 2016.
5) 国際放射線防護委員会2007年勧告，日本アイソトープ協会．p.22-23, 2009.
6) Br Med J, **1**：1495-1508, 1958.
7) Radiat Environ Biophys, **47**：301-312, 2008.

3.6　継世代への影響

キーワード　放射線，継世代影響，塩基置換突然変異，欠失突然変異，がん，形態異常，生活習慣病，広島・長崎原爆被爆，チェルノブイリ原発事故，マウス，ヒト，7特定座位劣性（潜性）突然変異，遺伝的不安定性，倍加線量

はじめに

　放射線が誘発した突然変異などの継世代の影響（遺伝性影響，transgenerational or hereditary effects）は Hermann J. Muller（1890〜1967，米国）により証明され（1946年，ノーベル生理学・医学賞受賞）[1]，ヒトを除くすべての動植物で報告されている．とくにほ乳動物（マウス）を用いて米国・英国・ドイツ・日本で巨大実験がなされ，放射線による突然変異はもとより，がん・先天異常など通常ヒトによくみられる疾病も誘発されることが報告されている[2-6]．ヒトにおいては医療放射線などの被ばくによる白血病・形態異常増加の報告もあるが，広島・長崎の原爆被爆者の子孫では有意な遺伝性影響を検出できていない．しかしながら近年になり，チェルノブイリ原発事故被ばく住民の子孫に遺伝子変異・がん・先天異常・その他の疾患の増加が報告されている[7]．

1.　マウス実験

　広島・長崎原爆投下後，放射線の遺伝性影響について米国・英国を中心に巨大なマウス実験がなされた[2-4]．優性（顕性）致死変異は減数分裂後の照射により高率に誘発され，7特定座位劣性（潜性）突然変異でも減数分裂後の精子・精子細胞へのX線・γ線急照射（高線量率照射）により精原細胞照射の約3倍高く突然変異が誘発されている．このマウス実験でもっとも重要なことは，精原細胞期γ線照射において高線量率照射に比べ低線量率照射では突然変異誘発率が約1/3に低下することである．しかも低線量率被ばくでも突然変異誘発率にしきい値がみられず，倍加線量が1Gyであることから，遺伝リスクは1Gyで自然発生率の2倍になるとして推定されてきた．ヒト集団では十分な資料がなく，環境放射線により低線量率で長期被ばくするのがヒトの被ばく形態であることから，ヒトの遺伝的リスク推定はこの倍加線量法によってなされてきた．親マウスへの放射線照射により先天異常・がんなどヒトでよくみられる疾患が次世代に誘発されるという報告がなされ[5, 6, 8-11]，とくに先天異常の誘発率をもとに放射線による遺伝的リスクが推定されている[12]．マウスでの雌生殖細胞被ばくに関する結果は，その発生・成熟過程の感受性の違いから，ヒトへのリスク推定には使用しにくい[5, 6]．また，継世代への影響は生後の環境により増幅するとの報告がある[7, 11, 13]．

　遺伝的不安定性の指標として，マウス拡張単純反復配列（expanded simple tandem repeat, ESTR，ヒトではミニサテライト）・マイクロサテライトの変異が線量依存的に次世代に誘発されているが，疾患との相関はいまだ明確ではない[7, 14]．

2.　ヒト集団における継世代への影響

　放射線の継世代への影響に関する疫学調査は，医療放射線被ばく，放射線技師・核施設労働者の被ばく，核実験・事故などによる住民の被ばくによる子孫のがん・先天異常，その他の疾患の増加について報告されているが[15-18]，より大量の線量を被ばくした広島・長崎の原爆被爆者の子孫には遺伝性影響（突然変異・先天異常・がんなど）の有意な増加は検出されていない[19, 20]．突然変異に関して放射線では誘発されにくい塩基置換突然変異（血清タンパクの電荷変異）を調査したためである[21]．マウスにおいても同じ遺伝子座で調査されたが，大線量照射でも塩基置換突然変異は起こらなかった[22]．放射線がマウスに誘発している突然変異（特定座位・白内障・骨格）は欠失突然変異であり，酵素活性の変異（欠失突然変異）はヒトでもマウスでも同じように誘発されていることから[2-4, 7, 21, 22]，ヒト集団においても放射線により誘発されうる変異の調査を行う必要がある．

　ミニサテライト変異などを用いた分子疫学調査では，チェルノブイリ原発事故における兵士，消防士など事故処理作業に従事した人々（Chernobyl liquidators）などの直接外部被ばく者の子孫には遺伝子変異の増加はみられず，被ばく住民の子孫に有意の突然変

異の増加が報告されている[7]．広島・長崎の原爆被爆者は直接外部被ばくとみなされ前者に相当するためか，あるいは，遠距離対象地域にも大量に降り注いだフォールアウトを無視しているためか有意の差は検出されていない[7]．より正確に検出されるマイクロサテライト変異についても同じ結果であった[23,24]．

おわりに

ヒト集団においては放射線による遺伝性影響はいまだ明確にされていないが，チェルノブイリ原発事故直後よりロシア政府は汚染地域に住む約10万人の小児の健康調査と治療を行い，被ばく住民の子孫には，先天異常・がん・内分泌／消化器／循環器／神経系などの疾患の増加が近年報告されるようになった．とくに小児期被ばく者で甲状腺がんが増加しているのに対し，被ばく者の子孫には造血器系・中枢神経系などにいわゆる小児に特異的ながんが発症している傾向がみられる[7]．また最先端機器を用いた分子疫学調査が日米の研究者により進められている．　　〔野村大成〕

引用文献

1) Science, **66**（1699）：84-87, 1927.
2) Science, **128**：1546-1550, 1958.
3) Nature（London）, New Biol, **238**：101-104, 1972.
4) Proc Natl Acad Sci, USA, **79**：539-541, *ibid*, 542-544, 1982.
5) Tumors of Early Life in Man and Animals, Perugia Univ Press. p.873-891, 1978.
6) Nature, **296**：575-577, 1982.
7) J Radiat Cancer Res, **8**：123-134, 2017.
8) Humangenetik, **25**：93-100, 1974.
9) Mutat Res, **198**：309-320, 1988.
10) Mutat Res, **198**：277-283, 1988.
11) J Radiat Res, **47**（Suppl B）：83-97, 2006.
12) UNSCEAR, New York, United Nations. 2001.
13) Mutation Res, **121**：59-65, 1983.
14) Nat Genet, **5**：92-94, 1993.
15) J Natl Cancer Inst, **65**：681-686, 1980.
16) Cancer, **62**：635-644, 1988.
17) Br Med J, **300**：423-429, 1990.
18) Nature, **345**：671, 1990.
19) J Radiat Res, **47**（Suppl B）：67-73, 2006.
20) J Radiol Prot, **33**：281-293, 2013.
21) IARC Scientific Publications No.96, 375-387, 1989.
22) Mutat Res, **160**：243-248, 1986.
23) Mutat Res, **581**：69-82, 2005.
24) Radiat Res, **173**：205-213, 2010.

3.7 放射線応答遺伝子欠損の培養細胞・ほ乳動物の作製方法と入手方法

キーワード 遺伝子改変（Tg）マウス，相同組換え（HR），生殖（germ）細胞，胚性幹（ES）細胞，CRISPR-Cas9

はじめに

放射線に応答する遺伝子の機能を解析するために，細胞レベルでは遺伝子欠損培養細胞が，個体レベルでは遺伝子欠損ほ乳動物が実験に広く使用されている．これらの方法は，1970年代の相同組換え（homologous recombination, HR）の発見，1980年代前半のほ乳動物培養細胞での遺伝子改変（transgenic, Tg）技術の樹立，1980年代後半の胚性幹（embryonic stem, ES）細胞[*1]でのTg技術の樹立という流れで発展を遂げてきた．本項では遺伝子欠損培養細胞／ほ乳動物の作製方法と，既在の遺伝子欠損培養細胞／マウスの入手方法を紹介し，最後に逆遺伝学研究[*2]が加速する原動力となっている clustered regularly interspaced short palindromic repeats（CRISPR）/CRISPR-associated（Cas）protein 9技術について言及する．

1. 遺伝子欠損の培養細胞・ほ乳動物の歴史

HRの発見から技術応用までの約50年間の歴史において主要な課題が2つあった．1つは培養細胞内で標的遺伝子にのみ変異を導入する方法の樹立（図1③），もう1つはマウス生殖細胞に改変遺伝子を導入する過程である（図1⑤）．標的遺伝子のみに特異的に変異を導入するHR機構は1962年にOliver Smithies（1925～2017, 米国）らが発見した[1]．この技術をほ乳動物に改良応用したのがMario R. Capecchi（1937～, 米国）で[2]，これと同時期にMartin J. Evans（1941～, 英国）がマウス生殖細胞からES細胞の樹立に成功している[3]．この技術をEvans研究室で習得したCapecchiは1987年にマウスES細胞での *Hprt*[*3]破壊に成功した[4]．これらの遺伝子操作によって現在までに相当数の遺伝子欠損した培養細胞・ほ乳動物が作製されてきている．この功績が認められて上記3人が2007年にノーベル生理学・医学賞を受賞した．一方，Tg体細胞を作製する際には，酵母に比べて脊椎動物では桁違いにHR頻度が低いので[5]，HR頻度が高いニワトリBリンパ球DT40細胞[6]や，チャイニーズハムスター卵巣（chinese hamster ovary, CHO）細胞[7]，ヒトBリンパ球Nalm-6細胞[8]，大腸がんHCT116細胞[9]，ヒトリンパ芽球TK6細胞[10]などの特殊な細胞を使う必要があった．

2. 遺伝子欠損の培養細胞・ほ乳動物の作製方法

（1）遺伝子欠損培養細胞の作製方法

HR効率を上げるために相同領域を数kbpの長さで作製した両arm間にneomycinなどの薬剤耐性遺伝子[*4]を挿入する（図1①）[11]．このベクターを直鎖状にして[12]，さまざまな方法で核内に導入する（図1②）[13]．薬剤含有培地で単一コロニーを選抜して，

[*1] 胚性幹（embryonic stem, ES）細胞：発生初期段階の胚盤胞期胚の内部細胞塊よりつくられる，すべての組織に分化する分化多能性と無限増殖能を有する幹細胞株のこと．

[*2] 逆遺伝学：化学変異原物質エチルニトロソウレア（*N*-ethyl-*N*-nitorosourea, ENU）などを処理して変異を誘導し，表現型を示す個体・細胞からその原因となる遺伝子を同定する研究手法を順遺伝学といい，逆のアプローチで着目した遺伝子を修飾することで生じる表現型を調べて，その遺伝子の機能を解析する研究手法を逆遺伝学という．

[*3] *HPRT*（*hypoxanthine-guanine phosphoribosyltransferase*）遺伝子：生体内遊離ヌクレオチドの代謝分解によって生成した塩基を再利用してプリンの再合成を行う酵素で，多くの組織や細胞中に共通して一定量発現するハウスキーピング遺伝子．欠損すると，高尿酸血症・Lesch-Nyhans症候群などを誘引する．X染色体に存在することと，6-thioguanine（6TG）含有培地で変異体を選択できることから，HR研究初期から重用された．

[*4] 薬剤耐性遺伝子：薬剤に対する耐性を細菌や細胞に与える遺伝子のこと．当該遺伝子には，blasticidin, chloramphenicol, hygromycin, kanamycin, neomycin, puromycin（タンパク質の合成阻害），hisD（アミノ酸利用制御），tetracycline（タンパク質合成初期複合体形成阻害），ampicillin（酵素阻害），zeocin（DNA切断）などがある．

[*5] Cre-loxP部位特異的組換え反応：バクテリオファージP1研究で発見された部位特異的組換え反応．DNA組換え酵素CreがDNA配列（loxP）を標的として組換え反応を起こす．致死遺伝子の表現型解析・染色体構造改変・選択マーカーの除去や，発現特性が既知のプロモーターを利用して，特定の時期に特定の組織で条件的に発現させる目的などで条件的遺伝子ノックアウトに使われる．

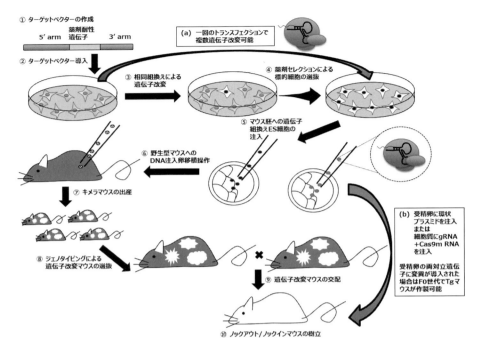

図1　遺伝子欠損培養細胞・ほ乳動物の作製
①～④が遺伝子欠損培養細胞の作製手法，⑤～⑩が遺伝子改変マウス作製手法．四角で囲まれた（a）がCRISPR-Cas9による遺伝子欠損培養細胞の作製手法を，四角で囲まれた（b）がCRISPR-Cas9による遺伝子改変マウス作製手法を示す．Tg：transgenic.

HRによって遺伝子が置換した変異体をPCRとサザンブロッティングで確認する（図1③，④）．アリルの本数分①～④の操作を繰り返す必要があるが，Cre-loxP部位特異的組換え反応[*5]によって[14]，使用済み薬剤耐性遺伝子を再利用することができる[15]．

（2）遺伝子欠損ほ乳動物の作製方法

ここでは性成熟・妊娠期間・寿命が比較的短く，体外受精や胚操作などの手法が確立されているマウスでの方法を紹介する．マウスES細胞を使って図1の①～④の操作を行って，遺伝子組換え確認後に標的組換えES細胞をマウス胚に導入する（図1⑤）．次にこのDNAを注入した卵を野生型マウスに移植する（図1⑥）．このマウスが出産したマウスが約4週齢になった時点で（図1⑦），尻尾や耳片を用いてジェノタイピング（genotyping）[*6]を行ってTgマウスを選抜す

る（図1⑧）．最後にヘテロ欠損マウス同士を交配させてTgマウスを樹立する（図1⑨，⑩）．

3．遺伝子欠損の培養細胞・ほ乳動物の入手方法

（1）遺伝子欠損培養細胞の入手方法

現在までに得られた遺伝子欠損培養細胞のマウス胎仔由来線維芽細胞（mouse embryonic fibroblast, MEF）・CHO細胞変異体については2.19に記載されている．DT40細胞の遺伝子欠損細胞株は理研細胞バンクから入手可能である[16]．

（2）遺伝子欠損ほ乳動物の入手方法

遺伝子トラップ法[*7]と遺伝子組換え法を組み合わせて[17]マウスの全遺伝子を網羅的に破壊することを目指す国際的なマウスTgプロジェクトが2004年に立ち上がり[18]，2007年にはInternational Knockout

---

[*6] genotyping：生物個体のDNA配列をシークエンシングなどによって遺伝子型の違いを検出し，親マウスから受け継いだ対立遺伝子を確定する方法．

[*7] 遺伝子トラップ法：プロモーターをもたないレポーター遺伝子をゲノム中に挿入することにより，ある遺伝子の発現パターンなどを調べる手法．薬剤耐性遺伝子とポリA付加シグナルを連結してプロモーターを捉えるプロモータートラップ法や，普遍的に発現するプロモーターの後ろにレポーター遺伝子を挿入してポリAを捉えるポリAトラップ法などがある．

Mouse Consortium（IKMC）によって活動が本格化した[19]．2011年からは International Mouse Phenotyping Consortium（IMPC）に引き継がれ[20]，現在までに2万を超える遺伝子組換え ES 細胞株が樹立されており，理研 BRC・国立遺伝研・The Jackson Lab から Tg マウスを入手できる[16, 21, 22]．

4. CRISPR-Cas9 技術の遺伝子改変ほ乳動物作製方法への応用

　今後 Tg 研究の基本技術の1つとなるであろう CRISPR-Cas9 技術について紹介する．1987年に石野らによって大腸菌で発見された反復クラスターは[23] CRISPR-Cas9 技術として2012年に *in vitro* での Tg 利用が実証され[24]，ほ乳類細胞でも翌年に実用化された[25, 26]．この技術では簡単に設計が可能な guide RNA（gRNA）と Cas9 ヌクレアーゼの2因子を利用することによりさまざまな細胞で容易に Tg 操作が行える．この技術の優れた点は1回の遺伝子導入で複数アリルの改変が可能となった点である（図1（a））[26]．さらに Tg マウス作製において ES 細胞が不要で，Cas9 タンパク質や mRNA と gRNA を受精卵の細胞質に注入する[26]，あるいは Cas9 と gRNA を共発現する pX330 プラスミド[*8] などを受精卵前核に注入することにより[27] 両方の対立遺伝子に変異が導入された場合は F0 世代[*9] での Tg マウスの樹立が可能である（図1（b））．ただし，標的遺伝子以外のゲノム部位を修飾するオフターゲット（off-target）効果や，さまざまな変異をもつモザイク（mosaic）マウスなどのデメリットの点は留意する必要がある．

　ほかにもさまざまな用途で CRISPR-Cas9 が用いられ[28]，ヒト細胞ゲノムノックアウトスクリーニング[29]や，5年間で1000系統 Tg マウスを作製する Knockout Mouse Phenotyping Program（KOMP2）などが行われている状況である[30]．

おわりに

　遺伝子欠損培養細胞・ほ乳動物の開発の歴史，作製方法，入手方法，および CRISPR-Cas9 技術の応用について概説した．汎用性と経済性が格段に向上した新 Tg 技術は，本事典の 2.17，2.18，2.19 で記載されている放射線応答遺伝子の欠損によって生じる表現型を含め，放射線生物学の本質的な疑問に対する答えを導いてくれる重要なツールの1つであることは間違いないであろう．

〔香﨑正宙・筒井正人〕

引用文献

1) Nature, **196**：232-236, 1962.
2) Cell, **2**：479-488, 1980.
3) Nature, **292**：154-156, 1981.
4) Cell, **51**：503-512, 1987.
5) Proc Natl Acad Sci, USA, **75**：1929-1933, 1978.
6) Cell, **67**：179-188, 1991.
7) Proc Natl Acad Sci, USA, **86**：4574-4578, 1989.
8) Blood, **92**：3537-3545, 1998.
9) Science, **282**：1497-1501, 1998.
10) Cancer Res, **59**：3073-3076, 1999.
11) Mol Cell Biol, **12**：3365-3371, 1992.
12) Cell, **44**：419-428, 1986.
13) Anal Bioanal Chem, **397**：3173-3178, 2010.
14) J Mol Biol, **150**：467-486, 1981.
15) Genesis, **26**：99-109. 2000.
16) http：//ja.brc.riken.jp
17) Science, **244**：463-465, 1989.
18) Nat Genet, **36**：921-924, 2004.
19) Mamm Genome, **23**：580-586, 2012.
20) http：//www.mousephenotype.org
21) http：//www.crj.co.jp/product/import02
22) http：//shigen.nig.ac.jp/mouse/jmsr/
23) J Bacteriol, **169**：5429-5433, 1987.
24) Science, **337**：816-821, 2012.
25) Science, **339**：819-823, 823-826, 2013.
26) Cell, **153**：910-918, 2013.
27) Sci Rep, **3**：3355, 2013.
28) Cell, **157**：1262-1278, 2014.
29) Science, **343**：80-84, 84-87, 2014.
30) Cancer Discov, **6**：1072, 2016.

＊8　pX330 プラスミド：ヒトコドンに対して最適化された *Streptococcus pyogenes* Cas9 とキメラ guide RNA を同時に発現するように設計されたプラスミド．Feng Zhang によって構築された．
＊9　F0 世代：F：filial generation（子世代）．F0 世代マウスは，founder（創始者）マウスともいわれる．F0 世代を交配して得られた仔マウスは F1 世代．

3.7　放射線応答遺伝子欠損の培養細胞・ほ乳動物の作製方法と入手方法

4章 放射線・放射性物質を用いた最新医療

1章	放射線医科学研究の歴史と基礎
2章	放射線に対する生物応答 —初期過程から細胞へ
3章	放射線に対する生物応答 —臓器から生体へ
4章	**放射線・放射性物質を用いた最新医療**
5章	紫外線と医学
6章	電磁波・超音波と医学
索引	

■放射線・放射性物質を用いた最新医療

4.1 放射線による診断
  4.1.1 放射線診断：総論 ………………… 180
  4.1.2 診断・治療に用いられる放射性医薬品の
     製造と特異性 ………………… 182
  4.1.3 PET ………………… 186
4.2 放射線による治療
  4.2.1 放射線治療：総論 ………………… 190
    ［1］ 強度変調放射線治療 ………………… 193

  ［2］ 三次元定位照射 ………………… 197
  ［3］ 小線源治療 ………………… 200
  ［4］ 陽子線治療 ………………… 203
  ［5］ 炭素線 ………………… 207
  ［6］ 中性子線 ………………… 211
  4.2.2 放射性同位元素内用療法 ………………… 216
  4.2.3 集学的治療 ………………… 218
  4.2.4 Interventional Radiology ………………… 220

4.1　放射線による診断
4.1.1　放射線診断：総論

キーワード　X線撮影，X線透視，X線コンピュータ断層撮影，CT，被ばく

はじめに

　X線撮影・X線透視・X線コンピュータ断層撮影（X-ray computed tomography, CT）・核医学検査・超音波検査・磁気共鳴断層撮影（MRI）などの画像を使用した診断を放射線診断と総称する．日本ではX線撮影・CT・核医学検査・MRIなどの実施・読影には放射線科医が従事することが多いが，X線透視検査には内科・外科などの医師が従事することが多い．放射線科医以外の医師には放射線防護に関する十分な教育訓練が行われていないので，X線透視検査では患者・従事者の被ばく線量が高くなる傾向がある．本項ではX線撮影・X線透視・CTについて概説する．

1.　X線撮影

　X線撮影は被ばく量が少なく安価な検査であり，100年以上にわたり全身の領域に対して用いられてきた．しかしながら，得られたX線写真は種々の構造物が重なり合った投影画像で組織間のコントラストは不良であり，さらに超音波・CT・MRIなどの詳細な断層像が得られる診断法が普及してきたことから，現在では胸部・骨・乳房以外の領域では撮影頻度が著しく減少している．かつてはX線撮影はX線フィルムおよび増感紙を使用してアナログデータを収集していたが，現在はX線検出器としてイメージングプレートを使用したcomputed radiography（CR）や平面検出器を使用したdigital radiography（DR）によりデジタルデータを収集するのが主流となっている．これらはアナログ撮影と比較して，①画像のダイナミックレンジが広い，②X線量を低減可能，③被検者の体格・検査目的に応じた画像処理が可能，④病変の自動検出などの人工知能を応用しやすい，⑤画像の保管・転送が容易であるなどのメリットを有している．X線撮影における被ばく線量は撮影部位・被検者の体格・使用装置などにより異なるが，胸部正面像で0.07 mGy，胸椎・腰椎で2〜5 mGy，大腿骨で1 mGy，乳房撮影（マンモグラフィ）で1〜3 mGy程度である．

　胸部X線撮影は現在でも呼吸器疾患の検査として広く使用されている．しかしながら，①胸部X線写真の正面像では肺の面積の43%が心血管や横隔膜などと重なり病変が見つけにくい[1]，②サイズが小さな病変，とくに最大径1 cm未満の病変は検出がきわめて困難である，③濃度の低い結節についても検出が困難であるなど[2]，その診断能は限定的である．一方，粗大な病変のスクリーニング，肺炎・肺水腫の経過観察などにはいまだ一定の臨床的価値を有している．心血管疾患の診断に関しては，かつては胸部X線写真において心臓や大血管の形態を評価することがしばしば行われたが，現在では超音波検査にて心臓の解剖学的構造が詳細に評価できるため肺水腫を伴う心不全以外には使用されることは少なくなった．

　「有効性評価に基づく乳がん検診ガイドライン2013年度版」では，40〜74歳ではマンモグラフィ単独，40〜64歳ではマンモグラフィと視・触診を併用することにより乳がんによる死亡率を減少させる効果があるとされ，このため対策型検診・任意型検診での実施が勧められている．マンモグラフィではその他のX線撮影より検査・読影の精度管理が重要とされ，このため日本ではマンモグラフィ検診精度管理中央委員会が医師および診療放射線技師を対象とした講習会を開催し，医師・診療放射線技師の認定を行っている．

　骨X線撮影は骨自体のコントラストが高いため病変の描出が良好であり，現在も外傷における骨折の検索，骨腫瘍・骨髄炎などのスクリーニングに盛んに用いられている．

2.　X線透視

　X線透視とはX線を人体に照射して得られる情報を光学像に変換してX線画像をリアルタイムに観察する方法である．X線検出器として，かつてはイメージインテンシファイアが使用されていたが，現在では平面検出器が使用されることが多い．平面検出器は①

X線利用効率が高い，②画像の歪みが少ない，③空間分解能が高い，④物理的スペースが小さくて済むなどの種々の利点を有している．

X線透視は胃・大腸などのバリウムを使用した消化管透視のほか，脊髄造影・尿路造影・心臓／脳血管を含む血管造影などの放射線診断に用いられる．また，病変を穿刺して組織片を採取する場合の穿刺のガイド，肺・腎臓腫瘍の経皮的ラジオ波焼灼療法のガイドなどにもしばしば用いられる．

一般にX線透視を用いる検査や治療手技に伴うX線被ばく線量は同じ部位の1枚のX線写真を撮影する場合の10〜20倍に達する．とくに脳動脈瘤塞栓術などの治療手技のガイドにX線透視を用いた場合や手技が困難な場合は透視時間が長時間となるので被ばく線量が3 Gy以上にも及ぶことがあり，放射線による皮膚障害が問題となることがある．

3. X線コンピュータ断層撮影（CT）

CTとは被検者の周囲からX線を照射し，透過したX線を検出してコンピュータ処理することにより断層像を得る方法である．現時点で最高スペックのCT装置では胸部〜骨盤を1 mm厚未満の連続スライスで10秒以内に撮影することが可能である．このようにCTは短い検査時間で身体の広い範囲が撮影可能であり，空間分解能も高いので現代医療を支える重要な診断モダリティの1つになっている．日本においてはCTの保有台数が人口100万人当たり101台と諸外国と比べて圧倒的に多いが（2014年のOECD Health dataによる），このことは日本の医療水準の高さを示している反面，諸外国よりもCTによる被ばくが多いのではないかという懸念を生むことにもなっている[3]．

CTでは人体の頭尾方向の軸（Z軸）に直交する断面（水平断面）に沿って，X線管球が回転しながらX線が照射される．人体を透過したX線は管球の対側に設置されたX線検出器によって受光され，X線強度分布が測定される．このX線強度の二次元的分布から数学的手法を用いて人体の断層画像（水平断面像）が作成される．このプロセスを画像再構成という．画像再構成には大きく分けて，従来用いられているフィルター補正逆投影法（filtered back projection，FBP）と最近臨床に応用されるようになった逐次近似画像再構成法（iterative reconstruction，IR）とがあ

る．FBPは数十スライスの画像を1秒以内に計算できるという利点をもつ反面，アーチファクト・画像ノイズが多いので良好な画像を得るためには比較的多いX線量が必要であるという欠点をもつ．これに対してIRは320スライスの画像の計算に3分ほどかかるが，アーチファクト・画像ノイズが少ないのでX線量をFBPの1/2〜1/10程度に減ずることが可能である．今後はIRが画像再構成の主流となるであろう．

1998年に登場したマルチスライスCTはZ軸方向に複数のX線検出器を有するCT装置であり，高速化・高分解能化を加速した．現在，臨床に供されている最高スペックのCT装置の検出器列数は320列であり，この装置ではZ軸方向に160 mmの領域が0.35秒で撮影可能である（スライス厚は0.5 mm）．マルチスライスCTの登場により人体のボリュームデータを収集することが容易になったため，現在では水平断面のみならず任意の方向の断面を自由に作成できるようになった．またCT装置と心電図を同期して画像を収集することにより拍動する心臓の静止画像を得ることも可能となり，冠動脈疾患の診断は著しく進歩した．

表1にMettlerら[4]による各領域のCT検査における実効線量を示す．CT検査における被ばく線量は肝臓を4相撮像する肝臓ダイナミックCTでも50 mSv/1検査未満である．現時点では100 mSv以下のX線被ばくの生物学的影響は非常に小さいとされているが[5]，linear non-threshold（LNT）仮説を採用する限りは100 mSv以下でも遺伝子・発がんへのX線の影響は否定できない．したがって，CTによるX線被ばくはALARA（as low as reasonable achievable）の原則に基づいて必要最小限にとどめる必要がある．

〔粟井和夫〕

表1 主なCT検査の実効線量（文献4より）

検査部位	平均実効線量（mSv）
頭部	2
頸部	3
胸部	7
腹部	8
骨盤	6
大腸*	10
冠動脈	16

* 仮想CT大腸内視鏡．

引用文献

1) Radiology, **193**：403-404, 1994.
2) Br J Radiol, **74**：32-41, 2001.
3) Lancet, **363**：345-351, 2004.
4) Radiology, **248**：254-263, 2008.
5) Radiology, **264**：312-321, 2012.

4.1　放射線による診断

4.1 放射線による診断
4.1.2 診断・治療に用いられる放射性医薬品の製造と特異性

キーワード 放射性医薬品，核医学診断用放射性医薬品，核医学治療用放射性医薬品，壊変形式，半減期，放出エネルギー，合成，体内動態，特異的分布

はじめに

　診断または治療に用いられる非密封の放射性同位元素，その化合物およびそれらの製剤を放射性医薬品という．放射性医薬品は診断・治療のそれぞれの目的に合った放射性同位元素と体内動態を示すことが重要である．放射性医薬品として現在もっとも多く用いられているのは Tc-99m 標識核医学診断用放射性医薬品であるが，近年フルオロデオキシグルコース F-18DG を主とする陽電子断層撮影法（positron emission tomography，PET）に用いる核医学診断用放射性医薬品の使用が伸び，さらに最近では治療を目的とした新しい核医学治療（RI 内用療法）用放射性医薬品の開発が積極的に行われ，その使用が注目されている．

1. 診断・治療に用いられる放射性医薬品の基本的性質

　核医学診断・治療に用いられる放射性医薬品は基本的に，①放射性同位元素の放射能の性質（物理学的性質），②標識化合物合成に関する合成化学的性質や生成物の物理化学的性質（化学的性質），③生理活性や体内挙動に関する性質（生物学的性質）を満たすことが必要である．

2. 診断・治療に用いられる放射性医薬品の基本的性質

　放射性医薬品はまず放射性同位元素を原子炉・サイクロトロンにより製造，あるいはジェネレータから溶出し，それを精製後，直接（I-123・I-131・Tl-201・Sr-89・Ra-223 などのイオン，O-15 標識ガスなど），あるいは有機化学反応により標識有機化合物（I-123・F-18・C-11 などの標識有機化合物），またはキレート生成反応により標識金属キレート化合物（Tc-99m・In-111・Y-90 などの標識キレート化合物）とし，最後に製剤化を行う．

　放射性医薬品の供給方法としては，製薬企業から最終製品として供給される場合と，医療現場で院内サイクロトロンと自動合成装置により，あるいはジェネレータ溶出液や製薬企業から供給される放射性無機イオン溶液とキット（標識前駆体および標識反応に必要な化合物を含むもの）を用いて標識反応・製剤化する場合とがある．

3. 核医学診断用放射性医薬品

(1) 核医学診断用放射性医薬品に用いられる放射性同位元素

　核医学診断用放射性医薬品の取り扱いでは，投与された放射性医薬品の体内での挙動に関する情報を体外計測によりできる限り多く得るとともに，放射線による被ばくをできる限り低減させることを原則としている．具体的には，①体外計測が可能な高い物質透過性と高い検出感度を示す γ 線や特性 X 線を放出し，生物学的影響が大きい α 線や β^- 線の放出を伴わないこと，②短半減期，③放出 γ 線や特性 X 線のエネルギーは 100 ～ 200 keV 程度（シングルフォトン放出放射性同位元素，SPECT 用核種）または 511 keV（ポジトロン放出放射性同位元素，PET 用核種）の条件を満たす放射性同位元素が用いられる．表 1 に現在核医学診断に用いられている主な放射性同位元素とその物理学的性質を示す．なお，このような放射性同位元素は放射能に関する性質に加えて，製造の容易性や生成することのできる標識化合物の化学的・生物学的性質を総合的に評価して選択されている．

　これらの放射性同位元素は，原子炉にて製造されるもの，サイクロトロンにより製造されるもの，ジェネレータにより供給されるものがある．表 1 に各放射性同位元素の主な製造方法もあわせて示す．なお，C-11・N-13・O-15・F-18 は院内設置の小型サイクロトロンを用いて製造することができる．

(2) 代表的な核医学診断用放射性医薬品

　in vivo 診断用放射性医薬品には投与後に用いてい

表1　核医学診断に用いられている主な放射性同位元素

核種	壊変形式	半減期	主な光子エネルギー（keV）	イメージング装置	主な製造法
C-11	β^+	20.4 分	511	PET	小型サイクロトロン
N-13	β^+	9.96 分	511	PET	小型サイクロトロン
O-15	β^+	2.04 分	511	PET	小型サイクロトロン
F-18	β^+	109 分	511	PET	小型サイクロトロン
Ga-67	電子捕獲	77.9 時間	93,185	SPECT	中型サイクロトロン
Tc-99m	核異性体転移	6.01 時間	141	SPECT	ジェネレータ
In-111	電子捕獲	67.9 時間	172,247	SPECT	中型サイクロトロン
I-123	電子捕獲	13.3 時間	159	SPECT	中型サイクロトロン
Tl-201	電子捕獲	73.6 時間	135,167 *	SPECT	中型サイクロトロン

*測定の対象となる放射線は Hg の特性 X 線（69,70,80 keV）である.

る放射性同位元素の半減期に相応した短時間内に周辺部位に比べて標的部位に高く分布していることが基本的に求められる（陽性像）．代表的な核医学診断用放射性医薬品とその標的部位への集積機序を以下に示す．

a）骨シンチグラフィ剤

メチレンジホスホン酸テクネチウム Tc-99m MDP・ヒドロキシメチレンジホスホン酸テクネチウム（Tc-99m HMDP）が骨シンチグラフィ剤として用いられている．これらの化合物はリン酸が骨形成に関連して骨に積極的に取り込まれることを利用してリン酸誘導体に Tc-99m を結合させることにより，開発されたものである．実際，その集積には標的部位へ化合物を送達する血流，骨組織での骨成分ヒドロキシアパタイトへの結合が関与していると考えられている．

b）心筋血流シンチグラフィ剤

心筋には Na^+ の細胞外への流出と K^+ の細胞内への能動的な取り込み（K^+ の細胞内濃度は細胞外濃度の約 27 倍）を行う Na,K-ATPase（Na,K- ポンプ）が多く分布している．この Na,K- ポンプは K^+ と類似した電荷，イオン半径などの物理化学的性質を有するイオンを高い抽出率で細胞内に能動的に輸送することができる．Tl^+ イオンはこの条件を満たし Na,K- ポンプの基質となるので静注後 Tl-201 イオンは冠動脈を経て心筋に到達し，1 回の通過で 85 ～ 90％の抽出率で心筋細胞に取り込まれる．この作用により塩化タリウム（Tl-201 イオン）が心筋血流シンチグラフィ剤として広範に利用されている．また，Tl-201 よりも放出光子のエネルギーが核医学画像情報の収集に優れ，鮮明な心血流画像を得ることができる Tc-99m で標識された放射性医薬品であるヘキサキス（2- メトキシイソブチルイソニトリル）テクネチウム（Tc-99m MIBI, sestamibi）・テトロホスミンテクネチウム（Tc-99m tetrofosmin, Tc-99m TF）も開発され，心筋血流シンチグラフィに利用されている．ただし，これらの Tc-99m 標識放射性医薬品の心筋細胞への集積機序は Tl^+ とは異なり，高い脂溶性に基づく受動拡散による膜透過性と膜電位依存性の陽イオン選択的なミトコンドリアへの集積による．

c）腫瘍シンチグラフィ剤

以前はクエン酸ガリウム（Ga-67 クエン酸）がもっとも広く用いられていたが，現在は PET 放射性医薬品であるフルオロデオキシグルコース（F-18 DG）がもっとも多く用いられている．

腫瘍細胞では異常に盛んな細胞増殖が起こっているので細胞のエネルギー源であるグルコースの消費が正常細胞に比べてかなり増大する．そこで，F-18 DG はグルコースと同様にグルコーストランスポータにより細胞内に移送され，酸化的リン酸化の第一段階で律速段階の 1 つであるヘキソキナーゼにより 6-リン酸化され細胞内に貯留する．この作用により，グルコース誘導体 F-18 DG を用いた肺がん・大腸がん・悪性リンパ腫・悪性黒色腫・食道がん・頭頸部がん・乳がんなど多くの腫瘍の腫瘍シンチグラフィが行われている．F-18 DG は一般に悪性度が高い腫瘍への取り込みが高いので，それらの存在診断・病期診断・転移再発診断などにも広く利用されている．それ以外に，Tc-99m MDP，Tc-99m HMDP（骨腫瘍シンチグラ

4.1　放射線による診断

フィ），塩化タリウム（Tl-201）（甲状腺・副甲状腺・肺・脳などの腫瘍シンチグラフィ），Tc-99m MIBIなども用いられている．最近では，神経内分泌腫瘍細胞に高発現するソマトスタチン受容体に特異的に結合するオクトレオチドにキレート部位 DTPA を導入し（ペンテトレオチド），これを介して In-111 を結合させたインジウムペンテトレオチドが神経内分泌腫瘍のイメージングおよび質的評価に用いられている．

d）その他

脳血流量シンチグラフィ剤として，血液脳関門（blood brain barrier, BBB）を通過し，脳内で組織内に存在する成分と結合する，あるいは細胞膜透過できない水溶性化合物に代謝または化学的に分解され，長時間停留するように設計された塩酸 N-イソプロピル-4-ヨードアンフェタミン（I-123 IMP），エキサメタジムテクネチウム（Tc-99m HMPAO），〔N, N′-エチレンジ-L-システイネート（3-）〕オキソテクネチウムジエチルエステル，（Tc-99m ECD）がある．

心筋交感神経機能の測定のために用いられる放射性医薬品として，交感神経の節後神経のアドレナリン作用（作動）性神経終末に取り込まれ（再吸収），貯蔵されるメタヨードベンジルグアニジン（I-123 MIBG）がある．また，脳の黒質線条体ドパミン神経機能評価のためにドパミン神経終末のドパミントランスポーターに結合する I-123 イオフルパン（I-123 FPCIT）が用いられている．その他，甲状腺・腎機能・肺機能などを対象とした放射性医薬品も用いられている．さらに最近ではアルツハイマー病を対象とした β アミロイドタンパク質（Aβ）プラークのイメージング剤（タウイメージング剤）などが開発され臨床での検討がなされている．

4．核医学治療用放射性医薬品

核医学治療（RI 内用療法）に用いられる放射性医薬品は放射性同位元素のもつ細胞・組織に対する破壊作用（致死作用）を利用するものである．したがって，組織破壊性の高い α 線・β^- 線・オージェ電子・低エネルギーの内部転換電子などを放出する放射性同位元素の使用が基本的に要求される．

（1）核医学治療用放射性医薬品に用いられる放射性同位元素

α 線放出放射性同位元素は数個の細胞の範囲が治療の有効半径であることから，周辺の正常組織への影響が少ないこと，線エネルギー付与（LET）が大きく細胞毒性が強いこと，細胞傷害作用に酸素効果や細胞周期依存性がないことなどの利点があり，最近臨床使用が可能となり注目されている．β^- 線放出放射性同位元素は，I-131 が以前から用いられ有効性が示されさらに最近 Sr-89，Y-90 も用いられている．β^- 線は α 線よりもかなり飛程が長く，そのために分布したところだけでなくその周辺にも治療効果を示すことができる利点がある（クロスファイア効果）．半減期は α 線・β^- 線放出体ともに 1～60 日程度と短い（in vivo 診断用よりは長い）．放出エネルギーは α 線が 5～8 MeV 程度，β^- 線が 0.6～2.3 MeV 程度の最大エネルギーの放射性同位元素が（組織によってエネルギーが吸収される距離にすると約 1～5 mm となる）が用いられている．表2 に現在核医学治療に用いられている放射性同位元素の物理学的性質を示す．

（2）代表的な核医学治療用放射性医薬品

核医学治療用放射性医薬品には目的とする標的組織のみに速やかかつ効率的に分布し，その部位で一定時間とどまる機能をもつことが要求される．この選択性の高い組織集積性は in vivo 診断用放射性医薬品にも求められているものであり，基本的には同じ分子設計の考え方であるが，他の部位への分布を極力少なくしなければならないので，分布の特異性においてはより厳密さが求められる．そのため診断用の放射性医薬品

表2　核医学治療に用いられている主な放射性同位元素

核種	壊変形式	半減期	主な α 線または β 線の最大エネルギー（MeV）	組織中の最大飛程（mm）	主な光子のエネルギー（keV）
Sr-89	β^-	50.5 日	1.49（100％）	8.0	—
Y-90	β^-	64.1 時間	2.28（100％）	11.0	—
I-131	β^-	8.02 日	0.606（90％）	2.0	364
Ra-223	α	11.4 日	5.72（52％）	< 0.1	154,270

に比べて利用可能な化合物は限られている.

a) ヨウ化ナトリウム（I-131）

I^-は甲状腺に選択的に取り込まれ，残りは速やかに尿排泄されるので，β^-線放出体である I-131 が甲状腺機能亢進症・甲状腺がん転移・甲状腺がん術後残存病巣の治療に用いられている．I-131 はそのβ^-線の最大エネルギーが 0.606 MeV と治療に用いるにはやや低いが，364 keV のγ線も放出するためにイメージングが同時にできる利点があり，治療用放射性核種としてもっともよく用いられている.

b) 塩化ストロンチウム（Sr-89）

Sr-89 はβ^-線のエネルギーが 1.49 MeV と治療に適しており，Sr^{3+}イオンが骨への集積が選択的に高いこと，事実上γ線を放出しないために周囲の人への被ばくがないことなどの利点を有し，骨のがん性疼痛緩和に用いられている．Sr-89 は静注後，骨のヒドロキシアパタイトのCa^{2+}結合部位に選択的に結合し，残りは速やかに尿排泄される．しかも転移により骨形成の亢進した部位には正常骨皮質よりも約 3 倍多く集積し，加えて正常骨皮質からの生物学的半減期が約 2 週間であるのに対し，転移部位では生物学的半減期は100 日以上であり，ほとんど消失しないため，標的部位と非標的部位での放射能比の選択性はきわめて高く，骨転移の疼痛緩和効果がある.

c) イブリツモマブ チウキセタン イットリウム（Y-90）

Y-90 はβ^-線のエネルギーが 2.28 MeV と高い殺細胞効果があること，事実上γ線を放出しないために周囲の人たちへの被ばくがないことなどにより，治療に適している．そのため，リンパ球に発現している CD20 に対するモノクローナル抗体にキレート部位である DTPA 誘導体チウキセタンを結合させ，これにY-90 を結合させた抗腫瘍抗体（イブリツモマブ チウキセタン イットリウム（Y-90））が悪性リンパ腫の治療に用いられている．なお，このように標的となる抗原を発現している腫瘍に抗原－抗体反応を利用して集積させ，治療を行おうとする手法は放射免疫治療法（radioimmunotherapy，RIT），標的アイソトープ治療などといわれている．本化合物は化学療法や抗体療法で効果のなかった場合でも効果が期待できる点で優れている.

d) 塩化ラジウム（Ra-223）

Ra-223 は 5.61，5.72 MeV のエネルギーのα線を放出すること，Ra^{2+}イオンは骨組織中でカルシウムイオンに類似した挙動を示し，転移巣内またはその近傍の骨代謝回転の速い領域に集積することから，症候性骨転移を有する去勢抵抗性前立腺がんの治療を目的として，2016 年 6 月より用いられている．　〔佐治英郎〕

参考文献

1) 新放射化学・放射性医薬品学 改訂第 4 版，南江堂．2016.
2) J Nucl Med, **59**：878-884, 2018.
3) J Nucl Med, **58**：1709-1710, 2017.

4.1 放射線による診断
4.1.3 PET

キーワード 陽電子断層撮影（PET），ポジトロン，CT，PET/CT，FDG，フルオロデオキシグルコース

はじめに

陽電子断層撮影（positron emission tomography, PET）検査は，悪性腫瘍の治療を検討する上での重要な画像診断法の1つである．PET検査は必ずしもF-18標識のフルオロデオキシグルコース（F-18 fluorodeoxyglucose, F-18 DG, FDG）を投与して腫瘍をみつけることのみを目的とするものではないが，現在多くの施設で日常診療にて行われるPET検査といえばFDGを投与してPET/CT装置で画像化し腫瘍を検索することと思われる．ここではFDGを用いた腫瘍診断を中心にPET検査を解説する．

1．PET検査の原理

PET検査はポジトロン放出核種で標識した放射性薬剤を投与し，集積部位から放出されるγ線を検出器で計測することにより，体内での薬剤分布を画像化する核医学的画像診断法の1つである．同じ核医学検査でも，骨シンチグラフィなどのsingle photon emission computed tomography（SPECT）製剤を投与する従来の検査では1回の崩壊で1本のγ線が放出される．これを検出して評価できる画像とするためには入射方向を決めるためのコリメータが必要となる．PETでは1回の崩壊で2本のγ線（消滅放射線）が対向方向に放出され，これを同時計測するためにコリメータが不要となり，物理的に解像度・感度が高く，良好な画質が得られる．ただし，γ線のエネルギーが511 keVと強いので検出器にはBGO（bismuth germanate, $Bi_4Ge_3O_{12}$）・LSO（lutetium oxyorthosilicate, $Lu_2SiO_5[Ce]$）など通常のガンマカメラの検出器に用いられるNaIに比べて高い線エネルギー吸収係数を有する高価なクリスタルが利用される[1]．21世紀初頭にPET装置とCT装置が合体した複合型PET/CT装置が登場し[2]，従来のPET単独装置を置き換えるように普及してきた．一体型PET/CT装置では，PET製剤による代謝画像とCTによる形態画像，さらにその融合画像を容易に得ることができる．「どこで」「何

が起きている」という情報が得られ，腫瘍性疾患の治療方針を検討する上で重要な情報を評価できる．近年PETとMRIを組み合わせた一体型PET/MR装置も登場し[3]，乳腺に近接させて撮像することにより解像度と感度の両立をねらった乳房専用PET装置も開発された[4]．これら新しいPET装置はいずれも保険診療として行われている．

2．PET検査で用いられる放射性薬剤

PET検査ではその他の核医学検査と同様に知りたい情報によってさまざまなPET製剤が開発されている（表1）．わが国では1996年にO-15のガスを用いた脳血流の評価がPET検査として保険適用を得たが，2002年には現在のPET検査の主流であるF-18 DGによるPET検査の保険診療が始まった．この検査はブドウ糖の類似体を投与し，糖代謝の亢進部位を画像化し，腫瘍病変の効率的な検索に役立つほか，てんかんの焦点検索，心筋のviabilityの評価が可能となる．その後FDG-PET検査は，2010年の改訂で悪性腫瘍の原発巣に対する制限がなくなっている（早期胃がんは除く）．

PET診療で用いられるO-15，F-18の半減期はそれぞれ約2分，約2時間と短い．このためPET診療

表1　PET検査で用いられる代表的な放射性薬剤

PET製剤	評価するもの
^{11}C-メチオニン，^{18}F-FACBC	アミノ酸代謝
^{11}C-コリン，^{18}F-コリン	脂質代謝
^{13}N-アンモニア	心筋血流
^{15}O-酸素	脳酸素消費量
^{15}O-水	脳血流
^{18}F-FDG	糖代謝
^{18}F-FLT	核酸代謝
^{18}F-NaF	骨代謝
^{18}F-FMISO，^{18}F-FAZA	低酸素状態
^{68}Ga-DOTATOC, DOTATATE	ソマトスタチン受容体の発現

を行うためにはサイクロトロン・合成装置などの高額機器をPET装置とともに設置して検査薬を自家合成する必要があった．2005年からFDGの商用供給が始まり，サイクロトロンなどを設置するスペース・予算がなくてもPET装置があれば診療を行えるようになった．このため検査のできる施設が大幅に増加した．

その他のPET製剤を用いるPET検査も臨床研究ベースで行われている．2017年現在，C-11標識メチオニンを用いた先進医療が一部の施設で施行されている．またGa-68標識製剤を用いたソマトスタチン受容体イメージング[*1]はIn-111標識のSPECT製剤を上回る診断精度が報告され，ヨーロッパを中心に神経内分泌腫瘍患者を対象に利用されている[5]．

3. FDG-PET/CT検査の役割

臨床現場で中心をなすPET検査はFDGを用いた腫瘍の画像診断である．FDGは腫瘍細胞の細胞膜に発現したグルコーストランスポーターを介して腫瘍細胞内に取り込まれると，ヘキソキナーゼによりリン酸化を受ける．本来のグルコースはその後の代謝の基質となるのに対してリン酸化されたFDG，すなわちFDG-6-リン酸はその後の代謝に進まず，またグルコース-6-ホスファターゼがなければ脱リン酸を受けることがないため，細胞外にも放出されずに細胞内に停留することになる（図1）．悪性腫瘍細胞は糖代謝が亢進しているものが多いので腫瘍の存在部位を集積亢進領域として認識できる．

腫瘍性疾患に対するPET検査には表2に示すようにさまざまな役割がある．以前は肺がんか良性肺腫瘍か，膵がんか腫瘤形成性膵炎かなどの腫瘍性病変の鑑別診断として期待されたが，集積の低い悪性腫瘍や集積の高い良性病変の存在により必ずしも決め手にはならない．また病期診断では微視的なリンパ節転移は画像診断でも陽性描画できないことが多く，リンパ節炎も陽性に描画されるため限界がある．したがって，PETによる術前検査においては主に予期せぬ遠隔転移の検索が期待される．またFDG-PET/CT検査では重複がんがみつかることもある[6]．

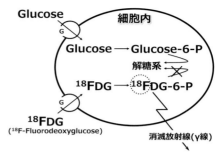

図1　FDGが細胞内に蓄積される機序を示した模式図

表2　腫瘍に対する画像診断としてのFDG-PET/CT検査の役割

- 鑑別診断・存在診断
- 病期診断
- 治療効果判定・予後予測
- 再発診断
- 原発巣検索
- スクリーニング（がん検診）

治療効果判定は抗がん剤治療や放射線治療などにおいて期待されるもので，代謝の変化は形態の変化に先行することが知られるため悪性リンパ腫で用いられる機会が増えている[7]．また乳がんをはじめ，術前化学療法に対するPET/CTを用いた早期の治療効果判定も臨床研究レベルで多数報告されている[8]．

再発診断はもっともエビデンスが確立しているもので，病変がある検査前確率が高く，形態画像のみでは得られない不明瞭な病変がしばしば明瞭に描出されるので日常的に行われている．

原発巣検索は先にリンパ節転移・肺転移・肝転移・骨転移が同定され，原発巣が不明な場合に考慮されるものである．PET検査前までにどのくらいの検査が行われたのかにより，PETでの検出能も報告によってばらつきがあるが，肺がん・中咽頭がんの頻度が高いようである[9]．さらに，わが国では健常人に対するがんのスクリーニング検査として自費でFDG-PET/CT検査が行われることがあるが，有効性については議論があり，エビデンスの確立には至っていない．PET検査は基本的に非侵襲的だが放射線被ばくを伴う検査であり，スクリーニング目的で行う場合には検査前にリスクなどをしっかり説明した上で施行することが重要と考えられる．

[*1] ソマトスタチン受容体イメージング：ソマトスタチン受容体に親和性を有し，生体内で安定なオクトレオタイドをIn-111あるいはGa-68で標識した放射性薬剤を投与することで，ソマトスタチン受容体の発現した腫瘍を陽性描画することができる．Ga-68はポジトロン核種であり，FDGは必ずしも集積がみられない．グレードの低い神経内分泌腫瘍の病巣検索に有用である．

4. 臨床現場におけるFDG-PET/CT検査の流れ

FDGはグルコースの類似体であり，血糖が高い場合には血中のグルコースとの競合により腫瘍への集積性が低下することが知られる[10]．またインスリンは骨格筋・心筋のグルコーストランスポーターの発現を促すのでインスリンの影響が残るとFDGの筋肉への集積が亢進する．したがって，診断に寄与する良好な画像を得るためには検査前の絶食が必要となる．施設によって異なるが，検査前4～6時間の絶食を採用しているところが多い．欧米のガイドラインでは，血糖値が150～200 mg/dLを超える場合には偽陰性の可能性があるため検査の延期または中止が望ましいとされているが[11]，たとえ高血糖であっても描出されるべき病変は認識できていることも多く，治療方針を決定する上で必要な情報が得られる可能性はある[12]．一方，摂食後でインスリンの影響が残っている場合にはたとえ血糖値が正常であっても投与したFDGが全身の骨格筋・心筋に集積してしまい，陽性描画されるべき病変が描出されないことが知られている．

わが国のFDG-PET，PET/CT診療ガイドライン2012によれば，FDGの投与量は3D収集の場合に2～5 MBq/kg体重が目安となる．各施設の撮像機種に合わせてできるだけ放射線被ばくを低減するように決定する．FDG投与後は約1時間安静にして体内にいきわたるのを待つ．90～120分待機して撮像する施設もある．定性的には問題ないが，画像上の定量値を評価する場合には待機時間の相違も考慮する必要がある．安静待機後は排尿を促し，膀胱内に貯留したFDGを含む尿を可及的に排泄させる．

多くのPET検査はPET/CT装置で行われるため，はじめにCTによる撮像範囲のCT撮影となる．無駄な放射線被ばくを避けるために低線量CTを用いる施設が多い．また通常のCTのように吸気息止めを行うと横隔膜付近でPETの画像との位置ずれが顕著となるので浅い自由呼吸あるいは軽い呼気止めにてCTを撮像する．PETの撮像は1ベッド2～3分を採用している施設が多いが，使用する撮像機種に依存する．機種によっては連続的に寝台が移動して撮像するタイプもある．得られたCT画像はPETの吸収補正をする際の基礎データにも用いられる．こうしてCTとPETの融合画像が得られる．

5. FDG-PETにおける生理的集積

FDG-PET/CT検査ではFDGの分布により糖代謝の亢進部位が画像化される．異常がなくてもFDGが集積する場所，いわゆる生理的な集積部位として，脳実質・扁桃組織・唾液腺・心筋・肝臓・脾臓・消化管・精巣・子宮内膜/卵巣のほか，尿中排泄を反映した尿路系への排泄像がみられる．声帯・筋肉などにも解剖学的構造に沿った集積がみられる．FDG投与前に筋負荷を伴う運動をしているとFDG投与後に安静を保っても筋肉への集積亢進がみられるので検査前からの安静が望ましい．また，FDG-PET/CT検査が登場して得られた知見の1つに褐色脂肪への生理的集積がある[13]．寒冷期に熱産生に関与する褐色脂肪が活性化することによって，FDGの集積が亢進する（図2）．傍椎体領域にみられる褐色脂肪への集積は左右対称で診断の妨げになることは少ないと考えられるが，鎖骨上窩はリンパ節病変への鑑別が必要なことがあり，注意を要する．

6. FDG-PET検査のピットフォール

FDGが集積する悪性腫瘍以外の病変，すなわち"偽陽性"の原因として扁桃炎・食道炎・肺炎・膵炎・肝膿瘍などさまざまな活動性炎症がある．また表3に示す良性腫瘍でもFDGの高集積を認めることがあり，確定診断には組織学的検索や経過観察を要する．特に放射線治療後には放射性肺炎の影響がしばらく続くため，集積があっても残存や再発を意味せず，またこの

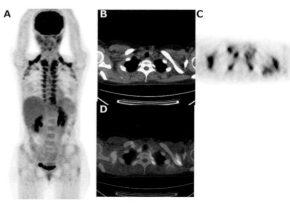

図2　褐色脂肪への生理的集積が顕著な20歳代女性のFDG-PETのMIP像（A）および，鎖骨レベルのCT（B），PET（C），融合画像（D）の横断像

鎖骨上窩や傍椎体領域に両側性に高集積がみられる．FDGの集積はCT上の脂肪に一致していることがわかる．

表3 FDG-PETで陽性描画される主な良性腫瘍

・下垂体腺腫	・多型腺腫	・弾性線維腫
・髄膜腫	・甲状腺腫	・大腸腺腫
・ワルチン腫瘍	・神経鞘腫	・子宮筋腫

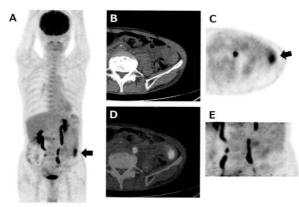

図3 遅延撮像が有用と考えられた症例
1時間後のPETのMIP像（A），CT（B），PET（C），融合画像（D）の横断像，遅延撮像時のPETのMIP像（E）を示す．投与1時間後の撮像では下行結腸に一致して限局性の高集積を認めた（A, C：矢印）．これだけでは腫瘍性病変の除外を要するが，約1.5時間後に撮像された下腹部の遅延像ではこの集積が消失しており，結腸への生理的集積が局所的に目立っていたものと考えられる．

炎症性集積の中に再発巣が紛れていても評価できない．一方，"偽陰性"原因としてFDGの集積が低い腫瘍があり，間質成分が多く細胞密度が低いスキルス胃がん・膵がん，高分化型の肝細胞がん・腎細胞がん，もともと発育の緩徐な低悪性度のリンパ腫，グレードの低い神経内分泌腫瘍などがあげられる．脳転移病巣・腎盂がん・尿管がん・膀胱がんなどは前述のように周囲に強い生理的集積および排泄像があるので明らかな病変があっても描出できない．脳転移病巣では浮腫による集積低下がないか，尿管がんでは水腎症のような付随所見がないかなどの間接所見を捉えることによって病変の存在を推測することができる．腸管への生理的集積は限局した場合に病変と見誤る可能性がある．このような場合には遅延撮像を追加することにより再現性があれば病変としての確信度が高まるが，形状が変化したり消失したりすれば生理的集積の一部とみなすことができる（図3）．

おわりに

PET検査はCT・MRIほどに多くの施設で気軽にできる検査ではないが，もはや総合病院・大学病院・がんセンターなどでは医療水準を保つために必要な画像診断法の1つである．現在の臨床では検査の役割として腫瘍の検索が求められているが，今後は治療効果判定・予後予測が求められていく可能性がある．またFDG以外のPET製剤を用いてFDG-PET/CTでは得られない病変の検索や治療方針に必要な情報を獲得し，生活の質（quality of life，QOL）の向上に向けた個別化された治療につながっていくものと推測される．

〔中本裕士〕

引用文献

1) J Nucl Med, 41：1051-1055, 2000.
2) J Nucl Med, 41：1369-1379, 2000.
3) J Nucl Med, 47：1968-1976, 2006.
4) Radiology, 234：527-534, 2005.
5) Eur J Nucl Med Mol Imaging, 37：2004-2010, 2010.
6) J Nucl Med, 46：752-757, 2005.
7) J Clin Oncol, 25：579-586, 2007.
8) J Nucl Med, 57（Suppl 1）：34S-39S, 2016.
9) Eur Radiol, 19：731-744, 2009.
10) J Nucl Med, 34：1-6, 1993.
11) J Nucl Med, 47：885-895, 2006.
12) Ann Nucl Med, 23：657-669, 2009.
13) Eur J Nucl Med, 29：1393-1398, 2002.

4.2 放射線による治療
4.2.1 放射線治療：総論

キーワード がん集学治療，がん放射線治療，高精度放射線治療，放射線治療の有害事象

はじめに

放射線治療は手術治療・抗がん剤治療と並ぶがん集学治療の三本柱の1つとして広く用いられている．放射線治療は同じ局所療法である手術治療にない特徴を有し，生活の質（quality of life，QOL）を重視した治療への関心が高まり，また高齢社会の急速な到来の中でより大きな役割を担うものと期待されている．放射線治療においてはいかに腫瘍に選択的に損傷を与えるかが重要であり，そのアプローチは大きく2つに分けられる．1つは物理工学的な方法で線量分布の改善を目指すものであり，腫瘍に放射線を集中させることにより正常組織の障害を軽減させる，あるいは線量を増大させ局所制御率を高める試みである．もう1つは生物学的なアプローチであり，放射線の殺細胞効果をがん細胞に選択的に引き起こす試みである．

1. 放射線治療の特徴

放射線治療は，①機能・形態の温存に優れている，②いかなる部位にも（手術の困難な部位にも）照射できる，③身体への負担が少なく，合併症を有する患者や予備能が低下した高齢者にも適応できる，という大きな利点を有している．他方，放射線治療の問題点は，①手術治療に比べると局所制御の点で劣るがんが少なくない，②腫瘍周辺部の正常組織での放射線被ばくに伴う放射線障害が出現することである．すなわち，根治性の向上と放射線障害の軽減が放射線治療における最大の課題であるが，それらを克服すべく各種の方法が開発されてきている[1]．

2. 放射線治療の手順

外部照射法の実臨床での流れを表1に示した[2]．まず臨床腫瘍学的な判断として，治療目的（根治・緩和など），手術・抗がん剤治療などその他の治療法との組み合わせの適否，放射線治療の照射線量・分割法な

どが決定される．各種がんの専門医・放射線治療医（腫瘍医）・腫瘍内科医・医療専門職など多職種構成のカンファレンス（キャンサーボード[*1]）において治療方針が決定されることが望ましい．治療計画とは治療方針の立案から線量計算およびその評価に至る一連の行程を指し，近年ではX線CTを用いたCTシミュレータによる三次元的な放射線治療計画が主流である．安全かつ適切な放射線治療を行うためには医師・診療放射線技師・医学物理士・認定看護師がチームをつくって実施することが重要である．

3. 照射法

放射線治療で用いられる照射法は外部照射と内部照射に大別され，さらに後者は放射性同位元素内用療法と密封小線源治療に分けられる．密封小線源治療には組織内照射と腔内照射がある．詳細は各論を参考にされたい．

（1）外部照射

外部照射は体外より放射線を照射する方法であり，放射線治療の大多数は本法にて施行される．高エネルギー加速装置である直線加速器（リニアック[*2]）によ

表1 放射線治療の実臨床での流れ（文献2より）

1.	患者の評価	病歴の聴取・診断評価
2.	治療の決定	ガイドラインの参照，患者意思確認
3.	治療方針立案	照射部位・線量・分割法の決定
4.	位置決め・固定	正確な治療体位再現の確認
5.	照射範囲確認	シミュレータでの確認
6.	治療計画	標的体積，リスク臓器の決定，照射法，線量分布計算
7.	治療情報の転送	計画装置から治療装置への情報転送
8.	患者セットアップ	患者治療体位・腫瘍位置の確認
9.	治療の実施	照射の実施と患者の経時的変化の評価
10.	検証とモニタリング	位置確認写真・線量計による検証，位置決めによるモニタリング

---

*1 キャンサーボード：手術・放射線治療および抗がん剤治療に携わる専門的知識および技能を有する医師や，その他の専門医および医療スタッフなどが参集し，がん患者の症状・状態および治療方針などを意見交換・共有・検討・確認するためのカンファレンス．

り外部照射が通常行われる．これは電子を加速する機器であるが，加速する電子線とともに電子をターゲットに当てて生じるX線が使用できる．がんの治療に使われている放射線はX線・γ線・電子線が主で，ほかに粒子線が用いられている．体外から放射線を照射する外部照射には任意の部位に照射できるという大きな利点がある一方，周囲の正常組織にも一定の線量が照射されるという欠点を有している．これに対して強度変調放射線治療・定位放射線治療という高精度放射線治療や粒子線治療では腫瘍により選択的な放射線照射が行え，正常組織の被ばく線量を軽減することができる．

a) 強度変調放射線治療（intensity modulated radiation therapy, IMRT）

IMRTは多分割絞り（multileaf collimator, MLC）を操作し，同一照射野内のビーム強度を調整して，隣接する重要臓器の線量を最小限に軽減し，さらに標的臓器に線量集中性を高めた革新的技術であり，治療成績向上と有害事象軽減が同時に可能となった．国内でも臨床普及が進んでいるが，先の医学物理士や品質管理士の存在が不可避であり，治療経験に基づく綿密な治療計画やその品質管理を含めた精度検証など適切な治療精度を担保する必要がある．施設基準を満たす施設のみ実施可能であり，すべての限局性固形腫瘍が適応である．臨床的に広く用いられているのは前立腺がん・頭頸部がん・脳神経腫瘍である．

b) 定位放射線治療（stereotactic radiation therapy, SRT）

SRTは限局した小腫瘍に対して多方向から均一なnarrow beamを正確な照準技術をもって照射する革新的技術である．通常の放射線治療よりも大線量を短期間に照射することが可能なため，①高い局所制御率が期待できること，②治療期間が1～2週間であるという大きな利点がある．その後登場した画像技術を放射線治療に組み入れた画像誘導放射線治療（image guided radiation therapy, IGRT）と相乗的に，高精度三次元治療の精度は飛躍的に向上し，不動ながんでは5mm以内の精度で狙い撃ちすることが可能となった．初めに実用化されたのは脳内病変に対するガンマナイフであるが，最近ではリニアック装置を用いたX線の多軌道照射での体幹部への応用が可能となっている．わが国では世界に先駆けて早期肺がん，肝臓がんでの保険適用での治療が可能になり，標準治療として評価されつつある．また，最近ではこの三次元照射に時間軸を加えた四次元放射線治療の実現が可能になり，米国で開発されたサイバーナイフ（Accuray Inc.）と日本で開発されたVero 4DRT（三菱重工）が新規線形加速器として日本での薬事承認を受け実用臨床で応用されている．

c) 粒子線治療

粒子線治療とは陽子・重粒子（重イオン）などの粒子放射線を使った治療であるが，現在の実地応用には陽子線と炭素線が用いられている．X線の効果が体内の浅いところで最大になり徐々に減衰していくのに対して，粒子線は体表近くよりも深部で最大線量（ブラッグピーク）を形成し，それよりも深部にはほとんど到達せず線量集中性を高めることができる．また，重イオン線はX線・陽子線に比して細胞致死効果が高い．小児腫瘍・骨軟部腫瘍・頭頸部悪性腫瘍・前立腺がんは保険適用されているが，その他のがんに対する効果は現在先進医療で評価されている．

（2）内部照射

内部照射には放射性同位元素内用療法と密封小線源治療がある．

放射性同位元素を体内に投与する放射性同位元素内用療法には甲状腺疾患に対するヨウ素131内用療法，骨転移の疼痛治療に対する塩化ストロンチウム89治療，悪性リンパ腫に対するイットリウム90による放射性免疫療法，去勢抵抗性前立腺がん骨転移に対する塩化ラジウム223内用療法などがある．

密封小線源とは外部汚染のないように放射性物質を小さな容器に密封したものである．線源が小さいのでがん病巣内に刺入する（組織内照射），あるいは近傍の体腔内に刺入する（腔内照射）ことができる．密封小線源治療の利点は空間的線量分布が優れているので，高い局所効果が期待できるところにある．実際に従来より舌がんに対する組織内照射や子宮頸がんに対する腔内照射はわが国でも高い効果を上げている．

＊2 リニアック：放射線治療用のX線や電子線を発生させるもっとも一般的な装置で線形加速器（linear accelerator）の名称．

4. 放射線治療の目的と適応疾患

放射線治療の方針は大きく根治目的と緩和目的（姑息的および対症的）に分けられ，照射範囲や総線量が変わってくる．根治治療は治癒が期待できる場合（根治）と治癒を目的としているが薬剤などの副作用のため十分な治療強度で実施できない可能性のある場合（準根治）とに分けられる．近年では根治的治療・緩和的治療のいずれであっても，抗がん剤治療や手術治療を含めた集学的治療が実施されることが多い．放射線治療の代表的適応疾患を表2に示す．

5. 放射線治療の有害事象と QOL

放射線治療の有害事象は治療中あるいは終了間もない時期にみられる早期影響と，治療終了後数カ月〜数年以降に発症する晩発影響（遅発性放射線反応）に分けられる．多くの早期影響は放射線治療開始後90日以内に軽快するが，晩発影響には一生涯にわたって継続する重篤なものもあり，この評価を怠ってはならない．有害事象の評価には National Cancer Institute-Common Toxicity Criteria（CTC），晩発影響の評価は LENT-SOMA スケール・RTOG/EORTC 規準が用いられ，がん集学的治療の中で普遍的評価法として普及している．

また，他覚的所見のみならず患者自身の主観的な QOL 評価を適切に行うことが，高齢社会の中でがん放射線治療普及の大きな鍵となる．

〔平岡眞寛・井口治男〕

表2 放射線治療の代表的適応疾患

脳腫瘍，頭頸部がん，乳がん，肺がん，食道がん，肝臓がん，膵がん，直腸がん，婦人科がん，前立腺がん，悪性リンパ腫，小児腫瘍，骨軟部腫瘍，甲状腺がん，良性疾患（ケロイド，Basedow 眼症など）

悪性腫瘍を中心に良性疾患に対しても適応される．

引用文献

1) がん放射線療法 2010, 篠原出版新社. p.3-9, 2010.
2) 外部照射における QA システムガイドライン 2016 年版, 篠原出版新社. p.95-105, 2016.

4.2 放射線による治療
4.2.1 ［1］ 強度変調放射線治療

キーワード 強度変調放射線治療（IMRT），標的体積，リスク臓器，局所制御率，空間的線量分布，晩期合併症，適応放射線治療

はじめに

放射線治療では一般的に吸収線量が高くなれば腫瘍の局所制御率も高くなる．しかし，同時に病巣周辺の正常組織（リスク臓器）に対する線量も高くなるため合併症発症の頻度も高くなる．従来の照射法では病巣部を含む標的体積に近接したリスク臓器の耐容線量（重篤な合併症を起こさない許容限度）を超えて照射を行うことができないので腫瘍の局所制御に必要な線量を投与できず，結果として満足できる治療成績が得られない場合があった．

このような放射線治療の限界を解決できる先進的な照射技術が強度変調放射線治療（intensity modulated radiation therapy，IMRT）である．照射ビーム内で放射線の強度を自在に変調（不均一化）させることにより標的体積およびリスク臓器の形状に合わせて線量を調整して照射するため，リスク臓器への影響を最小限に抑えながら同時に腫瘍に対しては高線量照射が可能となった．空間的線量分布に優れた IMRT により局所制御率の向上と同時に合併症発症率の低下，すなわち治療可能比の向上が実現できる．

1. IMRT の方法と特徴

IMRT は直線加速器（リニアック）から発生する高エネルギー X 線を利用する．通常のリニアックによる照射では照射野内の放射線強度は均一であるが，IMRT ではリニアックの照射ヘッドに内蔵されているマルチリーフ・コリメータ（multi-leaf collimator，MLC）を精密に操作することにより放射線強度の変化をつくり出すことが可能となった．IMRT ではこのような不均一な強度のビームを標的体積およびリスク臓器の位置に合わせて多方向から照射する[1]．これまでは照射ヘッドを固定し照射中に MLC が移動しながら不均一なビームをつくる動的多分割絞り（dynamic MLC）法あるいは MLC が何カ所かで停止した際に照射するステップアンドシュート（step and shoot）法が主流であった．最近ではガントリー回転と MLC

の動的制御を組み合わせた強度変調回転照射法（volumetric modulated arc therapy，VMAT）が開発され，照射時間の短縮とスループットの向上が図られている．

治療計画にあたっては患者をシェルなどで固定し，治療体位でコンピュータ断層撮影（computed tomography，CT）を実施し，放射線腫瘍医が CT スライス上に標的体積およびリスク臓器の輪郭を入力する．標的体積を原発巣・転移リンパ節などを含む肉眼的腫瘍体積（gross tumor volume，GTV）とがんの顕微鏡的浸潤範囲・予防的リンパ節領域を含む臨床標的体積（clinical target volume，CTV）に分けて輪郭入力し，さらに日々の照射精度のばらつきをマージンとして加えた計画標的体積（planning target volume，PTV）に対して照射する．IMRT ではこの輪郭に沿った線量分布が作成されるため輪郭入力は治療成績に直結する．標的体積を正確に設定するには磁気共鳴断層撮影（magnetic resonance imaging，MRI）・陽電子断層撮影（positron-emission tomography，PET）などの画像も参照する必要があり，放射線治療計画装置にはこれらの画像を CT 画像に重ね合わせる機能が備わっている．

IMRT はこれまでにない空間的線量分布に優れた照射法であるが，基本的には三次元原体照射を進歩させたものである．したがって，IMRT では治療可能比の理論的理解および線量分割法など従来の放射線治療の基本となる放射線生物学の知識が必要である．この点において，高線量を小さな標的体積に集中して組織を壊死に至らしめる定位放射線治療とは考え方を異にする．従来の照射法では1回線量を大きくすると周囲のリスク臓器の合併症が増加するという危険が伴ったが，IMRT では標的体積の形状に合った選択的な高線量域をつくることができるため比較的安全に1回線量を増加することができる．

2. 頭頸部がんに対するIMRT

頭頸部がんは機能と形態の温存が可能な放射線治療の好ましい適応である．しかしながら，従来の放射線治療では耳下腺にも腫瘍とほぼ同じ線量が照射されてしまうので照射によって腫瘍が制御されても晩期合併症として唾液腺機能障害が必発し，患者の食事・咀嚼・消化・会話・睡眠などさまざまな生活の質（QOL）の低下は避けられず，大きな問題点であった．

これに対してIMRTでは耳下腺線量を耐容線量以下に低くすることができるため（図1），唾液腺機能障害を最小限に抑えることが可能となった．Kamら[3]上咽頭がん患者60人をIMRT群と通常照射群に分けてランダム化比較した．その結果，照射1年後でのgrade 2以上の唾液腺障害は，IMRT群では39%，通常照射群では82%に認められ，IMRT群で有意に軽減できた（$P=0.001$）．唾液の分泌量も定量的に評価し，刺激に反応する唾液分泌量がIMRT群で有意に多量であった（$P<0.001$）．このように頭頸部がんに対するIMRTの唾液腺障害軽減効果は臨床的に証明されている．

また頭頸部がんでは，耳下腺以外にも脳・脊髄・眼球・内耳など放射線障害をきたすと大きく患者のQOLを損なう重要なリスク臓器が病巣の近傍に存在する．かつてはこれらのリスク臓器の耐容線量が制限となり，根治的線量を照射するのが困難な場合があった．IMRTでは脳壊死・脊髄麻痺・失明などの重篤な晩期合併症をきたすことなく合計70 Gy以上の高線量照射ができ，局所進行頭頸部がんにおいても良好な局所制御率が得られるようになっている．

従来の放射線治療では標的体積内の線量分布が均一であることが望ましいと考えられていたが，IMRTでは標的体積内に段階的な線量分布をつくることが可能となった．頭頸部がんの場合，標的体積を部位ごとの再発リスクに応じて2～3段階に分類し，それぞれの領域の1回線量を1.6～2.2 Gyの間で調整して照射する標的体積内同時ブースト（simultaneous integrated boost, SIB）法が可能となった（図2）．この方法では治療計画が1回で済むという利点があるが，以下に述べる照射期間中の腫瘍体積の縮小やリスク臓器の変位に対応できないこと，および低リスク領域への1回線量1.6 Gyの効果が減弱する可能性があることなどが欠点とされている．

局所進行頭頸部がんでは照射により原発巣・頸部リンパ節転移巣が縮小することに加え，化学放射線療法の患者は照射中の体重減少が著しいため，標的体積変化・リスク臓器変位・体輪郭変形をきたす．この結果，標的体積への線量低下およびに脊髄・唾液腺などのリスク臓器への線量増加となる危険性がある．したがって，最初から最後まで同一のIMRT治療計画で実施するには注意が必要である．

この問題点を克服できるのがtwo-step法IMRTである[4]．局所進行咽頭がんに対するtwo-step法IMRTでは治療開始前CT（CT-1）を行い全頸部領域への治療計画を作成・実施し，照射開始から3～4週

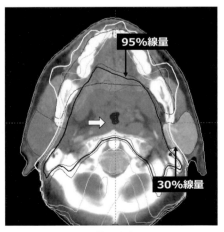

図1　IMRTの線量分布（文献2より）
標的体積（⇨）は95%線量域に囲まれ，脊髄や耳下腺への線量は低減できている．

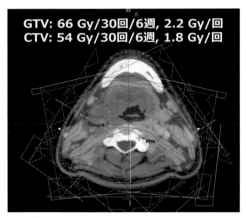

図2　舌根部扁平上皮がん（T2N0M0）に対するSIB法IMRTの線量分布
1回の照射で原発巣を含むGTVには2.2 Gy，予防的リンパ節領域を含むCTVには1.8 Gyの照射を行うことができる．

目にはGTVあるいは高リスクCTVへのブースト照射のための2回目のCT（CT-2）を撮影する．46～50 Gy以降合計70 Gyまでブースト照射を行う．図3にCT-1をもとにした初期計画の線量分布とCT-2に初期計画を移植した線量分布を示す．38 Gy/19回の時点で撮影したCT-2では体重減少に伴い頸部は明らかに細くなっている．このため耳下腺はCT-1では高線量域の外側にあったが，CT-2では内側に変位し，再計画せずそのまま初期計画で治療を続けると高線量域に含まれることになる．このようにtwo-step法IMRTは照射期間中の臓器変位・体輪郭変形に対応できる適応放射線治療（adaptive radiotherapy）[*1]の1つである．

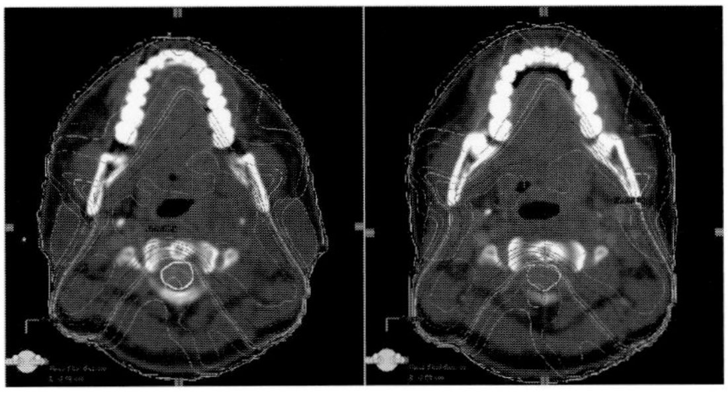

3. 前立腺がんに対するIMRT

前立腺がんは，治療前PSA値（＜10 ng/mL，10～20 ng/mL，＞20 ng/mL）・Gleasonスコア（2～6，7，8～10）・T因子（T1～2a，T2b～2c，T3～4）の3つの因子によって低リスク群・中リスク群・高リスク群に分けられる．中・高リスク群（治療前PSA値＞10 ng/mL）を対象に通常分割法で70 Gyと78 Gyをランダム化比較した結果，78 Gy群の無再発率が有意に良好であった[5]．したがって，中・高リスク群に外照射する場合には70 Gyを超える線量が必要であることが示されている．これを4門照射など三次元原体照射で照射すると（図4），直腸にも前立腺と同等の線量が照射されることになり直腸出血などの晩期合併症が増加するので三次元原体照射では70 Gyを超える線量の照射は困難である．

一方，IMRTでは直腸線量を低減できるため（図4），局所制御に必要な76～80 Gy程度の線量を安全に照射可能となる．世界でもっとも早く前立腺がんに対する合計81 Gyの高線量IMRTを行ったMemorial Slone-Kettering Cancer Centerからの長期観察報告では，合計170症例の低リスク群，中リスク群，高リスク群の10年PSA非再発生存率はそれぞれ81%，78%，62%と良好であった[6]．この報告ではホルモン療法が照射前および照射中に54%の症例に併用されているが，照射終了とともに中止されている．晩期合

図3　照射期間中のリスク臓器変位および体輪郭変形の影響
治療開始前に撮影したCT-1をもとに作成した初期計画の線量分布（左）では耳下腺は高線量域の外側にあるが，38 Gy/19回の時点で撮影したCT-2では頸部が細くなり耳下腺が内側に変位している．CT-2に初期計画を移植すると（右）耳下腺は高線量域に含まれる．

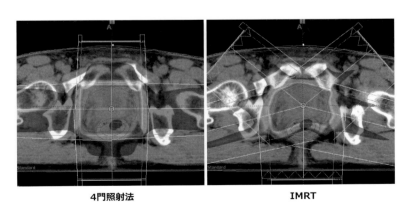

4門照射法　　　　　　　　　IMRT

図4　前立腺がんに対する4門照射法とIMRTの線量分布の比較
IMRTでは前立腺の形状に合わせた線量分布となり，直腸への線量が低減できている．

[*1] 適応放射線治療：照射期間中あるいは照射中の標的体積やリスク臓器の縮小・変位などを画像で確認し，必要に応じて再治療計画を行う放射線治療．

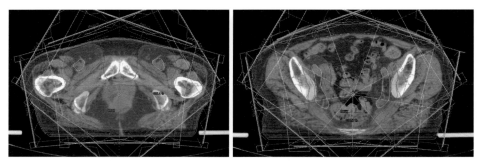

図5 肛門管がんに対する IMRT の線量分布
小腸への線量が低減できている．

併症に関しては grade 3 の尿路障害および消化管障害がそれぞれ 5% および 1% に認められたが，grade 4 以上の障害は認めなかった．このように 80 Gy 程度の高線量 IMRT は前立腺がんに対する安全かつ有効な治療法である．

4. その他のがんに対する IMRT

脳腫瘍の1つである悪性神経膠腫に対しては神経膠腫の1回線量依存性が高いことを利用して同時部分追加照射（simultaneous integrated boost, SIB）法で照射している[7]．通常照射法では脳壊死などの晩期合併症が増加するため1回線量を大きくすることは困難であったが，IMRT では標的体積の形状に合った選択的な高線量域をつくれるので比較的安全に1回線量を増加することができる．

この他に食道がん・膵臓がん・肛門管がん・子宮がんなどの体幹部腫瘍などにも IMRT は行われている．肛門管がん・子宮がんなどの骨盤部への IMRT では小腸への線量を減らすことができ（図5），消化管障害の低減が可能となる．また日本ではまだ一部の施設でしか行われていないが，欧米では呼吸性移動を伴う非小細胞肺がんに対しても IMRT が広く行われている．IMRT は基本的にすべての部位の根治的照射の適応になるものと考えられる．

おわりに

IMRT は腫瘍に十分な線量を照射し，同時に周囲のリスク臓器への線量を減少させることができる空間的線量分布の優れた高精度照射法である．IMRT の出現によって高い局所制御効果が得られ，かつ合併症発症率を最小限にとどめることが可能となっている．

〔西村恭昌〕

引用文献

1) 日医雑誌，**144**：251-255, 2015.
2) 新版放射線医科学，医療科学社，p.108-110, 2016.
3) J Clin Oncol, **25**：4873-4879, 2007.
4) Radiother Oncol, **106**：85-89, 2013.
5) Int J Radiat Oncol Biol Phys, **53**：1097-1105, 2002.
6) Cancer, **117**：1429-1437, 2011.
7) Int J Clin Oncol, **13**：48-53, 2008.

4.2 放射線による治療
4.2.1 ［2］ 三次元定位照射

キーワード 三次元定位照射，体幹部定位照射，固定法，脳定位照射，ガンマナイフ，呼吸同期，臨床試験，放射線肺臓炎

はじめに

近年の画像診断技術の進歩とコンピュータ技術・機械工学の大きな発展は従来の二次元放射線治療に大きな変革をもたらした．その三次元照射技術を代表する定位放射線照射（stereotactic irradiation, STI）について概説する．

三次元定位照射とは，脳病変では特殊な固定リング，体幹部（肺がんや肝臓がん）では固定用器具・息止め照射技術・同期 / 追尾照射技術などの呼吸制御法を用いた上で，1 回 10 Gy 以上の大線量で数回の少分割照射を行うものである．定位放射線照射では脳腫瘍に対しては 18 ～ 25 Gy で 1 回照射，体幹部腫瘍に対しては 1 回線量 10 ～ 15 Gy で 3 ～ 5 回照射する方法を用いる．

1. 定位放射線照射（STI）

STI とは頭蓋内腫瘍の照射のために初めて開発された固定精度を 1 ～ 2 mm 以内に保つ高精度照射法である．1960 年ころよりガンマナイフ，1983 年ころよりリニアックを用いたラジオサージャリーが臨床応用され，主に脳腫瘍に対して開発されてきた．これは通常 1 回 10 ～ 25 Gy の大線量を 1 ～ 数回で治療する放射線治療法である．定位放射線照射は 1 回照射で行う場合と分割照射で行う場合があり，それぞれ定位手術的照射（stereotactic radiosurgery, SRS），定位放射線治療（stereotactic radiotherapy, SRT）という．脳腫瘍の場合は照射中心の固定精度を 1 mm 以内に収める必要がある．その治療法が国内外で 1990 年代に入って脳以外の体幹部に応用されるようになってきた[1, 2]．

脳腫瘍と異なり，体幹部腫瘍に定位放射線照射を行う上で大きな課題となるのは体動や呼吸性移動による腫瘍移動の制限である．体幹部腫瘍に対する定位放射線照射は通常 3 ～ 5 回の少分割回数で行われるために 1 回の照射における位置のずれが局所再発に直結する可能性がある．以上の点より，体幹部腫瘍に対する定位放射線照射においては正確な患者固定法，呼吸調整法および毎回の治療前の照射野照合法の確立が非常に重要となってくる．

2. 定位照射の適応疾患

脳病変における定位照射の適応は脳動静脈奇形・良性脳腫瘍・転移性脳腫瘍・機能性脳病変（てんかん・三叉神経痛など）である．転移性脳腫瘍では通常は 3 cm 以内で 1 ～ 4 個以内の腫瘍が適応となる．

体幹部定位照射における健康保険が適用される対象疾患は原発性肺がん・転移性肺がん・原発性肝がん・転移性肝がん・脊髄動静脈奇形・前立腺がんの 6 つである．これらのうち原発性肺がんではリンパ節・他臓器への遠隔転移のない 5 cm 以内の I ～ II a 期の早期病変が定位照射の適応とされる．また転移性肺がんでは直径が 5 cm 以内かつ 3 個以内で，他病巣のないものが定位照射の適応となる．これらの病変に対しては 1 回線量 10 ～ 15 Gy を 3 ～ 5 回照射することによって多くは 90％ 以上の高い局所非再発制御率が得られるものと考えられている．

3. 脳定位放射線照射

（1）固定法

脳定位照射の健康保険適用条件は，①患者あるいはそれに連結された座標系において照射中心を固定精度以内に収めるシステムであること，②定位型手術枠を用いた方法または着脱式固定具を用いた方法であること，③照射装置の照射中心精度が 1 mm 以内であること，④治療中を通じて上記固定精度を保つことである．通常は患者の頭蓋骨にスクリュービスを用いてリングを固定するか，頑丈なシェルで固定した上で治療前に画像照合補正をすることによって実現できる．

（2）治療計画

脳定位照射専用装置として国内で 50 施設以上に普及しているのがガンマナイフである．これには専用の治療計画装置があり，201 個の Co-60 線源の配置パターンを制御することにより目的とする線量分布を決定する．ロボットアームを照射装置に付設したサイ

バーナイフも主に脳定位照射に用いられることが多い．リニアックを用いる際には通常の治療計画装置を用いて複数の回転照射を選択することが多い（図1）．

（3）治療成績と合併症

治療成績は疾患によって異なる．良性脳腫瘍である聴神経腫瘍では85～95％の高い局所制御率が期待できる．転移性脳腫瘍においても18～25 Gyで80～90％の局所制御が期待できる．また脊髄動静脈奇形は18～25 Gyの1回照射で閉塞率は60～90％程度が期待できる．有害事象については病変の種類とその存在部位によって異なる．

4．体幹部定位放射線照射
（1）体位の固定法

体幹部定位放射線照射では照射中心の固定精度が三次元方向で5 mm以内であることが必要である．画像誘導技術の進歩により照射前後の位置補正は可能となったが，1回線量が大きいこと，多門照射であることから照射時間が長くなる場合が多く，照射中の患者移動を抑制する器具が必要になる．代表的なものとしてプラスチック製体幹用シェル・ボディフレーム・真空吸引式のクッションなどがある．

（2）腫瘍の呼吸性移動への対応

肺腫瘍では腫瘍の呼吸性移動は無視できず，患者の呼吸状態に応じてこれを縮小する工夫が必要である．X線透視下で腫瘍の動きを確認し，10 mm以上の動きがあれば抑制することが多い．具体的な方法には大きく分けて呼吸停止法（息止め法）[3]・呼吸制限法（腹部圧迫法）[4]・呼吸同期法・追尾照射法がある．追尾照射法とは自由呼吸の条件下で患者の腫瘍を追尾して照射する最新照射法であり，国内で開発された照射装置であるVero 4DRT・サイバーナイフなどで臨床応用されている．

（3）治療計画法

ターゲット決定後に照射方向・門数・放射線エネルギーなどさまざまな要素を組み合わせて照射野を決定する．照射方法はターゲットの線量を均一にして，周辺の正常組織（肺など）への被ばく線量を減少させることを目標として，三次元固定多門照射法・多軌道回転原体照射・強度変調回転放射線治療（VMAT）が用いられる（図2）．わが国の線量表記法は照射野中心（アイソセンター）を線量評価点とする場合が多いが，最近ではD95（95％のターゲット領域が照射される線量）や辺縁線量で表示される場合があるので注

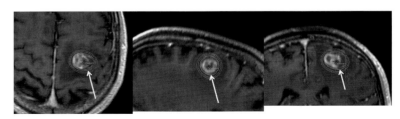

図1　脳定位照射の治療計画
転移性脳腫瘍に定位放射線照射を行う治療計画を示す．

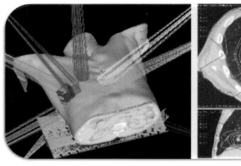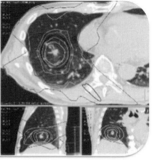

図2　体幹部定位照射の治療計画
多方向からの放射線を集中させて肺がんに定位放射線照射を行う治療計画を示す．

意が必要である．その他，照射野マージンや線量計算法によっても，治療計画が異なるので注意が必要である．

（4）治療成績

体幹部定位照射に用いる分割法に関して明確な推奨分割法は得られていないが，1回線量・総線量・分割回数・α/β 値に基づいた linear quadratic（LQ）model を用いた計算法により外挿されることが多く，$\alpha/\beta = 10$ Gy で生物学的効果線量が 100 Gy 以上の線量を 2 週間以内で照射することが 1 つの目安とされている．

わが国では現在までに 12 Gy×4 回のほかに，10～12 Gy×5～6 回，7.5 Gy×8 回，15 Gy×3 回などの異なった分割照射法の報告，また欧米からも種々の報告があるが，局所制御率は 88～96% と大きな差はない[5-10]．RTOG0236（54 Gy/3 回）の結果では 97.6% と非常に高い局所制御率を報告している[11]．

生存割合については対象とする患者群の年齢・手術可能不可能かに大きく依存するが，JCOG0403（48 Gy/4 回）の解析結果では，手術可能群（年齢中央値 79 歳）の 3 年・5 年全生存率は各々 76%，54% で，手術不可能群（年齢中央値 78 歳）を対象とした 3 年・5 年全生存率は 60%，43% であった[12]．

これらの 3 年・5 年生存率と局所制御率は満足できるものではなく，2016 年からは JCOG1408 臨床試験として従来の JCOG0403 を踏襲した照射線量（新評価法にて 42 Gy/4 分割）と T2 腫瘍を対象として実施された JCOG0702 より算出された新しい照射線量（新評価法にて 54 Gy/4 分割）とをランダム化比較する臨床試験が開始されている．

手術可能症例に対する体幹部定位照射と手術との比較試験については欧米でも高い関心をもたれている．Chang らは症例集積不十分であった過去の 2 つの臨床試験（STARS 試験と ROSEL 試験）の結果を統合して解析結果を報告した．それによると，体幹部定位照射患者の生存率が手術患者の生存率を有意に上回る結果となり，非常に注目されている[13]．現在は手術高リスク症例に対する比較試験が米国で開始されているが，近い将来に最適な手術法と最適な体幹部定位照射法との比較試験が行われることが期待されている．

（5）有害事象

体幹部定位放射線照射後の合併症としてもっとも頻度が高い放射線肺臓炎の変化は照射終了後 2～6 カ月目に出現することが多いのでこの時期は注意深い経過観察が必要である．ただし，現在までの JCOG0403 などの臨床試験結果ではおおむね 3～5 cm 以内の腫瘍を対象とする限り，またアイソセンター線量で 48 Gy/4 分割を用いてかつ線量制約を遵守している限りは重篤な有害事象は避けられる確率が高いといえる．ただし，背景に間質性肺疾患をもった患者群では致死的放射線肺臓炎のリスクが高いので注意が必要である．

また肺以外の合併症として国内外で致死的な喀血・食道潰瘍などの報告があり，縦隔臓器（心臓・大血管・気管/気管支・食道など）の領域に照射が不可避な肺門部中枢側腫瘍への照射線量と分割回数は慎重になるべきある．JROSG10-1 による肺門部中枢側肺がんに対する体幹部定位照射の線量決定試験では 60 Gy/8 分割が推奨線量とされている．

軽微な有害事象としては，肋骨骨折・腕神経叢障害・胸膜炎・皮膚炎などが報告されている．

おわりに

三次元定位照射，特に体幹部定位照射はわが国を中心に発展してきた技術であり，種々の先進的な技術が開発されてきた[13]．技術的進歩も著しく，現在も治療計画の高精度化や新しい治療装置の開発などが行われている．今後も高精度放射線治療の発展が期待されるところである．

〔永田　靖〕

引用・参考文献

1) J Radiosurg, **1**：63-74, 1998.
2) Cancer, **82**：1062-1070, 1998.
3) Int J Radiat Oncol Biol Phys, **56**：14-20, 2003.
4) Int J Radiat Oncol Biol Phys, **50**：889-898, 2001.
5) Int J Radiat Oncol Biol Phys, **63**：1427-1431, 2005.
6) Int J Radiat Oncol Biol Phys, **66**：117-125, 2006.
7) J Clin Oncol, **27**：3290-3296, 2009.
8) JAMA, **303**：1070-1076, 2010.
9) J Clin Oncol, **24**：4833-4839, 2006.
10) Lung Cancer, **84**：248-253, 2014.
11) Int J Radiat Oncol Biol Phys, **90**（Suppl 1）：S30, 2014.
12) Lancet Oncology, **16**：630-637, 2015.
13) Int J Radiat Oncol Biol Phys, **93**：989-996, 2015.
14) Stereotactic Body Radiation Therapy, Springer Japan. 2015.

4.2　放射線による治療
4.2.1 [3]　小線源治療

キーワード　画像誘導小線源治療，腔内照射，組織内照射，永久挿入治療，遠隔操作式後充填法（RALS）

はじめに

　小線源治療（brachytherapy）とは金属容器内に密封された放射性同位元素（密封小線源）を腫瘍内あるいは腫瘍の存在する臓器内に挿入することによって腫瘍に高線量を照射する放射線治療である．わが国で行われている小線源治療では線源を密封している金属を通過してきたγ線を利用している．本治療の適応となる主な疾患は子宮頸がん・腟がん・前立腺がん・舌がん・乳がんなどであり，小線源治療単独あるいは外部照射との併用で治療される．近年，CT/MR 画像を利用する三次元画像誘導小線源治療（3D image guided brachytherapy，3D-IGBT）が開発され，正常組織の線量をできる限り低く抑えながら腫瘍の形状と大きさに合わせて高線量を投与する治療が普及しつつある．本項では国内で治療件数が多い子宮頸がん・前立腺がんに対する小線源治療を中心に概説する．

1.　特　徴

　小線源治療の利点は第一に空間的線量分布に優れていることである．本治療では線源に近い病巣内部には高線量が照射されるが，線源から離れると距離の逆 2 乗則に従って線量は急激に低下するので病巣から離れた正常組織の線量を低減することができる．第二の利点は臓器の動きの影響を受けにくく，病巣に対して正確に照射できることである．一般的に外部照射では，患者のセットアップエラー[*1]や呼吸性移動・腸管蠕動運動などの臓器の動きによって生じるインターナルエラー[*2]を補償するためのマージンが必要となるが，小線源治療では線源を病巣に密着・固定するので上記エラーの影響を受けにくい．第三の利点は空間的線量分布に優れているため 1 回大線量小分割の照射が可能であり，抗腫瘍効果が大きいことである．

　一方，欠点としては病巣に小線源を適切に挿入しなければならないため手術操作が必要となることが多い

ので医療従事者には熟練が必要となること，処置の際には疼痛・出血の危険性があること，入院治療が必要となる場合があることなどがあげられる．また欠点ではないが，線源の取り扱いには十分な知識が必要であり，本治療を行う施設では線源の管理のため厳重な体制を整備する必要がある．

2.　分　類

　小線源治療は線量率・照射法・線源挿入期間により表 1 のように分類される．標的に対して単位時間当たりに投与される線量を線量率（dose rate）といい，低線量率（low dose-rate，LDR），中線量率（medium dose-rate，MDR），高線量率（high dose-rate，HDR）に分けられる．子宮頸がんに対する小線源治療では以前は Ra-226 ないし Cs-137 を用いた低線量率小線源治療が広く行われていた．しかし 1 回の治療に長時間（10 〜 20 時間）かかり，患者・医療従事者の負担が大きかった．現在では Co-60 ないし Ir-192 を用いた高線量率小線源治療（1 回 10 〜 20 分）が広く行われている．一方，低線量率小線源治療は現在では主に前立腺がんに対する I-125 シード線源の永久挿入治療として行われている．

　照射方法としては，腔内照射（intracavity irradiation）・組織内照射（interstitial irradiation）・モールド照射がある．腔内照射は子宮・腟などの空洞状ないし管腔状の臓器の腫瘍に対して，その臓器内腔に線源を挿入して腫瘍に高線量を照射する治療法である．特に子宮頸がんの腔内照射は重要な治療法である．組織内照射は前立腺がん・舌がんなどの腫瘍内に直接線源を刺入して照射する治療法である．モールド照射は皮膚・口腔粘膜などの表在性の腫瘍に対してモールドという鋳型を作製し，それに線源を配置して腫瘍に密着させて照射する治療法である[1]．

　線源の挿入期間としては子宮頸がんの腔内照射に代

＊1　セットアップエラー：セットアップ時（照射直前）と照射中における患者の位置誤差．
＊2　インターナルエラー：静止した骨格に対して相対的な臓器移動による誤差．

表1　小線源治療の分類

項目	分類	特徴
線量率 ICRU Report 38[5]	低線量率（LDR）	0.4 〜 2 Gy/hr
	中線量率（MDR）	2 〜 12 Gy/hr
	高線量率（HDR）	12 Gy/hr 以上
照射法	腔内照射（intracavitary）	体腔内に線源を挿入
	組織内照射（interstitial）	腫瘍内に線源を挿入
	モールド照射（mold）	皮膚や粘膜上に線源を配置
線源挿入期間	一時挿入（temporary）	照射後に取り除く
	永久挿入（permanent）	挿入したまま取り除かない

表されるように線源を 10 〜 20 分程度挿入する場合が多いが，前立腺がんに対する ^{125}I シード線源の永久挿入治療では前立腺内に刺入された線源は取り除かれず永久にとどまる．

現在，小線源治療で使用されている代表的な放射性同位元素（radioisotope）である Co-60，Ir-192，I-125 について以下に特徴を述べる．

(1) Co-60

Co-60 は半減期が 5.27 年と比較的長く，β^- 壊変をして Ni-60 になる．このとき放出される β^- 線のエネルギーは 0.318 MeV である．次に壊変生成物の Ni-60 が 1.17 MeV・1.33 MeV の 2 本の γ 線を放出し，安定な Ni-60 となる．このときに放出される γ 線が小線源治療に利用される．0.318 MeV の β^- 線は容器のフィルタで除去される．Co-60 のほうが Ir-192 に比べて γ 線の平均エネルギーは高いが，臨床例における線量分布の差はわずかである．

(2) Ir-192

Ir-192 は半減期が 73.8 日と比較的短いが比放射能が高いので，小線源として利用可能なこと，また Co-60 に比べて γ 線のエネルギーが低いので放射線管理が行いやすいという理由から Co-60 に代わって使用されている．Ir-192 は安定な Ir-191 から（n, γ）反応で生成され，Pt-192 への 3 つの β^- 壊変と Os-192 への 2 つの軌道電子捕獲があり，平均 0.38 MeV の γ 線を放射する．

(3) I-125

I-125 は前立腺がんに対する小線源永久挿入治療に使用される．I-125 は Xe-124 を（n, γ）反応により Xe-125 が生成され，Xe-125 が 16.9 時間の半減期で I-125 に壊変する．半減期は 59.4 日でオージェ電子と 27.4 keV・31.4 keV の特性 X 線と 35.5 keV の γ 線を放出する．

小線源治療において腫瘍に適切な線量を投与するためには線量分布計算が重要であるが，同一核種でも製造会社により若干の形状や材質の違いがあるので The American Association of Physicists in Medicine Task Group 43[2] での線量計算パラメータは異なる．そのため各線源に対してコンセンサスデータとしての線量計算パラメータが与えられている[2-4]．

3. 子宮頸がんに対する小線源治療

子宮頸がんに対する放射線治療は骨盤部への外部照射と子宮病巣への小線源治療の組み合わせで行われる．子宮頸がんの小線源治療では，子宮腔内および腟腔内に挿入されたアプリケータ内に密封小線源を移送して子宮の病巣に高線量を照射する（腔内照射）．本治療では医療従事者の放射線被ばくを最小限にするために遠隔操作式後充填法（remote afterloading system，RALS）を用いる．具体的にはガイドワイヤの先端に取り付けられた密封小線源をコンピュータ制御下に遠隔操作で線源格納容器から移送チューブを経てアプリケータ内に移動させて照射を行う．

従来の子宮頸がんに対する腔内照射では正面・側面 2 方向の X 線画像を用いる二次元治療計画が行われてきた．本法の治療計画では International Commission on Radiation Units and Measurements（ICRU）Report 38 に従って，線量処方の基準点として A 点（外子宮口から上方に 2 cm，左右に 2 cm の点）を設定し，そこに一定の線量を投与するとともに正常組織の線量評価点として ICRU Bladder/Rectum point を設置して線量制約の指標としていた[5]．ただし，本法は画一的な治療計画であり，腫瘍の形状・大きさに合わせた線量の投与はできなかった．また二次元画像での治療

4.2　放射線による治療　　201

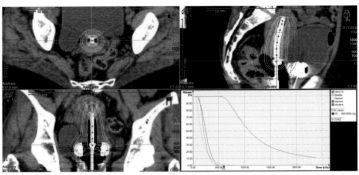

図1 子宮頸がんに対する腔内照射の三次元治療計画例

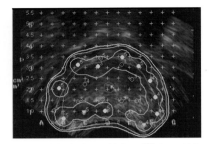

図2 前立腺がんに対する^{125}Iシード永久挿入治療の三次元治療計画例

計画なので腫瘍・リスク臓器の正確な線量評価は困難であった．そこで治療計画にCT/MRIなどの三次元画像を用いる3D-IGBTが開発された．

3D-IGBTでは，三次元画像を利用してアプリケータを挿入するので適切な位置にアプリケータを配置することができ，さらに組織内照射のような複雑なアプリケータ挿入も比較的容易に行うことができる．治療計画ではアプリケータと腫瘍および正常組織との空間的な位置関係を三次元画像で把握し，その画像上に投影された線量分布によって腫瘍および正常組織の線量を評価できる．また線量体積ヒストグラム（dose volume histogram, DVH）を用いて腫瘍と正常組織の線量体積を評価することができる（図1）．さらに照射条件を微調整することにより腫瘍の形状や正常組織の位置に合わせた線量分布の最適化を図ることができる[6,7]（図1）．本治療法の導入により子宮頸がんの治療成績の向上と有害事象の低減が報告されている[8,9]．治療の流れは，①患者の子宮腔内および腟腔内にアプリケータを挿入，②CT/MR画像を取得，③治療計画装置上で標的およびリスク臓器の輪郭作成，④アプリケータの位置情報の入力と線源配置の決定，⑤線量分布の最適化（線源停留位置および時間の決定）と標的およびリスク臓器の線量評価，⑥アプリケータ内に小線源を挿入し治療を施行となる．

4. 前立腺がんに対するI-125シード線源の永久挿入治療

長さ約4.5mm，直径約0.8mmのチタン製カプセルの中にI-125が密封されている小線源を経直腸超音波画像を用いて前立腺内に50〜100個程度永久挿入し，前立腺内のがん病巣へ低エネルギーのγ線を照射する治療法である．専用の治療計画装置を用いると線源挿入に伴い線量分布がリアルタイムに三次元経直腸超音波画像上に表示されるので最適な線源配置を行うことが可能である（図2）．本治療法によって正常組織（尿道・膀胱・直腸）の線量をできる限り低減しながら前立腺に高線量を照射することができ，良好な治療成績が報告されている[10]．

おわりに

子宮頸がん・前立腺がんを中心に小線源治療について概説した．本来，小線源治療は腫瘍局所への線量集中性の高い治療法であったが，近年の画像診断・治療計画装置の進歩によって3D-IGBTが開発され，より正確に腫瘍に高線量を集中し，かつ正常組織の線量を低減することが可能となったのでその臨床的な有用性は増加している．

〔加藤眞吾・熊﨑 祐〕

引用・参考文献

1) がん・放射線療法2017，学研メディカル秀潤社．p.448-449, 2017.
2) Med Phys, 31：633-674, 2004.
3) Med Phys, 34：2187-2205, 2007.
4) Med Phys, 39：2904-2929, 2012.
5) International Commission on Radiation Units and Measurements (ICRU) Report 38. Dose and Volume Specification for Reporting Intracavitary Therapy in Gynecology, Bethesda, U.S.A. ICRU Publications. p.4-15, 1985.
6) Radiother Oncol, 74：235-245, 2005.
7) Radiother Oncol, 78：67-77, 2006.
8) Int J Radiat Oncol Biol Phys, 75：56-63, 2009.
9) Radiother Oncol, 100：116-123, 2011.
10) Int J Radiat Oncol Biol Phys, 67：57-64, 2007.
11) 新版放射線医科学，医療科学社．p.102-104, 2016.

4.2 放射線による治療
4.2.1 [4] 陽子線治療

キーワード 陽子線治療，粒子線治療，加速器，がん，小児腫瘍

はじめに

陽子線治療は陽子線の特徴的な線量分布を利用するので従来の放射線治療よりも治療効果の増強と有害事象の低減が期待され，医療先進諸国で施設数が増加傾向にある．米国では2013年米国放射線腫瘍学会（American Society for Radiation Oncology, ASTRO）において発表されたモデルポリシーに従って，眼球腫瘍・頭蓋底腫瘍・脊椎腫瘍・原発性肝がん・小児原発性固形腫瘍などに対する陽子線治療が推奨されている．日本では，2016年から小児腫瘍，2018年から骨軟部腫瘍，頭頸部がん（口腔咽喉頭の扁平上皮がんを除く）および限局性前立腺がんに保険適用となったが，その他の疾患については主に先進医療として実施されている．

本項では陽子線治療の原理とその特徴を述べ，適応疾患の考え方，各疾患の実施状況について概説する．

1. 陽子線治療の原理と特徴

1946年にWilsonが荷電粒子線のがん治療への応用を初めて提唱し，1960年から米国で陽子線の臨床研究が開始された．わが国においては，1979年に放射線医学総合研究所で，1983年に筑波大学で臨床研究が開始されたが，当時は物理研究用の加速器を共用利用していた時代であった．その後，米国では1990年にロマリンダ大学で，わが国では1998年に国立がん研究センター東病院において医療専用陽子線施設が導入され，本格的ながん治療への応用が始まった．現在60を超える粒子線治療施設が世界にあるが，その約90%は陽子線治療施設である．2019年4月現在，わが国では18カ所の陽子線治療施設が稼働中で，2015年には年間約3,000人の患者が陽子線治療を受けている．

陽子線治療には加速器で高速に加速された水素原子核を用いる．治療に用いられる陽子線は正の電荷をもち，エネルギーに応じて一定の深さで止めることができる（図1）．陽子線のこの性質を利用すると少ないビーム数でも病巣に集中した良好な線量分布を得ることが可能となる．X線の高精度治療である強度変調放射線治療（intensity-modulated radiation therapy, IMRT）は病巣近傍の正常組織の線量を低減させる優れた方法であるが，一方で離れた正常組織に広く放射線が照射される．また，定位放射線治療も病巣への線量集中性が高い優れた方法であるが，病巣が大きくなると周囲正常組織の線量増加が避けられない．陽子線治療はこれらのX線での一定の技術的限界を超えることが可能な治療であり，とくに重要臓器が腫瘍近傍にある場合や，進行した大きな腫瘍に対しても病巣に線量を集中するとともに，正常組織への線量を減らすことができる点が大きな特徴である．

同じ物理線量を照射した場合の陽子線の生物作用はX線とほぼ同等であるが，重粒子線（炭素イオン線）は約3倍の作用があるとされている．このため重粒子線はX線治療抵抗性腫瘍での効果増強が期待されて

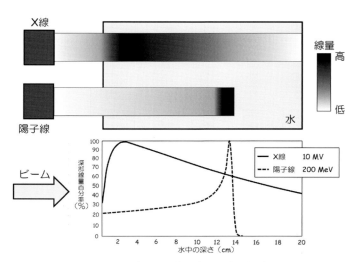

図1　X線と陽子線の線量分布の比較

X線は人体を通り抜けるのが特徴である．このとき体表面に近いところに最大のピークがあり，そこから徐々に線量が減っていく．陽子線の場合は入射した部分の線量は少なく，エネルギーに応じて一定の深さで線量が最大になり，その部分よりも奥には抜けないのが特徴である．

いる．一方，陽子線は広い範囲を安全に照射できる可能性があるので難治がんの化学放射線療法に応用され，毒性低減や効果増強が期待されている．

図2に筑波大学の陽子線治療装置の概略を示す．小・中学校の体育館ほどの大きさの建物の中に装置が設置され，医療用の装置としては巨大なものである．陽子線は水素イオン源から供給された水素イオンがシンクロトロンまたはサイクロトロンといわれる大型の加速器で光速の約60%まで加速され治療室に運ばれていく．患者の病巣の位置により陽子線ビームを360度どこからでも照射できるように回転ガントリーという構造がつくられている（図3）．

治療に際しては2方向のX線撮影により病巣の位置を合わせて照射が行われる施設が多いが，最近ではCTを用いた位置合わせを導入する施設も多い．ほとんどの体幹部腫瘍に対しては呼吸同期照射法が応用されているのも陽子線治療の特徴である．これらの装置および施設建設には，その治療室数にもよるが，50億～80億円程度の設備投資が必要であり，一般のX線治療に比べて高額であることが大きな問題点である．しかし，技術革新による装置の小型化・低価格化の努力も行われていて，費用対効果を検討しつつ将来はX線治療に置き換わる治療としても期待されている．

2. 陽子線治療の適応

陽子線治療の適応は医学的にはX線治療の適応と同様である．しかし，治療コストの面から高度化したX線治療に勝る効果の増強が見込める，または長期的な有害事象の低減が可能である領域に陽子線治療の優れた適応がある．

世界的にみて比較的高頻度に陽子線治療が利用されてきた疾患には小児/若年者の腫瘍・頭蓋底腫瘍・鼻・副鼻腔腫瘍（メラノーマなどの非扁平上皮がん）・眼腫瘍・骨軟部腫瘍があり，これらの稀少疾患については多くの研究者が有用性を認めている．わが国ではコモンキャンサーである肝がんについて多くの研究発表があり，欧米では高く評価されている．一方で，早期肺がん・前立腺がんに対しても陽子線治療が利用されているが，定位放射線治療（stereotactic irradiation, STI）・IMRTなどの高精度X線治療とのすみ分けが問題となっている．また，集学的治療として開発中の適応には局所進行肺がん・食道がん・膵がん・脳腫瘍・膀胱がんなどがあげられる．特徴的な適応としては照射後の再発がんに対する再照射があげられ，陽子線治療の1つの新しい領域と考えら

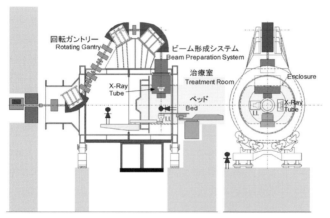

図2　筑波大学の陽子線治療装置の概略図
シンクロトロン型陽子線加速器により加速された陽子は，回転ガントリーにより方向を変えられ，治療室へと運ばれていく．

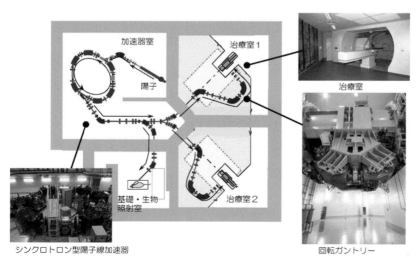

図3　筑波大学の陽子線治療装置（回転ガントリー）の概略図

れる.

わが国では2016年4月に保険適用疾患となった小児腫瘍以外の疾患に対する陽子線治療は主に先進医療の枠組みの中で実施されている。各国での保険医療制度の違いがあるので解釈には注意を要するが，欧米ではわが国よりも保険適用となっている疾患は多く，小児腫瘍・頭蓋底・骨軟部腫瘍・脊椎腫瘍・眼球腫瘍などはほぼすべての国で保険適用疾患としてすでに認められている。

2013年および2017年に米国放射線腫瘍学会は陽子線治療の適応に関する考え方をモデルポリシーとして公表した[1]。それによるとX線を用いた良質な放射線治療が難しいために陽子線治療を推奨する状態について以下の4つの条件が示されている。

①病巣が重要臓器に近接し，病巣の外側の線量を急峻な線量勾配をもって避ける必要がある場合。

②大きな病変に対して線量の均一性を保ちたい場合。

③X線治療では臨床的に意味のある毒性が増加する場合。

④同じあるいは隣接部位にすでに放射線治療が行われ，正常組織の耐容線量の積算量を超えないように線量分布を作成する必要がある場合。

これら4つの条件は主に線量分布上の特性の観点から陽子線治療の適応となる状態を整理したものであり，有用な基準と考えられる。また，モデルポリシーでは陽子線治療の利用を推奨する疾患をGroup 1として列挙している（表1）。一方，有効性・安全性の面でX線治療と同等であることが明らかな場合や緊急照射対症療法の場合には陽子線治療を用いるべきではないと記載されている。

3. 各疾患の治療開発状況

(1) 小児腫瘍・AYA（adolescent and young adult）世代の腫瘍

成長する小児や今後の人生が長いAYA世代に対しては放射線治療によるさまざまな長期の有害事象について考慮する必要がある。前述のように，陽子線治療はこれまでのX線治療に比べて正常組織への放射線量・照射体積を減らすことが可能であるのでこれらの世代への最適な放射線治療と考えられている。陽子線治療の小児腫瘍・AYA世代腫瘍への有用性として次の3点があげられる。

表1 米国放射線腫瘍学会モデルポリシーにより陽子線治療の利用を推奨されたGroup 1に分類される疾患

- 眼球腫瘍
- 頭蓋底腫瘍，頭蓋底に近接する腫瘍
- 原発性および転移性脊椎腫瘍（X線治療では耐容線量を超える場合）
- 肝細胞がん
- 小児の原発性固形腫瘍（良性腫瘍や対症療法も含む）
- 照射体積を最低限にするべき遺伝子病患者
- 進行性および切除不能な頭頸部がん
- 副鼻腔およびその他の副鼻腔のがん
- 後腹膜肉腫
- 正常組織の累積線量が許容範囲を超える再照射症例

a) 有害事象，特に晩期有害事象の低減

正常組織への線量が低減すれば晩期有害事象の発症率・重症度は軽減される。小児がんの各正常組織に対する線量の評価についてはすでに多くの研究者が陽子線による正常組織の線量低減について言及している。AYA世代でも同様の提言が認められ，縦隔のホジキンリンパ腫では陽子線治療により心毒性を低減できることが報告されている[2]。

b) 二次がん発症率の低減

放射線と二次がん発症率の関係は疫学的研究から明らかである。陽子線治療を用いて全中枢神経系照射を行うことによりX線治療に比べ二次がんを1/10以下に減らすことができるとの報告がある[3]。また，網膜芽細胞腫において，陽子線治療の利用により二次がん発症率が低下したことが報告されている[4]。

c) X線治療困難例・治療抵抗例への対応

小児がんには局所進行がん・巨大がんがしばしば認められる。これらの腫瘍にX線を照射する場合には正常組織への影響が懸念されるので根治的照射ができないことがある。日本放射線腫瘍学会による小児腫瘍を対象とした陽子線治療の観察研究では，X線治療では根治線量を照射できないとされた99例およびX線治療では治療できないとされた41例に陽子線治療を実施した際の5年生存率はそれぞれ51%および31%であり，陽子線治療により根治的照射が可能となることにより救命につながる症例の存在が明らかにされている[5]。

(2) 骨軟部腫瘍

頭蓋底腫瘍・脊椎骨腫瘍は脳幹・脳神経・脊髄が近接しているので病巣の外側の線量を急峻な線量勾配をもって避ける必要がある疾患であり欧米ではむしろ陽子線治療が標準治療となっている。日本放射線腫瘍学

会が行った頭蓋底または脊椎の骨原発肉腫を対象とした多施設共同研究では，観察期間中央値53カ月で5年全生存率75%，5年無増悪生存率50%，5年局所制御率71%，グレード3および4の晩期有害事象が6%および3%であり，重粒子線治療の成績と同等であったことが示されている[6]．

(3) 頭頸部腫瘍

口腔・咽喉頭原発の扁平上皮がんを除く頭頸部腫瘍（悪性黒色腫・腺様嚢胞がん・嗅神経芽細胞腫など）は比較的まれな疾患である．これらの腫瘍は機能的に重要な臓器に囲まれているだけでなく，放射線感受性が低いため，制御するには腫瘍への線量増加を行う必要がある．鼻・副鼻腔腫瘍についてはシステマティックレビュー・メタアナリシスにより陽子線治療がIMRTに比べ無再発生存・局所制御において優れていたと報告されている[7]．稀少疾患であるためにランダム化試験は困難であるが，わが国からも前向きの臨床研究結果が公表されている[8]．わが国の「頭頸部癌診療ガイドライン」でも鼻・副鼻腔腫瘍に対して陽子線治療を行うことが推奨されている．

(4) 肝がん

わが国の肝細胞がんは主にウイルス性肝炎を背景に発症し，手術・ラジオ波焼却術・経動脈的治療の3つが標準療法となっている．陽子線治療はこれまで主に切除不能肝がんを対象として実施され，前向き第II相試験および後ろ向き研究における局所制御率は約90%，5年全生存率は25～50%と報告されている[9, 10]．陽子線治療と経動脈的治療を比較した第III相試験の中間解析が発表され，短期の全生存率に有意差は認められなかったが，2年局所制御率（88%対45%），2年無増悪生存率（48%対31%）において陽子線治療の成績が良好であったと報告されている[11]．特に合併症による入院期間が有意に短縮されることが示されており，今後の医療経済評価が待たれる．

(5) 肺がん・食道がん・膵がん

肺がん・食道がん・膵がんなどの難治性進行がんでは局所コントロールのために化学療法と放射線療法の同時併用療法（化学放射線療法）が標準的となっている．強力な化学療法と放射線療法の併用により局所コントロールを目指すものであるが，同時に有害事象の頻度も高い．そこで局所効果の増強と有害事象の軽減

を目的として化学療法と陽子線治療の併用が試みられてきている．食道がんにおいては陽子線の利用により心肺線量が低減することが明らかであり，初期の報告ではあるが有害事象の低減も報告されている[12]．これらの領域は今後の陽子線の集学的治療への応用としての開発が期待される．

(6) 前立腺がん

限局性前立腺がんは手術とともに放射線治療が標準療法である．近年はIMRTによる良好な成績が報告されており，日本でも実施する施設が増加している．IMRTと陽子線治療のランダム化比較試験は実施されていないが，費用対効果から陽子線治療は実施すべきでないとの意見もある[13]．一方で，生活の質（quality of life，QOL）において陽子線治療が優れており，排除すべきではないとの意見もある[14]．現在，米国ではQOLを指標として陽子線治療とIMRTの比較試験が実施され，わが国でも多施設臨床試験が進行中である．

おわりに

陽子線治療は効果と安全性の高さへの期待から日本を含めて先進諸国で施設数が増加傾向にある．今後，装置のコンパクト化やコスト低減の実現により，さらに普及が加速する可能性がある．近年，陽子線治療の多施設共同臨床試験の結果が報告されるようになり，エビデンスの構築によりその役割が明らかになると考えられる．

〔櫻井英幸〕

引用文献

1) https：//www.astro.org/uploadedFiles/Main_Site/Practice_Management/Reimbursement/ASTRO%20PBT%20Model%20Policy%20FINAL.pdf
2) Int J Radiat Oncol Biol Phys, 89：1053-1059, 201.
3) Int J Radiat Oncol Biol Phys, 54：824-829, 2002.
4) Cancer, 120：126-133, 2014.
5) Cancer Medicine, 5：1519-1525, 2016.
6) Cancer Sci. 108：972-977, 2017.
7) Lancet Oncol, 15：1027-1038, 2014.
8) Radiother Oncol, 118：267-271, 2016.
9) IJROBP, 79：1479-1486, 2011.
10) IJROBP, 81：1039-1045, 2011.
11) IJROBP, 95：477-482, 2016.
12) Anticancer Res, 35：1757-1762, 2015.
13) Nat Rev Urol, 10：565-579, 2013.
14) Cancer, 12：1076-1082, 2014.

4.2 放射線による治療
4.2.1 ［5］ 炭素線

キーワード 重粒子線治療, 高LET放射線, DNA二重鎖切断, ブラッグピーク, X線抵抗性, 統一治療方針

はじめに

がん医療においては奏効率の向上のみでなく生活の質（quality of life, QOL）を重視した低侵襲がん治療法の確立が喫緊の課題となっており, 放射線治療においてはがん病巣に線量の集中性を高める先進的放射線治療技術が目覚しく進歩している. 先進的放射線治療の中で線量の集中性と高い生物効果で注目されているのが重粒子線治療である. 重粒子線治療には炭素イオン線を用いているが, 炭素イオン線はX線・γ線に比べがん細胞を殺傷する効果が2～3倍強く, 線量集中性に優れ, 周囲の正常組織の有害事象を最小限に抑える特徴をもっている. 量子科学技術研究開発機構放射線医学総合研究所重粒子線治療研究部（放医研）において1994年から開始された炭素イオン線治療の臨床試験の治療実績, ならびに国内の重粒子線治療施設の多施設後ろ向き調査の解析結果に基づき, 現在は国内の重粒子線治療施設において統一の治療方針で治療が実施されている. 本項では重粒子線治療の特性・方法・治療成績・将来の方向性について記す.

1. 重粒子線治療の歴史と治療施設の現況

医療に用いられる粒子線は, 陽子線, 中性子線, これらより質量が重い粒子を用いた重粒子線に大別される. 重粒子線治療の研究は1975年から米国のLawrence Berkeley National Laboratoryの原子核実験用重イオン加速器により開始され, ネオンイオンを用いて約400人に治療が実施されたが, 1992年に加速器の老朽化と科学予算削減の影響を受けて中断した. 日本では1994年より放医研において炭素イオンを用いた重粒子線治療が開始された. 現在重粒子線がん治療で用いられているのは炭素イオン線であり, これ以降本文中での"重粒子線"は炭素イオン線のことを指す. わが国における重粒子線治療施設は, 放医研に加え, 兵庫県立粒子線医療センター・群馬大学重粒子線医学研究センター・九州国際重粒子線がん治療センター・神奈川県立がんセンター重粒子線治療施設・大阪重粒子センターの6カ所があり, さらにいくつかの重粒子

線治療施設が建設予定となっている. 日本国外ではドイツ・イタリア・中国・オーストリアの6施設で治療が開始されており, 世界の重粒子線治療施設の半数がわが国で稼働している.

2. 重粒子線の特性

重粒子線はX線・γ線による放射線治療と比較して, 物理学的・生物学的に優位性をもっており, 主にこれまで放射線治療抵抗性と考えられてきた難治性腫瘍の治療に期待がもたれている. X線・γ線は光子線といわれる電磁波で電荷・質量をもたないのに対し, 荷電粒子線である陽子線・重粒子線は電荷・質量をもつ. 光子線は体表近くで線量が最大になり徐々に線量を減じながら人体を透過するのに対し, 粒子線は加速器により光の70%程度の高エネルギーまで加速すると透過力の大きい電離放射線となり, 組織に電離・励起を引き起こして減速し, 体表近くでは比較的低線量であるが体内深部で飛程の終端近くでエネルギーを急激に放出して停止するという特性をもつ（Bragg peak）. 単一エネルギーの粒子線ビームにおけるブラッグピークの幅は数mmであるため, このブラッグピークを物理工学的に拡大して治療に用いる（spread out Bragg peak, SOBP）. また側方への散乱が小さいので照射野の辺縁（側方）から照射野外に向かって急峻な線量勾配を形成することができる. 陽子線も重粒子線も同様な特性をもつが, 重粒子線の線量分布の方が側方については先鋭である. この物理的な特性により腫瘍周辺の正常組織を可及的に避けて病変部のみに十分な線量を集中させることが可能となる. また重粒子線はブラッグピーク領域では高い密度でエネルギーを付与するので高linear energy transfer（LET）放射線といわれ, 低LET放射線であるX線・陽子線に比べて生物学的効果が高い[1]. 高LET放射線の特徴として, 粒子の飛跡に沿って高密度の電離が起こることによりDNAの二重鎖を高率に直接切断することができる. この特徴により①生物学的効果比（relative biological effectiveness, RBE）が高く, 細

4.2　放射線による治療　　207

胞を殺傷する効果がX線に比べて2〜4倍高い，②酸素増感比が小さく酸素の有無によって照射効果があまり変わらないため，通常のX線では抵抗性である低酸素細胞（腫瘍）に対しても有効である，③細胞周期による放射線感受性の差も小さく，X線抵抗性を示すS期後期の細胞にも有効であり，がん幹細胞にも効果が高いといった生物学的な特性を示すため，X線抵抗性腫瘍に対しても有効性が期待される[2,3]．なお，陽子線のRBEはX線とほぼ同等とされる．

3. 重粒子線治療の方法

炭素イオン線はシンクロトロンやサイクロトロンなどの加速器により加速される．主加速器から出射されたビームは高エネルギービーム輸送系を通じて各治療室に導入され，照射装置各機器によって患者治療ビームとして形成される．照射野形成法として，ワブラー電磁石と散乱体で細いビームを幅広いビームに拡大し，リッジフィルタでSOBPを形成する．深部方向の線量分布はレンジシフターで飛程の微調整を行い，コリメータとボーラスで患者の治療領域に対応する不整形の線量分布を形成する（図1）．また，腫瘍の最大の厚さに合わせたSOBPを用いると病巣外の高線量域が問題となる場合にはスキャニング照射法・積層原体照射法を用いることにより病巣への線量集中性を向上させている．

治療計画においては，患者体位ごとの樹脂製ベッドと樹脂性固定具を作製し，高い位置精度の再現性を実現する．そして治療体位ごとに薄層でCT撮影を行い，CT画像をもとに治療計画の作成，線量計算を行う．重粒子線治療の線量計算には単純CTを用いており，体内金属などのアーチファクトによるCT値への影響を極力なくすよう配慮することが必要である．治療計画前には造影CT・MRI・超音波検査・FDG-PET/CTを実施して重粒子線治療の適応判断に用いるとともに，実際の治療計画の際には治療計画CTと参照画像として診断用画像との画像融合を行って腫瘍およびリスク臓器（organ at risk, OAR）の輪郭描出に用いる．

照射ごとの位置決めにはX線透視による骨構造での照合を行う．平行移動および回転移動6軸の寝台の駆動により位置の微調整を行い，最終的に1 mm以下のずれであることを確認し照射が開始される．セットアップに要する時間は通常10〜15分程度であるが，体幹部などでは時に30分程度かかる場合もある．照射時間そのものは通常数分以内で完了するが，肺や肝臓など呼吸性移動がある臓器に関しては，照射タイミングを呼吸に合わせる呼吸同期照射法を用いる場合にはさらに数分程度の時間を要する．

一般的な放射線治療では少ない線量を分割して照射することにより病変周辺の正常細胞の回復を利用しながら治療を行うのが原則で，分割回数は約30〜35回となり，照射期間だけで6〜7週間に達する．重粒子線治療は通常の放射線治療に比べて分割回数が少なくて済むという特長をもち，現在，前立腺がんの場合は

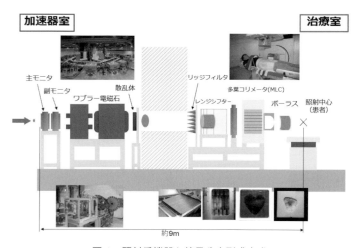

図1　照射系機器と線量分布形成方式

3週間で12回照射が標準となっており，肺がん・肝臓がんでは1週間で4回照射により終了するきわめて短期間の治療となっている．

4. 重粒子線治療の対象ならびに成績

重粒子線治療は頭頸部腫瘍・頭蓋底腫瘍・肺がん・肝がん・前立腺がん・骨軟部腫瘍などにおいて遠隔転移がなく，手術が困難な場合や一般の光子線での放射線治療に抵抗性の組織型であるものが適応として実施されてきた．また脳幹・脊髄・脳神経・胃腸などの重要臓器に腫瘍が近接する場合には先鋭な線量集中性と強力な生物学的効果をもつ重粒子線治療が有用である．

国際的に重粒子線治療の治療症例数はとくに放医研で多く，かつ臨床試験の質も高く，信頼できる治療成績を報告している．放医研では1994年6月から難治性固形腫瘍に対する重粒子線治療の第I相・第II相試験（照射期間と分割回数を一定にし，1回線量を増加させていく線量増加試験）が開始され，頭頸部腫瘍・脳腫瘍・肺がん・肝がん・前立腺がん・子宮がん・骨軟部腫瘍・食道がんなどのうち従来の放射線治療では治癒が困難な症例を主な対象として臨床試験が行われた．放医研での重粒子線治療成績の5年局所制御率は手術不能I期肺がんで90%[4]，頭頸部悪性黒色腫で75%[5]，切除不能体幹部骨肉腫で62%[6]，進行肝がんで81%[7]などと報告されている．これらの成績は主に手術不能な症例・進行/再発がんを対象にしたことを考慮すると良好な治療成績と考えられる．また有害事象も少なく，低肺機能の肺がん症例や肝硬変を伴う肝がん症例でも安全に治療を完遂できている[4,7]．実際に重粒子線治療を行ったI期肺がん症例の重粒子線ならびにX線定位放射線治療の模擬計画の線量分布図と線量体積ヒストグラムの対比について図2および3に示す．X線による定位放射線治療では，3 cmを超える腫瘍の場合には55 Gy以上の線量増加は難しいことが報告されているが[8]，本症例の重粒子線治療計画においては，中心線量60 Gy(RBE)/4分割の処方により計画標的体積の95%に55 Gy(RBE)以上の線

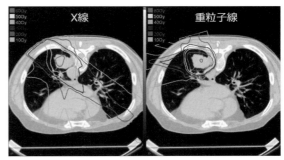

図2 重粒子線で治療を行ったI期肺がん症例の重粒子線ならびにX線定位放射線治療の模擬計画の線量分布図

左：X線，右：重粒子線．群馬大学重粒子線医学センターでは水平・垂直の固定門で治療を行っており，背側寄りの腫瘍の場合は腹臥位で計画・治療を行っている．

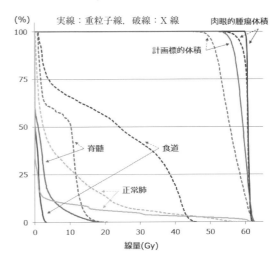

図3 重粒子線治療を行ったI期肺がん症例の重粒子線ならびにX線定位放射線治療の計画の線量体積ヒストグラムの比較

量が投与でき，また正常肺・食道・脊髄などのリスク臓器に対する被ばく線量もX線の模擬計画と比較して顕著に低減されており，安全な治療といえる．

2003年からは重粒子線治療は限局性固形がんを適応症として高度先進医療として認可され，その後先進医療[*1]として実施されてきた．重粒子線治療の保険導入を検討するにあたっては各施設が先進医療として

[*1] 先進医療：「厚生労働大臣が定める高度の医療技術を用いた療養その他の療養であって，保険給付の対象とすべきものであるか否かについて，適正な医療の効率的な提供を図る観点から評価を行うことが必要な療養」として，厚生労働大臣が定める「評価療養」の1つとされている．「先進医療に係る費用」は，患者が全額自己負担することになり，重粒子線治療の場合は，対象となるがんの種類や治療回数にかかわらず300万円程度の自己負担となっている．

実施してきた治療データを施設横断的にとりまとめて解析を行うこととなった．重粒子線治療施設での取り組みとしては，日本放射線腫瘍学会の監督のもとに重粒子線治療多施設共同臨床研究班（Japan Carbon-ion Radiation Oncology Study Group，J-CROS）で2003～2014年に先進医療として重粒子線治療を実施した症例の治療の状況を疾患ごとに施設横断的に収集し，後ろ向き調査を実施した．骨軟部腫瘍764例，頭頸部非扁平上皮がん845例，肝細胞がん174例，I期非小細胞肺がん331例，局所進行肺がん64例，前立腺がん2,332例という大規模データが構築され，この解析結果が2015年の先進医療会議で発表された[9]．切除非適応の骨軟部腫瘍の治療成績については2年，5年全生存率がそれぞれ84％，65％，2年，5年局所制御率はそれぞれ86％，68％と有効であり，ほかに確立された既存治療がないことから2016年度の診療報酬改定において重粒子線治療が保険収載となった．また，多施設後方視的調査のサブグループ解析により，新たなエビデンス創成が行われたことを受け[10-12]，2018年度の診療報酬改定において，口腔および咽喉頭の扁平上皮がんを除く頭頸部悪性腫瘍，転移のない限局性および局所進行性前立腺がんに対する重粒子線治療が保険適用となった．その他の疾患については，日本放射線腫瘍学会の主導による統一の治療方針に基づいて，前向きに症例登録を行いながら先進医療として治療を実施し，有効性を評価していくこととなっている（表1）．さらに，切除不能／局所療法不適の肝細胞がん・手術不能肺野型I期肺がん・局所進行膵がんなどの疾患については先進医療Bの枠組みの中で多施設共同前向き臨床試験としての登録が開始されており，客観性・再現性のある臨床的エビデンスが創成されていくことが期待される．

おわりに

重粒子線治療の歴史，治療成績，最新の状況までを概説した．世界の重粒子線治療施設の半数がわが国で稼働しており，今後も日本が世界の重粒子線治療をリードしていくことが期待される．治療費が高額であり，厳格な適応判断や運用を求められている状況であるが，学会主導の統一治療方針に基づいて多施設前向き登録での治療を行うことによりわが国の重粒子線治療の標準化が図られ，保険適用拡大につながることが期待される．

〔齋藤淳一・中野隆史〕

表1　統一治療方針に基づいて先進医療として重粒子線治療を実施する疾患

適応症	組織型など
1. 肺・縦隔腫瘍	• 限局性肺がん • 局所進行非小細胞肺がん
2. 消化管腫瘍	• 局所進行食道がん • 局所再発性直腸がん • 大腸がん術後骨盤内再発
3. 肝胆膵腫瘍	• 肝細胞がん • 肝内胆管がん • 切除可能膵がん（術前照射） • 局所進行膵がん
4. 泌尿器腫瘍	• 腎がん
5. 乳腺・婦人科	• 局所進行子宮頸がん • 局所進行子宮体がん • 婦人科領域悪性黒色腫
6. 転移性腫瘍	• 転移性肺腫瘍（3個以内） • 転移性肝腫瘍（3個以内） • 転移性リンパ節

引用文献

1) J Clin, Oncol, **25**：953-964, 2007.
2) Int J Radiat Biol, **75**：505-512, 1999.
3) Clin Cancer Res, **12**：2185-2190, 2006.
4) J Thorac Oncol, **2**：916-926, 2007.
5) Radiother Oncol, **103**：32-37, 2012.
6) Cancer, **118**：4555-4563, 2012.
7) Int J Radiat Oncol Biol Phys, **59**：1468-1476, 2004.
8) Radiother Oncol, **116**：276-280, 2015.
9) http：//www.mhlw.go.jp/file/05-Shingikai-12401000-Hokenkyoku-Soumuka/0000093345.pdf
10) Radiother Oncol, **121**：288-293, 2016.
11) Int J Radiat Oncol Biol Phys, **97**：1054-1060, 2017.
12) Int J Radiat Oncol Biol Phys, **99**：442-449, 2017.

4.2　放射線による治療
4.2.1　[6]　中性子線

キーワード　中性子，間接電離放射線，二次荷電粒子，速中性子線治療，ホウ素中性子捕捉療法，BNCT，ホウ素化合物，速中性子，熱中性子，熱外中性子

はじめに

　わが国の粒子線治療は量子科学技術研究開発機構放射線医学総合研究所（放医研）が1979年に陽子線治療を，1994年に炭素イオン線を使用する重粒子線治療を開始している．これらの粒子線治療が実施される以前に放医研で1975年から速中性子線治療が実施されている．また中性子を使用するホウ素中性子捕捉療法（boron neutron capture therapy, BNCT）は速中性子線治療開始に先立つ1968年に日立教育訓練用原子炉（Hitachi Training Reactor, HTR）において開始されている．現在，速中性子線治療は国内において実施されていないが，中性子源としての加速器開発に成功したことからBNCTは新規の放射線治療として注目されている．本項は中性子を用いた速中性子線治療とBNCTについて，入射された中性子と体内での原子核との相互作用についての理解に重点をおいて解説する．

1.　中性子の基礎

　中性子は電荷をもっていない．その点が入射された中性子と体内での物質との相互作用に関して，もっとも重要なポイントである．中性子は電荷をもたないため体内の物質の原子核と直接反応することが容易である．この中性子と原子核との直接の反応により発生する二次荷電粒子が電離作用を引き起こすことから中性子線は間接電離放射線に分類される．

　中性子と原子核との反応は中性子のエネルギーと原子核の種類によりさまざまな相互作用を示す．中性子はそのエネルギーにより厳密なものではないがエネルギーの低い順に，冷中性子（0.05 eV以下）・熱中性子（0.05〜0.5 eV）・熱外中性子（0.5〜100 eV）・中速中性子（100 eV〜10 keV）・速中性子（10 keV以上）の領域に分類される．中性子と原子核とが直接反応して引き起こす反応は散乱と吸収の2つに大別される．これらの反応により発生した二次荷電粒子が速中性子治療・BNCTにおける放射線治療としての役割を果たす．表1に速中性子線治療・BNCTにおける中性子と原子核との重要な相互作用をまとめた．詳細を以下に解説する．

2.　速中性子線治療
（1）速中性子線治療の原理

　速中性子線治療において，体内に入射されたエネルギーの高い中性子と体内の物質との相互作用の主たる反応は中性子と原子核との衝突による散乱である．散乱には弾性散乱と非弾性散乱の2つがあるが，速中性子線治療においては弾性散乱がその反応の主体である．弾性散乱では衝突する中性子と衝突される原子核との間で衝突前後の運動エネルギーが保存される．速中性子線治療では体内にもっとも豊富に存在する水素原子核（陽子）と中性子の衝突による弾性散乱がもっとも重要である．エネルギーの高い中性子と水素原子核（陽子）との衝突では互いの質量がほぼ等しいため，正面衝突した場合は中性子のエネルギーはすべて陽子に与えられ反跳陽子として飛び出し，中性子はほぼ停止する．この反応は，$^1\text{H}(n, n)^1\text{H}$と表記される（表1）．図1に示すように，正の電荷をもつ荷電反跳陽子が速中性子線治療の生物影響に関する吸収線量として大き

表1　速中性子線治療とホウ素中性子捕捉療法における中性子と原子核の主となる反応

中性子	反応する原子核	反応	反応式	生物効果を引き起こす主となる放射線
速中性子	水素原子核	弾性散乱	$^1\text{H}(n, n)^1\text{H}$	陽子
熱中性子	ホウ素（^{10}B）原子核	荷電粒子放出反応	$^{10}\text{B}(n, \alpha)^7\text{Li}$	ヘリウム原子核，リチウム原子核
熱中性子	窒素原子核	荷電粒子放出反応	$^{14}\text{H}(n, p)^{14}\text{C}$	陽子
熱中性子	水素原子核	放射捕獲反応	$^1\text{H}(n, \gamma)^2\text{H}$	γ線

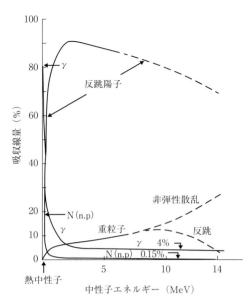

図1 速中性子と人体軟組織との相互作用により発生する
二次粒子とその組織吸収線量への寄与
（文献1を改変）

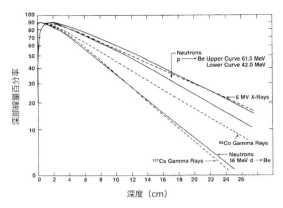

図2 速中性子線・X線・γ線の深部線量百分率の比較
（文献2を改変）

な割合を示す[1]. 反跳陽子以外には，炭素（C）・窒素（N）・酸素（O）の反跳核も吸収線量の一部に寄与する. 生体内において，これら二次荷電粒子が高線エネルギー付与（linear energy transfer, LET）放射線として速中性子線治療において中心的役割を果たす.

(2) 速中性子線治療の生物学的特徴

速中性子線治療のがん治療としての特徴（抗腫瘍効果・有害事象）は二次荷電粒子である反跳核（中心は反跳陽子）が高 LET 放射線であることに帰する. 高 LET 放射線として，高い生物学的効果比（relative biological effectiveness, RBE）と低い酸素効果比（oxygen enhancement ratio, OER）を示す. 臨床的観点から，両性質とも低 LET 放射線である X 線による放射線治療抵抗性の難治性がんの制御に対して有用であるが，正常組織に対しては有害事象の原因となる.

(3) 速中性子線治療の物理学的特徴

中性子線の代表的なビーム中心軸に沿った線量分布（深部線量百分率）を図2に示す[2]. 比較としてγ線，6 MV-X 線の線量分布も含まれている. 16 MeV の重水素（deuteron）をベリリウム（Be）ターゲットに衝突させて発生させる中性子線（16 MeV d → Be）が，ほぼ [137]Cs γ線と同等の線量分布である. より高い 42.0～61.5 MeV の陽子（proton）を Be ターゲットに衝突させた中性子線の分布が，6MV-X 線とほぼ同程度の線量分布を示す. この図からわかるように，速中性子線を高エネルギー化することにより深部への線量分布は改善する.

(4) 速中性子線治療の治療成績

表2に香川らがまとめた速中性子線治療と光子（photon）を用いた放射線治療成績を比較した主なランダム化比較試験の要約を示す[3]. 速中性子線治療による局所制御では唾液腺がん・前立腺がん・骨肉腫・軟骨肉腫において光子と比較して有効であることが示された. この結果は光子の放射線治療に抵抗性である腫瘍および増殖が遅い腫瘍に対して高 LET 放射線治療である速中性子線治療が有効であることを示した重要な臨床データである. しかし，前述したように，速中性子線は深部線量分布が不良であり，腫瘍への線量集中が困難である. そのために高 LET 放射線である速中性子線のビームの飛跡に存在する正常組織の重篤な晩期有害事象の発生頻度は光子の放射線治療と比較して高くなり，多くの速中性子線治療の臨床試験においてその有効性を示すことはできなかった. しかし，これらの豊富な治療成績は同じ中性子を利用する BNCT の対象疾患を選択する上でたいへん重要な知見である.

3. ホウ素中性子捕捉療法（BNCT）

(1) $^{10}B(n, α)^{7}Li$ 反応

BNCT における中性子と体内での物質における相互作用は速中性子線治療とは異なった反応である. BNCT では，低いエネルギーである熱中性子（0.05～

表2 速中性子線治療のランダム化比較試験の結果（文献3を改変）

疾患	患者数	ランダマイズ	局所制御率	生存率
悪性神経膠腫	74（全症例数）	速中性線治療 vs 光子線治療 - 速中性子線治療 vs 光子線治療	該当なし	22% vs 31% vs 32% （1年生存率）
頭頸部扁平上皮がん	63 vs 83	速中性子線治療 vs 光子線治療	63% vs 68% （3年制御率）	27% vs 27% （3年生存率）
唾液腺がん	32（全症例数）	速中性子線治療 vs 光子線治療	67% vs 17% （2年制御率）	62% vs 25% （2年生存率）
	25（全症例数）	速中性子線治療 vs 光子線治療	56% vs 17% （10年制御率）	15% vs 25% （10年生存率）
非小細胞肺がん	99 vs 94	速中性子線治療 vs 光子線治療	86% vs 87% （16カ月制御率）	14% vs 10% （2年生存率）
前立腺がん	87 vs 85	速中性子線治療 vs 光子線治療	89% vs 68% （5年制御率）	68% vs 73% （5年生存率）
	55 vs 36	光子線治療 - 速中性子線治療 vs 光子線治療	70% vs 58% （10年制御率）	46% vs 29% （10年生存率）
子宮頸がん	73 vs 57	光子線治療 - 速中性子線治療 vs 光子線治療	45% vs 52% （2年制御率）	1.9年 vs 2.3年 （生存期間中央値）
軟部肉腫	297 vs 128	速中性子線治療 vs 光子線治療	53% vs 38%	該当なし
骨肉腫	73 vs 73	速中性子線治療 vs 光子線治療	55% vs 21%	該当なし
軟骨肉腫	51 vs 50	速中性子線治療 vs 光子線治療	49% vs 33%	該当なし

0.5 eV）と点滴などで投与されるホウ素化合物に含まれる安定同位体のホウ素10（B-10）の原子核とが反応する．図3に熱中性子とB-10との反応を示す．この相互作用は吸収反応に分類され，荷電粒子放出反応といわれ，中性子と衝突された原子核とが複合原子核を形成し，衝突前とは異なる同位元素の組み合わせに分裂する反応である．図3の反応は$^{10}B(n, \alpha)^{7}Li$で表記される．熱中性子を吸収したB-10原子核がヘリウム原子核（α粒子）とリチウム原子核の2つの荷電重粒子に分裂する反応である（表1）．B-10の原子核はエネルギーの低い熱中性子を吸収しやすい性質をもっている．この性質は中性子捕獲（吸収）断面積の大きさで評価され，単位はバーン（barn, $10^{-24}cm^2$）で，B-10の断面積は3,837バーンである．生体内の物質で比較的この値が大きい窒素の1.81バーンと比較して非常に大きい値である．

$^{10}B(n, \alpha)^{7}Li$反応で発生する2つの二次荷電重粒子がBNCTにおいてもっとも重要な生物学的特徴をもたらす．そのポイントは以下の2点である．①2つの荷電重粒子の飛程は10 μm以下で，通常の細胞の大きさを超えない．②2つの荷電重粒子は高LET放射線であり，生物効果が大きい．これらによる高LET放射線を照射される細胞の生物効果は$^{10}B(n, \alpha)^{7}Li$反応が起こる1個の細胞に限定されるということを意味する．

（2）BNCTの原理

$^{10}B(n, \alpha)^{7}Li$反応による生物効果が1個のがん細胞に限定されるというBNCTの特徴を成立させるためにはホウ素化合物ががん細胞に周囲正常組織（細胞）よりも選択的にかつ多量に集積することが必要である（図4）．臨床的観点からは，腫瘍細胞／正常細胞の集積比が3以上，腫瘍のホウ素濃度が20～40 ppmを達成することが望まれる．現在，臨床研究で使用されているのは2つのホウ素化合物で，1分子に12個のB-10を含むボロキャプテイト（borocaptate,

4.2 放射線による治療

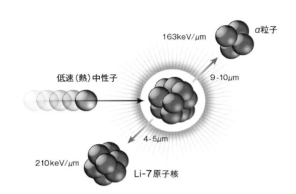
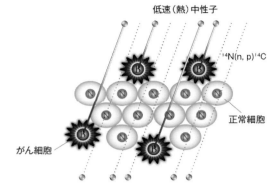

図3 $^{10}B(n, α)^7Li$ 反応（荷電粒子反応の1つ）
熱中性子（n_{th}）はB-10の原子核に吸収され, B-10原子核は複合核となり, Li-7とHe-4（α粒子）に分裂し反対方向に放出される. 両者の飛程の和はほぼ細胞の大きさに相当する14～15 μmである.（文献7より）

図4 ホウ素中性子捕捉療法（BNCT）の原理
ホウ素原子をがん細胞に選択的に取り込ませた後に, 熱中性子線を照射するとがん細胞の部位でのみ $^{10}B(n, α)^7Li$ 反応が起こり, がん細胞のみが死滅する. 熱中性子線はエネルギーが低く, ホウ素を取り込んでいない正常細胞には致死的な損傷を与えない. バックグランドの線量として, 熱中性子と窒素原子核との反応 $^{14}N(n, P)^{14}C$ の陽子による線量がある（表1参照）.

BSH）とチロシンにホウ素が付加されているボロノフェニルアラニン（boronophenylalanine, BPA）である. 前者のBSHは悪性脳腫瘍の臨床研究に使用される. BSH自体はがん細胞指向性を有していないが, 血液脳関門が破綻している悪性脳腫瘍には取り込まれる. 一方, 血液脳関門が機能している正常脳組織にはBSHは取り込まれないために腫瘍と正常組織の間に大きなホウ素濃度の集積比をつけることが可能である. 一方, BPAはがん細胞指向性を有している. その機序は, BPAがアミノ酸誘導体であるのでがん細胞表面に正常細胞より高発現しているL-type amino acid transporter 1（LAT1）というアミノ酸トランスポーターを介して能動的にがん細胞に選択的に取り込まれる[4]. この機序により, BPAはがん細胞と正常組織との間にB-10濃度の集積勾配を付加することが可能である.

BNCTによる腫瘍制御・有害事象について考察する場合, 細胞1個の大きさの場で起こる $^{10}B(n, α)^7Li$ 反応の微視的な現象を巨視的に捉えることが重要である. 腫瘍制御の観点では, ホウ素化合物のがん細胞への取り込みの均一性に注意が必要である. 微視的に不均一にホウ素化合物ががん細胞内に分布すると高LET放射線で照射されない細胞が存在することになり, 注意が必要である. また有害事象の観点からは, 実質細胞・間質細胞・血管などの複数の細胞分画から構成される正常組織において, ホウ素化合物がどの細胞分画により局在するか, 血管内/外の局在比な

どが有害事象の発生に大きな影響をもたらすことになり, 十分な検討が必要である[5].

（3）BNCTの医学物理学的考察

ここではBNCTで使用される熱中性子・熱外中性子の体内での線量分布とBNCTの線量評価において必要な, $^{10}B(n, α)^7Li$ 反応以外のBNCTにおける中性子と体内の物質の相互作用について解説する.

a）BNCTで使用される熱中性子・熱外中性子の体内での線量分布

BNCTにおいて生物効果の中心となる2つの重荷電粒子を発生させる $^{10}B(n, α)^7Li$ 反応は熱中性子とB-10との相互作用である. 図5に熱中性子線と熱外中性子線を体内に照射した場合における皮膚表面の熱中性子量（単位フルエンス）を1としたときの, 熱中性子の体内深部分布を示す. 熱中性子線を照射した場合は2～3 mmの深さで小さいビルドアップがあり, 急速に減衰し, 皮膚から5 cmの深さで約1/10まで熱中性子量が減衰する.

現在は熱外中性子線がBNCTの臨床研究に使用されている. その場合は, 熱外中性子線が体内で水素原子核との反応でエネルギーを落とし, 熱中性子化し, 皮膚から約2 cmの深さにビルドアップのピークを認めるが, 10 cmの深さではピークの1/10以下にまで熱中性子量は減少する.

b）BNCTの線量評価に必要な線量成分

熱外中性子線を使用するBNCTの線量評価に関し

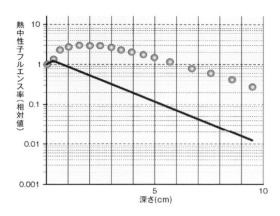

図5 熱中性子線と熱外中性子線を体内に照射した場合における熱中性子の体内深部分布

て，上述した ^{10}B(n, α)^{7}Li 以外の3つの線量分画が存在する．これらの成分は中性子と体内に豊富に存在する水素原子核と窒素原子核との相互作用により発生する二次荷電粒子とγ線の線量であり（表1），これらの線量分画は，腫瘍組織・正常組織に均一に照射されるバックグランドの線量である．

(i) **水素原子核とエネルギーの高い中性子の弾性散乱による反跳陽子による線量**（^{1}H(n, n)^{1}H）

原子炉から取り出した高速の中性子を重水などで減速させて形成される熱外中性子ビームは幅のあるエネルギー分布を有しており，高いエネルギーに分布する中性子がこの反応を起こす．この線量は速中性子線量で解説した反応であり，エネルギーの低い反跳陽子は高 LET 放射線である．

(ii) **水素原子核とエネルギーの低い熱中性子との吸収反応の1つである放射捕獲反応により放出されるγ線の線量**（^{1}H(n, γ)^{2}H）

放射捕獲反応は吸収反応の1つで，入射中性子が原子核に捕獲され，ただちに余分なエネルギーをγ線として放出する反応である．身体中の水素原子は，たいへん多く存在するので線量評価として必要で，それは低 LET 放射線である．

(iii) **窒素原子核とエネルギーの低い熱中性子との吸収反応である荷電粒子放出反応で放出される陽子による線量**（^{14}H(n,p)^{14}C）

窒素原子核は体内に比較的多く存在するため，この反応による陽子の線量も評価が必要である．放出される陽子は 590 KeV の低エネルギーであり高 LET 放射線である．

これら3つの成分以外に，照射体系の構造体と中性子との反応により発生するγ線が存在する．

(4) BNCT の適応疾患

BNCT の適応疾患を考える上で，前述の速中性子線治療の臨床研究の結果をふり返ることはたいへん重要である．速中性線治療と BNCT とでは放射線治療として主体となる二次荷電粒子は異なるが，その粒子を発生させる中性子線が体内で急速に減衰し体深部への分布が不良であることは，BNCT の適応疾患を考える上で大きな制限要素である．

BNCT が放射線治療として独自の役割を果たせるかを検証する臨床研究は治療に必要な十分の中性子量が照射される腫瘍であることを必須の条件で実施すべきである（図5）．ホウ素化合物を使用した BNCT の臨床研究では皮膚から6～7cm までに局在している腫瘍への適応にしぼる必要がある．これまで BNCT の臨床研究で対象としてきた浅在性の放射線治療後の局所再発がんを中心に，正常組織への再照射の線量を低く抑えつつ，再発がんに対して制御可能な線量が照射可能であるという BNCT の特長を活かした臨床研究を進めていく必要がある．

おわりに

これまでの BNCT の臨床研究は研究炉からの中性子線を使用してきたが，加速器中性子源による BNCT の照射システムの開発に成功している[6]．今後，医療機関に設置可能である加速器 BNCT 照射システムによる承認医療としての加速器 BNCT の普及が期待される．

〔鈴木　実〕

引用文献

1) 日本原子力学会誌, **27**：701-707, 1985.
2) Radiobiology for the radiologist, Lippincott Williams & Wilkins Pumlishers. p.435, 2000.
3) 日放腫会誌, **12**：205-220, 2000.
4) Cancer Res, **69**：2126-2132, 2009.
5) Radiat Res, **151**：1-18, 1999.
6) RADIOISOTOPES, **64**：29-36, 2015.
7) 新版放射線医科学, 医療科学社, p.118, 2016.

4.2 放射線による治療
4.2.2 放射性同位元素内用療法

キーワード 放射性同位元素内用療法，RI内用療法，放射性核種，放射性医薬品，α線，β線，放射免疫療法，退出基準，がん，標的

はじめに

放射性同位元素内用療法（RI内用療法，アイソトープ治療，核医学治療，radionuclide therapy（RNT），molecular radiotherapy）とは，生体組織に親和性のある放射性医薬品（放射性医薬品とは狭義には医薬品承認されたものであるが，ここでは広義に用いる）によって体内で標的にβ線やα線などによる照射を行う手法である[1]．主としてがんを対象にするが，甲状腺機能亢進症などの良性疾患を対象とする場合もある．国内のRI内用療法の実施件数は右肩上がりに増加している．また近年，世界的に新しい手法が次々に臨床導入されており，さらにイメージングやそれに基づく線量評価と組み合わせて，診断と治療を一貫して実施して個別化医療につなげる theranostics の考え方が勢運となっている．

1. 放射性同位元素（RI）内用療法の基礎

RI内用療法においては，用いる放射性核種はβ線を放出することが多いが，これはβ線がγ線に比べて組織内飛程が数mmと短く，生体組織の局所にエネルギーを与える性質（線エネルギー付与（linear energy transfer，LET））をより強くもつからである．なお最近，Ra-223をはじめα線放出核種も臨床応用されるようになり，α線はβ線よりさらにその性質が強い．

RI内用療法を成功させるには標的である腫瘍に放射性核種を到達させることが必須であり，そのために腫瘍親和性をもつ抗体やリガンドなどのキャリアが必要となり，また放射性核種とキャリアとを強固に結合させるキレートなどの手法も必要となる．ただし，I-131，Sr-89，Ra-223のように元素の性質として標的となる生体組織に取り込まれるのであれば，元素それ自体がキャリアである．またRI内用療法で鍵となるのは線量の腫瘍／正常組織比であり，これが十分に高くないと正常組織の線量を抑えながら腫瘍に必要な

表1 放射性同位元素（RI）内用療法に用いる代表的な放射性核種

核種	半減期	放射線	主なβ(α)のエネルギー(MeV)	組織内飛程(mm) 平均	組織内飛程(mm) 最大
I-131	8日	β，γ	0.6	0.8	2
Sr-89	50.5日	β，(γ)	1.5	2.4	8
Y-90	64時間	β	2.3	5.3	12
Ra-223	11.4日	α，β，γ	5.7（α）	< 0.1	

線量を与えることができない．したがって高い腫瘍／正常組織比を実現する放射性医薬品の開発が不可欠であり，優れた腫瘍親和性キャリアを用いることはもちろん，半減期・組織内飛程などの適切な性質をもつ放射性核種を選択することもポイントである（表1）．

2. 放射性同位元素（RI）内用療法の実際

RI内用療法として，甲状腺機能亢進症・分化型甲状腺がんに対するI-131，褐色細胞腫・神経芽腫に対するI-131-MIBGが長年用いられてきた．I-131はトランスポータを介して甲状腺・甲状腺がんに取り込まれ[2]，I-131-MIBGはノルエピネフリン類似物質として交感神経終末に取り込まれるので，これらは放射性医薬品の組織への特異的な取り込み機序を応用した古典的かつ優れた分子標的治療といえる．甲状腺がんにおけるI-131については，最近の国内の展開としてrhTSH（遺伝子組換えヒト型甲状腺刺激ホルモン）が2008年に診断補助薬として認可され，2012年にアブレーションの補助薬としての効能追加を受けた．甲状腺がんにおけるアブレーションとは，「分化型甲状腺がんで甲状腺全摘または準全摘術を施行された遠隔転移を認めない患者における残存甲状腺組織の放射性ヨウ素による除去治療」のことであり，予後を改善するとして海外では標準治療となっている．一方，I-131の使用について，500 MBqという体内残留量の退出基準ではなく，患者ごとの積算線量に基づく退出

基準に従うことが法令上認められている．これによって放射線治療病室に入院することなく 1,110 MBq 程度の投与により，アブレーションを外来で実施することが可能であり，2010 年に退出基準の改正および関連学会によるガイドラインが示された．

2007 年に Sr-89，2008 年に Y-90 ゼヴァリンが相次いで国内導入されたが，Sr-89，Y-90 は放射線治療病室を必要としないため使用上の制約が少なく，多くの施設で扱うことができるという長所がある．Sr は Ca と同族体（アルカリ土類金属）なので Ca が骨代謝亢進部位に集積するのと同様に Sr も集積する．そのため Sr-189 は骨転移巣に集積して β 線を放出することにより抗腫瘍効果・疼痛緩和が期待できる．がんの緩和療法が重視される中で有用な疼痛緩和療法として患者の生活の質（QOL）向上に役立っている．^{90}Y ゼヴァリンは RI 標識モノクローナル抗体製剤として初めて承認された医薬品で，B 細胞に発現している CD20 抗原を認識するモノクローナル抗体に β 線放出核種である Y-90 を結合させたものであり，このような RI 標識モノクローナル抗体を用いた RI 内用療法を放射免疫療法ともいう．国内で低悪性度 B 細胞性非ホジキンリンパ腫・マントル細胞リンパ腫の治療抵抗性症例に対して適応をもち，海外ではそれに加えて初回化学療法後の地固め療法にも適応が認められ，標準治療に組み込まれている．

さらに最近 α 線放出核種の応用が進められ，その1つ Ra-223 は医薬品として実用化に至った[3]．α 線は高 LET であることから生物学的効果が高く，また組織内飛程が 100 μm 以下と短いことから腫瘍周辺の正常組織への影響を少なくできる．Ra もアルカリ土類金属であり，がんの骨転移巣を制御し生存の改善をもたらす治療薬として α 線放出核種である Ra-223 が登場し，欧米にて実施された去勢抵抗性前立腺がん（castration resistant prostate cancer，CRPC）の症候性骨転移症例を対象とした第 III 相臨床試験で全生存期間を延長し，副作用は軽度であることを示し，2013 年 5 月 15 日に米国で，同 11 月 15 日に欧州で承認され，2016 年 3 月 28 日にわが国でも承認された．これに伴って放射線治療病室からの退出基準として「放射性医薬品を投与された患者の退出について」（医薬安発第 70 号，厚生省医薬安全局安全対策課長通知，平成 10 年 6 月 30 日）が改正された（医政地発 0511 第 1 号，厚生労働省医政局地域医療計画課長通知，平成 28 年 5 月 11 日）．

3. 今後の展望

現在，欧米で先進的な RI 内用療法として実施されている 1 つは Lu-177（β 線放出核種）標識ソマトスタチン受容体リガンド（DOTATATE・DOTATOC など）による神経内分泌腫瘍（膵内分泌腫瘍，消化管カルチノイドなど）の治療であり，PRRT（peptide receptor radionuclide therapy）といわれている[4]．この PRRT は近日中にわが国にも導入される見込みである．また，これら DOTATATE・DOTATOC はイメージングのために陽電子放出核種 Ga-68 で標識することもでき，治療前後に腫瘍を可視化，線量を評価，治療効果を判定して，治療の個別化に活用することができる．その他には，最近 Lu-177 標識 PSMA（prostate-specific membrane antigen）リガンドによる前立腺がん治療が登場し，さらに Ac-225（α 線放出核種）標識 PSMA リガンドによる前立腺がん治療が報告されている[5]．α 線放出核種については，このほかにも急性骨髄性白血病に対して Ac-225 標識抗 CD33 抗体による放射免疫療法が報告されるなど[6]，盛んに研究が進められている．

おわりに

RI 内用療法は放射性医薬品を用いた分子標的治療かつ放射線治療であり，指針・ガイドラインに沿うことによって安全に有効に実施することができる．α 線放出核種などの新しい手法が次々と開発されており，今後に大いに期待できる． 〔細野　眞〕

引用文献

1) Int J Mol Sci, **16**：3932-3954, 2015（free PMC article）．
2) Ann Nucl Med, **26**：99-112, 2012.
3) N Engl J Med, **369**：213-223, 2013.
4) N Engl J Med, **376**：125-135, 2017.
5) J Nucl Med, **57**：1941-1944, 2016.
6) Targeted alpha-particle immunotherapy for acute myeloid leukemia. Am Soc Clin Oncol Educ Book. e126-e131, 2014（free article）．

4.2 放射線による治療
4.2.3 集学的治療

キーワード 集学的治療，相加効果，相乗効果，チーム医療，キャンサーボード，術後照射，術前照射，化学放射線療法

はじめに

集学的治療とは複数の領域が協力して行う治療のことで，通常，比較的高度の専門的な医療を集積して，難治性疾患の治療成績向上を目指していることが多い[1]．とくに難治性腫瘍の治療成績改善を目的としてよく行われているが，それ以外の分野でも散見される．治療の種類とそれらの施行順によって多くの組み合わせが考えられるが，主要ながんでは臨床試験などの結果に応じて代表的な方法が確立され，標準治療としてガイドライン・教科書などに記載されている．ただし，標準治療が医学の進歩に伴って変化するだけなく，必ずしもすべての患者にとって最適の治療とは限らないので，個別化治療の役割も重要である．

1. がん診療における集学的治療の目的

(1) 治療効果の増強

複数の異なる治療を組み合わせることにより単独治療よりも良好な効果が得られる可能性がある．相加効果（単なる合計に相当）や相乗効果（合計以上に相当）を期待していることが多いが，相加効果未満でも有害事象が許容範囲内で単独治療以上の効果が得られれば行う価値はある．例えば，手術による完全摘出や放射線治療単独での制御が困難でも術後に放射線と抗がん剤投与を行うことで根治できる場合がある．ただし，併用法によっては有害事象のみが増加することもあり得るので注意が必要である．

(2) その他

治療効果の増強ではなく，形態・機能の温存，生活の質（QOL）の改善・維持などを目的に行うこともある．例えば，外科治療・放射線治療・抗がん剤治療の併用によって治療成績を低下させることなく，大手術を縮小手術に変更して侵襲を軽減できる場合，放射線治療の線量を減量して有害事象を軽減できる場合などがある[2]．

2. がん診療における集学的治療の体制

安全かつ確実に実施するにはスタッフ間の相互理解と協力体制が重要である．各領域の医師・看護師・その他のスタッフから構成されるチーム医療が重要な役割を果たすことが多いが，さらにカンファレンス・キャンサーボードなどで十分に協議して，治療の目的・方法・計画・有害事象・インフォームドコンセントなどを明確にしておくことが望ましい．病院によっては，臓器別・疾患別の外来診療・病棟診療を行っているところもあり，集学的治療には望ましい体制と思われる．

3. がん診療における代表的な集学的治療

(1) 関与する専門領域

外科治療・放射線治療・抗がん剤治療の組み合わせが中心である．外科と放射線は基本的に局所治療で，根治目的で行われることが比較的多いが，姑息目的のこともある．抗がん剤治療に代表される薬物療法は基本的に全身治療で，従来の抗がん剤のほか，分子標的治療・内分泌治療・免疫治療なども行われている．ただし，多くの腫瘍では薬物療法単独での根治は困難である．

腫瘍の種類・病期などに応じて，内視鏡的治療・interventional radiology（IVR）などが重要な役割を果たすこともある．さらに，緩和ケア・口腔ケア・栄養サポート・リハビリテーション・合併症対策（感染症・褥瘡など），その他の支持療法も重要である．支持療法の発展と積極的な関与によって抗がん剤治療などに伴う有害事象への対策が計画的に行われるようになり，治療が安全に予定通り実施できる可能性が高くなっている．

(2) 代表的な集学的治療

a) 外科治療と放射線治療：術後照射・術前照射

併用順序から術前照射・術中照射・術後照射などがあり，さらに抗がん剤治療などを併用することも多い．ただし，術中照射は最近あまり行われていない．

(i) 術後照射

限局している腫瘍でも，周囲の重要臓器への浸潤や技術的に到達が困難などの理由で完全摘出できない場合，肉眼的にはほぼ摘出しても顕微鏡レベルの残存を否定できない場合，所属リンパ節に節外浸潤を認める場合，リンパ管への浸潤が目立つ場合などは局所制御の改善を目的とした術後照射の適応が考えられる．抗がん剤を併用することが多い．例えば，膠芽腫では全摘出はほとんど不可能で，術後照射 60 Gy と抗がん剤テモゾロミドの併用が標準治療である[2]．頭頸部がん・子宮頸がんなどでは手術所見に応じてしばしば術後照射が行われている[2]．

一方，比較的良好な治療成績を維持しながら，有害事象の軽減・QOL の改善／維持を目的とする併用も行われている．乳がんの乳房温存術後の放射線治療はその代表例で，乳房の形態を温存しながら乳房切除術に匹敵する治療成績が得られている[2]．また頭頸部がん，四肢の骨軟部肉腫などでも形態・機能の温存を目的に縮小手術と放射線治療・化学放射線療法の併用が行われることがある[2]．

(ii) 術前照射

局所制御の改善を目的に行われることが多いが，手術不能の大きな腫瘍で手術を可能にするため，あるいは縮小手術を可能にするために行う場合もある．抗がん剤を併用することが多い．例えば，直腸がんでは抗がん剤を併用した術前照射がしばしば行われている[2]．

b) 放射線治療と抗がん剤治療：化学放射線療法

同時併用・連続併用（抗がん剤または放射線を先行）・交互併用などがあるが，同時併用の有用性が報告されているがんが多い．目的は放射線による局所効果の増強が主体のことが多いが，遠隔転移の抑制を目的としていることもある．例えば，手術困難な局所進行期の非小細胞肺がんではシスプラチンなどの白金製剤とその他の抗がん剤を組み合わせた同時化学放射線療法が標準治療になっている[2]．頭頸部がんでは病期に応じて根治的な化学放射線療法が行われることも多いが，術前照射・術後照射としての化学放射線療法，あるいは外科治療と抗がん剤治療の組み合わせなども

行われている[2]．比較的早期の悪性リンパ腫・小細胞肺がんでは抗がん剤によって局所と全身の両者を制御することが重要であるが，局所制御に放射線治療が果たす役割も大きい．特に限局型小細胞肺がんでは同時化学放射線療法が標準治療で，完全寛解が得られれば予防的全脳照射も行われている[2]．

小児腫瘍では晩発影響の軽減を考慮して，抗がん剤治療を行って照射線量を減量する治療が行われ，さらに最近では，X 線の代わりに陽子線を使用して低線量被ばくを軽減する治療が勧められている[2]．例えば，松果体の胚腫には放射線単独で広範囲の照射が実施されていたが，最近では化学療法併用で照射線量を低減し，照射野を縮小する治療法が確立されている[2]．

放射線治療と分子標的治療薬の併用も注目され，頭頸部がん・脳腫瘍でしばしば行われているが，有害事象にも十分配慮する必要がある．例えば，頭頸部がんではセツキシマブと放射線治療の併用が高齢者などに行われる場合があるが，皮膚炎・粘膜炎などが顕著になる症例もある．

c) 外科治療と抗がん剤治療：術前化学療法・術後化学療法

放射線治療は行わずに外科治療と抗がん剤治療を併用するがんも多い．特に早期の場合には手術単独で治療するが，ある程度進行した症例の術後には，多くのがんにおいて抗がん剤治療が標準治療として行われている．

おわりに

がん診療において集学的治療の果たす役割は非常に大きく，今後も各分野の進歩とともに発展して，さらに重要な役割を担っていくと思われる．特に近年，急速に発展している種々の分子標的治療薬，免疫チェックポイント阻害薬などの役割と，他の治療との組み合わせ方が注目されている． 〔長谷川正俊・三浦幸子〕

引用文献

1) 新版放射線医科学，医療科学社．p.123-125, 2016.
2) 放射線治療計画ガイドライン2016年版，金原出版．p.57-60, 67-131, 143-156, 161-195, 251-258, 311-320, 351-353, 2016.

4.2 放射線による治療

4.2 放射線による治療
4.2.4 Interventional Radiology

キーワード interventional radiology（IVR），インターベンショナル・ラジオロジー，画像下治療，低侵襲治療

はじめに

　画像下治療（interventional radiology, IVR）はX線透視・血管造影・超音波・CT・MRIなどの各種モダリティーの画像ガイド下において腫瘍や血管疾患などに対してカテーテルや針を用いてアプローチする治療法である．約40年前にわが国に導入され，画期的な低侵襲治療として急速に普及し，現在ではさまざまな疾患に対して適応されている．IVR技術は画像機器・IVRデバイスの開発とともに進化し続けており，現在もなお多岐にわたる分野において盛んに研究がなされている．IVRはカテーテルを血管内に挿入して治療を行う血管系IVRと血管を介さず直接病変に針・チューブを挿入する非血管系IVRに大別されるが，本項では，血管系IVRのうち血管塞栓術・末梢血管血管形成術・大動脈ステントグラフトについて紹介する．

1. 腫瘍性病変に対する血管塞栓術

　動脈化学塞栓術（transarterial chemoembolization, TACE）は1985年にOhishi, Uchidaらがリピオドールとゼラチンスポンジを用いた方法を報告して以来[1]，切除不能肝細胞がんに対する標準的治療として世界的に広く行われている．近年，欧米で球状塞栓物質であるマイクロスフィアが開発され，わが国にも導入された．マイクロスフィアの特徴として，個々の粒子が血流に乗り末梢到達性が高いこと，サイズ規格が$100 \sim 300\,\mu m$，$300 \sim 500\,\mu m$など細かく調整されており，腫瘍血管径や血流の多寡に応じて選択できることなどがあげられる．さらにイオン交換機序や吸水機序により抗がん剤の吸着が可能な薬剤溶出マイクロスフィアも臨床使用可能で，さまざまな基礎・臨床研究が行われている[2]．良性腫瘍では子宮筋腫に対する子宮動脈塞栓術（uterine arterial embolization, UAE）が近年注目されており，塞栓物質としてゼラチン粒子とマイクロスフィアの比較が行われている．今後の展望として，生体吸収性マイクロスフィア[3]や抗がん剤

を封入したナノ粒子[4]など新規経カテーテル治療の開発に期待がもたれている．

　TACEで使用する支援画像装置の進歩も著しい．血管造影装置とCT装置が一体となったangio-CTや，フラットパネルディテクタを患者の周囲で回転させて撮像するコーンビームCTが用いられている．さらにワークステーションを駆使してターゲットとなる腫瘍血管を同定する技術も開発され，精度の高い治療が可能となっている[5]（図1）．

2. その他の血管塞栓術

　動脈瘤・動静脈奇形・動脈性出血なども血管塞栓術の適応となるが，塞栓物質として金属コイルやプラグを用いることが多い[6]．近年，血管内に部分的にリリースした後でも離脱する前に回収可能な離脱式コイルが主に用いられている．コイルの径以外に形状や柔軟性も選択でき，血管・動脈瘤の径・形状・血流速度などを考慮して選択できる．体幹領域では，広径の血管・動脈瘤に対して太く柔軟なコイルやコーティングされたハイドロゲルが留置後に膨潤するものが開発されている．脳神経領域では，広い頸の動脈瘤に対して併用するステントの開発も著しく進んでいる．血管塞栓用プラグは欧米で開発され近年わが国に導入された．このプラグはナイチノール製のメッシュが円筒状の形態を呈していて，留置後の血栓形成により血流を停滞させる．少ない個数で高流量かつ広径の血管を遮断でき，末梢への逸脱も防止できる．血管塞栓術による虚血リスクの高い血管からの出血に対しては，末梢血管用のステントグラフトが2016年から使用可能となり，血流を温存した状態で止血することが可能となった．

3. 末梢血管閉塞に対する血管形成術

　下肢閉塞動脈硬化症に対する経皮的血管形成術は1980年代後半から主に腸骨動脈閉塞に対して施行されてきたが[7]，近年，新たなデバイス開発とIVR技

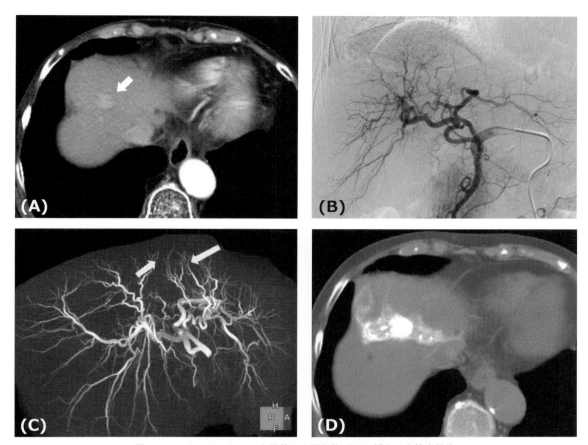

図1 ワークステーションを駆使した肝細胞がんに対する血管塞栓術
A：造影CTで淡い濃染を呈する肝細胞がん（矢印），B：血管造影で腫瘍の同定は困難，C：angio-CTとワークステーションを用いて腫瘍の栄養血管を同定（矢印），D：超選択的にカテーテルを挿入しTACEを施行．

術の進歩により大腿動脈・下腿動脈にも広く適応されている[8]．薬剤溶出性ステントは日米共同治験により世界に先駆けてわが国で導入された．大規模なランダム化比較試験で，バルーン拡張術と比較して有意な1年開存率の向上を認めた（83% vs 73%）[9]．末梢用ステントグラフトはヘパリンコーティングされた人工血管にステントを組み合わせたデバイスで，長区間病変に対して高い開存率を示した[10]．さらなる治療成績向上を目指して薬剤溶出性バルーンや生体吸収性ステント，さらに研究段階ではあるが生体親和性の高いバイオステントの開発に期待がもたれている[11]．

4. 大動脈瘤・解離に対するステントグラフト内挿術

腹部大動脈瘤ステントグラフト内挿術（endovascular abdominal aortic aneurysm repair, EVAR）は大規模なランダム化比較試験により有用性が証明され，広く普及している[12]．最初の報告から25年以上が経過したが，現在もなお多くの新規デバイスの研究がなされている．例えば，術後のtype IIエンドリークを予防する目的で瘤内をポリマーでシーリングするデバイスも開発され，すでに海外で臨床使用されている．胸部大動脈瘤に対するthoracic endovascular aortic repair（TEVAR）においては，従来の分枝バイパスやchimney法から進化し，頸部分枝の温存の方法としてステントグラフト自体に開窓・分枝を作製するデバイス開発がなされている[13]．TEVARはStanford B型大動脈解離にも適応され，破裂例や臓器虚血を伴う症例に対して外科的治療を大きく上回る成績が報告されている（図2）．

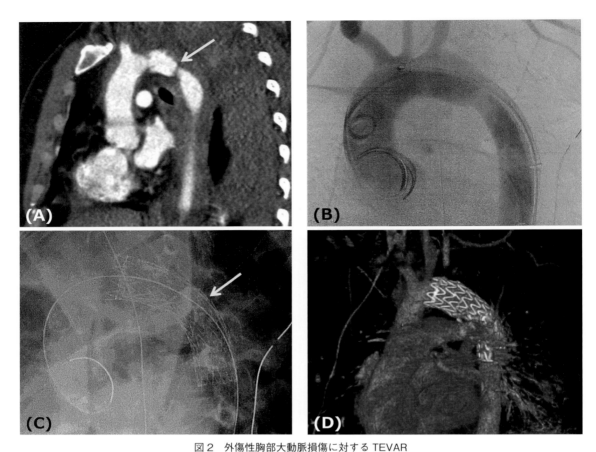

図2 外傷性胸部大動脈損傷に対する TEVAR
A：転落事故により大動脈弓部に解離を認める（矢印），B：血管造影下に TEVAR 施行，C：解離部位に留置したステントグラフト（矢印），D：術後 CT で良好な治療効果を確認．

おわりに

IVR 技術はデバイスや支援画像装置の研究・開発とともに進歩している．今後も産学連携のもと，さらなる研究・開発に期待がもたれる．

〔田中利洋・吉川公彦〕

引用文献

1) Radiology, 154：25-29, 1985.
2) J Vasc Interv Radio, 25：1037-1044, 2014.
3) Cardiovasc Intervent Radiol, 40：438-444, 2017.
4) J Vasc Interv Radio, 28：457-464, 2017.
5) Br J Radiol, 87：126, 2014.
6) 塞栓物質を使いこなす，メジカルビュー社. p.136-147, 2016.
7) Radiology, 177：799-802, 1990.
8) J Vasc Surg, 63：370-376, 2016.
9) Circ Cardiovasc Interv, 4：495-504, 2011.
10) J Vasc Surg, 63：S0741-5214, 2017.
11) Ther Clin Risk Manag, 10：467-474, 2014.
12) J Vasc Interv Radio, 25：694-701, 2014.
13) J Vasc Surg, 62：1473-1478, 2015.

5章

紫外線と医学

1章	放射線医科学研究の歴史と基礎
2章	放射線に対する生物応答 ―初期過程から細胞へ
3章	放射線に対する生物応答 ―臓器から生体へ
4章	放射線・放射性物質を用いた最新医療
5章 紫外線と医学	
6章	電磁波・超音波と医学
索 引	

■紫外線と医学

5.1 太陽紫外線 224
5.2 紫外線の生物影響
  5.2.1 紫外線による DNA 損傷と生物進化 227
  5.2.2 紫外線による DNA 損傷の修復 231
  5.2.3 紫外線の人体への影響 235
  5.2.4 ヒトの紫外線感受性疾患 237

5.3 紫外線の防御
  5.3.1 紫外線に対する防御機構 239
  5.3.2 紫外線に対する防護手段 243
5.4 紫外線による治療
  5.4.1 光線治療・光化学治療 246
  5.4.2 光力学治療 248

5.1　太陽紫外線

キーワード　UVA，UVB，UVC，成層圏オゾン層，波長スペクトル，分光，紫外線光源，紫外線強度，放射強度測定

はじめに

　地球に到達する太陽光は可視光線と赤外線がその大部分を占めるが，約5〜6%の割合で紫外線が含まれている．地上に到達する紫外線の中でも低波長の紫外線は，その光量子のもつエネルギーが高いため遺伝情報を担うDNAに損傷を生成し，突然変異やがん，さらには細胞死を誘発する脅威的な光である．しかし地上で生きるすべての生物はこの紫外線の脅威に対処するため，紫外線によるDNA損傷に対する種々の修復・防御・回避機構を保持しながら進化し，生きている．近年，紫外線によるDNA損傷誘発の機構とその修復機構，紫外線によるさまざまな人体への影響が分子・細胞レベルで解明されつつある．一方，皮膚病などには紫外線の特性を利用した光線療法などが開発されてきている．

1.　地上における太陽紫外線環境

　太陽からは波長の短いγ線・X線をはじめ，紫外線・可視光線・赤外線・電波・マイクロ波などが放射されている．しかし波長の短いγ線・X線は大気圏を通過する間にさまざまな分子による吸収・散乱を受けるためにほとんど地上には到達していない．また大気中の酸素は240 nm以下の短波長紫外線を吸収して2つの酸素原子に解離し，さらにその酸素原子は酸素分子と反応してオゾンを生成する．このオゾンは256 nmに吸収極大波長をもち，200〜300 nmの広範囲の紫外線を吸収する．したがって，低波長域の太陽紫外線のほとんどは酸素・オゾンによって吸収されるため，現在地上には290 nm以下の紫外線は到達していない．このような酸素・オゾンによる紫外線の吸収は，成層圏オゾン層といわれる高度20〜30 kmで起こっている．つまり，成層圏オゾン層は有害な低波長紫外線を遮断し，地上の生命を守ってくれているのである．

　近年，フロンガスの放出によって大気中の塩素ラジカルの濃度が上昇している．塩素ラジカルや一酸化窒素などはオゾンを分解することが知られており，成層圏のオゾン濃度の低下が報告されている．オゾン濃度の低下は，言うまでもなく地上に到達する290 nm以下の紫外線量の増加を導く．オゾンの吸収スペクトルはDNAの吸収スペクトルと重なるため，成層圏のオゾン濃度の減少はDNA損傷の生成頻度を増加させ，地上の生命に負の影響を及ぼすことが世界的に懸念されている．

　紫外線の生物に及ぼす影響は波長に依存して大きく異なることから，その生物効果の違いによってUVC（280 nmより短い紫外線）・UVB（280〜315 nm）・UVA（315〜400 nm）に分類されている．現在のオゾン層の状態では，UVA・UVBは地上に到達しているものの，UVCは到達していない．またUVB量は成層圏オゾン層中のオゾン量に大きく影響されるが，UVA量はオゾンによって吸収されないため影響をほとんど受けない．したがって，地球環境問題となっている成層圏オゾン層破壊によって増加する太陽紫外線は低波長域のUVBである．なお，地上に到達する全太陽光エネルギーに占めるUVBのエネルギーの割合は0.2%程度である．

2.　太陽紫外線による生物影響を解析するための光源

　紫外線のみならず，光が生物に及ぼす影響を研究する場合にまず考えなければならないのは，いかに必要な光だけを生物試料に照射するかという点である．太陽紫外線の影響を解析する際に注意すべきことは，紫外線は波長によってエネルギーが大きく異なるため，生物への影響も大きく異なるということである．また紫外線によるDNA損傷を修復する光回復酵素は青色光を必要とするなど紫外線による生物影響を波長の異なる光が修飾することも知られている（5.2.1を参照）．したがって，紫外線の生物影響を解析する際は，実験に用いる光源の特性（波長スペクトル・光強度など）を考慮する必要がある．

　現在，紫外線による生物影響研究に比較的よく用いられている光源としては，①紫外域において連続的な

スペクトルをもつ光源，②ピーク波長を中心に幅をもつ光源，③単色光を放射する光源があげられる．連続スペクトル光源として太陽光（図1A）・キセノンランプ・重水素ランプが利用されている．ただし，これらの光源は連続的なスペクトルをもつため，通常はこれら光源の光を分光器や光学フィルターを通すことにより一部の波長域の光を取り出し，不要な波長域の光を取り除いて照射を行う（図1B）．

基礎生物学研究所（岡崎市）にある大型スペクトログラフは世界最大の超大型生物用分光照射設備であり，紫外線から遠赤外線に至るまでの波長をもつ太陽光よりも2倍以上強力な光を生物試料に照射することが可能である．主光源として30kwの電極水冷型キセノン短アークランプを使用し，分光には回折格子を利用している．またシンクロトロン放射光を光源とした大規模な照射施設も国内に数カ所ある．シンクロトロン放射光は，X線～遠赤外線の幅広い光を高強度で照射することが可能である．

その他にはピーク波長に幅をもつ光源として，UVB域に波長ピークのあるUVB蛍光管（健康線用蛍光ランプ）（図1C，f），UVA域に波長ピークのあるUVA蛍光管（ブラックライト蛍光ランプ）（図1C，h），エキシマランプなどがある．エキシマランプは希ガスとハロゲンガスとの組み合わせにより紫外域の種々の波長にピークをもつ紫外線を放射する光源で，UVBおよびUVA蛍光管と比較してスペクトルの幅は狭く，簡易な紫外線光源として広く利用されてきている．

近年では発光ダイオード（LED）技術の発展により種々の紫外域にピーク波長のあるLEDランプが開発販売されている．UVA域（365nm，375nmなど）に波長ピークをもつLEDランプは安価であり，研究にも利用されている．しかしUVB域に波長ピークをもつLEDランプは光変換率が低く，高強度での照射ができないため，まだ利用の幅は狭い．単色光源としてはレーザーがあり，近年さまざまな分野で利用されている．レーザーの特徴は単波長かつ高強度の光を照射できるところにある．

3. 紫外線強度計測
（1）光強度をあらわす単位

光はエネルギーをもった粒子（光子）であり，光量の単位として2つの単位系が存在する．1つはエネルギー量としてのJ·m^{-2}（W＝J·s^{-1}）であり，もう1つは粒子の個数としてのμmol·m^{-2}·s^{-1}である．光の強さをあらわす"光強度"とは単位時間当たりの光量という意味で，それぞれW·m^{-2}，μmol·m^{-2}·s^{-1}であらわす．なお，波長（λ）が与えられている場合は次式で変換可能である．

$$1\ \mu mol \cdot m^{-2} \cdot s^{-1} = N_A \times h \times c \times \lambda^{-1} \times 10^{-6}\ W \cdot m^{-2}$$

（N_A：アボガドロ数，h：プランク定数，c：光速度）1 W·m^{-2}＝8.36×λ×10^{-3} μmol·m^{-2}·s^{-1}）

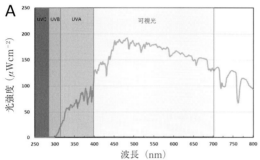
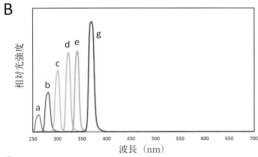
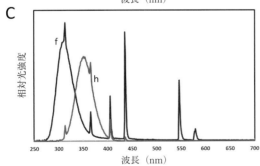

図1　太陽光および各種光源のスペクトル
A：宮城県仙台市の夏の晴天時における太陽光スペクトル，B：キセノン光源（MAX-303，朝日分光）から照射された光を各種干渉フィルター（a：LX0260，b：LX0280，c：LX0300，d：LX0320，E：LX0340，f：LX0370，朝日分光）を通して分光した光のスペクトル，C：紫外域の光を放射する蛍光灯のスペクトル（f；UVB蛍光管（FL20SE 東芝），h；UVA蛍光管（東芝 FL20SBLB））．各光の波長スペクトルは，分光放射照度計（USR-45，ウシオ電機）で測定された．

(2) 紫外線強度測定

紫外線強度の測定方法には，生物計測・化学計測・物理計測がある．生物計測は紫外線によって引き起こされる生物反応を指標に計測する方法である．生物試料としては枯草菌やバクテリオファージが使用され，それらの DNA 損傷量・生存率などを指標として計測する．化学計測は紫外線による化学反応を指標に計測する方法である．測定機器のセンサー部に，紫外線を吸収することにより感光あるいは発色する化学物質を貼り付け，感光あるいは発色の程度から受光した紫外線量を推定する．しかし，これらの方法はともにリアルタイムで紫外線量そのものを計測しているのではなく，生物計測ではすでに既知の検量線が得られている紫外線による生物影響を指標として計測するものであり，化学計測でもすでに量子収率が既知である特定の化学物質の変化を指標として計測するものである．しかし生物反応・化学反応は多種多様であり，個々の反応の特異性，その作用スペクトルが異なるため，異なる指標間での比較はできない．

一方，物理計測は一定の波長域に分光特性をもつセンサーで受光した紫外線量を，リアルタイムで物理量として計測することが可能であり幅広く利用されている．本方法には帯域型紫外線計あるいは分光型紫外線計が用いられる．帯域型紫外線計では特定波長域（例えば UVB 域，UVA 域）を光学フィルターで取り出し，取り出した波長域の紫外線を波長積分して計測するものである．帯域型紫外線計は数多くの機器が開発され，比較的安価で購入可能であるため利用者も多い．しかし，各測定機器により分光特性が異なること，また任意の波長域の紫外線を吸収するフィルターを作製することは困難であるため，特定の波長域にピークをもち半値幅の狭い LED 光などの紫外線量を正確に測定することはできず，異機種間での比較はできない．

これに対して分光型紫外線計は狭帯域干渉フィルターや回折格子などの分光素子を使って測定したい領域の光を波長ごとに分けて測定するため，波長ごとの分光放射照度が得られるのでデータの汎用性が高いという利点をもつ．近年，フォトダイオードアレイや CCD を検出器として，一度に特定の波長域の光放射を波長走査なしで測定可能なマルチチャンネル分光計測機も広く市販されるようになった．いずれにせよ測定波長域・光源スペクトル特性・計測目的に合わせて測定機器を選択する必要がある．

おわりに

光による生物影響を解析する際にもっとも重要な点は，いかに必要な光だけを生物試料に照射し，強度の違いによる応答をより的確に評価することである．近年，科学技術の発展によりさまざまな波長特性をもつ光源，光学フィルターを含む光学機器，さらには広範囲の単波長の光が照射可能な大規模照射施設が開発され，多くの光生物学研究者によってさまざまな光応答反応の作用スペクトル，分子機構が明らかになってきている．植物科学分野においては古くから UVB に特異的に応答する反応が知られていたが，UVB 受容体が存在するか否かに関しては長年議論の的であった．しかし，近年開発された光学機器を利用して UVB センサーとして働く UVB 受容体（UV RESISTANCE LUCUS 8，UVR8）の存在が明らかになった[1,2]．今後，新たな光源や光学機器の開発は，光・放射線生物学分野の研究をさらに進展させるであろう．

〔日出間　純〕

引用文献

1) Science, **332**：103-106, 2011.
2) Science, **335**：1492-1496, 2012.

5.2 紫外線の生物影響

5.2.1 紫外線による DNA 損傷と生物進化

キーワード 紫外線損傷, DNA 修復, 光回復酵素, 概日リズム, クリプトクローム

はじめに

太陽光は生命の根源であり, 全生物にとってのエネルギー源である. 一方, 太陽光に含まれる紫外線は DNA 損傷を誘発し, 生物にとってゲノム恒常性を脅かす最大の環境要因である. 生物が生存を確保し安定して進化を遂げるためには, 紫外線損傷に対する対抗手段は必須であることから, 生物は紫外線による DNA 損傷を修復する多様な経路を獲得してきた. 光回復酵素の反応はきわめてシンプルであり, 生物が最初に獲得した DNA 修復機構であると考えられている. この酵素は効率的な紫外線損傷への対抗手段であったため, 遺伝子重複により多くのオーソログが形成された. さらに興味深いことに, オゾン層形成による紫外線脅威の減少によりこれらの重複遺伝子は新たな機能を獲得し, さまざまなパラログへと機能変化した. 本項では地球環境変化に「より高度に」適応するための手段として改変してきた生命進化の巧妙な戦略の一端を, 進化の過程における光回復酵素の機能変化を例として紹介する.

1. 光回復酵素とクリプトクローム

可視光照射により紫外線照射の作用が軽減される現象は古くから知られており「光回復」といわれていた. この現象は, 光回復酵素 (photolyase) による紫外線損傷特異的 DNA 修復反応であることが明らかにされた. 紫外線により生じる DNA 損傷としては, シクロブタン型ピリミジン二量体 (cyclobutane pyrimidine dimer, CPD) と (6-4) 光産物 (pyrimidine (6-4) pyrimidone photoproduct, (6-4) PP) が知られている (図1). 光回復酵素はこれら紫外線誘発 DNA 損傷に特異的に作用し, 青色光のエネルギーを利用してそれらを修復する DNA 修復酵素で, CPD を基質とする CPD 光回復酵素と 6-4PP を基質とする (6-4) 光回復酵素の2種類が知られている[1,2]. CPD 光回復酵素はその一次構造により原核生物に存在する Class I CPD 光回復酵素と真核生物に存在する Class II CPD 光回復酵素に分けられる. また光回復酵素と一次構造が類似しているものの光回復酵素活性をもたない一群のタンパク質をクリプトクロームと総称している. ク

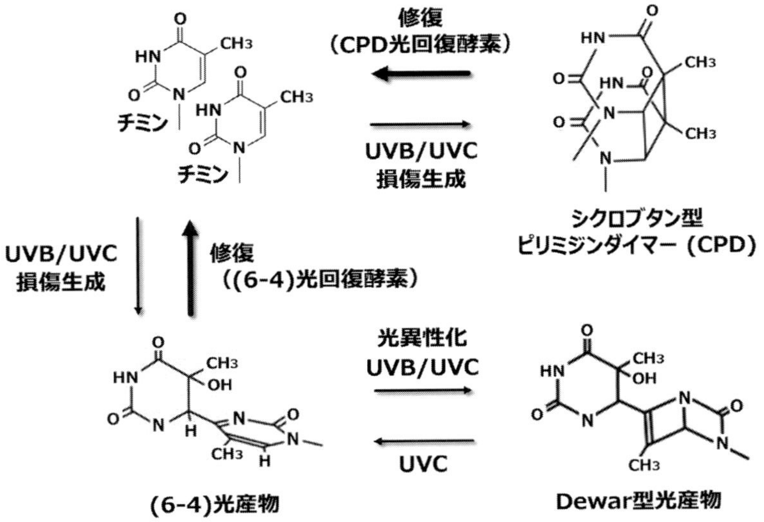

図1 紫外線による DNA 損傷と光回復酵素による修復 （文献3より）

5.2 紫外線の生物影響　　227

リプトクロームが関与する生理機能は生物種により異なる[4]. 植物・昆虫においては光形態形成[*1]あるいは概日リズム[*2]制御の光受容体として機能している. 一方, 多くの脊椎動物では転写抑制因子として概日リズム形成に重要な役割を果たしている. 渡り鳥や一部の昆虫においては磁場センサーとしての機能が提唱されている[5].

2. 光回復酵素・クリプトクロームファミリーの同定

Class I CPD 光回復酵素は古くから知られた DNA 修復酵素であり, その遺伝子はすでに 1978 年に大腸菌からクローニングされ[6], リコンビナントタンパク質を用いて詳細な反応メカニズムが明らかにされてきた. 一方, 高等動物の CPD 光回復酵素遺伝子は比較的最近 (1992 年) クローニングされ[7], Class II CPD 光回復酵素と分類された. (6-4) 光回復酵素は 1993 年にショウジョウバエにおいて酵素活性が同定され[8], 1996 年にその遺伝子がクローニングされた[9]. 同定された (6-4) 光回復酵素の一次構造は Class I CPD 光回復酵素と部分的に高いホモロジーを示すものの, 全体としてのホモロジーはそれほど高くなく, 系統樹においては別の分岐群 (clade) に分類される. その後 (6-4) 光回復酵素遺伝子は, ほ乳類を除くほとんどの高等植物・動物に存在することが明らかにされた.

植物の芽生えは光に応答して伸長を止め, 葉緑体合成などの光形態形成を開始する. クリプトクロームは青色光による芽生え伸長阻害を示さなくなったシロイヌナズナ変異体の原因遺伝子として 1993 年にクローニングされた[10]. その一次構造が青色光を受容する Class I CPD 光回復酵素と酷似していたので芽生え伸長阻害を誘導する青色光受容体として機能していると類推され, クリプトクロームと名づけられた.

動物のクリプトクローム遺伝子は (6-4) 光回復酵素のホモログとして同定された[9]. ヒト EST (espressed sequence tag) データベースの検索によりショウジョウバエ (6-4) 光回復酵素ホモログ遺伝子がヒトゲノムに 2 つ存在することが明らかとなった. これまでは

ヒトでは光回復酵素活性が検出できないことが定説であったので, この発見は意外であった. しかしながら, この遺伝子産物には DNA 修復活性は検出されなかった[11]. さらにショウジョウバエ cDNA のスクリーニングにより, (6-4) 光回復酵素遺伝子以外にヒトホモログのオーソログと考えられるもう 1 つのハエホモログが同定された[12]. その後, ショウジョウバエでは概日リズム光応答に異常をきたした変異体の原因遺伝子が米国のグループによりクローニングされ, ヒト (6-4) 光回復酵素ホモログのハエオーソログであることが明らかとなり, 昆虫クリプトクロームといわれるようになった[13]. 一方, ヒト (6-4) 光回復酵素ホモログの機能解析のために 2 つの遺伝子のノックアウトマウスが作製された. ダブルノックアウトマウスは行動の概日リズムを失っており, 動物クリプトクロームは概日リズム形成に重要な役割を果たしていることが明らかになった[14, 15]. その後, 動物クリプトクロームは転写抑制因子としてはたらく生物時計本体であり, しかもこの転写抑制活性自体は光に依存しないことが明らかにされた[16].

3. 光回復酵素・クリプトクロームファミリーの特質

以上紹介したように, クリプトクロームは光回復酵素と極めて高い一次構造の類似性をもつ一群のタンパク質として同定されてきた. 現在では, これらは光回復酵素・クリプトクロームファミリー (cryptochrome photolyase family, CPF) と総称されている. これらのファミリータンパク質は一次構造のみでなく高次構造においても高い類似性を示す. 図 2 に (6-4) 光回復酵素の結晶構造を示す. その最大の特徴は C 端側のヘリカルドメインに cavity が存在している点である. この高次構造の類似性に加え, これらのタンパク質はいずれも補酵素として flavin adenine dinucleotide (FAD) をもつ. この FAD はいずれのタンパク質においても C 端側の cavity の底に存在している. つまり, 補酵素である FAD をタンパク質深部にしっかりと保持しているにもかかわらず, その FAD は溶媒と

---

*1 光形態形成:光による植物の初期発生の制御. 青色光を受容することにより芽生えの成長が抑制され, 葉緑体関連遺伝子などの発現が開始される現象を指す.

*2 概日リズム:地球上のほとんどの生物が示す約 24 時間周期の生体リズム. 地球の自転に伴う環境変化に適応するために生物が獲得した体内時計によりリズムがつくり出されている.

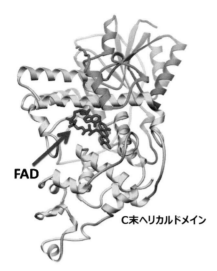

図2　(6-4)光回復酵素の結晶構造
C端側ヘリカルドメインに存在するcavityの底にFADが存在していることを示す．

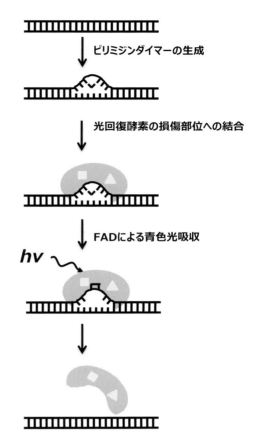

図3　光回復酵素の反応模式図
hv（可視光）を利用したDNA修復反応を示す．（文献17を改変）

直接接することが可能な構造となっている．この特徴的な構造の意義は光回復酵素において明らかにされている．

　光回復酵素の修復反応を図3に示す．光回復酵素はFADを介し光受容を行っている．還元型FAD（FADH⁻）が青色光を吸収することにより励起される．この励起エネルギーが電子移動の形でDNA損傷に付与されることにより，損傷が自動的に修復される．通常，損傷塩基は二重らせんの内側に存在しているが，損傷をもつDNAに光回復酵素が接触することにより損傷が生じた塩基はこの二重らせんから外側にフリップアウトし，光回復酵素のcavityに入り込む．その結果，損傷塩基は酵素内部の光受容体であるFADに近接して存在するようになり，電子移動によるエネルギー付与が効率よく行われるようになる．

　一方，クリプトクロームはタンパク質の大部分を占める光回復酵素相同領域（photolyase homology region, PHR）および光回復酵素には認められないC端側の伸長領域（cryptochrome C-terminal extension, CCE）で構成されている（図4）．前者は両者に共通したホモロジーの高いドメインであるが，後者はタンパク質により長さが異なり，配列にも高い類似性はみられず，基本的に特徴的な高次構造をとっていないと考えられている．しかしながら，このCCEは各クリプトクロームにおける多様な機能に重要な役割を果たしている．

　昆虫・植物のクリプトクロームはそれぞれ概日リズム・光形態形成の光受容体として機能しているが，前者においてはC端側を欠損させたクリプトクロームの高発現により，後者においてはC端側のみの高発現により常時活性型の表現型を示す．いずれの場合もPHRドメインには光受容体であるFADが結合しており，光受容によるPHRの構造変化，それにより誘発されるCCEとの相互作用の変化がシグナル伝達には重要となるが，その詳細はいまだ明らかにされていない．

　一方，動物クリプトクロームは光受容体ではなく生物時計本体の転写抑制因子として作用しているが，時計を24時間単位で動かすにはクリプトクローム自体のdegradationが重要である．動物クリプトクロームのCCEドメインは，E3 ubiquitin ligaseの作用をコントロールすることにより自らの安定性を制御していることが明らかにされている[18]．

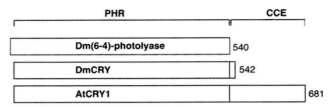

図4 光回復酵素とクリプトクロームの一次構造
クリプトクロームには，光回復酵素と共通のN端側のPHRに加えCCEもつことを示す．

クリプトクロームファミリーは光回復酵素を祖先タンパク質としてその遺伝子重複により形成されてきたと考えられるが，構造の高い類似性にもかかわらず多様な機能をもつことが特徴である．前述したようにCCEは各機能に重要な役割を果たしており，CCEをもつことにより単なるオーソログではなく，パラログとしてさまざまな機能獲得を実現してきたようである．ただ，基本的にはFADおよびそれを含むPHRが本質的な機能を担っており，光受容体としてはFADの光受容能が，また転写抑制因子としては細胞質と核・ミトコンドリア・葉緑体などのさまざまなオルガネラ間を行き来でき，しかもDNAと相互作用できるPHRが進化の過程でうまく利用されていったと考えられる．

おわりに

生物時計は，生物が地球環境により高度に適応するために進化の過程で獲得した機能である．太古の地球では現在のオゾン層は存在せず，地表に届く太陽紫外線は強烈であったと考えられる．この太陽紫外線の脅威に対抗するために生物は光回復酵素をつくり出し，さらにその遺伝子を重複することによってより強固な紫外線対抗手段をもつようになった．その後，オゾン層形成により地表に届く紫外線が減弱され，重複した遺伝子を生物時計の形成に利用し，光量変化という1日単位の環境変動に適応してきたのではないだろうか．興味深いのは，生物時計という共通の生理機能に関与するにもかかわらず，その役割は生物種により異なっている点である．さらに，渡り鳥や昆虫において磁気センサーとして地球規模の移動に利用されていることが示唆されている．このような多様な機能の根本には補酵素であるFADが重要な役割を果たしていると考えられるが，その役割については未解明な点も多く残されている．

〔藤堂　剛〕

引用文献

1) Chemical Reviews, **103**：2203-2237, 2003.
2) Mutat Res, **434**：89-97, 1999.
3) 新版放射線医科学，医療科学社．p.132, 2016.
4) Genome Biology, **6**：220, 2005.
5) Nature, **454**：1014-1018, 2008.
6) Gene, **4**：295-308, 2001.
7) J Biol Chem, **267**：25644-25647, 1992.
8) Nature, **361**：371-374, 1993.
9) Science, **272**：109-112, 1996.
10) Nature, **366**：162-166, 1993.
11) Mutat Res, **384**：195-204, 1997.
12) Genes to Cells, **4**：57-65, 1999.
13) Cell, **95**：681-692, 1998.
14) Nature, **398**：627-630, 1999.
15) Proc Natl Acad Sci, USA, **96**：12114-12119, 1999.
16) Cell, **98**：193-205, 1999.
17) DNA Repair and Mutagenesis, Washington, ASM Press. 2005.
18) Science, **316**：900-904, 2007.

5.2 紫外線の生物影響

5.2.2 紫外線による DNA 損傷の修復

キーワード ヌクレオチド除去修復，転写と共役した修復，ゲノム全体の修復，DNA 損傷トレランス機構，損傷乗り越え型 DNA ポリメラーゼ

はじめに

　紫外線誘発 DNA 損傷に対する DNA 修復機構は，ヒトにおいては除去修復といわれる修復系が中心的な役割を果たしている．除去修復は DNA の片方の鎖に生じた塩基損傷を対象とする修復系で，異常な塩基を取り除いた後，反対側の正常な鎖を鋳型として DNA ポリメラーゼがギャップ部分の再合成を行い，DNA リガーゼが親鎖と再連結して反応が完了する．除去修復は損傷塩基と周辺のいくつかのヌクレオチドを削り出す塩基除去修復（base excision repair, BER）と，損傷塩基を含む比較的長いオリゴヌクレオチドを切り出すヌクレオチド除去修復（nucleotide excision repair, NER）に分類される．長波長紫外線（UVA）で誘起される酸化的 DNA 損傷に作用する塩基除去修復に関しては 2.4 で紹介されているので，本項ではヌクレオチド除去修復について紹介し，DNA 損傷を回避する DNA 損傷トレランス機構についても概説する．

1. ヌクレオチド除去修復の反応様式と必須タンパク質

　ヌクレオチド除去修復は太陽光中の UVB で生じるシクロブタン型ピリミジン二量体（cyclobutane pyrimidine dimer, CPD），（6-4）光産物，Dewar 型光産物など隣接したピリミジン間で生じる二量体型の塩基損傷を基質とする．また環境中の変異原物質による塩基付加体などの DNA の二重らせん構造を歪ませる損傷にも作用し，守備範囲が広く，大腸菌からヒトに至るまで普遍的に存在する修復系である．ヌクレオチド除去修復の基本反応様式は，① DNA 損傷の認識，② DNA 損傷付近の二本鎖 DNA 巻き戻しによるバブル構造の形成，③ DNA 損傷の両側での一本鎖切断によるオリゴヌクレオチドの除去，④生じた一本鎖 DNA ギャップの修復合成，⑤新生鎖と親鎖の連結の多段階反応からなる．これらの反応に必要なタンパク質の数と除去されるオリゴヌクレオチドの長さは生物

種によって異なるものの，この基本反応様式は生物種間でよく保存されている．

　常染色体潜性（劣性）の遺伝疾患である色素性乾皮症（xeroderma pigmentosum, XP）患者はこの修復系を先天的に欠損しており，皮膚露光部で種々の重篤な障害を示し，健常人の数千倍の頻度で皮膚がんを発症する．この XP 患者には A ～ G 群の 7 つの相補性群が知られており，それぞれの責任因子は前期過程といわれる①～③の段階で働く．試験管内反応系では，XPC-RAD23B，TFIIH（XPB・XPD を含む），XPA，RPA，XPF-ERCC1，XPG の 6 つのコンポーネントが前期過程に必須であり[1]，ここに後期過程（④・⑤）に必要なタンパク質（DNA polymerase δ/ε（Pol δ/ε）・PCNA・RFC・LIG 1）を加えると全過程が再構成できる[2]．

2. ヌクレオチド除去修復の前期過程

　ヌクレオチド除去修復反応はゲノム全体で均一に起こるわけではなく，転写が行われている領域の鋳型鎖上の DNA 損傷が優先的に除去され，この経路を転写と共役した修復（transcription-coupled repair, TCR）という．それに対し転写鎖以外の DNA 領域を対象とする経路をゲノム全体の修復（global genome repair, GGR）といい，区別される（図1）．両者では DNA 損傷の認識過程が異なり，TCR では損傷部位で停止した RNA polymerase II が，GGR では主に XPC 複合体が DNA 損傷を認識する．それ以降の過程は両経路で共通であるが，TCR ではその橋渡しにさらに多くのタンパク質を必要とする[3-5]．

　TCR 経路では XPC タンパクは不要だが，コケイン症候群の責任タンパク質である CSA および CSB タンパクや，最近同定された紫外線高感受性症候群（UV-sensitive syndrome, UVˢS）の責任因子の 1 つである UVSSA が関与することが知られている．他にも XPA の結合タンパク質として単離された XPAbinding protein 2 (XAB2), ubiquitin-specific protease 7 (USP7), high mobility group nucleosome-binding domain-containing protein 1 (HMGN1) もTCR特異的な因子として報告されている[5]. 大腸菌においては, 停止した RNA polymerase を mutation frequency decline (Mfd) が認識して除去し, NER タンパク質を呼び込むことにより鋳型鎖の優先的な修復が行われる. ヒトにおける TCR 経路の詳細は不明のままであるが, CSB を中心として前述のタンパク質が損傷部位の RNA polymeraseⅡを解離もしくは後退させることにより一時的にスペースをつくり, NER タンパク質の DNA 損傷部位へのアクセスを可能にすると考えられている. 一方, RNA polymerase Ⅱがユビキチン修飾を受け, プロテアソーム依存的に分解されることもある.

GGR 経路においては XPC 複合体が主に DNA 損傷の認識を行うが, DNA 二重らせんに与える歪みの少ない CPD のような DNA 損傷の場合は, XP-E 群の責任タンパク質 (DDB2) を含む damaged DNA-binding protein (DDB) 複合体が XPC 複合体による DNA 損傷の認識を補助し, 修復反応を促進する. DDB はもともと DDB1 と DDB2 のヘテロダイマーとして単離され, さまざまな DNA 損傷に対して高い親和性を示す. 細胞内において Cul4 (Cul4A あるいは Cul4B) は Roc1 とともにユビキチン E3 リガーゼ複合体を形成し, NER 過程で XPC やヒストンタンパク質などをユビキチン化して, クロマチンの構造変換やその後の反応が効率的に進むように機能している. また PARP1 に依存したポリ ADP リボシル化反応を仲介してクロマチンリモデリングにかかわる amplified in liver cancer protein 1 (ALC1) を呼び込んで NER 反応を促進すること, および他のクロマチンリモデリング因子やヒストン修飾酵素との関連も報告されている[5].

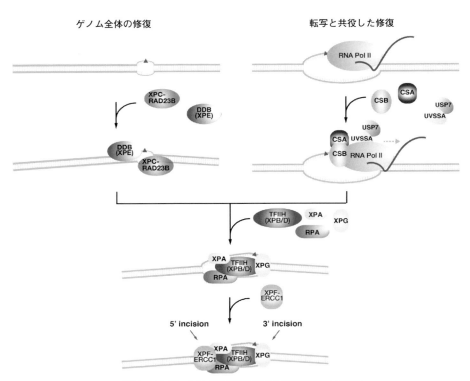

図1　ヌクレオチド除去修復反応の前期過程の概略
ヌクレオチド除去修復反応は DNA 損傷が生じる部位によって認識機構が異なり, 2つのサブ経路が知られている. ヒトの転写と共役した修復経路 (TCR) の詳細なメカニズムはまだ不明だが, 停止した RNA polymeraseⅡを CSB タンパクなどが押し戻すことで修復が起こると考えられている.

3. ヌクレオチド除去修復の後期過程

ヒトのヌクレオチド除去修復の後期過程では，除去されたオリゴヌクレオチドの長さに相当する約30塩基の一本鎖DNAギャップにPolδ/εが作用し，ギャップが埋められた後，親鎖と連結されて反応が終結する（図2）．試験管内再構成系ではPolδ/εとスライディングクランプであるPCNA，そしてクランプローダーのRFCによってギャップが埋められるが，細胞内においては増殖の状態に応じてその反応が異なっていることが示唆されている[6]．増殖期の細胞ではPolεが主に機能するのに対し，非増殖状態の細胞ではPolδやY-familyポリメラーゼ（後述）であるPolκもはたらく．PolδとPolκの場合には通常のRFCが必要とされるのに対し，Polεの場合にはCTF18と他の4つのRFCサブユニットが形成する別のクランプローダーが必要である．またPolκがはたらくにはRAD18-ユビキチンE3リガーゼ複合体によるPCNAのユビキチン化やXRCC1も必要であることが示唆されている．ギャップが埋められた後の再連結反応は，増殖期細胞ではLIG1が，非増殖状態の細胞ではXRCC1とLIG3がはたらくと考えられている．

通常の後期過程はDNA損傷を含むオリゴヌクレオチドの除去と協調して起こるため，一本鎖DNAギャップが放置されることはない．しかし，出芽酵母では除去された後に30塩基よりも長い一本鎖DNAギャップが検出され，ミスマッチ修復にはたらく5′→3′エキソヌクレアーゼのexonuclease 1（EXO1）がギャップを広げ，それがDNA損傷チェックポイントの活性化に必要であることが示された．ヒトにおいても同様の反応が起こることがわかっており，不完全なヌクレオチド除去修復により残存した一本鎖DNAギャップはDNA損傷応答を活性化させる引き金となっている．

4. DNA損傷トランス機構

紫外線により生じたDNA損傷はヌクレオチド除去修復によって取り除かれるが，二重らせんの歪みが小さいため認識されにくいCPDは24時間後でも約半数が残っている．これらのDNA損傷によって複製DNAポリメラーゼの進行が阻害されるが，DNA損傷トランス機構というこの状態を回避する機構を細胞は備えている．この機構は出芽酵母の遺伝学的解

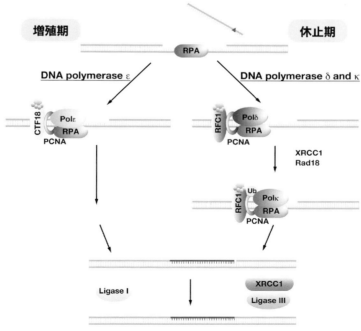

図2　ヌクレオチド除去修復反応の後期過程の概略
細胞の増殖状態によって機能するDNAポリメラーゼとDNAリガーゼが異なり，それに伴って必要な補助因子も変わる．

析から明らかになった RAD6 経路であり，DNA 損傷部位を乗り越えて DNA 複製が進行できるように機能している．ここでは校正機能をもたない忠実度が低い損傷乗り越え型 DNA ポリメラーゼがはたらく経路と，ある種の組み換え反応による鋳型交換（template switch）や複製フォークの後退によって DNA 損傷を乗り越える経路が存在すると考えられている．またこの経路の選択には PCNA のユビキチン修飾が重要な役割を担っており，損傷乗り越え型 DNA ポリメラーゼがはたらく際には RAD6-RAD18 によるモノユビキチン化が必要である．

　ヒトの損傷乗り越え型 DNA ポリメラーゼは複数存在して Y ファミリーといわれ，通常の A・B・C・X ファミリーと区別される．その中の Polη は色素性乾皮症の中でヌクレオチド除去修復能が正常なバリアント群の責任タンパク質である[7]．CPD の部位で複製 DNA ポリメラーゼが停止すると Polη がスイッチして損傷部位の乗り越え複製を行い，その後に複製 DNA ポリメラーゼが戻って通常の DNA 複製を再開する．Polη に異常がある色素性乾皮症バリアント群では，紫外線で生じた CPD に他の損傷乗り越え型 DNA ポリメラーゼが複製を行い，誤った塩基を挿入して高頻度に突然変異を誘発するため発がん頻度が高いと考えられている．

〔若杉光生・松永　司〕

引用文献

1) J Biol Chem, **270**(6)：2415-2418, 1995.
2) Cell, **80**(6)：859-868, 1995.
3) Mol Cell, **2**：223-232, 1998.
4) Cell, **113**(3)：357-367, 2003.
5) Nat Rev Mol Cell Biol, **15**(7)：465-481, 2014.
6) Mol Cell, **37**(5)：714-727, 2010.
7) Nature, **399**(6737)：700-704, 1999.

5.2　紫外線の生物影響
5.2.3　紫外線の人体への影響

キーワード　紫外線，光老化，光免疫，光アレルギー，光発がん

はじめに

　紫外線は皮膚・眼などの外表臓器に直接影響を与えるだけでなく，免疫変調を介して全身免疫にも介在することがある．ここでは紫外線の人体への影響を皮膚老化（生理的な自然老化と峻別する意味で「光老化」と呼称する），光免疫・光アレルギー・光発がんなどに焦点を絞って解説する．

1.　光老化

　露光部皮膚での老徴の80%は生理的老化ではなく紫外線などの環境要因による外因性老化[1]と考えられることから光老化と呼称され，自然老化とは区別されている．単に量的な差異のみでなく，例えば「しわ」でも自然老化による「ちりめん状の細かいしわ」と光老化による「深く刻まれたしわ」とでは臨床的に異質のものである．後者は露光部皮膚のみにみられ，しみやたるみも含めて一般の人々が整容的に気にする皮膚加齢現象のほとんどは光老化によるものであり，光防御により制御可能であることにも留意すべきである．

　光老化の機序[2]として，表皮基底層・毛隆起部での幹細胞アポトーシスによる皮膚萎縮，コラーゲンなどの真皮線維成分や細胞外マトリックスの損傷，マトリックスメタロプロテアーゼ（matrix metalloproteinase, MMP）の活性亢進によるしわ形成・日光変性などが紫外線によって引き起こされることがあげられる．光老化に奏効することが実証されているレチノイン酸（retinoic acid）は紫外線によるMMP活性を阻害することが報告されている．さらに紫外線による活性酸素産生が皮膚の各構成成分に組織障害を与えていることは自明であり，皮膚発がんと共通の要因となっている[3]．これにより抗酸化剤による光老化制御研究が行われているが，低分子抗酸化剤も含め広く効能が認知されている物質はまだ少ない．また喫煙により誘発されるDNA損傷などの生活習慣要因が光老化を修飾・増悪していること，紫外線によるテロメアへの影響仮説が提示されていることなど光老化研究の裾野は広い．

　紫外線の中では中波長紫外線（UVB）が大きな役割を果たすが，長波長紫外線（UVA）も量的にUVBの10倍ほど被ばくすること，真皮まで深達することなどの理由で光老化におけるUVAの役割も無視できない．今後，ライフスタイル・被覆・サンスクリーン剤などによる光防御がさらに啓発されるべきである．

2.　光免疫・光アレルギー

　光免疫の研究は，光発がんによる皮膚腫瘍の抗原性がきわめて高いことが端緒となって始まった．すなわち，光発がんによる腫瘍は同系移植で容易に拒絶されるのに対し，紫外線照射を受けたマウスでは拒絶されないことから，紫外線照射が細胞性免疫を低下させることが明らかにされた[4]．その後の研究で大量の紫外線はinterleukin-10（IL-10）・tumor necrosis factor（TNF）などの可溶性因子の産生を誘導することにより全身性に細胞性免疫を低下させるのに対し，紫外線の局所照射はランゲルハンス細胞の減少を介した制御性T細胞の誘導により接触過敏症の感作・惹起を抑制することが明らかにされている[5]．紫外線による免疫抑制の機序として，DNA損傷によるシグナル伝達の変容，角層のウロカニン酸による制御性T細胞の活性化などが指摘されている．紫外線による細胞性免疫抑制は皮膚がんのリスクファクターとしても知られ，慢性的に日光曝露されている場合は曝露量に比例して皮膚がんになりやすく，また皮膚感染症も増悪しやすい．しかしながら獲得免疫を低下させる程度の紫外線照射は自然免疫を賦活化させる作用もあり，「適度な紫外線曝露」がどの程度であるかは今後の検討を待つべきである．

　紫外線が皮膚の光感作物質に吸収されると，そのエネルギーにより光産物や一重項酸素などの活性酸素を介して多彩な光化学反応を惹起し，①光毒性反応（主として細胞膜などへの酸素毒性による），②光遺伝毒性反応（主としてDNA損傷による），③光アレルゲン

産生による光アレルギー反応などが誘導される．特に光アレルギーは薬剤や化粧品などにより高頻度に発症するので皮膚科学的に重要である．光アレルギーはT細胞が関与する遅延型アレルギー反応で，その光アレルゲン形成には光線曝露によりハプテンが完全抗原となることが必要である．光アレルゲンとしてはケトプロフェンなどの非ステロイド系抗炎症薬(non-steroidal anti-inflammatory drugs，NSAIDs)，ニューキノロン系抗菌薬，化粧品の香料成分などが多く報告されている．動物実験における動物代替法も踏まえて，今後はいかに効率的かつ鋭敏な光アレルゲン検出スクリーニング法を開発するかが焦点となっている[6]．

3. 光発がん

　紫外線はよく知られた環境変異原であり，発がん性を示すことは周知の事実である．マウスにUVBを照射すれば100％の確率で非メラノーマ性皮膚悪性腫瘍(non-melanoma skin cancer，NMSC)が発生する．疫学的にもハワイ在住の日系人には日本在住の日本人よりもはるかにNMSCが多いことも報告されている．したがって，紫外線による光発がんとその制御は社会健康医学的観点からも重要な命題である．

　光発がんの標的は紫外線によるDNA損傷と考えられるが，その機序としてはシクロブタン型ピリミジン二量体・(6-4)光産物・8-オキソグアニンなどの誘発が想定されており，特に紫外線の直接作用によるDNA損傷であるシクロブタン型ピリミジン二量体・(6-4)光産物が重要視されている[7]．これらの損傷はヌクレオチド除去修復機構により修復されるが，この機構に欠陥のある色素性乾皮症患者では高頻度に光発がんが認められる．紫外線は光発がんのイニシエーターとしてもプロモーターとしても作用する．光発がんは表皮細胞の紫外線誘発DNA損傷の未・誤修復による突然変異に起因するので，基底細胞がん・扁平上皮がんではがん抑制遺伝子 p53 の変異が50〜60％にみられる．このためDNA修復酵素の賦活化，細胞周期停止，アポトーシス誘導などの阻害が光発がんにつながると考えられている．紫外線照射により産生される活性酸素は8-オキソグアニンなどの酸化的DNA損傷を誘発するのみでなく，多彩な生物学的反応を介して酸化ストレスとして光発がんのプロモーションにも関与すると指摘されている．緑茶・ブドウ種子製品などに含まれる抗酸化物質が光発がんを抑制することが少なくとも動物実験では実証されている．紫外線による慢性炎症も酸素ストレスとなるのでシクロオキシゲナーゼ2（cyclooxygenase-2，COX-2）阻害剤は光発がんを抑制することが動物実験において報告されており，疫学的にもNSAIDs服用者では皮膚扁平上皮がんの罹患率が低いことが指摘されている．さらに前述したように，紫外線照射は抗原提示細胞・制御性T細胞・IL-10などの免疫抑制性サイトカインなどを誘導し，がん細胞が浸潤性腫瘍を形成する前に排除する宿主免疫を阻害することにより光発がんに影響を与えると考えられている．実際，紫外線の大量曝露により免疫反応が低下したヒトでは有意にNMSCの発症が多いことが知られている．

　サンスクリーン剤は光発がん抑制に有効であり，日常的なサンスクリーン剤の外用は日光角化症・扁平上皮がんを有意に減少させることが報告されている．若年期の無用な日光曝露が将来の皮膚がん発症のリスクファクターなので，アウトドアレジャー・太陽崇拝・日焼けサロンなどのリスクを啓発する活動が紫外線研究者の責務でもあろう．

おわりに

　紫外線の人体に対する影響について，光老化・光免疫・光アレルギー・光発がんに焦点を絞って解説した．これらの病態は紫外線研究者にとっての光生物学・化学的な関心のみでなく，一般の人々にとっても整容的・機能的に身近な問題であり，その解明はきわめて重要な社会貢献となる．その際強調するべきは，紫外線という環境要因による影響であるがゆえに正しい対応によりこれらの事象は回避可能な点である．紫外線研究者はこのような社会との接点を十分認識し，一般の人々が紫外線の恵みを享受しながら，紫外線の害に泣くことのないように研究成果に基づく光防御対策の啓発を心がけるべきである．　　〔宮地良樹〕

引用文献

1) Clin Cosmetic Invest Dermatol, 6：221-232, 2013.
2) Milestones Cut Biol, June E2-6, 2013.
3) J Dermatol Sci, 9：79-86, 1995.
4) J Invest Dermatol, 133：27-30, 2013.
5) J Dermatol Sci, 63：75-82, 2011.
6) J Dermatol Sci, 85：4-11, 2017.
7) Milestones Cut Biol, June E13-17, 2013.

5.2 紫外線の生物影響

5.2.4 ヒトの紫外線感受性疾患

キーワード 色素性乾皮症，コケイン症候群，白内障，光老化，遺伝性光線過敏症

1. 紫外線による皮膚・眼球の反応

（1）皮　膚

地球上に届く太陽光は 300 nm 以上の紫外線（UVB と UVA が該当）・可視光線・赤外線を含んでいる．物質はそれぞれ固有の吸収波長をもつので，光線による皮膚の反応を考える際には細胞内の物質の吸収波長と各波長の皮膚への到達度が要点となる．UVB は約 10％しか表皮に到達しないが，UVA は真皮の比較的深部まで届く．

光線による生体の反応は"生理的反応"と"病的反応"に分けられる．生理的反応とは日焼け（サンバーン・サンタン）や免疫抑制反応，光老化（しみ，しわ，がん）といった誰にでも生じる反応で，病的反応を光線過敏症と称し通常は起こらない光線量で反応が生じるか，通常は起こらないような反応が起こることを指す．日焼け・免疫抑制反応の作用波長は UVB である．光線過敏症は患者数の多い光線過敏型薬疹をはじめ，慢性光線性皮膚炎などの光アレルギー性疾患群などの後天性疾患以外に，色素性乾皮症（xeroderma pigmentosum，XP）・コケイン症候群（Cockayne syndrome，CS）などの遺伝性疾患など多岐にわたる．

（2）眼　球

紫外線が眼球に及ぼす障害として，紫外線角膜炎

（雪目）・白内障・翼状片などが知られている．加齢黄斑変性症の発症には可視光の関与が示唆されている．

2. 紫外線高感受性遺伝性疾患の種類と原因遺伝子

遺伝性光線過敏症の中には発症頻度は高くないもの，幼少時期に発症し，その症状を見落としてはならない疾患が数多く含まれる（表1）．

（1）色素性乾皮症（XP）

色素性乾皮症は若年で露光部に限局した雀卵斑様の色素斑と皮膚がんを多発する常染色体潜性（劣性）遺伝性疾患で，ヌクレオチド除去修復（NER）に欠損のある A ～ G 群と NER の欠損ではなく損傷乗り越え複製機構に障害のあるバリアント型（V 型）の 8 病型がある．紫外線による DNA 損傷の複製時での残存に起因する突然変異の重積が若年で露光部に限局する皮膚がんの多発する原因と考えられている．病型によっては種々の程度に日焼け反応の増強や神経症状を伴う．DNA 修復能がもっとも低い XP-A 群は皮膚症状・神経症状ともに最重症で，5 分間の太陽光曝露により顔面の強い浮腫性紅斑を生じ，引き続き淡い色素沈着を残して消退する．転写と共役した NER 経路（transcription-coupled（TC）-NER）も障害される

表 1　ヒトの紫外線感受性疾患

疾患名（病態による分類）		症　状	原因となる光線の種類	原因遺伝子
DNA 修復・DNA 代謝異常	色素性乾皮症（XP）	雀卵斑様色素斑・皮膚がん・日焼け増強（＋／－）・神経症状（＋／－）	UVB	*XPA-XPG・POLH*
	コケイン症候群（CS）	低身長・神経症状・眼症状・日焼けの増強	UVB	*CSA・CSB・XPB・XPD・XPG*
	UV^S 症候群	日焼けの増強	UVB	*UVSSA・CSA・CSB*
	硫黄欠乏性毛髪発達異常症（TTD）	魚鱗癬・毛髪発育異常・低身長・光線過敏	UVB	*XPB・XPD・TTDA・TTDN1*
	ブルーム症候群（BLM）	種々の悪性腫瘍・低身長・2 型糖尿病・不妊・免疫不全	UVB	*BLM*
	Rothmund-Thomson 症候群（RTS）	ポイキロデルマ・低身長・神経症状・白内障・骨肉腫	UVB	*RECQL4*
内因性光増感物質の蓄積	Smith-Lemli-Opitz 症候群（SLOS）	露光部の浮腫性紅斑・種々の先天性奇形・身体発育不全・精神神経症状・生殖器障害	UVA	*DHCR7*

XP-A 群・XP-B 群・XP-D 群・XP-F 群・XP-G 群では日焼けの増強および神経症状が観察されるが，ゲノム全体を対象とする global genome（GG）-NER にのみ障害のある XP-C 群・XP-E 群あるいは NER には障害のない V 型では日焼けの増強や神経症状は生じないが，紫外線曝露後の雀卵斑様の色素斑や皮膚がんの発生は他の病型と同様に生じる．

色素性乾皮症患者は日本には 300 ～ 600 人程度存在すると推測されているが，XP 患者の約半数は XP-A 群であり，その内の 85％は *XPA* 遺伝子の IVS3-1C ＞ C の変異をホモでもつことがわかっており，日本における XP-A 群の創始者変異である．日本人の XP の約 1/4 は V 型で，V 型でも日本での創始者変異が知られている．近年 XP をはじめとして多くの稀少難治性疾患において遺伝子解析の技術の進歩により未診断症例の遺伝子解析が進み，皮膚症状が比較的軽微で神経症状が中年以降に顕在化する F 群や G 群の症例報告が散見されてきている．

（2）コケイン症候群（CS，UV^S 症候群を含む）

コケイン症候群は光線過敏・種々の神経症状・身体発育不全（小人症）・若年性老化を特徴とした常染色体潜性（劣性）遺伝性疾患である．CS-A 群と CS-B 群の原因遺伝子は *CSA* および *CSB* で，これらは TCR にかかわっている．CS の中には XP 症状を合併した症例（皮膚がんなど）もみられ，それらの患者は *XPB*・*XPD*・*XPG* 遺伝子に突然変異をもつことが明らかにされている．CS は TCR のみ異常で GGR は正常に保たれているので，皮膚がんのリスクはない．CSB の開始コドンにきわめて近いところに変異が存在すると UV^S 症候群となり，CSB タンパク質の発現がほとんど起こらないことが予想されるが，症状は軽度の日焼けの増強はみられるが軽微である．

（3）硫黄欠乏性毛髪発達異常症（trichothiodys-trophy，TTD）

硫黄欠乏性毛髪発達異常症は毛髪発育異常・魚鱗癬・身体／知的発達障害・光線過敏などを特徴とした常染色体潜性（劣性）遺伝性疾患で，約半数に光線過敏がみられる．TTD の原因遺伝子である *XPB*・*XPD*・*TTDA* は mRNA の転写を行う RNA ポリメラーゼ II に必須の転写因子 TFIIH のサブユニットをコードする遺伝子であることから，本症の症状は CS と同様に転写異常に起因すると考えられている．

TTD 患者で *XPB*・*XPD* に変異がある症例でも皮膚がんを発症した例はない．TTD の中で NER に異常がみられるのは全症例の 36％で，異常を示さない症例では *TTDN1* の突然変異が認められている．

（4）ブルーム症候群（Bloom syndrome，BLM）

ブルーム症候群はさまざまながん（とくにリンパ腫・白血病など造血系腫瘍が多い）を発症する常染色体潜性（劣性）遺伝性疾患で，光線過敏・低身長・2 型糖尿病・不妊・免疫不全（易感染性・低γグロブリン血症）など多彩な症状を呈する．また BLM 患者の細胞では姉妹染色体交換が高率に認められる．原因遺伝子である *BLM* はゲノム DNA の安定性に寄与していると考えられている．

（5）Rothmund-Thomson 症候群（RTS）

Rothmund-Thomson 症候群は常染色体潜性（劣性）遺伝性疾患で，太陽光曝露により顔面の紅斑・水疱が生じ，色素斑・毛細血管拡張などポイキロデルマ様症状に変化していく．皮膚症状以外にも発達遅滞・低身長・白内障・有棘細胞がん・骨肉腫など悪性腫瘍の合併が認められる．原因遺伝子は大腸菌ヘリケース遺伝子 *RecQ* のホモログである *RECQL4* である．

（6）Smith-Lemli-Opitz 症候群（SLOS）

Smith-Lemli-Opitz 症候群はコレステロール代謝異常を示す常染色体潜性（劣性）遺伝性疾患で，種々の先天性奇形を伴い，高度の光線過敏を呈する．光線過敏の症状は乳児期より明らかで，数分の太陽光曝露後に瘙痒をあまり伴わない浮腫性紅斑として出現する．UVB に対する反応は正常だが，UVA に紅斑反応を示す．頭蓋顔面奇形（小下顎症・小頭症・扁平な鼻・低位耳介）・多指症・合指症・尿道下裂・知能発達の遅延なども伴う．7-dehydrocholesterol を cholesterol に変換する 7-デヒドロコレステロールレダクターゼ（7-dehydrocholesterol-reductase，DHCR7）の活性に障害があるため，患者血清では 7-dehydrocholesterol 値の異常高値と cholesterol 値の異常低値を認める．

〔錦織千佳子〕

引用・参考文献

1）DNA 障害による皮膚障害，最新皮膚科学大系 第 16 巻，中山書店．p.301，2003.
2）日皮会誌，**125**：2013，2015.
3）新版放射線医科学，医療科学社．p.137-139，2016.

5.3 紫外線の防御
5.3.1 紫外線に対する防御機構

キーワード 皮膚がん，メラニン，DNA損傷，ユーメラミン，フェオメラミン，光老化

はじめに

太陽紫外線が皮膚がんや光線過敏症の原因であるという考えはすでに19世紀から存在したが，小動物を用いた発がん実験や疫学調査により科学的に紫外線の有害性が証明されてからまだ一世紀も過ぎていない[1-3]．わが国では，1970年代になって初めて紫外線のヒトへの有害性が注目されるようになってきた．少なくともわが国では20世紀の中ごろまでは皮膚がんの原因は熱傷などの外傷が主と考えられていた．おそらく日本人の平均寿命が短かったことに加え，光老化の概念が確立していなかったためと考えられる．1980年代に入り，地球成層圏に存在するオゾン層の破壊の進行により地表に注がれる中波長紫外線（UVB）が増加し，太陽紫外線による白色人種の皮膚がんの急増が懸念され始めた．わが国でも1990年には太陽紫外線防御研究委員会が発足し，毎年シンポジウムを開催して専門的・科学的知識の伝播に努め始めた．1998年には母子健康手帳から"日光浴"を推奨する文言が削除され，"外気浴"という表現が用いられるようになった．

皮膚メラニン量の多い日本人（黄色人種）はメラニン量の少ない白色人種に比べ皮膚がん罹患率が数十倍低いといわれている．また皮膚メラニン量が著しく多い黒色人種の皮膚がん（基底細胞がん・有棘細胞がん・メラノーマ）の罹患率はきわめて低い[4,5]．つまり，皮膚のメラニンがその量に依存して紫外線による皮膚がんの発症を抑制していることは明らかである．その後，科学的に皮膚の細胞においてメラニンが紫外線による核内のDNA損傷（シクロブタン型ピリミジン二量体（cyclobutane pyrimidine dimers, CPD））を抑制することが証明された[6]．またメラニンは紫外線を吸収・散乱して細胞の遺伝子を守るだけでなく，紫外線をはじめとする環境因子で皮膚細胞に生じる活性酸素（reactive oxygen species, ROS）を消去し，化学物質の酸化を抑制することによりアポトーシスを抑制していることなどが明らかにされている[7]．さ

らにメラニン生成にかかわる色素細胞刺激ホルモン（α-melanocyte stimulating hormone, α-MSH）・副腎皮質刺激ホルモン（adrenocorticotropic hormone, ACTH）を介してDNA修復能を高め，発がんや光老化から皮膚を守っていることが報告されている[7,8]．

ヒトの皮膚は白色，黒色とその中間の黄色で，その決め手となるのは，表皮の最深部にある色素細胞が生成するメラニンの種類と量である．メラニン以外には，血色素・ビリルビン・カロテンなどが影響する．本項ではヒト皮膚メラニンに焦点を絞り，マウスでのメラニン研究の成果も含めて概説する．

1. メラニンとは

脊椎動物のメラニン産生を担う色素細胞は外胚葉上皮を起源として神経堤細胞（neural crest cells）から分化したものである．色素細胞の分化は骨形成因子（bone morphogenic proteins, BMP）・Wntファミリータンパク質（wingless-int（Wnt）family proteins）・線維芽細胞増殖因子（fibroblast growth factors, FGF）などのはたらきで誘導される．色素細胞の増殖は幹細胞増殖因子（c-Kitリガンド）・幹細胞増殖因子受容体（c-Kit）・Notchシグナル経路・エンドセリンなどのはたらきで起こる[9]．

ヒトのメラニンには黒褐色のユーメラニンと赤黄色のフェオメラニンの2種類が知られている[10]．いずれのメラニンも成熟色素細胞においてアミノ酸の1つであるチロシンから生合成される．チロシンはチロシナーゼによりドーパ → ドーパキノン → ドーパクロムとなる．さらにドーパクロムの代謝産物5,6-ジヒドロキシインドール（5,6-dihydroxyindole, DHI）と5,6-ジヒドロキシインドール2カルボン酸（5,6-dihydroxyindoline-2-carboxylic acid, DHICA）が生成され，これらが重合したヘテロダイマーがユーメラニンである．一方，フェオメラニンはドーパキノンがシステインの存在下で付加反応を起こし，5-S-システイニルドーパ（5-S-cysteinyl dopa,

---

5.3 紫外線の防御 239

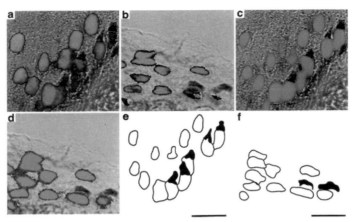

図1 核上にメラニンキャップをもったヒト表皮細胞の紫外線B 誘発 DNA 損傷量（文献12より）
a：ヒト表皮に紫外線B（UVB）を 800 mJ/cm² 照射後のCPD（FITC蛍光染色）強度を比較すると、メラニンキャップをもつ細胞ではもたない細胞に比べ強い。
b：同条件での6-4PPも同様の傾向を示す。c, d：a, cそれぞれのDNA染色強度を示すが、メラニンキャップに関係なく同じ強さである。e, f：a〜dのシェーマ。

5-S-CD）と 2-S-システイニルドーパ（2-S-cysteinyl dopa, 2-S-CD）が生成される。これらはさらにドーパーキノンにより酸化され、ベンゾチアジン中間体（1,4-benzothiazine intermediates）を経て赤黄色のフェオメラニンとなる[11]。

2. メラニンの紫外線防御効果

1993年、KobayashiらはメラニンによるUVBの吸収・散乱効果により、培養細胞のDNA損傷（CPD）量がメラニン量に逆相関して減少することを明らかにした[6]（5.2.1を参照）。Kobayashiらは、CPDと(6-4)光産物に対する単クローン抗体を用いたELISA法により紫外線で生じるこれらの相対的損傷量と細胞内メラニン含有量との関係を精査し、メラニンが細胞内含有量依存的なサンスクリーン剤効果を有していることを明らかにした。しかしながら、メラニンによる紫外線防御効果はSPF2.5程度で、紫外線防御効果としては弱い。ただし、細胞核周辺にメラニンが集積して、いわゆるメラニンキャップが形成された場合には防御効果はSPF5程度まで高まることが期待される[12]（図1）。

3. メラニンによるラジカル生成とメラノーマ

インドールキノンをもつユーメラニンは短波長紫外線（UVC）・可視光線・一部の赤外線と幅広い波長域の光を吸収する。またユーメラニンは1電子還元されてセミキノンラジカルとインドールキノンの生成時に細胞傷害性のヒドロキシラジカル（OH・）が生じる。UVA・UVBの曝露により細胞内で生成された活性酸素の1つであるスーパーオキシド（$O_2^{・-}$）がDNA損傷の原因となることが最近明らかにされた[13]。

フェオメラニンは色素細胞のα-MSH受容体であるメラノコルチン受容体1（melanocortin 1-receptor, MC1R）の変異により大量に生成される[14]。大量のフェオメラニンをもつ細胞ではアポトーシス亢進・ROS産生亢進・DNA鎖切断が誘発される。さらに最近、フェオメラニン/ユーメラニン比が高い場合にはメラノーマ発症率が高まることも明らかにされている[15]。一方、メラニンを欠如したマウスでは紫外線を照射してもメラノーマが発症しないことが知られている[16]。

従来、in vitro において合成メラニンがOH・を効率よく捕捉するので、in vivo においてもメラニンは活性酸素種を捕捉する重要な因子と考えられてきた。2015年Brashらは、細胞へのUVA・UVB曝露により誘導されるNADPHオキシダーゼ（NADPH oxidase）により $O_2^{・-}$ が産生され、また同時にiNOSの誘導によりNO・が産生され、両者が反応してONOO⁻が生成される。生成されたONOO⁻によりメラニンが分解され、メラニン分解産物は核内に移

行し，ONOO$^-$との反応により核内でジオキセタン（dioxetane）が生成される．さらにジオキセタンの熱分解によって三重項カルボニルが生じ，このカルボニルのエネルギーがDNAに転移してCPDが生成されることを明らかにした[17]．これまでは紫外線曝露後に瞬時に生成されると考えられていたCPDが紫外線曝露後3時間程度は継続して生成されていることを示す重大な発見であった．彼らはこのCPD生成をdark CPDと呼んでいる．この発見により，これまで説明不可能であった紫外線が原因で発症するメラノーマの遺伝子に存在するCPD由来遺伝子変異を説明することができる．また日焼けサロン利用者における皮膚がん発症をはじめとする皮膚障害の原因は使用されているUVAの大量曝露であることが理解できる．

したがって，メラニンの機能は①光の吸収・散乱，②ラジカル消去，③薬品などの化学物質との結合，④エネルギー変換作用であり，これらの作用を利用したのが⑤サンスクリーン剤効果などである．さらに⑥DNA損傷（CPD）誘発作用が明らかにされた．

4. 光老化とメラニン

長年にわたり太陽光に曝露された皮膚には日光性黒子（しみ）と深いしわができる．これらを光老化という[18]．しみは日本人女性が最も気にする老化現象で，20歳ころから顔面に発症する．20世紀終わりに実施された疫学調査において，鹿児島県と秋田県の女性ではしみの数に大きな差異があることが示された．年間紫外線量が秋田県の約2倍である鹿児島県の40歳の女性のしみの量（面積）は秋田県の60歳の女性のそれと同じであった．しわの量（長さ）でも鹿児島県の45～54歳の女性は秋田県の55～65歳の女性と同レベルであった[19]．しみを発症する原因は表皮角化細胞のメラニン生成にかかわる遺伝子（α-MSH・MC1Rなど）の変異と考えられるので，紫外線曝露が最重要な発症誘因である．DNA修復異常をもつ色素性乾皮症（xeroderma pigmentosum, XP）患者では生後数回の太陽光曝露後（生後数カ月）に多数のしみが発症することが明らかにされている[20]．

日本人の皮膚の日焼けの仕方（フォトスキンタイプ）には，①常に赤くなるが，決して皮膚色が濃くならない（スキンタイプⅠ），②常に赤くなり，その後少し皮膚色が濃くなる（スキンタイプⅡ），③ときどき赤くなり，必ず皮膚色が濃くなる（スキンタイプⅢ）の3タイプがある．日本人における紫外線誘発CPD生成量のスキンタイプ別での比較ではCPD生成量が最も多いのがスキンタイプⅠで，スキンタイプⅢの数倍多いことが示されている[21]．メラニン量が多いスキンタイプはCPD生成が少ないといえる．またフェオメラニンはユーメラニンに比べ紫外線吸収により多量のラジカルを生成するのでdark CPDを生成しやすいと考えられ，スキンタイプⅠにメラノーマが多く発症することも理解できる（図2）．

またわが国での皮膚がんに関する疫学調査では，年間紫外線量が兵庫県加西市と比較して約2倍多い沖縄県伊江村住民での皮膚前がん症（日光角化症）の発症率は加西市住民での皮膚前がん症の発症率に比べ約

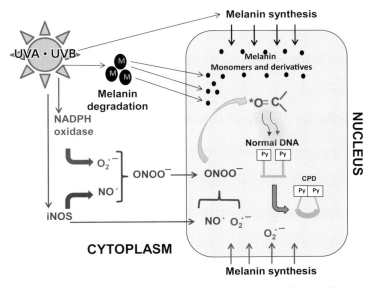

図2　紫外線による遅発性CPD（dark CPD）生成と色素細胞のがん化
通常CPDは紫外線を浴びた細胞核内で瞬時（picoseconds）に生じる．ところがメラニンを生成する色素細胞では，紫外線曝露後数時間にわたり遅発性のCPD生成が起こる．NADPH oxidase（NOX）により生成されるsuperoxide（$O_2^{·-}$）とiNOSで生じるNO$^·$からONOO$^-$が生成され，メラニンにはたらき分解する．分解されたメラニンは化学励起過程を経て，エネルギーをDNA塩基に与え，CPD生成にかかわる．
（若松一雅教授，藤田保健衛生大学医療科学部化学教室より提供）

4.5倍高かった．またこれらの住民のスキンタイプⅠでは皮膚がんの罹患率が高いことも明らかにされている．皮膚のメラニン量が多いと皮膚がんの発症に予防的にはたらくと考えられる[22,23]．

5. メラニン生成を亢進させる物質

α-MSH は色素細胞の MC1-R を介して cyclic AMP（cAMP）シグナル伝達系を刺激することによりメラニン合成活性を高める．Abdel-Maleck らは α-MSH およびそのアナログ（アゴニスト）である n-Pentadecanoyl-His-DPhe-Arg-Trp-NH$_2$・Acetyl-His-DPhe-Arg-Trp-NH$_2$・4-Phenylbutyryl-His-Phe-Arg-Trp-NH$_2$ を用い，これらの物質が初代培養ヒト色素細胞のメラニン合成活性を高めることを示した．アナログ処理された細胞では紫外線曝露によりメラニン合成活性がいっそう高くなり，アポトーシス誘導と H$_2$O$_2$ 産生は減少し，CPD 除去能が促進された[24]．

Arad らは健常人からの皮膚組織片を用いてテロメアの 3-prime overhang sequence をもつ DNA oligonucleotides（T-oligo）が CPD 除去能を高め，UVB 誘発遺伝子変異を抑えることを示した．T-oligo 処理された皮膚組織片では UVB 照射により p53 の発現量が照射前の約3倍にまで増加することおよび転写因子 MITF が活性化されることを示した．T-oligo が CPD 除去能を促進し，紫外線誘発表皮増殖を抑制し，メラニン合成能を高めるという知見から T-oligo は光老化と皮膚がんの発症を抑制することが示唆された[25]．

近年，紫外線による DNA 損傷を軽減する目的で DNA 損傷修復能を高める物質を皮膚に塗布あるいは経口摂取する方法の開発研究が行われている．すでに10数年前から炎症を抑制する抗酸化物質が実際に臨床応用されている[26,27]．最近ではプロバイオティクス[28] が紫外線による紅斑反応を抑制することが報告されている．紫外線曝露後にメラニンが dark CPD を生成するマイナス面を考えると，今後は紫外線防御にはメラニン以外の抗炎症物質あるいは DNA 損傷修復能を高める物質の効果に期待がかかると思われる．さらに最近，皮膚を紫外線に曝露させることなく，紫外線曝露後と同様のメラニン沈着を誘導できる皮膚透過性物質が開発されている．移植ヒト皮膚を用いて

メラニン合成で重要なはたらきをしている転写因子 MITF を活性化する塩誘導性キナーゼ（salt-inducible kinase，SIK）阻害剤の塗布により肉眼的に顕著な色素沈着を認め，塗布4日後の Fontana-Masson 染色した皮膚病理組織では明らかなメラニン色素の増加が確認されている．また SIK 阻害剤塗布によりメラニンキャップ形成も認められるのでメラノソームの色素細胞から角化細胞への移送も紫外線曝露後と同様に起きていると考えられる．SIK 阻害剤は皮膚メラニンを増加させ，UVB による CPD 生成量を抑制できるので小児期から SIK を使用し，その後の UVA の曝露に留意することによりメラノーマの発症を抑制し，20歳前後以降に認められるしみの発症を遅らせることができると考えられ，今後の研究成果と臨床応用が期待される[29]．

〔市橋正光〕

引用文献

1) Lancet, **2**：1070-1073, 1928.
2) J Natl Cancer Inst, **11**：463-495, 1950.
3) J Natl Cancer Inst, **3**：539-543, 1943.
4) Int J Cancer, **48**：650-662, 1991.
5) Arch Dermatol, **131**：157-163, 1995.
6) J Invest Dermatol, **101**：685-689, 1993.
7) FASEB J, **20**：E888-E896, 2006.
8) 色素細胞―基礎から臨床へ 第2版，慶応大学出版．p.127-145, 2015.
9) J Biol Chem **43**：33321-33328, 2000.
10) Pigment Cell Melanoma Res, **26**：616-633, 2013.
11) 色素細胞―基礎から臨床へ 第2版，慶応大学出版．p.1-16, 2015.
12) J Invest Dermatol, **110**：806-810, 1998.
13) Pigment Cell Melanoma Res, **29**：340-351, 2016.
14) Nat Genet, **19**：155-157, 1998.
15) Int J Cancer, **129**：1730-1740, 2011.
16) Nat Commun, **3**：884-893, 2012.
17) Science, **347**：842-847, 2015.
18) Anti-Aging Med, **6**：46-59, 2009.
19) J Dermatol Sci, **27** Suppl：S42-S52, 2001.
20) Exp Dermatol, Suppl, **23**：43-46, 2014.
21) Photodermatol Photoimmunol Photomed, **12**：22-26, 1996.
22) J Dermatol Sci, **15**：183-187, 1997.
23) J Epidemilo, **9**：S14-S21, 1999.
24) FASEB J, **20**：1561-1563, 2006.
25) FASEB J, **20**：E1237-E1247, 2006.
26) Am J Clin Nutr, **71**：795-798, 2000.
27) Br J Dermatol, **163**：536-543, 2010.
28) Int J Mol Sci, **18**：146 doi：10,3390, 2017.
29) Cell Reports, **19**：2177-2184, 2017.

5.3　紫外線の防御

5.3.2　紫外線に対する防護手段

キーワード　サンスクリーン剤，紫外線散乱剤，紫外線吸収剤，SPF 値，PA 分類，合わせガラス，ポリビニルブチラール，強化ガラス

はじめに

　太陽から放射され地上に届く紫外線のうち中波長紫外線（UVB）は一般にレジャー紫外線といわれ，高いエネルギーを有するので肌に対し即座に強い作用を及ぼし，発赤・紅斑・水疱などの急性症状を呈するサンバーンを起こして DNA 損傷を誘発する．長期的な過度の曝露は皮膚老化・皮膚がん・白内障の原因となる．長波長紫外線（UVA）は一般に生活紫外線といわれ，その波長の長さゆえ窓ガラスや雲も貫通し，皮膚深部の真皮にまで到達し，即時型黒化を起こす．また長期的には真皮の線維を変性させてたるみ・皮膚老化を引き起こす．したがって，皮膚や目に紫外線を到達させないようにすることが発症予防策である．

　紫外線に対する防護手段としては，日傘・帽子・衣服・サングラス・サンスクリーン剤などがある[1]．例えば洋服は濃い色で厚手の素材の方が紫外線を通さず，長袖のものが好ましい．また帽子はキャップよりも全体につばの広い帽子の方が顔や首を防護できるので効果的である．サングラスは UV カット加工したもので，フレームが大きく目の両側をカバーできるものが好ましい．

　若年からの日常的な紫外線防護は皮膚老化（光老化）の最大の予防策である．紫外線に対して敏感な反応を示す光線過敏症の患者では効果的な紫外線防護が皮疹の発生・増悪を防止し，症状の改善につながる．

1.　サンスクリーン剤

　サンスクリーン剤は太陽光中の UVA・UVB の両領域による皮膚の日焼けを防ぐことを目的としている．性状としては液状（2 層タイプ）・クリーム状・乳液状・ジェル状・パウダー状などがあり，塗布様式としては直接皮膚に塗布する以外にスプレー・含浸シートなど多くの種類がある．いずれも紫外線防止効果を発揮させるために通常の乳液・クリームの成分に加えて紫外線防護剤が配合されている．紫外線防護剤は紫外線散乱剤（無機系素材）と紫外線吸収剤（有機系素材）の 2 つに分けられ，サンスクリーン剤はこれらが単独あるいは組み合わせで用いられている．

(1)　紫外線散乱剤[2]

　微粒子の酸化チタン・酸化亜鉛などの無機粉体が従来広く用いられている．紫外線散乱剤は紫外線を散乱・反射・吸収することにより，紫外線防御効果を製品に付与している．粒子サイズの制御，特異な粒子形状成形，シリコーンなどの表面処理加工により紫外線防御効果を向上させた製品や，本剤の欠点であった皮膚塗布時の白さを低減させた製品などがある．

(2)　紫外線吸収剤[2]

　有機系素材の紫外線吸収剤は分子内に共役二重結合を有する化合物で，紫外線を吸収すると分子内の電子エネルギー準位が上昇し，励起状態になる．励起状態になった電子はただちにエネルギーを熱として放射し，リン光・蛍光を発することにより基底状態に戻り，この異種のエネルギー変換過程を繰り返すことで紫外線防護剤としての機能を果たしている．サンスクリーン剤に用いられている紫外線吸収剤は，①紫外線領域に高い吸光度をもつこと，②光安定性のよいこと，③匂いがなく塗り心地がよいこと，④強烈な色をもたないこと，⑤化粧品基剤に配合しやすいこと，⑥安全性の高いことが必要である．紫外線吸収剤として配合できる成分と量が厚生労働省の化粧品基準のポジティブリストには 33 種類（2016 年 9 月時点）収載されている[3]．

(3)　紫外線防護効果の指標と使用時の留意点

　サンスクリーン剤の紫外線防護効果の程度は「sun protection factor（SPF）値」と「protection grade of UVA（PA）分類」で製品に表示されている（図 1）．SPF 値は太陽光による紅斑を防ぐ指標であり，その測定方法[4,5]は，ヒトの皮膚（背部）にソーラーシミュレーターを用いて疑似太陽紫外線を照射し，サンスクリーン剤の塗布部位と未塗布の部位での紅斑が惹起

される最小紫外線照射量（minimal erythema dose, MED）の比であらわされる（図1A）．SPF値は求められた整数をそのまま製品に表示するが，SPF値が50以上になるとその性能に余り差がなくなり，実際的な意味をもたなくなるので，最近ではSPF50以上の場合には単にSPF50+と表示している．一方，PA分類はUVAの防護効果の程度である．測定法の考え方はSPF測定法に準じている[5,6]．ヒトの皮膚（背部）にソーラーシミュレーターを用いてUVAのみを照射し，サンスクリーン剤の塗布部位と未塗布の部位での最小持続型即時黒化量（minimal persistent pigment darkening dose, MPPD）の比であらわされる（図1B）．製品には得られたPFA値はPA分類として表示される（図1C）．

日常の生活シーンにおいて時期や場所により紫外線の曝露量が変わるのでサンスクリーン剤の選択にはSPF値とPA分類とを組み合わせたものが目安となる（図2）．使用時は記載の使用法を守り，塗布後も2～3時間おきに塗り直し（重ね塗り）をすることが推奨されている[1]．

2. ガラス・フィルム

透明なガラスやフィルムは多数存在するが，近年その性質に紫外線カット機能を付与したものが開発され，さまざまな用途で使われている．生体の紫外線防護という観点では，窓ガラス用フィルムや自動車用ガラスがよく知られている．

自動車用ガラスは透明であってもUVBをほとんど通さないがUVAを透過させる性質を有している．近年，UVAも含めたより広範な波長域での紫外線カット機能を有した自動車用ガラスが開発されている．自動車用ガラスは利用者の安全に強くかかわる部位であるため，「安全ガラス」として安全性基準が法規で厳しく定められており（国土交通省道路運送車両の保安基準 第195条），大別して合わせガラスと強化ガラスの2種類がある．

（1）合わせガラスの紫外線カット機能[7,8]

合わせガラスは2枚のガラスの間にポリビニルブチラール（polyvinylbutyral, PVB）という柔軟かつ強靭なプラスチックフィルムを挿入して一体化したものである．衝突時に乗員の車外放出を防ぐ機能があり，また前方からの衝撃物に対しても貫通しにくいという特徴を有していることからフロントガラスに使われている．合わせガラスの紫外線防御効果は，PVBフィルムに有機系の紫外線吸収剤を混入することにより

(A)
$$\mathrm{SPF値} = \frac{\mathrm{サンスクリーン剤塗布部位のMED}}{\mathrm{サンスクリーン剤未塗布部位のMED}}$$

(B)
$$\mathrm{PFA値} = \frac{\mathrm{サンスクリーン剤塗布部位のMPPD}}{\mathrm{サンスクリーン剤未塗布部位のMPPD}}$$

(C)

PFA値	PA分類	防止効果の程度
2以上4未満	PA+	UVA防止効果がある
4以上8未満	PA++	UVA防止効果がかなりある
8以上16未満	PA+++	UVA防止効果が非常にある
16以上	PA++++	UVA防止効果が極めて高い

図1 SPF値計算式（A），PFA値計算式（B），PA分類とUVA防止効果の程度（C）

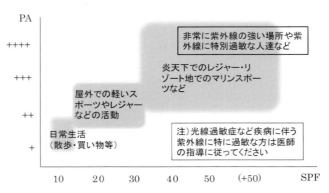

図2 生活シーンに合わせたサンスクリーン剤の選び方
（文献9を改変）

380 nm までカット機能を発現させており，ISO9050に準拠した紫外線透過率（UV Transmittance, Tuv）で通常約 99% の性能を実現させている．さらに PVB フィルムに赤外線吸収剤を添加することにより車内の熱さを軽減する機能も付与された合わせガラスが開発されている．

（2）強化ガラスの紫外線カット機能[7, 8]

　フロントガラス以外のドアガラスやリアガラスに使われているのが主に強化ガラスである．強化ガラスに紫外線防御効果をもたせるには 1,600℃ 溶融ガラス中に添加可能で透明性を妨げない性質の紫外線カット材料が必要となり，必然的に無機系のものとなる．代表的なものとしてセリウム・チタン・鉄があげられる．これらの材料は単体で添加されるが，ガラス溶融中に酸化されて酸化物の状態でガラス組成中に安定して存在する．350 nm 波長までの紫外線はカットするが，それ以上の波長域は無機系酸化物特有の性質で徐々に透過率が上昇していく．また車内のプライバシー機能を付与した有色ガラスでは紫外線防護効果に加えて熱吸収効果も有する強化ガラスが開発されている．

〔猪股慎二〕

引用文献

1）紫外線環境保健マニュアル，2015.
　http://www.env.go.jp/chemi/kenkou.html
2）太陽紫外線防御委員会学術報告，**20**（1）：51, 2010.
3）厚生省告示第三百三十一号．化粧品基準.
　http://www.mhlw.go.jp/stf/seisakunitsuite/bunya/kenkou_iryou/iyakuhin/keshouhin/
4）日本化粧品工業連合会 SPF 測定法基準〈2007 年改訂版〉，2007.
5）MB Derma, **221**：17, 2014.
6）日本化粧品工業連合会 UVA 防止効果測定法基準，1996.
7）太陽紫外線防御委員会学術報告，**15**：43, 2005.
8）太陽紫外線防御委員会学術報告，**20**：57, 2010.
9）紫外線防止の基本.
　http://www.jcia.org/n/pub/use/c/03-2/

5.4 紫外線による治療
5.4.1 光線治療・光化学治療

キーワード アトピー性皮膚炎，乾癬，尋常性白斑，エキシマライト，ナローバンドUVB，ソラレン，PUVA

はじめに

皮膚科診療での光線治療・光化学治療法にはナローバンドUVB・308 nmエキシマライト・PUVA（ソラレン-UVA）が用いられる．光線治療・光化学治療法はPUVAから選択的波長を生かした簡便性の高いナローバンドUVBにほぼ移行してきた．またターゲット型光線療法といわれる病変部のみに照射するような方法が一般化し，308 nmエキシマライトが使用され，光発がん・光老化のリスクを少なくし，病変部のみに高照射率で短時間に照射が可能となった[1]．

1. ナローバンドUVB

ナローバンドUVBはほとんどが311～312 nm付近に分布する放射帯域幅の非常に狭い光源（図1）である．乾癬では最少紅斑量（minimal erythema dose, MED）を基準とする照射方法が容易で，効果・安全性が高い．治療後の遮光などの生活制限がなく，悪心・胃腸障害など全身への影響がない．

2. 308 nmエキシマライト

皮膚がん・光老化のリスクを抑えるため，皮疹部のみに照射可能なターゲット型光線（誘電体バリアー放電エキシマランプ，図1）が308 nmエキシマライトとして用いられる．308 nmよりも短波長側の紫外線が含まれるので，ナローバンドUVBに比べると紅斑反応を惹起しやすい．

3. PUVA治療

PUVA（ソラレン-UVA）治療は内服・外用・PUVAバスという3種類の方法で行われている．難治性皮膚疾患に有用性が認められ，乾癬・類乾癬・掌蹠膿疱症・菌状息肉症・悪性リンパ腫・慢性苔癬状粃糠疹・尋常性白斑・アトピー性皮膚炎の治療として保険適用されている．光源はブラックランプである（図1）．

（1）内服PUVA

ソラレン（8-methoxypsoralen）0.6 mg/kgを内服し，2時間後にUVAを照射する．照射治療開始前にMEDを測定し，その1/3～1/2の照射量から開始す

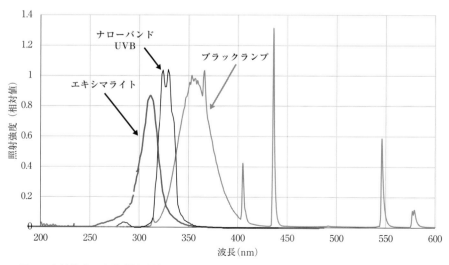

図1 光線治療・光化学治療法で用いられる3光源からの光の波長とその相対的照射強度
（文献1より）

る．適宜 20 〜 50% ずつ増量する．内服直後から翌日まで太陽光からの遮光が必要で，生活制限が多い．

（2）外用 PUVA

メトキサレン（0.3%）を塗布してから 2 時間後に UVA を照射する．MED の 1/3 〜 1/2 の照射量から開始する．適宜 20 〜 50% ずつ増量する．

（3）PUVA バス

メトキサレン（0.0001 〜 0.0002%）を溶解した 37 〜 40℃ の浴槽に 15 分間入浴し，直後に UVA を照射する．初回照射量は 0.2 J/cm^2 とし，その後複数回照射する．照射後の生活制限はほとんどないが，入浴設備が必要である．全身性の重症疾患には汎用性が高く，現在では効果と安全性から見直された治療方法である．

4．副作用・禁忌

短期副作用としては外用 PUVA に光毒性反応が認められる．長期副作用としては光老化と DNA 障害による発がんの可能性がある．乾癬の外用 PUVA 療法では 400 回（総照射量 1,000 J/cm^2）以上で外用照射部位にボーエン病・日光角化症・基底細胞がんが約 10% 程度の症例に認められた．

絶対禁忌としては，①皮膚悪性腫瘍の合併あるいは既往歴のある者，②高発がんリスクのある者（dysplastic nevus syndrome，色素性乾皮症，過去にヒ素の内服・接触歴，放射線照射歴のある者など），③顕著な光線過敏を有する者（光線過敏症，白皮症，ポルフィリン症，光線過敏がある膠原病患者）であり，内服 PUVA ではこれらに加えて，④妊娠中あるいは授乳中の女性，⑤シクロスポリンあるいはメトトレキサート治療中またはその既往歴がある者である．

5．作用機序

基本的な作用機序は，①病因となる細胞のアポトーシス，②制御性 T 細胞の誘導（免疫抑制）の 2 つであるので，全身照射から開始する．部分的に残る皮疹や局所の再発に対してはターゲット型光線療法を行い，病変部の病因となる細胞にアポトーシスを誘導させるように利用すればよい．

おわりに

紫外線による皮膚がん・皮膚老化がクローズアップされ，PUVA 治療は，①手技・照射プロトコールが簡単ではないこと，②ある程度の経験が必要であることから，施術頻度は少なくなってきた．また外用 PUVA の場合，（過剰）紅斑反応があることを理解した上で照射量を増加させ，効果を引き出していくため，実施者（皮膚科医）によって効果に差が生じた．

2002 年，国産ナローバンド UVB 照射機器が登場するとともに，ナローバンド UVB は一般診療として幅広くわが国の皮膚科診療で使用されるようになり，さらにターゲット型光線療法として 308 nm エキシマライトが登場したことにより光線療法が皮膚科の治療としての基軸となるようになってきた．ナローバンド UVB は光増感薬であるソラレンを必要としないため簡便で，紅斑を生じない照射量で治療を行えるため非常に扱いやすく，効果が得られやすいだけでなく，スタンダードレジメン（ナローバンド UVB の標準照射方法）があるので効果・安全性の面でほぼ施設間の差がなくなった．

〔森田明理〕

引用・参考文献

1）日皮会誌，**126**：1239-1262, 2016.
2）新版放射線医科学，医療科学社，p.140-141, 2016.

5.4 紫外線による治療
5.4.2 光力学治療

キーワード レーザー治療，高出力レーザー，低出力レーザー，自然放出，誘導放出，励起状態，基底状態，光力学治療，光感受性物質

はじめに

レーザー（laser）とは light amplification of stimulated emission of radiation の頭文字をとってつくられた言葉で，「放射の誘導放出による光の増幅」という意味になる．レーザー光を得るには媒質が必要であり，媒質には固体（ルビー・YAG）・ガス（炭酸ガス・アルゴン）・半導体などが用いられる．レーザー光は単一波長で集光性・指向性に富み，焦点レンズによりすべての光子を一点に集中させることができる．高出力レーザー・低出力レーザーとしてさまざまな治療に応用されている．

1. レーザー光線の歴史

レーザー光線の原理は 1917 年に Albert Einstein により提唱された．実際にレーザー光の発振に成功したのは米国の物理学者 Theodore Maiman で 1960 年のことであった．米国の Leon Goldman は世界で初めて血管腫の治療にこのルビーレーザーを用いた．以後，炭酸ガスレーザー・アルゴンレーザー・YAG レーザーなどが開発された．

2. レーザー光の発生原理と特徴[1]

(1) 自然放出

原子核の周りを電子が円運動をしている基底状態（図 1a）になんらかのエネルギーが加わると電子は一回り外側の軌道に移動する（励起状態，図 1b）．しかし，電子はこの状態を維持することはできず，元の軌道に戻ってしまう．この時，電子は 1 個の光子を放出する（自然放出，図 1c）．自然放出によって得られた光子は四方八方に散乱する．この原理にあてはまる光が蛍光灯・白熱灯である．個々の光子の方向は不同であるため，焦点レンズを用いても懐中電灯程度に一部の光子が集まるだけである．

(2) 誘導放出

励起状態から基底状態に戻るときに放出される光子が励起状態の電子に当たると（図 1d），その入射角と

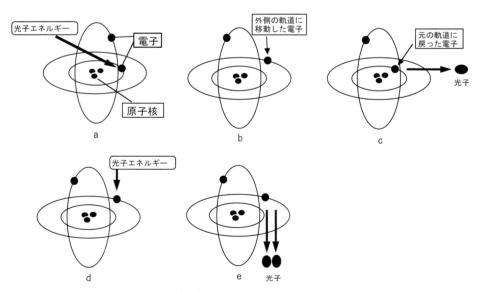

図 1 自然放出と誘導放出（文献 7 より）

同方向・同位相・同波長で2個の光子を放出する（誘導放出，図1e）．誘導放出を増幅させて同じ方向に進む光のみを取り出すことによりレーザー光が得られる．これを応用し，片方に全反射鏡を，反対側に部分透過性鏡を置いて鏡に直角な光だけを行き来させ励起状態の電子に当てることにより誘導放出させて光を増幅し，部分反射鏡側からレーザー光を取り出すことができる．

（3）レーザー光の特徴

レーザー光は単色性（単一波長）・集光性・指向性に富み，焦点レンズを用いることによりすべての光子を1点に集中させることができる．またレーザー光は組織への深達度も高い．

3. レーザーの臨床応用

高出力レーザー・低出力レーザーの各診療科での応用例を表1に示した．

高出力レーザーはその出力を利用して切開・止血・凝固・破砕目的に使用される．一方，低出力レーザーは光感受性物質を用いた光線力学療法として，またペインクリニック・整形外科・リハビリテーションにおける痛みの治療などに用いられている．

4. レーザーの作用機序

（1）高出力レーザー

切開・止血・凝固はその熱作用による．結石の破砕原理はエネルギーが結石周囲の灌流液に吸収されて発生する衝撃波によると考えられている[2]．

（2）低出力レーザー

a）光線力学療法を用いた治療

光感受性物質（ポルフィマーナトリウム（フォトフリン®）・タラポルフィンナトリウム（レザフィリン®）など）を投与し，標的となる組織に集積させた状態でこの光感受性物質が反応する特定の波長の低出力レーザーを照射することにより・光感受性物質から活性酸素を生じさせて細胞を破壊する．

b）光自体の作用を用いた治療

痛みの治療目的にレーザー光を用いるが，その作用機序として血流改善作用[3]・神経伝達抑制作用[4]・抗炎症作用[5]・創傷治癒作用[6]などが考えられている．

表1　レーザー治療の診療領域における応用（文献7より）

高出力レーザー	
診療科	対象疾患
呼吸器領域	肺がん（腫瘍焼却）
耳鼻科領域	アレルギー性鼻炎・慢性副鼻腔炎・喉頭がん
血管外科領域	下肢静脈瘤（血管内レーザー治療）
整形外科領域	経皮的レーザー椎間板減圧術・関節鏡手術
皮膚科領域	太田母斑・異所性蒙古斑（青あざ）・単純性血管腫・苺状血管腫・病的な毛細血管拡張症・扁平母斑・外傷性色素沈着（外傷性刺青）
眼科領域	糖尿病網膜症・網膜静脈閉塞症・角膜手術
泌尿器科領域	前立腺肥大症・尿路結石
一般的な手術	切開・焼灼・止血・凝固
歯科領域	歯石除去・除菌・虫歯治療・ホワイトニング・知覚過敏

低出力レーザー	
診療科	対象疾患
呼吸器領域	中心型肺がん（大きさが1cm以下）*
歯科領域	歯周病*・殺菌*・口内炎・知覚過敏・顎関節症
消化器領域	表在性早期胃がん*・表在性食道がん*
婦人科領域	初期子宮頸がん*
眼科領域	加齢黄斑変性症*
脳神経外科領域	悪性脳腫瘍*
ペインクリニック領域・リハビリテーション領域・整形外科領域	痛みの治療・血流改善・筋緊張緩和・可動域増大

＊：光力学療法（光感受性物質の使用）

おわりに

光力学治療について解説した．泌尿器科における結石破壊術，がんに対する光感受性物質を用いた光線力学療法などは内視鏡下に手術が行われるため低侵襲であり，高齢化社会となった現在，適応を適切に判断すれば非常に有用な治療手段である．また，痛みに対する低出力レーザーは抗血小板薬・抗凝固療法を行っている症例や重篤な合併症のある症例にも安心して行える鎮痛手段である．　　　　　　　　〔佐伯　茂〕

引用・参考文献

1) 日大医学雑誌，**61**：121-129，2002.
2) Medical Photonics，**3**：26-30，2010.
3) 慶應医学，**62**：339-350，1985.
4) Neurosci Lett，**161**：65-68 1993.
5) 日温気物医誌，**54**：26-28，1990.
6) 日本レーザー歯学会誌，**5**：41-46，1994.
7) 新版放射線医科学，医療科学社，p.142-143，2016.

5.4　紫外線による治療

6章
電磁波・超音波と医学

1章	放射線医科学研究の歴史と基礎
2章	放射線に対する生物応答 ―初期過程から細胞へ
3章	放射線に対する生物応答 ―臓器から生体へ
4章	放射線・放射性物質を用いた最新医療
5章	紫外線と医学
6章	**電磁波・超音波と医学**
索引	

■電磁波・超音波と医学

6.1 電磁波の生物作用 …………………… 252	6.7 超音波の生物作用 …………………… 271
6.2 核磁気共鳴の原理 …………………… 254	6.8 超音波造影法 ………………………… 273
6.3 磁気共鳴診断 ………………………… 257	6.9 超音波による診断 …………………… 276
6.4 電磁波による温熱療法 ……………… 261	6.10 超音波による治療 ………………… 279
6.5 細胞・腫瘍の温熱感受性とその増感機構 265	6.11 強力集束超音波（HIFU）治療法 ………… 281
6.6 温熱療法（ハイパーサーミア） …………… 268	

6.1 電磁波の生物作用

キーワード 電磁波（場），定常磁場，低周波，高周波，発がん性，WHO，国際電磁界プロジェクト，IARC，発がん性評価，電磁過敏症

はじめに

現代社会では，定常磁場・低周波・中間周波・高周波・さらにミリ波・テラヘルツ波など多種多様な電磁環境はますます増加の一途をたどっている．電離放射線と同様に電磁環境は目に見えないこともあり，電磁波の健康への影響について不安を抱いている人が多いのも事実である．これまで国際的に電磁波曝露の人体への影響の有無について活発に議論や研究が行われている[1]．強い電磁波による生体影響でこれまでに明らかとなっているのは，おおむね 100 kHz 以下での刺激作用，100 kHz 以上での熱作用である．生体影響評価として，発がん性は国際がん研究機関（International Agency for Research on Cancer, IARC），健康全体については世界保健機関（WHO）が行っている．ここではヒト・動物・細胞それぞれのレベルの生体影響評価について概説する．

1. 電磁波生体影響の歴史的背景

電磁波と健康に関する歴史的背景については，1979年に米国の疫学者が高圧送電線の近くに住む子どもの白血病発生率が高いことを初めて発表したことが始まりである[2]．その後 1990 年代からこれまでに非電離の電磁波の健康への影響について国際的に研究や活発な議論が行われてきた．1996 年，WHO は国際電磁界プロジェクト（the WHO International EMF Project）を立ち上げた[3]．このプロジェクトはシンポジウムやワークショップなどの開催をはじめとして，その時々における生体影響評価の現状報告や取り組むべき課題の提案などを行ってきている．

2. 電磁波生体影響研究の代表的方法

電磁波の生体影響を研究する主な手法としては，①ヒトの疫学研究やヒトのボランティア研究，②動物実験研究，③細胞実験研究がある．表1に電磁波生体影響の主な評価指標を示す．また，研究の対象（ヒト，動物，細胞）の違いで優劣はつけられないが，ヒトへの影響評価を行う場合，疫学（ヒト）研究→実験動物研究→細胞実験研究の順で結果の重みづけが高くなっている．一方，結果の精度や再現性については，細胞実験研究→実験動物研究→疫学研究の順で高く評価される．

3. 国際がん研究機関（IARC）の発がん性評価

フランスのリヨン市にある IARC は 2001 年に超低周波（extremely low frequency, ELF）電磁界の，2011 年に高周波（radio frequency, RF）電磁界の発がん性評価会議を開催した．発がん性分類では ELF の磁場ならびに RF 曝露は小児白血病や脳腫瘍の増加を示唆する疫学研究を重視して，「グループ 2B（possibly carcinogenic to humans）」（発がん性があるかもしれない）と決定され，その他，ELF 電場，定常磁場は「グループ 3（not classifiable as to its carcinogenicity to humans）」（発がん性を分類できない）と決定された（表2）．

表 1 電磁波生体影響の主な評価指標

研究分類	対象	研究内容
細胞実験研究	細胞	細胞増殖，DNA 合成，染色体異常，姉妹染色分体異常，小核形成，DNA 鎖切断，遺伝子発現，シグナル伝達，イオンチャンネル，突然変異，トランスフォーメーション，細胞分化誘導，細胞周期，アポトーシス，免疫応答など
動物実験研究	実験動物（ラット，マウスなど）	発がん（リンパ腫，白血病，脳腫瘍，皮膚がん，乳腺腫瘍，肝臓がんなど），生殖や発育（着床率，胎仔体重，奇形発生など），行動異常，メラトニンを主とした神経内分泌，免疫機能，血液脳関門（BBB）など
疫学研究	ヒト	発がんやがん死亡（脳腫瘍，小児および成人白血病，乳がん，メラノーマ，リンパ腫など），生殖能力，自然流産，アルツハイマー症など
人体影響	ヒト	心理的・生理的影響（疲労，頭痛，不安感，睡眠不足，脳波，心電図，記憶力など），メラトニンを主とした神経内分泌，免疫機能など

252　　　　6 章　電磁波・超音波と医学

表2　IARC による発がん性の分類・評価とその代表例（2017 年 6 月 18 日現在）

分類	これまでの評価結果の例（1003 種）
グループ 1：発がん性がある	アルコール飲料，喫煙，受動喫煙，電離放射線（全種類），太陽光，紫外線（波長 100 〜 400 nm），紫外線を照射する日焼け装置，アスベスト（全形態），カドミウムおよびカドミウム化合物，アフラトキシン，ベンゼン，ホルムアルデヒド，ディーゼルエンジン排ガス，トリクロロエチレン，屋外大気汚染，粒子状物質など （合計 120 種）
グループ 2A：おそらく発がん性がある	アクリルアミド，無機鉛化合物，熱いマテ茶，日内リズムを乱す交代制勤務，マラリア，テトラクロロエチレン，木材などのバイオマス燃料の室内での燃焼，赤肉（牛・豚・羊などの肉）など （合計 81 種）
グループ 2B：発がん性があるかもしれない	鉛，重油，ガソリン，漬物，メチル水銀化合物，クロロホルム，超低周波磁場，ガソリン，ガソリンエンジン排ガス，高周波電磁波（ワイヤレス式電話からのものを含む）など （合計 299 種）
グループ 3：発がん性を分類できない	静電場，静磁場，超低周波電場，蛍光灯，コーヒー，原油，軽油，カフェイン，茶，マテ茶，水銀および無機水 銀化合物，有機鉛化合物など （合計 502 種）
グループ 4：おそらく発がん性はない	カプロラクタム （1 種）

4. 電磁過敏症

マスコミなどではいわゆる「電磁波過敏症」と称しているが，WHO は「電磁過敏症（electromagnetic hypersensitivity，EHS）」と呼んでいる．微弱な電磁波にさらされると，皮膚症状（発赤・灼熱感など）や自律神経系症状（頭痛・疲労感・めまい・吐き気など）があらわれる．WHO は EHS に関するファクトシートを発表している[4]．EHS は化学物質過敏症（いわゆるシックハウス症候群など）とは異なると考えられている．また自覚症状をもつ「患者」に盲検法（患者はいつ電磁波にさらされたかわからない）でその因果関係が調査されてきたが，これまでのところ電磁波との関連性はまったく認められていない．しかし，とくに重篤な自覚症状を訴える人もいるので，科学的証拠の有無の追求や医療的ケアは行わねばならないと考える．

5. 電磁波生体影響とリスクコミュニケーション

現代社会では多くの機器が電気をエネルギーとして作動され，さらに情報通信をはじめ生活環境における多種多様な電磁波の役割はきわめて大きく，この流れは将来にかけてますます加速していくものと考えられる．低周波・高周波などの電磁波は電離能力もなく，一般に「放射線」といわれる電離能力のある X 線・γ 線とは異なる電磁波である．とくに低周波・高周波についてはこれまでに豊富な研究実績もあり，不安を抱いている人々に対してリスクを説明する機会を増や

していかねばならない．

おわりに

電磁波生命科学の主たる目標の 1 つは科学的に信頼のおける研究成果から電磁波の生体影響を正当に評価することにある．その一方，環境レベルをはるかに超えた磁束密度での生体・細胞・高分子重合体などの電磁応答研究の成果も本分野の発展につながる重要なものである．携帯電話をはじめとして，ワイヤレス給電の分野でも工学的技術の進歩は目を見張るものがある．その一方，電磁波は新しい環境因子として社会的に注目されることも考えておかなければならない．電気自動車のワイヤレス給電システム（走行中も含む）など非接触エネルギー伝送技術をはじめとして，近い将来の電磁波利用は高まるばかりである．このように増加の一途をたどる将来の電磁環境を考えると，電磁波の安全性を科学的データから判断するために未解明な部分については生命科学の先端技術を駆使して研究を推進していく必要があると考える． 〔宮越順二〕

引用文献

1) 電磁場生命科学，京都大学学術出版会，2005.
2) Am J Epidemiology, 109：273-284, 1979.
3) http：//www.who.int/peh-emf/project/en/
4) http：//www.who.int/peh-emf/publications/reports/ EHS_Proceedings_June2006.pdf?ua = 1

6.1　電磁波の生物作用

6.2 核磁気共鳴の原理

キーワード 核磁気共鳴，NMR，電磁波，傾斜磁場，化学シフト，MRI，MRS

はじめに

核磁気共鳴（nuclear magnetic resonance，NMR）は非侵襲的画像診断法として広く医療分野で利用されている．ここでは理解を深めるために NMR の歴史および原理について概説する．

1. NMR の歴史

NMR は第二次世界大戦直後の 1945 年に Edward Purcell（MIT・ハーバード大学）および Felix Bloch（スタンフォード大学）の別々のグループによって発見され[1,2]，当初は「核の誘導（nuclear induction）」と記述されていた現象である．彼らは物質を磁場の中へ入れて特定の周波数のラジオ波を照射すると信号が観察されることを発見した．Purcell と Bloch は「原子核磁化の精密測定に関する新しい方法の開発とそれに関する発見」が評価されて 1952 年にノーベル物理学賞を受賞した．

NMR の研究初期には NMR の吸収線は 1 つであったが，磁場強度の均一性の向上に伴い水素原子核に複数の吸収線が発見された．これらの複数の吸収線は水素原子核の周囲にある電子雲による磁場遮蔽効果や隣接する原子核がもつ影響によるものであることがわかり，NMR が分子構造の解明に使用されるようになった．

米国の物理学者 Raymond Damadian は NMR を用いてラットから採取したがん組織と正常組織を比較し，がん組織の水プロトンの緩和時間が正常組織よりも延長することを発見した．この結果は 1971 年に "*Science*" に発表され[3]，NMR の医療応用への可能性を示すものとなった．

米国の物理学者 Paul Lauterbur はこの Damadian の実験結果を知り，NMR の画像化技術を開発することにより臨床的に応用できる可能性に気がついた．Lauterbur は磁場内に空間傾斜磁場を誘導できれば異なる場所にある原子核の共鳴周波数が異なってくるのではないかと考え，異なる周波数で放出されるエネルギーを測定することにより各々の空間にある原子核の個数を特定できることを発見した．磁場内に空間傾斜磁場を誘導するという考え方は後に磁気共鳴画像（magnetic resonance imaging，MRI）につながる根本的な概念となった．1973 年に "*Nature*" に報告された 2 本の試験管の断面画像が世界で最初の MRI 画像である[4]．Lauterbur の方法は革新的であったが，一次元の投影を繰り返すことにより二次元画像を合成する方法であるので非効率的であり二次元画像の作成には非常に長い時間が必要であった．

1976 年，英国の物理学者 Peter Mansfield によって効率的な方法が提唱された．それは送信コイルから 1 つの電磁パルスを送り，急速に変化する傾斜磁場を印加しながら NMR 信号を記録して，得られた複雑な NMR 信号をフーリエ変換することで画像化するという方法であった[5]．後にエコープラナー（echo-planar imaging，EPI）法として知られるようになった方法である．この Mansfield により提唱された方法は，画像収集にかかる時間を大幅に短縮することができる方法であったことから NMR の臨床応用への可能性を飛躍的に高め，今日の MRI においてもっとも重要な技術基盤となっている．2003 年，Lauterbur と Mansfield は MRI の画像形成に関する貢献に対してノーベル生理学・医学賞を共同で受賞している．

2. NMR の原理

NMR とは磁場内に置かれたある種の原子核（磁性核）が特定の共鳴周波数で与えられたエネルギーを吸収・放出する現象である．原子の中には磁気モーメントを有している核（磁性核）があり，電荷をもちコマのように回転する性質を示す核種には H-1，C-13，N-15，O-17，F-19，Na-23，P-31 などがある．

原子では正に帯電した原子核の周りを電子が回転して小さな磁場が形成されている．すなわち各々の原子核は小さな磁石の性質をもつことになる．磁場中に置かれた原子核は磁場の流れを示す磁束の方向にそろうべく回転力を受ける．原子核は質量をもっており，質量をもつ物体が回転しているのでコマの性質（慣性

モーメント）を有している．外部磁場中の原子核の自転軸はこのコマの性質により磁束の方向を中心に首振り運動を行っている．この自転軸の回転は原子核固有の振動であり，固有の周波数をもっている．この首振り運動の速さは原子核の種類（自転速度と質量）と自転軸を傾けようとする外部磁場の強さにより決まる．つまり外部磁場が強いほど自転軸を傾ける力が強くなり，この強さに比例して首振り運動の速さが増す．共鳴する周波数は核種の種類と外部磁場の強さによって決まる．その条件を満たすものをラーモア周波数といい，外部磁場中の原子核（磁性核）とラーモア周波数の電磁波が相互作用することによりNMR現象が起こる．

磁場中にある磁性核が含まれている原子に対してラーモア周波数の電磁波を照射すると低いエネルギーレベル（平行）にある原子核の中にはこの電磁波を吸収して高いエネルギーレベル（逆平行）へ上がるものがあり，これを「励起」という．同時に高いエネルギーレベルにあった原子核のいくつかもエネルギーを放出してエネルギーの低いレベルに移る．

このような原子核のエネルギー状態の移動（遷移）は，エネルギー分裂の大きさと電磁波の周波数が一致した，すなわち「共鳴」した時点に起こる．つまりNMRとは原子核のエネルギーレベルの分裂と共鳴による電磁波の吸収・放出のことである．

磁場中に置かれた原子核が放出する電磁波を外部コイルで受信することができる．このNMR信号は急速に自由誘導減衰（free induction decay，FID）する．このFID信号は周波数成分ごとの信号強度であるので通常のNMRスペクトルを得るためにはFID信号を周波数成分ごとに分離することが必要となる．すべての信号は強度と周波数の異なるsin曲線とcos曲線の重ね合わせであらわすことができ，周波数の異なるsin曲線を同じ位相のところで重ねてつくられる曲線は大きなピークを示す波となる．このような合成曲線から各要素のsin曲線の振幅と周波数を求める解析法がフーリエ変換である．フーリエ変換はFourierによって発展された数学的解析法である．FFT（fast Fourier transform）といわれるアルゴリズムを用いて得られた時間軸上のFID信号に対してフーリエ変換を行うことにより数（周波数成分）ごとの強度分布（周波数軸上の曲線）に変換することができる．つまり，観測したFID信号をフーリエ変換することにより通常のNMRスペクトル（周波数スペクトル）を得ることができる．

原子核の周囲にある電子の軌道運動は，磁場の中では磁場を弱めるようにはたらき，外部磁場を打ち消すような磁場をつくる．電子の軌道運動により外部磁場を遮蔽するように生じる磁場のために，原子核の置かれた磁場が少しだけ弱くなるからである．電子軌道内にある原子核は外部磁場よりも若干弱い磁場を受け，原子核の共鳴周波数は低くなる．その程度は電子密度により異なる．すなわち，原子核の周囲にある電子密度は他の原子との分子構造によって異なっているの

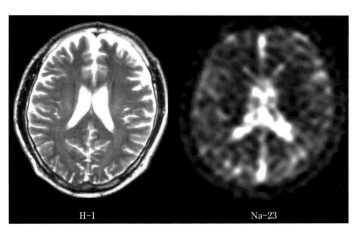

図1　H-1 および Na-23 を対象とした MRI 画像
左側の画像は H-1 を核種とした医療で使用されている通常の MRI 画像（T2 強調画像）である．右側の画像は Na-23 を核種とした MRI 画像である．

6.2　核磁気共鳴の原理

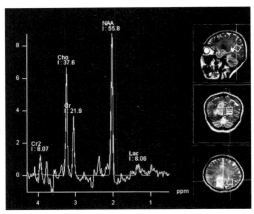

図2 正常領域（左後頭葉）の ¹H-MRS スペクトル

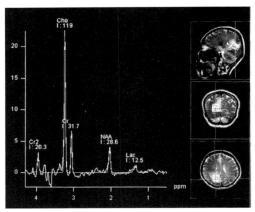

図3 脳腫瘍領域（右後頭葉）の ¹H-MRS スペクトル
神経細胞のマーカーである NAA が著明に減少し，細胞膜代謝を反映する Cho が著明に増加する．脳腫瘍を示唆するスペクトルパターンである．

で，分子中の原子の結合の違いで共鳴周波数が少し異なってくる．つまり同一の原子核であっても，原子核の周囲にある電子密度は他の原子との分子構造によって異なり，分子中の原子の結合の違いで共鳴周波数が少し異なる．この周波数の違いは化学シフト（chemi-

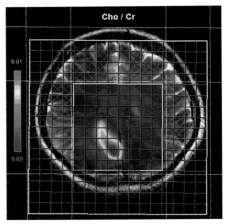

図4：CSI（chemical shift imaging）
脳腫瘍領域（右後頭葉）の Cho/Cr 比が著明に増加している．

cal shift）といわれており，分子の構造解析に応用されている．

おわりに

NMR は発見当初から分子の構造解析に応用されてきた．その後，医療応用（人体の画像化）に向けて研究され，磁石の開発，画像化技術および生体組織の緩和現象，血流および拡散などに関連する多くの研究から，MRI へと飛躍的に発展した（図1）．現在，生体の NMR スペクトルとしては，MRS（magnetic resonance spectroscopy）が臨床的に利用されている（図2～4）． 〔野口 京〕

引用文献

1) Phys Rev, **69**：37-38, 1945.
2) Phys Rev, **69**：127, 1945.
3) Science, **71**：1151-1153, 1971.
4) Nature, **242**：190-191, 1973.
5) Phys Med Biol, **21**：847-852, 1976.

6.3 磁気共鳴診断

キーワード MR angiography，MRA，TOF 法，FBI 法，MR elastography，Gd 造影剤，腎性全身性線維症（NSF）

はじめに

磁気共鳴画像（magnetic resonance imaging，MRI）ではルーチン撮影による形態情報のみならず機能や組成分析などの情報も得られる．血流信号を画像化するMR angiography（MRA）は広く実施されており，近年では"硬度"の解析法である MR elastography も臨床応用が進んでいる．

MRI は組織コントラストが高く，造影剤を使用しなくても有用な情報が得られるが，腫瘍性病変や炎症などでは造影剤の有用性が高いので投与されることが多い．当初 MRI 造影剤は投与量も少なく安全性が高いと考えられてきたが，2006 年にガドリニウム（Gd）造影剤投与と腎性全身性線維症（nephrogenic systemic fibrosis，NSF）との関連が Grobner により報告されて以来[1]，腎機能低下症例での使用は控えられるようになった．またキレート化された造影剤が体内で分離し，Gd イオンが体内（脳など）に沈着する場合があることも明らかとなった[2]．ここでは MRI 検査や造影剤の安全性に関する最新の知見について概説する．

1. 各種撮影法

(1) MR angiography（MRA）

MRA は MRI 装置を用いて血流・血管の画像を得る手法の総称で，広く利用されている．MRA には各種撮像法があるが非造影法が主流である．非造影 MRA には time-of-flight（TOF）法，phase-contrast（PC）法，fresh blood imaging（FBI）法などの方法があり，TOF 法や FBI 法は形態診断に，PC 法は主に流速測定に用いられている．

a）time-of-flight（TOF）法

もっとも広く利用されている方法で，TOF 効果の1つである flow-related enhancement（in-flow 効果とも呼ばれる）を利用し，血流のある部位（血管内腔）を高信号に描出する手法である．flow-related enhancement とはラジオ波を非常に短い間隔で繰り返し照射すると，スライス面内の静止組織の信号は次第に低下する（飽和現象）が，スライス面外から血液が流入すると血液は飽和していないため周囲の静止組織よりも信号が上昇する現象である．ただしスライス面に垂直に流入する場合には血流信号が高いが，スライス面に平行あるいは屈曲・蛇行する血管の血流信号は低下する傾向にあるので留意が必要である．頭部 MRA では三次元 TOF 法が利用される（図1）．

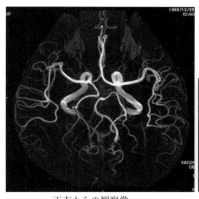
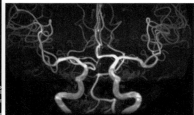

下方からの観察像　　　前方からの観察像

図1　3T 装置による頭部 TOF-MRA：最大値投影法（MIP）画像
頭蓋内の動脈は末梢までかなり良好に描出されている．

b）phase-contrast（PC）法

この方法は血流による位相変化を画像化する手法である．主に血流方向の解析や流速測定に用いられている．双極傾斜磁場を付加して撮像するが，その傾斜磁場の大きさによって血流の速い・遅いに応じて選択的に画像化することにより動脈と静脈の分離も可能である．

c）fresh blood imaging（FBI）法

この方法は拍動流である動脈における収縮期と拡張期の速度変化に伴う信号強度変化を利用した撮像方法である[3]．静脈は心臓周期にかかわらずほぼ一定の信号を呈するので，心電図同期を併用して拡張期データと収縮期データの差分をとることにより動脈像（図2）が得られる（収縮期データは静脈像となる）．造影剤を使用せずに画像化でき，動・静脈の分離も可能など利点も多く，今後利用が広まると考えられる．メーカーによって Inhance 3D Deltaflow 法や TRANCE 法，NATIVE-SPACE などともいわれている．

d）造影 MRA

造影剤を経静脈的投与し，動脈優位相に高速三次元のデータ収集を行うと MRA 画像が得られる[4]．冠状断面での撮像が可能なので TOF 法に比べると得られる血管像が滑らかで屈曲・蛇行する血管の描出も良く，撮像時間が短いという利点があり，頸部の動脈・大動脈・下肢の動脈に適応されていた（図3）．腎機能低下のため CT で造影剤投与ができない患者でも実施されていたが，NSF 発現のリスクを避けるため腎機能低下症例では造影 MRA は実施されなくなり，本法の実施頻度は低下している．

(2) MR elastography（MRE）

MRE は物質の硬度と波の伝搬速度とは相関があることを利用して MRI により"硬度"を評価する手法[5]として近年注目されている．体表面に振動の発生装置を当て，この振動が弾性波として伝達する状況を位相情報として画像化し，さらに硬度（弾性率：kPa）を算出する．肝硬変における線維化診断において MRE は生検による病理組織診断と相関を示し[6]，生検に置き換わるようになってきている．超音波検査による硬度測定では臓器全体の評価は難しいが，MRE では臓器全体を評価できるので線維化が均一でない場合にも非常に有用である（図4）．肝硬変のほか，脳・乳腺疾患などさまざまな臓器の疾患に臨床応用されており今後の発展が期待される．

2．MRI 用造影剤

(1) 各種造影剤

MRI では組織の緩和を促進する常磁性体が造影剤として適しており，主に Gd キレート化合物が使用されている（表1）．

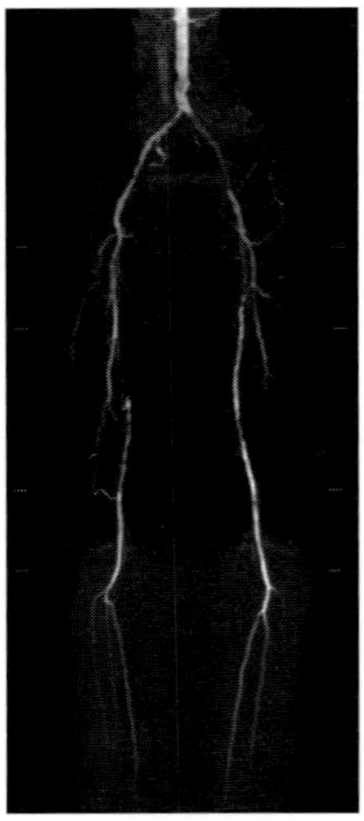

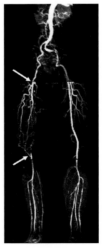

図3　下肢造影 MRA（閉塞性動脈硬化症）
造影剤を経静脈性に投与し，骨盤部，大腿，下腿の3領域を連続して撮像．造影剤注入開始から2分以内でデータ収集を終了させるとほぼ動脈像となるが，下腿では静脈の増強効果が認められることもある．本例では右浅大腿動脈閉塞（→）と側副路が良好に描出されている．

図2　Inhance 法による下肢 MRA（閉塞性動脈硬化症）
骨盤部，大腿部，下腿の3部位の撮像を連続表示した画像である．右大腿動脈は起始部で閉塞しており，側副路・再開通部の描出も良好である．

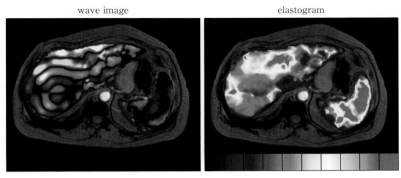

図4 肝臓の MR elastography
振動波を発生させ体内の伝搬状態を wave image として描出させ，さらに"硬度"を算出する．
肝臓全体を評価でき有用である．（画像提供：GE Healthcare Japan）

表1 MRI 用造影剤

製品名	マグネビスト	プロハンス	オムニスキャン	マグネスコープ	ガドビスト	EOB・プリモビスト *3
略号	Gd-DTPA	Gd-HP-DO3A	Gd-DTPA-BMA	Gd-DOTA	Gd-BT-DO3A	Gd-EOB-DTPA
キレート	直鎖型	マクロ環型	直鎖型	マクロ環型	マクロ環型	直鎖型
イオン性	イオン性	非イオン性	非イオン性	イオン性	非イオン性	イオン性
投与量	0.2 mL/kg	0.2 mL/kg *1	0.2 mL/kg	0.2 mL/kg	0.1 mL/kg *2	0.1 mL/kg
NSF 発症リスク	高	低	高	低	低	中

経静脈性投与される造影剤の概略を示した．NSF 発症リスクは欧州医薬品局および米国食品医薬品局（FDA）による分類を示した．
＊1：転移性脳腫瘍では倍量投与可，＊2：高濃度のため，＊3：肝臓細胞特異性造影剤．

1988年，わが国で初めて発売された MRI 用造影剤ガドペンテト酸メグルミン（マグネビスト®）である．その後ガドテリドール（プロハンス®）・ガドジアミド水和物（オムニスキャン®）・ガドテル酸メグルミン（マグネスコープ®）も発売された．イオン性に比べ非イオン性の方が副作用の頻度が低く，これはイオン性の場合には電荷が体内の電気的シグナル伝達に影響を及ぼす可能性があるためと考えられている．

肝特異的造影剤であるガドキセト酸ナトリウム（EOB・プリモビスト®）の肝腫瘍の鑑別診断における有用性は確立している．超常磁性酸化鉄コロイド（superparamagnetic iron-oxide, SPIO（リゾビスト®））は肝転移の検査で有用とされていたが，現在はほぼ EOB・プリモビスト® に置き換えられている．ただし，SPIO は肝腫瘍内に網内系組織であるクッパー細胞が含まれているかどうかを確認するために使用されることがある．経口造影剤である塩化マンガン四水和物内用液（ボースデル®）は主に MR cholangiopancreatography（MRCP）*1 において上部消化管内容液の信号を低下させるために使用される．

(2) 腎機能低下症例における Gd 造影剤投与と腎性全身性硬化症

MRI 用造影剤が発売された当初は腎機能に及ぼす影響が小さく比較的安全と考えられていた．X線CT検査よりも造影剤投与量が少ないので腎機能低下で造影CTが実施困難な場合にも造影MRIが実施されることも少なくなかった．しかし前述のように2006年に腎機能低下症例における Gd 造影剤投与と腎性全身性線維症（NSF）発症の関連が報告され[1]，Gd 造影剤投与に関する意識が一変した．NSF は原因不明の難病で，皮膚の腫脹・硬化，疼痛などを主訴とする疾患であり，進行すると四肢関節の拘縮を生じて活動は

＊1 MRCP（MR 胆管膵管造影（MR cholangiopancreatography））：T2強調程度を高度にした撮像（heavy T2WI）を行うと液体が著明な高信号を呈し，胆道内や膵管内の液体を画像化できる．同様の撮像方法で MR 尿路造影や MR 脊髄腔造影も実施可能である．経静脈性造影剤は使用しない．

著しく制限され，死亡例も報告されている[1]．

しかしながら NSF 発症の頻度は低く，わが国では 2011 年時点で報告は 22 例であり，Gd 造影剤との因果関係が否定できないと評価されたものは 14 例である．いまだ確立された治療法がなく予後も不良なので NSF の予防のために腎機能低下例における投与が禁忌となった．「腎障害患者におけるガドリニウム造影剤使用に関するガイドライン」[*2] では推算糸球体濾過値（estimated glomerular filtration rate, eGFR）が 30 mL/min/1.73 m² 未満の慢性腎障害・急性腎不全の患者では Gd 造影剤による腎性全身性線維症の発現のリスクが上昇することが報告されており，Gd 造影剤の投与を避けて他の検査法で代替することが望ましいとされている．一方，eGFR が 60 mL/min/1.73 m² 以上の場合には Gd 造影剤使用は問題ないと考えられており，30〜60 mL/min/1.73 m² ではベネフィットとリスクを考慮して適応される．その後は新たな発症は報告されていない．なお，マクロ環型キレート造影剤は切断されにくく，安全性の面からはマクロ環型キレート造影剤使用が推奨される．

(3) Gd 造影剤の中枢神経への沈着

Kanda らが Gd 造影剤を頻回に投与された症例において T1 強調像で小脳歯状核・淡蒼球の信号上昇がみられること[2]を報告して以来さまざまな報告がされている．剖検例でも Gd の沈着が確認されたこと[7]，総投与量と信号強度上昇に相関が得られる[2]ことなどから，遊離した Gd の沈着による信号上昇と考えられている[8]（図 5）．現在のところ沈着による症状の発現はないと考えられているが，マクロ環型 Gd 製剤はキレート結合が強固なため Gd の沈着が起こらないという報告もあり[9]，直鎖型製剤の使用は控えられるようになった．

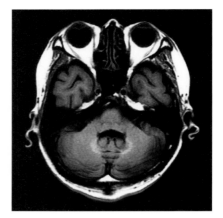

図 5　単純 T1 強調像（SE 法）
小脳歯状核の信号上昇が認められる．脳腫瘍のため，直鎖型キレート造影剤による造影 MRI 検査が頻回に実施されていた．

おわりに

MRI 検査においてはハードウェア・ソフトウェアともに進歩し，さまざまな情報が得られるようになり，知識をアップデートする必要がある．また造影剤の安全性に関しても注意する必要がある．〔齋藤陽子〕

引用文献

1) Nephrol Dial Transplant, **21**：1104-1108, 2006.
2) Radiology, **270**：834-841, 2014.
3) JMRI, **12**：776-783, 2000.
4) Radiology, **191**：689-695, 1995.
5) Science, **269**：1854-1857, 1995.
6) Hepatology, **60**：1920-1928, 2014.
7) Radiology, **275**：772-782, 2015.
8) Invest Radiol, **49**：658-690, 2014.
9) AJR Am J Roentgenol, **206**：414-419, 2015.

---

*2　NSF とガドリニウム造影剤使用に関する合同委員会報告：「腎障害患者におけるガドリニウム造影剤使用に関するガイドライン」は公益社団法人日本医学放射線学会および一般社団法人日本腎臓学会のウェブサイトで閲覧およびダウンロードが可能．

6.4 電磁波による温熱療法

キーワード 電磁波加温，ハイパーサーミア，熱凝固療法，焼灼療法，ラジオ波，マイクロ波，RFA，MCT，生体熱伝導方程式，電気的特性，熱的特性

はじめに

電磁波の周波数は $1 \sim 10^{19}$ Hz といった広い範囲に及び，この中には γ 線，X 線，光も含まれる[1]．医療でいう電磁波はもっと狭義であり，主に $10^3 \sim 10^{10}$ Hz 程度のものを指す[1]．電磁波を用いた治療には経頭蓋磁気刺激[1] やオンコサーミア[2] のような非熱的作用を利用するものもあるが，多くは熱的作用を利用した温熱療法である．温熱療法には組織を $41 \sim 43$℃ 程度に加温するハイパーサーミア[3] とさらに高温を用いる熱凝固療法[4] がある．これらの治療では電磁波がエネルギー源となって体内に熱が発生・伝搬し，温度分布が生じる．本節ではこのような電磁波による温熱療法の物理的機序と特性を，主に腫瘍の治療を想定して概説する．

1. 電磁波加温の物理的機序

治療に用いられる電磁波はおおむね 100 MHz を境にラジオ波（radio frequency, RF）とマイクロ波（microwave, MW）に大別できる[1]．RF の場合は体表・腔内あるいは組織内に対向する電極を置いて交番電界を加える方法（誘電加温）と人体をコイルの中に入れて交番磁界を与える方法（誘導加温）がある．MW の場合はアンテナあるいは導波管から電磁波を照射する．電磁波による温熱療法をおおまかに分類すると表1のようになる．

組織単位質量当たりの吸収熱量は熱吸収率（specific absorption rate, SAR）[W/kg] といわれ，電界 E [V/m] あるいは電流密度 J [A/m^2] によって与えられる．電磁界の時間的変化が正弦波状である場合，SAR はその時間平均すなわち実効値として，電界と電流の振幅の積を2で除する形で，次式のように与えられる[5]．

$$SAR = \frac{1}{2\rho} E \cdot J = \frac{1}{2\rho} \sigma E^2 = \frac{1}{2\rho} \frac{J^2}{\sigma} \tag{1}$$

ここに σ [S/m] は導電率[*1]，ρ [kg/m^3] は密度である．

2. 組織の電磁気的・熱的特性

生体組織では電磁界に対して線形性・等方性・均質

表1 電磁波による温熱療法の分類（文献 10 より）

	分類	帯域	電磁エネルギーの供給方法
ラジオ波加温（誘電加温）	組織内加温	400 kHz ～ 30 MHz	実質臓器において腫瘍周辺に加温針列を刺入し，それぞれの列に RF を供給する．焼灼療法では腫瘍内に挿入した加温針と体外に配置した電極の間に RF 電流を供給する
	腔内加温	～ 10 MHz	食道などに挿入した腔内用の電極と体外に配置した電極との間に RF 電流を供給する
	外部加温	8 ～ 30 MHz	体外に配置した一対の電極板に RF 電流を供給する
ラジオ波加温（誘導加温）	外部加温	～ 10 MHz	身体を円筒状コイルに挿入し，コイルに RF 電流を供給する
	磁性体	10 kHz ～ 5 MHz	外部に配置したコイルにより発生させた交番磁場で，腫瘍内に埋設または注入した磁性体を発熱させる
マイクロ波加温（電磁波加温）	組織内加温	433 MHz，915 MHz，2.45 GHz	モノポールアンテナ，スロットアンテナ，ヘリカルアンテナなどを組織内に刺入し，同軸ケーブルを介してマイクロ波を供給する．腫瘍周辺に多数のアンテナを配置し，電磁界の干渉効果を利用する方法もある
	腔内加温	433 MHz，915 MHz，2.45 GHz	腔内にマイクロ波を放射するアンテナを挿入してマイクロ波を供給する
	外部加温	433 MHz，915 MHz，2.45 GHz	導波管やホーン型アンテナを体外に配置し，電磁波を供給する．複数のアンテナを配置し電磁界の干渉効果を利用する方法もある
	annular phased array	～ 120 MHz	ホーン型アンテナやダイポールアンテナを身体の周囲に多数配置し，放射する電磁波の干渉効果を積極的に利用して，とくに深部の発熱量を大きくする

性・非分散性[*2] が成り立たないことが多い．このため少なくとも組織の種類，電磁波の周波数ごとに分けて特性を考えるべきである[5, 6)]．筋肉・脂肪の電気的特性の一部を表2[7, 8)] に示す．組織の温度 $T[℃]$ は，先に述べた SAR に相当する熱吸収量を使って，次の生体熱伝導方程式でモデル化することができる．

$$\rho_t C_t \frac{\partial T_t}{\partial t} = k_t \nabla^2 T_t - f_b \rho_b \rho_t C_b (T_t - T_b) + M + W \quad (2)$$

ここに ρ は密度 $[\text{kg/m}^3]$，C は比熱 $[\text{J/(kg·℃)}]$，κ は熱伝導率 $[\text{W/(m·℃)}]$，f は単位組織質量当たりの血流量 $[\text{m}^3/(\text{s·kg})]$，$M$ は代謝による産生熱量 $[\text{W/m}^3]$，W は吸収熱量 $[\text{W/m}^3]$ である．添え字 t は組織，b は血液をあらわす．このように組織温度は右辺第1項の熱伝導，第2項の血流による熱移動，第3項の代謝熱量，ならびに第4項の吸収熱量によって決まる．主な組織の熱的特性を表3に示す[7, 8)]．

3. 電磁波による温熱療法
(1) RF 加温

人体はおおむね脂肪・筋肉・高含水組織あるいは空気が層状になった構造をしている．図1に示す RF 誘電加温では1対の電極板で人体を挟む形で加温を行うために電界ベクトルがこの層構造を貫く方向になる．一般に特性の異なる媒質の境界において，電束密度の法線方向は連続になる．電束密度は電界に組織の誘電率を乗じたものであるから，

$$D_{m\perp} = D_{f\perp} \quad (3)$$

$$D_{m\perp} = \varepsilon_{rm} \varepsilon_0 E_{m\perp} \quad (4)$$

$$D_{f\perp} = \varepsilon_{rf} \varepsilon_0 E_{f\perp} \quad (5)$$

が成り立つ．ここに D は電束密度，E は電界，ε_0 は真空の誘電率，ε_r は組織の比誘電率である．記号⊥は法線方向成分を，添え字 m は筋肉，f は脂肪をあらわす．これより両組織の電界の比は比誘電率の比の逆数で決まり $E_{f\perp}/E_{m\perp} = \varepsilon_{rm}/\varepsilon_{rf}$ となる．電流の比は電界と導電率の比で決まるから $J_{f\perp}/J_{m\perp} = (\sigma_f \varepsilon_{rm})/(\sigma_m \varepsilon_{rf})$ である．周波数を 8 MHz として表1の値を使うと SAR の比は，

$$\frac{SAR_f}{SAR_m} = \frac{\sigma_f \cdot \varepsilon_{rm}^2}{\sigma_m \cdot \varepsilon_{rf}^2} = 3.2 \quad (6)$$

となり，脂肪層の発熱は筋肉層におけるそれの3倍に及ぶ．このため RF 誘電加温において脂肪層の発熱が

表2　脂肪および筋肉の電気的特性（文献 10 より）

組織	周波数 $\omega/(2\pi)$	500 kHz	8 MHz	100 MHz	2.45 GHz
筋肉	導電率 σ [S/m]	0.446	0.608	0.708	1.739
	比誘電率 ε_r [−]	3,647.10	203	66	52.7
脂肪	σ	0.044	0.051	0.068	0.268
	ε_r	56.8	32.7	12.7	10.8

表3　主な組織の熱的特性（文献 10 より）

組織	密度 ρ $\times 10^3$ $[\text{kg/m}^3]$	比熱 c $\times 10^3$ $[\text{J/(kg·℃)}]$	熱伝導率 κ $[\text{W/(m·℃)}]$	血流量 f_b (37℃) $\times 10^{-6}$ $[\text{m}^3/(\text{kg·s})]$	代謝熱量 M (37℃) $[\text{W/kg}]$
筋肉	1.09	3.42	0.49	0.62	0.91
脂肪	0.91	2.35	0.21	0.55	0.51
血液	1.05	3.62	0.52	−	−
腫瘍	1.04 ～ 1.07	3.5 ～ 3.9	0.57 ～ 0.64	0.13 ～ 0.5（中心部） 1.3 ～ 1.67（辺縁部）	0.18（中心部） 1.78（辺縁部）
水	0.99	4.18	0.6	−	−

[*1] **導電率**：組織がどのくらい電流を流しやすいかをあらわす．抵抗率の逆数にあたるため，単位には Ohm を逆に綴った [mho/m] もしばしば使用される．

[*2] 線形性とは媒質の電磁気定数が電磁界の強度に依存しないことをあらわす．同様に，等方性とは媒質の電磁気定数が方向に依存しないこと，均質性とは電磁気定数が空間位置に依存しないことをあらわす．非分散性とは電磁気定数が電磁界の周波数に依存しないことをあらわす．

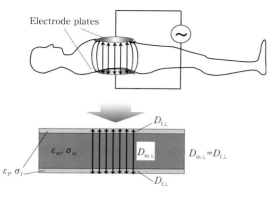

図1 体外電極によるRF誘電加温

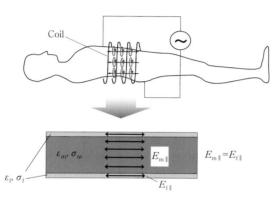

図2 体外コイルによるRF誘導加温

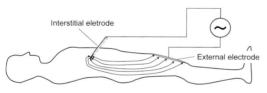

図3 組織内電極と体外電極によるRF誘電加温

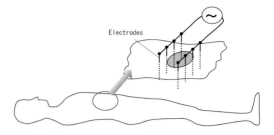

図4 組織内対向針電極によるRF誘電加温

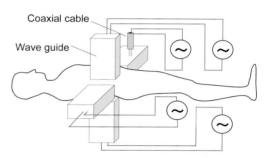

図5 annular phased arrayによるマイクロ波加温

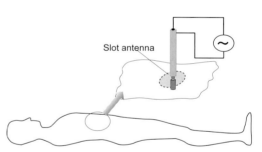

図6 組織内アンテナによるマイクロ波加温

大きく，それを抑制するために冷却パッドが必要となる．この加温法は脂肪層の薄い東洋人に適している．

一方，図2に示すRF誘導加温の場合には体軸に沿った軸をもつコイルに人体が入り，電界ベクトルは組織の境界面に平行に近くなる．一般に媒質の境界において電界の接線成分は連続になるから，

$$E_{m\parallel} = E_{f\parallel} \tag{7}$$

が成り立つ．ここに記号∥は接線方向成分をあらわす．すなわち筋肉層と脂肪層における電界は等しく，SARの比は導電率のみで決定される．8 MHzで考えると，

$$\frac{SAR_f}{SAR_m} = \frac{\sigma_f}{\sigma_m} = 0.08 \tag{8}$$

となる．すなわちRF誘導加温における脂肪層の発熱は筋層におけるそれに比べて1/10程度となる．これは横方向の主磁場をもつ超伝導のMRI（magnetic resonance imaging）装置における検査時の発熱問題においても同様である．

2つのRF加温法では体内の比較的広い範囲に熱が投与されるため，比較的温度上昇の小さいハイパーサーミアで使われる．図3に示すように組織内刺入型の電極と体外電極を組み合わせると組織の局所のアブレーションに用いることができる．あるいは図4のよ

6.4 電磁波による温熱療法

うに多数の針を有する電極を患部を取り囲むように対向させ，この間に RF 電流を流すことによっても局所加温が行える．

（2）マイクロ波加温

導波管によるマイクロ波加温（図5）では開口面から電磁波が照射される．同図では異なる位相・振幅をもつ複数の発振器（annular phased array）によってマイクロ波を照射している．図6はアンテナによる組織内マイクロ波加温である．同じ組織内加温でも RF 加温では対向電極が必要であるが，マイクロ波加温では不要である．最近では annular phased array を用いたマイクロ波加温を MRI と組み合わせ，非侵襲加温・実時間温度計測を行う装置が実用化されている[9]．加温と撮像の電磁干渉があるため，集束超音波治療[1]におけるほどには MRI ガイド化は進んでいないが，MRI による温度計測と電磁波加温の組み合わせは最重要課題の1つである．

おわりに

電磁界による温熱療法に関して，RF 加温とマイクロ波加温に絞って，物理学的・工学的観点からそれらの特性を論じた．臨床において，これらの物理的背景を念頭においておけば根本的な誤りを避けて，適切な治療を実施することができると考えられる．

〔黒田　輝〕

引用・参考文献

1) 体内物理刺激と生体反応，フジ・テクノシステム．2004.
2) Evidence-based complementary and alternative medicine：eCAM 2013：2013：672873.
3) An Introduction to the practical aspects of clinical hyperthermia, London, Taylor & Francis. 1990.
4) Biological and Medical Aspects of Electromagnetic Fields, CRC Press. 2006.
5) 日本ハイパーサーミア，**5**：110-131, 1989.
6) 医用電子と生体工学，**13**：307-315, 1975.
7) Phys Med Biol, **41**：2271-2293, 1996.
8) http://www.itis.ethz.ch/virtual-population/tissue-properties/database/database-summary/.
9) http://www.pyrexar.com/hyperthermia/bsd-2000-3d-mr
10) 新版放射線医科学，医療科学社．p.156-159, 2016.

6.5 細胞・腫瘍の温熱感受性とその増感機構

キーワード 温熱感受性，温熱増感，アポトーシス，がん幹細胞，Akt，HSPs，p53

はじめに

　基本的に細胞の温熱感受性はタンパク質・核酸・脂質などの分子が加温によってどれだけ損傷を受けるかによって左右される．これら分子損傷によって誘導される細胞生存／細胞死にかかわる細胞応答のあらわれ方や細胞周期によって細胞の温熱感受性はさらに影響を受ける．細胞の温熱感受性を増感させるには，①分子損傷の増大，②細胞生存にかかわる細胞応答系（DNA修復系・細胞生存シグナル伝達系）の阻害，③細胞死にかかわる細胞応答系の亢進が必要である．一方，腫瘍の温熱感受性は腫瘍内の血流量に起因する微小環境（低酸素／低pH／低栄養）・がん幹細胞の形質発現などの影響を受ける．したがって温熱療法においてはこれら微小環境の変化やがん幹細胞の挙動を考慮する必要がある．

1. 加温による細胞死の引き金となる分子損傷

　タンパク質は加温によって損傷（熱変性）を受ける主要な分子である．熱変性は水素結合で形成される二次構造以上の立体構造の変化をもたらす．このような熱変性が酵素に生じた場合，細胞の生化学反応が停止し，細胞の生死に大きな影響が及ぶ．DNA修復系ではたらく修復酵素（Ku70/80，DNA-PKs，Mre11，Rad50/51，NBS1，BRCA1/2，RPA，XRCC1など）は熱変性を受けやすいことが報告されている[1-3]．また，加温で生成される活性酸素によって核酸に損傷（塩基の酸化・遊離・脱アミノ化など）が誘発されることが知られている．DNA二本鎖切断の指標としてよく利用されるγH2AXフォーカスが加温によっても形成される[4]．このことから，加温によってDNA二本鎖切断が増加している可能性がある．DNA損傷の未修復・誤修復は細胞死・遺伝子変異の要因となる．さらに細胞膜を構成している脂質も加温によって影響を受ける．脂質は加温により生成された活性酸素で酸化されて過酸化脂質となる．過酸化脂質によってさらに活性酸素が連鎖的に発生し，膜タンパク質の熱変性とともに細胞膜の損傷をもたらす．過剰な膜損傷によ

り細胞死が誘導される．

2. 加温によって誘導される細胞死シグナル伝達系

　細胞死の分子メカニズムの観点からアポトーシス・ネクローシス・オートファジー様細胞死・老化様増殖停止（老化様細胞死）などが温熱誘導細胞死として注目される．これら細胞死の中でアポトーシスはもっとも詳しく研究されている．加温により活性化されるアポトーシス誘導シグナル伝達系はp53依存的経路とp53非依存的経路に大別できる（図1）．放射線誘導アポトーシスで中心的役割を担うp53依存的シグナル伝達経路は加温によっても活性化される[5]．変異型p53を保有したがん細胞においては，正常型*p53*遺伝子の細胞内導入，あるいは分子シャペロン（グリセロール・p53C末端ペプチドなど）により変異型p53の機能を回復させることで加温によるp53依存的アポトーシスを誘導することができる[6]．また，p53非依存的シグナル伝達経路として，加温により損傷が生じた細胞膜からの情報をアポトーシス実行因子であるCaspase-3タンパク質に伝えるJNK（c-Jun N-terminal kinase）シグナル伝達経路が知られている．

3. 温熱増感機構

（1）DNA修復系の阻害による温熱増感

　加温によるDNA損傷についてはすでに述べたが，DNA修復にかかわる酵素を特異的に阻害することにより温熱感受性を高めることができる．例えば，*NBS1*遺伝子発現をsiRNAによりノックダウンすると甲状腺未分化がん細胞の温熱感受性は増強される[7]．また，細胞周期のS期後半において，細胞の放射線と温熱に対する感受性は鏡像関係にある．S期後半では放射線感受性は低いが温熱感受性は高い．この時期の温熱高感受性はDNA合成酵素やS期ではたらくDNA修復酵素の熱変性が起因である可能性がある．

（2）細胞生存系の阻害による温熱増感

　熱ショックタンパク質（heat shock proteins,

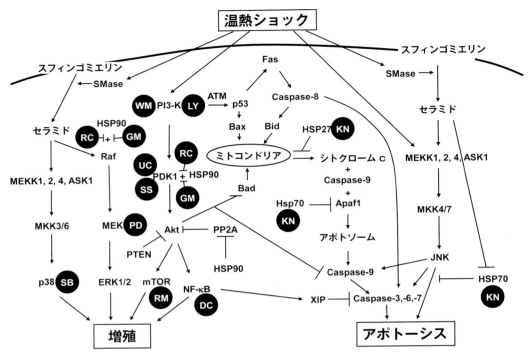

図1 加温で誘導される細胞生存および細胞死シグナル伝達経路と特異的阻害剤
DC：dicoumarol，GM：geldanamycin，KN：KNK437(N-formyl-3,4-methylenedioxy-γ-butyrolactam)，LY：LY294002 (2-(4-morpholinyl)-8-phenyl-4H-1-benzopyran-4-one)，PD：PD98059(2-(2'-amino-3'-methoxyphenyl)-oxanaphthalen-4-one)，RC：radicicol，RM：rapamycin，SB：SB203580(4-(4-fluorophenyl)-2-(4-methylsulfinyl-phenyl)-5-(4-pyridyl) 1H-imidazole)，SS：staurosporine，UC：UCN-01(7-hydroxylstaurosporine)，WM：wortmannin．(文献12を改変)

HSPs)は温熱刺激(ヒト細胞では42～43℃)により細胞内に蓄積誘導されることがよく知られている．加温により熱変性したタンパク質はHSPsのシャペロン機能によって修復され，細胞のダメージは軽減する．加温刺激前に細胞をHSPs阻害剤で処理すると熱変性したタンパク質の修復が抑制され，温熱感受性・温熱耐性に影響する．また，HSPsはアポトーシス誘導シグナル伝達系で重要な役割を担うアポトソーム(apoptosome)の形成を抑制するはたらきがある[8-10]．したがって，加温によるHSPs蓄積誘導をHSPs阻害剤で抑制するとアポトーシス誘発頻度を高められると考えられる．HSP70阻害剤にはKNK437，PES，MKT-077，VER155008，MAL3-101，Apoptozolなど，HSP90阻害剤にはGeldanamycin，17AAG，17DMAG，BIIB021，NVP-AUY922，PU-H71，Celastrolなどがある．これら阻害剤の温熱増感作用についてはまだよく調べられていないが，舌扁平上皮がん細胞をKNK437で前処理すると温熱感受性が上昇することや温熱耐性の程度が軽減することがわかっている[11]．

細胞生存シグナル伝達系の種々の因子を選択的阻害剤で阻害することにより細胞の温熱感受性を高めることが期待できる[12]（図1）．細胞生存シグナル伝達系の中心的な因子としてセリン/スレオニンリン酸化酵素の1つであるAktが知られている．Aktの活性化はPI3-K（phosphatidylinositol-3-kinase）・PDK1 (3-phosphoinositide-dependent kinase-1)などのタンパク質リン酸化酵素によって制御されている．活性化したAktはBad・Caspase-9の抑制を介してアポトーシス誘導を抑制する．また，Aktの活性はPTEN (phosphatase and tensin homologue deleted on chromosome 10)によって抑制されている．がん細胞ではPTENの機能が欠損していることが多く，Aktの活性が高くなっている傾向がみられる．Aktの過剰な活性化は異常な細胞増殖をもたらすため腫瘍形成の一因と考えられている．さらに，AktはNF-κBの活性化

を制御している．NF-κB は細胞生存にかかわる種々の伝達因子の発現を制御している重要な転写因子である．このような細胞生存シグナル伝達系で中心的な役割を担う Akt・NF-κB の活性を特異的阻害剤で阻害することによりがん細胞に温熱増感をもたらすことができる．例えば，非小細胞肺がん細胞を Akt の活性化を制御する PI3-K 特異的阻害剤である LY294002 で前処理すると温熱増感が認められる[13]．

4. 腫瘍の温熱感受性

　近年，腫瘍は異なる性質のがん細胞からなるヘテロな細胞集団であることが明らかにされ，がん治療の難しさの1つはこのヘテロ性に起因するといわれている．腫瘍内に少数存在するがん幹細胞は自己複製能と腫瘍を構成するさまざまな系統のがん細胞を生み出す能力（多分化能）をもっている．そのため腫瘍に対する温熱効果を高めるには腫瘍細胞のヘテロ性を生み出すこのがん幹細胞の温熱感受性を高める必要がある．がん幹細胞の維持に深くかかわっている低酸素微小環境を加温による血流量増大によって改善する，あるいはがん幹細胞においてとくに活性が高い DNA 修復系・細胞生存シグナル伝達系にかかわる因子を加温により熱変性させることによりがん幹細胞の温熱感受性を高められる可能性がある[14]．一方，血管新生阻害剤・血管破壊剤の投与により腫瘍内の血流量を低減させることにより効率よく腫瘍を加温でき，温熱による

抗腫瘍効果を高めることができる[15]．また，低酸素環境にある腫瘍では解糖系の亢進によって乳酸が蓄積しているので低 pH となり，がん細胞の温熱感受性が高くなることも考えられる．

おわりに

　温熱療法は単独でも治療効果が期待できるが，放射線治療の不得意とする側面を補い，抗がん剤治療での薬物効果を増強できるので，温熱療法との併用により高い治療効果が期待できる．そのためには細胞および腫瘍レベルの温熱感受性の仕組みをより詳しく理解し，がん細胞の温熱感受性を効果的に高めることが必要である．
〔大西　健〕

引用文献

1) Biochem Biophys Res Commun, **34**：568-572, 1997.
2) Int J Hyperthermia, **30**：102-109, 2014.
3) Radiat Oncol, **10**：165, 2015.
4) Cancer Res, **64**：8839-8845, 2004.
5) Int J Radiat Oncol Biol Phys, **47**：495-501, 2000.
6) BioMed Central Biotech, **2**：No. 6, 2002.
7) Int J Hyperthermia, **27**：297-304, 2011.
8) EMBO J, **19**：4310-4322, 2000.
9) Nat Cell Biol, **2**：469-475, 2000.
10) Nat Cell Biol, **2**：476-483, 2000.
11) Int J Radiat Biol, **80**：607-614, 2004.
12) Jpn J Hyperthermic Oncol, **20**：143-159, 2004.
13) Int J Oncol, **29**：249-253, 2006.
14) Thermal Med, **33**：29-37, 2017.
15) Cancer Res, **66**：11520-11539, 2006.

6.6 温熱療法（ハイパーサーミア）

キーワード 温熱療法，ハイパーサーミア，細胞致死効果，増感効果，電磁波加温，臨床試験

はじめに

がんに対する温熱療法は古くから行われており，紀元前の書物にも記載がある．1960年代からの培養細胞を用いた本格的な研究により，加温による細胞致死効果や放射線治療・抗がん剤治療の増感効果が確認されている．その後，加温装置の開発や臨床研究が進んだ．わが国では1990年より保険適用となって集学的がん治療の一環として用いられ，30年に及ぶ臨床実績がある．その間に多くの臨床試験が施行され，放射線治療に温熱療法を加えることにより完全奏効（Complete response, CR）や局所制御率の改善が得られる高いエビデンスがある．強度変調放射線治療（intensity modulated radiation therapy, IMRT）などの高精度放射線治療や粒子線治療が成熟しつつある今，さらなる高みを目指した治療法として温熱療法は再度の注目に値する．

1. 温熱療法の定義

温熱療法（ハイパーサーミア）には，広義には60℃以上の高い温度を用いて病巣を焼却・凝固させるアブレーション治療も含まれるが，狭義には39～45℃の温度域を用いたがんに対する温熱療法を指す．本節では狭義の温熱療法に関して記述する．

2. 温熱療法の生物学的根拠

6.5で述べられたように，がん治療において温熱療法はたいへん有利な特性をもつといえる．とくに放射線治療・抗がん剤治療に対して抵抗性を誘導する低栄養・低酸素または低pHの状態の細胞に対して温熱は効果を発揮しやすい点，また，放射線治療・抗がん剤治療の抗腫瘍効果を温熱が増感する点である．

3. 温熱療法の実際

温熱療法の加温方法として，局所外部加温・組織内加温・腔内加温・灌流加温または全身加温などがあげられるが，電磁波を用いた局所外部加温がもっとも多く用いられている．電磁波加温の原理に関しては，6.4を参照されたい．

温熱療法は1回40～60分程度を週に1～2回，放射線治療期間中に計5～10回程度施行されることが多い．施行タイミングは増感効果の高い放射線照射の直後である．週3回以上の多数回の温熱療法は熱耐性を生じ，治療効果が低下するため通常は行わない．抗がん剤治療との併用の場合は抗がん剤投与と同時または投与の前後に同期して施行する．

わが国で広く普及している外部加温装置の8 MHz-capacitive heating deviceによる加温方法を概説する．図1に示すように加温領域を一対のボーラスを付属した電極で挟み，8 MHzのラジオ波により加温する．ボーラス内の液体は0.5%程度の食塩水あるいは硫酸カリウムを用いることで導電性の向上が得られる．また，液体は装置内を循環して温度設定が可能であり，皮膚から皮下組織の温度調節を担う．

浅在性腫瘍では病変側に小型電極を配置することにより腫瘍内の電流密度を増加でき良好な腫瘍内温度の上昇が得られる．浅い腫瘍であれば皮膚表面の温

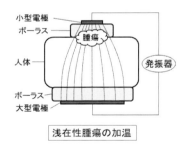

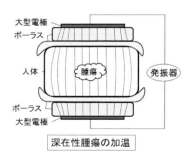

図1　capacitive heating deviceによる浅在性腫瘍および深在性腫瘍の加温（文献30より）

度で腫瘍内温度の推定が可能であるが，皮膚表面から3cm以上深部に位置する腫瘍では温度センサーを腫瘍内に直接刺入して温度測定を行う．

深在性腫瘍では両側ともに25〜30cmの大型電極を配置することにより深部領域の温度上昇が可能となる．広範な加温領域となるので電極辺縁のhot spotや皮下脂肪の過熱による疼痛を生じやすい．そのためボーラス内循環液による皮膚〜皮下組織の強力な冷却が必要である．加温部位が骨盤内であれば腫瘍近傍の直腸内・膣内・膀胱内，加温部位が胸腔内であれば食道腔内に温度センサーを挿入することにより深部腫瘍の温度上昇をモニターする．

加温による殺細胞効果は42.5℃を超すと急速に増加し，細胞の生存率は加温時間とともに低下する．したがって，加温による治療効果は温度と加温時間に影響を受けるため両因子を含む温度パラメータであるCEM43℃ T90が用いられることが多い[1,2]．CEMはcumulative equivalent minutes（累積等価分）であり，T90は温度測定点の90%で達成した温度である．CEM43℃ T90は多くの臨床試験において治療効果に相関することが示されており，臨床的に重要な温度パラメータである．

4. 浅在性腫瘍に対する温熱療法の治療効果

腫瘍内温度上昇の得やすい浅在性腫瘍では当初から多くの臨床試験が施行されている．1970〜1980年代のもっとも初期の臨床試験では再発性の乳がんや頭頸部がんに対して温熱療法の単独治療が行われていた．それらでは42〜44℃の良好な腫瘍内温度上昇が得られ，5〜20回程度の加温により40〜60%の症例で腫瘍縮小効果（CR率13〜18%，部分奏効（partial response, PR率）：18〜56%）が得られている[3-6]．その後，浅在性腫瘍に対して放射線治療に温熱療法を加える有効性を検証した多くの無作為化比較試験（randomized controlled trial, RCT）が施行されている．5つのRCTを対象とした総306例のメタアナリシスにおいて，進行・再発乳がんに対して放射線治療に温熱療法を加えることによりCR率が41%から59%へと有意な改善が確認されている[7]．頭頸部がんにおいても5つのRCTにより放射線治療に温熱療法を加えることにより有意に局所制御率が改善することが明らかにされている[8-12]．また，放射線抵抗性腫瘍である再発・転移性の悪性黒色腫においてもRCTが施行され，CR率と局所制御率の有意な改善を認めている[13]．いずれのRCTにおいても温熱療法を加えることによる放射線治療の副作用の有意な増加を認めていない．加温データ解析においては腫瘍内温度上昇の不良であった症例では局所制御率の改善が得られていない[14]．したがって，良好な腫瘍内温度上昇を達成する必要があるが，多くの浅在性腫瘍では比較的容易に42℃以上の良好な温度上昇を達成可能である．

このように浅在性腫瘍に対して温熱療法を放射線治療に加えることによりCR率・局所制御率の改善が得られていたという高いエビデンスがある．

5. 深在性腫瘍に対する温熱療法の治療効果

深在性腫瘍においては，1980年代に施行された初期の臨床試験では腫瘍の良好な温度上昇を達成できなかったが[15]，1990年代には改良された深部加温装置により40〜41℃程度の腫瘍内平均温度が達成可能となった[16-18]．2000年に初めての大規模なRCTの結果が報告され，総358例の骨盤内悪性腫瘍を対象に放

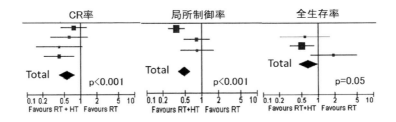

図2　局所進行子宮頸がんに対する放射線治療単独治療と放射線治療と温熱療法の併用治療を比較した4つのRCTを対象としたメタアナリシス（文献20を改変）

射線治療に温熱療法を加えることにより CR 率が 39%から 59%に，局所制御率が 26%から 55%へと有意な改善が認められた[19]．2010 年には局所進行子宮頸がんに関する 4 つの RCT の総 267 例を対象としたメタアナリシスが行われ，放射線治療に温熱療法を加えることにより CR 率，局所制御率および全生存率に有意な改善が得られることが明らかにされている[20]（図2）．近年では，局所進行子宮頸がんの標準的治療である化学放射線療法に温熱療法を加えることにより CR 率の有意な改善が得られることが，わが国の RCT にて示されている[21]．局所進行直腸がんにおいても 4 つの RCT の総 424 例を対象としたメタアナリシスが報告されており，温熱療法を加えることにより 2 年全生存率の有意な改善が報告されている[22]．局所進行非小細胞肺がんでは温熱療法を加えることにより局所制御率の有意な改善が RCT で報告されている[23]．切除可能食道がんにおいては術前化学放射線治療に温熱療法を加えることにより有意な組織学的 CR 率の改善がRCT で示されている[24]．また，浅在性腫瘍と同様に腫瘍の温度パラメータと治療効果の相関が認められており[25]，温度上昇の得られない症例では温熱併用効果は乏しく，今後の加温技術のさらなる向上や加温可能な患者選択の重要性が高い．

加温による副作用として約 10%程度の症例に皮下脂肪の硬結・熱傷を生じるが，多くは保存的治療で治癒する[26]．また，上述の RCT において温熱療法を加えることで放射線治療や化学放射線治療の有害事象の増加を生じていない．

抗がん剤治療に温熱療法を加える有効性を検討した RCT は少ないが，高悪性度軟部肉腫においては総 341 例を対象とした大規模な RCT により全生存率・局所制御率の有意な改善が示されている[27]．現在，そのほかのがん種に対する抗がん剤治療と温熱療法を併用した臨床試験が複数行われており，さらなる知見の集積が待たれる．

おわりに

温熱療法の治療方法・治療効果に関して最新の知見も含め概説した．温熱療法は放射線治療の CR 率・局所制御率を向上させる臨床試験に基づいた高いエビデンスがある．また，腫瘍内温度上昇と温熱治療効果には強い相関が認められる．近年，欧米では radiative type の外部加温装置による 3D hyperthermia treatment planning（HTP）が実用化されている．CT やMRI 画像を用いて加温ターゲットやリスク臓器をコンツーリング（輪郭描出）し，加温アンテナの振幅や位相を調整することにより加温ターゲット内への出力密度を最適化する試みがなされている[28]．さらに加温中の腫瘍や正常臓器の温度を MRI で非侵襲的に測定することが可能となっている[29]．今後，このような深部加温ターゲットへの温度集中法や温度評価法の確立が温熱療法の発展に大きく寄与するものと思われる．

〔大栗隆行〕

引用文献

1) Int J Hyperthermia, 32：50-62, 2016.
2) J Clin Oncol, 23：3079-3085, 2005.
3) Cancer, 49：205-216, 1982.
4) Int J Radiat Oncol Biol Phys, 7：615-619, 1981.
5) Int J Radiat Oncol Biol Phys, 4：1029-1032, 1978.
6) Cancer, 66：2191-2195, 1990.
7) Int J Radiat Oncol Biol Phys, 35：731-744, 1996.
8) Int J Radiat Oncol Biol Phys, 14（Suppl 1）：S93-109, 1988.
9) Int J Radiat Oncol Biol Phys, 28：163-169, 1994.
10) Am J Clin Oncol, 14：133-141, 1991.
11) Int J Hyperthermia, 6：479-486, 1990.
12) Int J Hyperthermia, 27：180-186, 2011.
13) Lancet, 345：540-543, 1995.
14) Int J Radiat Oncol Biol Phys, 39：371-380, 1997.
15) Int J Radiat Oncol Biol Phys, 20：73-79, 1991.
16) Int J Radiat Oncol Biol Phys, 24：489-495, 1992.
17) Int J Hyperthermia, 10：403-410, 1994.
18) Int J Hyperthermia, 12：449-459, 1996.
19) Lancet, 355：1119-1125, 2000.
20) Cochrane Database Syst Rev：CD006377, 2010.
21) Int J Hyperthermia, 32：801-808, 2016.
22) Cochrane Database Syst Rev：CD006269, 2009.
23) Int J Clin Oncol, 12：192-198, 2007.
24) J Surg Oncol, 60：55-58, 1995.
25) Eur J Cancer, 45：1969-1978, 2009.
26) Strahlenther Onkol, 171：251-264, 1995.
27) Lancet Oncol, 11：561-570, 2010.
28) Int J Hyperthermia, 29：346-357, 2013.
29) Int J Hyperthermia, 26：273-282, 2010.
30) 新版放射線医科学，医療科学社，p.120-122, 2016.

6.7 超音波の生物作用

キーワード 超音波，熱的作用，非熱的作用，キャビテーション

はじめに

超音波の生体作用は熱的作用と非熱的作用に分類される．非熱的作用は主としてキャビテーション（空洞）現象に起因し，機械的・音響化学的作用などが生じる．超音波診断は温度上昇をできる限り抑えながら，キャビテーションが発生しない条件で行われている．

1. 超音波に関する単位

ヒトの可聴周波数を超える周波数 20 kHz 以上の音波を超音波という．周波数 F の単位には Hz（ヘルツ）を用いる．医療の分野では MHz オーダの超音波が診断や治療に利用され，その波長 λ は生体の軟部組織内で 0.1～数 mm 程度である．単位時間当たり，単位面積を通過していく音のエネルギーを音の強さ I といい，W/m^2，もしくは W/cm^2 の単位であらわす．音圧 p の単位は Pa（パスカル）であり，平面進行波の場合，音圧と音の強さには，$I = P^2/\rho c$ の関係が成り立つ（ただし，P は p の実効値）．ここで，ρ は媒質の密度（kg/m^3），c は音速（m/s）であり，$Z = \rho c$ を固有音響インピーダンス（$kg/(m^2 \cdot s)$）と称する．超音波診断装置は生体組織の固有音響インピーダンスのわずかな違いによって起こる反射波を可視化している．超音波は伝搬とともに指数関数的に減衰する．生体の軟部組織の減衰係数は周波数にほぼ比例し，一般に 0.5（dB/(MHz·cm)）程度といわれている．

2. 超音波の生物作用

超音波の非熱的作用は負音圧下で発生した気泡が生じるキャビテーション作用とそれ以外の非熱的非キャビテーション作用とに分けられる．熱的作用と非熱的非キャビテーション作用の発現の程度は超音波の強度に依存する．一方，キャビテーションの作用は気泡の発生に必要な超音波強度（しきい値）を越えて初めて発現し（図1），しきい値は超音波の周波数や持続時間によって変化する．

(1) 熱的作用

組織（媒質）中での弾性波（疎密波）である超音波

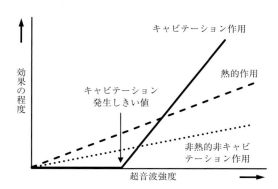

図1 超音波強度と生物学的（物理化学的）効果の程度
超音波による熱的作用や非熱的非キャビテーション作用による効果の程度は超音波強度に依存するが，キャビテーション作用はしきい値以上で発現する．（文献3より）

の伝搬による振動は組織分子の変位を引き起こす．熱は組織中の超音波吸収の結果として産生される．組織中を超音波が伝搬する場合，単位時間当たりの組織温度の上昇は超音波強度と吸収係数の積に比例する．発生した熱は熱伝導や血流による熱輸送により周囲に拡散する．したがって，超音波診断に利用される集束超音波の場合でも，熱の拡散により焦点付近の熱作用は軽減される．

熱的作用は温度の上昇幅だけではなく持続時間にも依存する（図2）．実験動物を用いた実験結果によれば，体内での温度上昇が1.5℃以下の場合には長時間継続しても熱作用を生じない．しかし，4℃以上の温度上昇が5分間以上継続すると熱的作用を生じる可能性がある．

(2) キャビテーション作用

超音波照射された水中には正圧と負圧が生じ，あるしきい値以上の負圧が加わると水分子が引き裂かれて気泡（空洞）が生じる．この現象をキャビテーション（空洞）現象という．当初，気泡内部は水蒸気で満たされているが，気泡が持続的に膨張・収縮すると周囲の液体に溶存している気体が気泡内に入り込んで徐々に気泡径が増加する．気泡が比較的低い音圧下で安定して振動を続ける現象をノンイナーシャルキャビテー

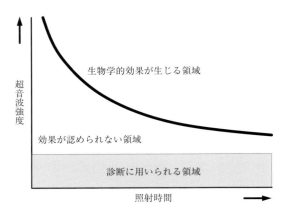

図2　超音波強度および照射時間と超音波による生物学的効果の発生（文献3より）
超音波による生物学的効果は超音波強度と照射時間に依存するが，一定以下の超音波強度では効果が認められない．診断用超音波の強度はさらに安全性を考慮して，低く設定してある．

ション（non-inertial cavitation）という．気泡径が超音波の波長で決まる共振径に達すると気泡は急激に膨張し，数回の振動の後，崩壊（圧壊）する．崩壊は周囲の液体の慣性により気泡が非常に高い圧力で圧縮されることにより生じるため，この現象をイナーシャルキャビテーション（inertial cavitation）という．

気泡の振動は準断熱的に行われるため，収縮すると気泡内部の温度が上昇する．ノンイナーシャルキャビテーションでは気泡が音響エネルギーを熱に変換する素子としてはたらき，熱の発生が増強される．イナーシャルキャビテーションでは，気泡崩壊時の衝撃的な圧力によりマイクロジェットや衝撃波が発生して生体組織に機械的作用を及ぼす．また，気泡内に数千℃に達するホットスポットが発生し，水分子の熱分解により生じる・OH（ヒドロキシルラジカル）や・H（水素原子）が生体組織に化学的作用を与える．

(3) 非熱的非キャビテーション作用

超音波の照射により物質は音響放射圧を受ける．また，流体中では音響流（acoustic streaming）やマイクロストリーミング（microstreaming）などの現象が起こり，主として機械的な作用をもたらす．作用の大きさは超音波強度に依存し，作用発現に強度のしきい値はないと考えられている．

3. 診断に用いられる超音波の安全性

超音波診断では診断画像の空間分解の向上を目指して，1～20 MHz帯の周波数で持続時間が数μ秒以下のパルス波が用いられる．キャビテーションは周波数が高いほど発生しにくく，また連続波よりもパルス波で発生しにくいので，超音波診断に用いられる照射条件は，生体組織の温度上昇を抑制しキャビテーションの発生を回避する条件にもなっている．

超音波診断は電離放射線を用いる他の画像診断法に比べて基本的に安全性が高い．しかし，超音波の局所的な強さは増大する傾向にあり，微小気泡を用いる超音波造影法や持続時間の長いパルスを用いる音響放射力インパルス画像法など超音波の照射条件を拡大する手法の開発も進められている．このような状況を背景に超音波診断を行う操作者には装置が発生する超音波の強さを把握し，適切な照射条件を設定することが求められている．そのため超音波診断装置には2種類の指標，TI（thermal index）とMI（mechanical index）が表示されている．TIは超音波の照射を受けた生体組織の温度が最大何℃上昇する可能性があるかを，MIはキャビテーションの生じやすさをあらわす．超音波診断はこれらの指標を参考に，熱および非熱的非キャビテーション的作用をできる限り抑えながら，キャビテーションの発生しきい値以下で行われている（図2）．

超音波の安全性については多くの報告があるが，診断水準の超音波に限れば有意な遺伝的影響（突然変異・染色体異常）の報告例はない．しかし，ALARA（as low as reasonably achievable）の原則に従い，医学的に必要と思われない検査の実施や検査に必要以上に長い時間をかけることをせず，必要な臨床情報が得られる最小の音響出力で使用するべきである．

〔工藤信樹・近藤　隆〕

参考文献
1) 別冊・医学のあゆみ—超音波医学最前線 新技術と臨床応用，医歯薬出版．p.130-132，2004．
2) 超音波造影剤ガイドブック，金原出版．p.3-7，2003．
3) 新版放射線医科学，医療科学社．p.162-164，2016．

6.8 超音波造影法

キーワード 超音波造影剤，ソナゾイド®，pulse inversion harmonic 法，位相変調法，振幅変調法，Kupffer 相

はじめに

血流の評価に用いられるカラードプラは血球成分，とくに赤血球から散乱する超音波の周波数の変化を捉えたものであるが，微小循環の血流表示は不可能であった．そこで生体でもっとも強い音響インピーダンスを生じるのは気体であることを利用して超音波造影剤が開発された．超音波造影剤は赤血球よりも小さいマイクロバブルであり，毛細血管を容易に通過し，境界で散乱エコーが生じるため大血管から毛細血管に至るまで血流を可視化できる．また間質へは流出しないが一部の造影剤は血管内腔のマクロファージによる貪食を受ける[1]．

超音波造影剤は 1997 年に第一世代のレボビスト®（ガラクトース・パルミチン酸）が，2007 年に第二世代のソナゾイド®（ペルフルブタン）が日本で初めて発売された．主に肝疾患診療で使用されるが，レボビスト®は造影効果の持続時間が短く，手技が煩雑であった．一方，ソナゾイド®は時相の違いによる造影剤の分布を利用した診断方法であり，繰り返し観察が可能となった．造影超音波検査は時間・空間分解能が高く，リアルタイム性に優れ，造影 CT や造影 MRI と比較して副作用や禁忌が少なく，肝腫瘍診断には必須の検査となっている．

1. 造影超音波検査の原理

超音波はその伝播過程においても歪むが，マイクロバブルが存在するとバブルの共振・崩壊などにより非線形信号が得られ，これは音圧が高いほど発生しやすい．しかし，高音圧では超音波の伝播過程で発生するハーモニックシグナルである組織ハーモニック成分が気泡による染影を妨げる．これを改善するための方法がパルスインバージョンハーモニック（pulse inversion harmonic）法である[2]．パルスインバージョンは同一方向に 2 つの異なった超音波を 2 度送受信し，その受信波の加算・減算によりハーモニック成分を取り出す方法である．すなわち，バブルからのハーモニックシグナルは組織ハーモニックシグナルを凌駕し，音圧が低いほど顕著である．位相の 180 度異なった超音波を送受信し，得られた受信波を加算するのが位相変調法（phase modulation 法，PM 法）であり，位相が同じで振幅の異なる超音波を送受信し，得られた受信波を同一振幅に変換し減算する方法が振幅変調法（amplitude modulation 法，AM 法）である．PM 法は空間分解能に優れるが，深部シグナルの減衰が強く，組織ハーモニックが抑制されにくい．AM 法は探触子の中心周波数帯域のシグナルが得られるため，造影剤に対する感度がよく，より深部の画像が得られるが，空間分解能が悪くなり，組織ハーモニックが抑制される[1]．

2. 超音波造影剤の種類（表1）

現在使用されている超音波造影剤はソナゾイド®，ソノビュー®，デフィニティ®，オプチゾン®，イメージェント®の 5 種類である．世界的にはソノビュー®が肝臓・心臓・乳腺領域でもっとも多く使用されている．ソナゾイド®は日本，中国，韓国，台湾，ノルウェーで使用されており，Kupffer 細胞に貪食される造影剤である．

3. ソナゾイド®の特徴

ソナゾイド®は径約 2 〜 3 μm のマイクロバブルであり，赤血球より小さく全身に分布する．難治性ガスであるペルフルブタンを卵黄由来のホスファチジルセリンのシェルで包んだマイクロバブルであり[3]，未変化体のまま呼気中に排泄される．マイクロバブルは 300 mmHg の加圧にも耐えられ，左心室圧に曝露されても問題ない[4]．健常人での肝臓におけるソナゾイド®の血行動態を図1に示す．肝動脈・門脈・肝静脈がピークに達した後，肝実質の染影は残存する[5]．これはソナゾイド®が Kupffer 細胞に貪食される特性をもっているためであり[6]，肝臓では Kupffer 細胞に貪食されることを利用して肝腫瘍の診断を行っている．

表1 超音波造影剤の種類と対象臓器

造影剤		肝臓	心臓	乳腺	腎臓など
ソナゾイド®	日本	○		○	
	中国	○			
	韓国	○			
	台湾	○			
	ノルウェー	○			
ソノビュー®	米国	○	○		
	EU	○	○	○*	
	中国	○	○	○*	
	韓国	○	○	○*	
	インド	○	○	○*	
	香港	○	○	○*	
	シンガポール	○	○	○*	
	カナダ	○*	○*	○*	
	ブラジル	○	○	○*	
	ニュージーランド	○*	○*	○*	
デフィニティ®	米国		○		
	EU		○		
	カナダ	○	○		○
	オーストラリア		○		
オプチゾン®	米国		○		
イメージェント®	米国		○		
レボビスト®**	日本	○	○	○	○

＊ドプラ増強，＊＊中断．

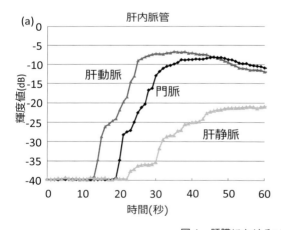
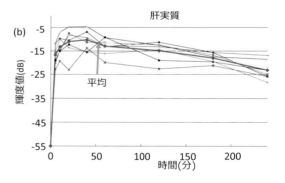

図1 肝臓におけるソナゾイド®の血行動態
a：肝動脈，門脈，肝静脈への分布．b：肝実質への分布．（文献5より）

4. ソナゾイド®造影超音波検査の時相と肝腫瘍診断

　肝腫瘍の診断では腫瘍の血行動態と造影パターン，後血管相（以下，Kupffer相）でのソナゾイド®の貪食の程度から診断する．さらにソナゾイド®は再静注が可能であり，Kupffer相で周囲肝実質より輝度の低下している腫瘍や領域の造影効果を加味して診断することができる．図2は転移性肝がんの超音波画像である．内側上下区域（方形葉）から前下区域にかけて24×20 mmの辺縁低エコー帯を伴う高エコー結節を

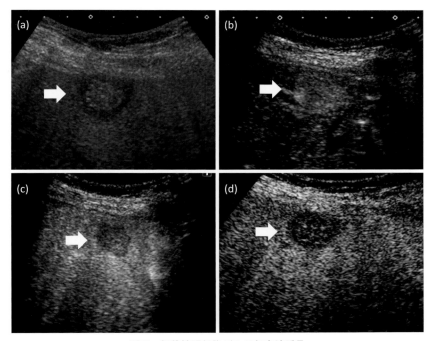

図2　転移性肝細胞がんの超音波所見
a：Bモード．低エコー帯を伴う高エコー腫瘍を認める．b：動脈優位相．腫瘍全体が早期に濃染される．c：門脈優位相．造影剤の抜けを認める．d：後血管相（Kupffer相）．欠損像を示す腫瘍として描出される．

認める．動脈優位相で腫瘍濃染（hypervascular），早期に陰影欠損（wash out）し，門脈優位相は乏血性（hypovascular），後血管相（Kupffer相）では欠損像（defect）を示している．肝腫瘍診断の詳細については超音波学会の「肝腫瘤の超音波診断基準」[7]に詳細が記載されているので参照されたい．

5. ソナゾイド® の副作用

超音波造影剤の副作用として微小気泡によるガス塞栓，シェルが卵黄由来であることから卵アレルギー患者に対する投与，高音圧の超音波によるバブルの破壊による生体への影響が危惧される．しかしながら，ソナゾイド®では気泡径が小さく毛細血管を容易に通過し，気泡の癒合がなく，投与量もごく微量であるため，ガス塞栓の危惧はない．また添付文書には「卵アレルギー患者へは投与しない」との記載があるが，重篤なアレルギーの副作用報告はなく，バブルによる生体への影響も考慮する必要がないとされている[1]．

〔西村貴士・飯島尋子〕

引用文献

1) EOB-MRI/Sonazoid 超音波による肝癌の診断と治療，医学書院．2013．
2) IEEE Trans Ultrason Ferroelectr Freq Control, 46：372-82, 1999.
3) Invest Radiol, 42：643-651, 2007.
4) Ultrasound Med Biol, 34：824-833, 2008.
5) Ultrasound Med Biol, 35：1819-1827, 2009.
6) Ultrasound Med Biol, 33：318-325, 2007.
7) Jpn J Med Ultrasonics, 39：317-326, 2012.

6.9 超音波による診断

キーワード 音響インピーダンス，パルスエコー法，ドプラ効果，カラードプラ法，パルスドプラ法，組織弾性評価法，安全性，ALARA の原則

はじめに

超音波検査は安全であり低コストでリアルタイム性が高いなどきわめて有用な臨床的検査法である．日常臨床において最初の画像診断検査として行われる機会も多く，また領域や条件によっては選択し得る唯一の画像診断検査となることも多い．二次元の動画像による超音波断層法が主体だが，血流の速さや方向を評価するドプラ法，造影剤を用いて組織の血流状態を評価する造影法，組織の硬さを評価する弾性評価法なども行われる．これまでは心臓・消化器・産婦人科領域などを中心に行われ，その臨床的有用性は確立している．近年では乳腺・甲状腺，動・静脈，運動器などの体表領域を中心に適応の拡大はめざましく，また各種の体腔内超音波も行われるに至っている．さらに最近では検査目的と方法を単純化して行う point-of-care（POC）超音波検査も脚光を浴びており，実臨床における超音波検査は多様化の様相をみせている．

1. 超音波

ヒトの耳に聞こえる音，すなわち可聴音の周波数には限界があり，低すぎる音や高すぎる音はヒトの耳には聞こえない．可聴音の周波数は 2 〜 20,000 Hz 程度とされ，それより高い音は超音波，低い音は重低音ないしは超低音などといわれる．このうち超音波検査に用いる周波数は 2,000,000 〜 20,000,000 Hz（2 〜 20 MHz）程度の非常に高い音である．超音波には周波数が高いほど減衰しやすく透過性が低下するという特性（周波数依存減衰）がある一方，超音波検査における空間分解能は周波数が高いほど高いという特性がある．両者は互いにトレードオフの関係にあるため，超音波検査は観察領域全体を観察するのに十分な透過性が得られる範囲でもっとも高い周波数を選択して行われる．近年では超音波診断装置の技術開発により以前より高い周波数で十分な透過性を得ることが可能となっており，空間分解能も年々向上している．

2. 音の伝搬と透過・屈折・反射

音が伝搬する媒質となる生体を構成する個々の組織はそれぞれ異なる音響特性を有している．これをあらわすもっとも基本的なパラメータは音速 c（m/s），密度 ρ（g/cm³），音響インピーダンス Z（g/s・cm²）であり，この 3 者には以下の関係がある．

$$Z = \rho c \tag{1}$$

異なる媒質の境界面を超音波が通過するとき一部は屈折しながら透過するが，一部は反射してもと来た媒質内を逆戻りする．この場合の反射の大きさ（R）は媒質の音響インピーダンス（Z）の差で決まる．すなわち媒質の密度が同じなら音速に差があるほど，音速が同じなら密度に差があるほど反射は大きい．

$$R = \frac{Z_2 - Z_1}{Z_2 + Z_1} \tag{2}$$

一方，屈折の大きさは媒質の音速（c）の差で決まり，超音波が媒質の境界面に進入する角度（入射角）を θ_1，境界面から脱出する角度（反射角）を θ_2 とすると，境界面における屈折は以下の法則に従って生じることが知られている（Snell の法則）．

$$\frac{c_1}{\sin\theta_1} = \frac{c_2}{\sin\theta_2} \tag{3}$$

すなわち，こうした基本的な音響学的パラメータをみれば媒質の境界面での音の挙動が予測でき，逆に媒質の境界面での音の挙動がわかれば媒質の性質がある程度予想できる．超音波検査ではこうした基礎的知識を最大限に活用して診断精度を高めることが重要である（図 1）．

3. パルスエコー法

超音波検査に用いられる超音波の多くは持続時間のきわめて短いパルス波である．体表面に置いた送信機から生体内に超音波を伝搬させると生体内には異なる媒質同士の境界面が無数に存在するため，それぞれの境界面（反射面）から反射波が戻ってくる．送信する超音波をパルス波とし，送信から反射して戻るまでに

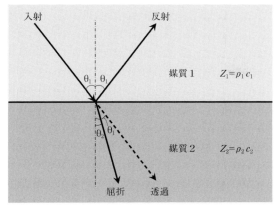

図1 媒質境界面における超音波の挙動

異なる媒質の境界面を超音波が通過するとき，一部は屈折しながら透過するが，一部は反射する．この場合の反射の大きさ（R）は媒質の音響インピーダンス（Z）の差で，屈折の大きさは媒質の音速（c）の差で決まる．

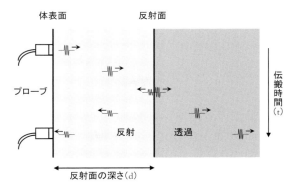

図2 パルスエコー法

持続時間のきわめて短い超音波（パルス波）を体表面から生体内に伝搬させると，生体内の反射面から反射波が戻ってくる．伝搬時間（t）を計測すると，生体内の音速（c）を一定値と仮定することにより，反射面の深さ（d）が求められる．

要する伝搬時間（t）を計測しながら受信波の強さ（R）を記録すると，生体内における超音波の音速（c）を一定値と仮定することにより，反射面の深さ（d）を計算により求めることができる．こうして求めた反射面の位置とそこで生じる反射の強さから，生体内の構造に関する情報を取得して医療に利用するのが，パルスエコー法といわれる超音波検査のもっとも基本的な手法である（図2）．

$$d = \frac{ct}{2} \quad (4)$$

生体内の実際の音速は組織により異なり，条件によっても異なるが，現在臨床で使用されている超音波診断装置では，生体内の音速を1,530 m/s（国内規格）または1,540 m/s（海外規格）とみなして扱っている．しかし，例えば肥満により音速の低い脂肪（音速1,480 m/s程度）が極端に多い症例などでは，仮定する音速と実際の音速との差が顕著なことが原因で画像が劣化しやすいなどの不都合が生じ得る．最近の装置ではこうした問題に対応するため，仮定する生体内の音速を可変させることにより画質を改善させ得る装置も存在する．

4. ドプラ効果と超音波ドプラ法

周波数f_0の超音波（音速c）を媒質内に伝搬させた場合，伝搬経路内を速度vで移動する反射源で反射した超音波の周波数には移動速度に応じた偏移Δfが生じる（ドプラ効果）．超音波の伝搬方向と反射源の移動方向のなす角度（ドプラ角）をϕとすると，周波数偏移は次式であらわされる．

$$\Delta f = \frac{2vf_0 \cos\phi}{c} \quad (5)$$

したがって移動する反射源の速度は以下により求められる．

$$v = \frac{\Delta f c}{2f_0 \cos\phi} \quad (6)$$

こうして生体内を移動する反射源の速度を求めるのが超音波ドプラ法である．超音波ドプラ法はドプラ角に左右され，もっとも極端な場合，すなわち超音波の伝搬方向と反射源の移動方向が直交する場合には反射源の移動速度は0とみなされるため注意が必要である．

5. カラードプラ法とパルスドプラ法

超音波ドプラ法は，Bモード上のある関心領域における血流の大まかな二次元的分布をカラー画像として表示するカラードプラ法と，あるサンプリングゲート内を移動する対象物の速度分布と経時的変化を血流波形として表示するパルスドプラ法に大別される．カラードプラ法では実際には反射波の位相変化を観測することで対象物の移動速度を推測しているのに対し（位相検波），パルスドプラ法では観測された超音波を高速フーリエ変換して周波数偏移を算出している（FFT解析）．実際の検査ではカラードプラ法で表示した関心領域内の血流の一部にサンプリングゲートを

設置し，パルスドプラ法で得られた血流波形を定量的に解析するのが一般的である．

6. 超音波による組織弾性評価法

現在の組織弾性評価法は歪み画像とせん断波伝搬速度計測に大別される．

（1）歪み画像

組織に力を加えた場合に生じる組織の歪みを超音波により計測して組織の硬さを評価しようとする手法である．歪み画像は画像内における相対的定性的評価が基本となる．

（2）せん断波伝搬速度計測

組織弾性の代表的指標であるヤング率（E）は組織に振動を与えたときに生じる横波の1つ，せん断波の伝搬速度（v_s）に規定される．組織の密度を水と同じとみなせば両者には以下の関係が成り立ち，せん断波の伝搬速度からヤング率を求めることができる．

$$E = 3v_s^2 \tag{7}$$

組織に振動を与える方法はいくつかあり，transient elastography では体表面から直接一過性の低周波振動を与えることにより，acoustic radiation force impulse（ARFI）法では強力な集束超音波により組織に微小な変異を生じさせることにより，いずれも組織にせん断波を生じさせる．その上でいずれの場合もせん断波の伝搬に伴う組織の微小な変位を超音波で検出して伝搬速度を算出している．本法ではせん断波の伝搬速度そのものまたはそれから求めたヤング率により組織の弾性を定量的に評価できる．

7. 超音波検査の実際

超音波検査は通常患者をベッド上に仰臥させて行う．検者はベッドわきに設置した超音波診断装置の正面に座り，右手で探触子を観察部位の表面皮膚に接触させて超音波の送受信を行い，左手で本体装置の操作盤を操作しながら，装置のモニタ上に表示される画像を観察して評価する．この場合，探触子の接地面と体表面との間に空気が介在すると超音波の送受信がうまく行えないため，水分を含むゲル（カップリングメディア）を体表面に塗り，その上から探触子を押し当てることにより両者間の空気を排除するのが一般的である．

超音波検査では B モード断層法による観察が主体だが，必要に応じてドプラ法・造影剤法・組織弾性評価法などを追加する．腹部・心臓・子宮・卵巣のほか乳腺・甲状腺，動・静脈など体表領域でも盛んに行われている．これらの検査はある領域全体の系統的な検査として行われるのが一般的だが，最近では目的を極端に絞り込み，ごく短時間の観察で得た情報を診療に直結させようとする POC 超音波検査も救急領域など各領域で広まりつつある．

8. 超音波検査の安全性と ALARA の原則

診断用に用いられるエネルギーレベルの超音波照射が生体に明確な有害事象を誘発したとする報告は過去数十年間存在しないが，これは超音波のエネルギーを生体に損傷を与えない範囲でコントロールして利用しているにすぎない．超音波が生体内を伝搬する際に組織には振動と繰り返す疎密波の変化が生じ，摩擦熱（超音波の熱的作用）と機械的作用（非熱的作用）がもたらされる．過度の温度上昇や機械的作用による組織中の気泡の崩壊（キャビテーション）はいずれも組織に損傷を与える．このため超音波診断装置には熱的作用の指標 TI（thermal index）と機械的作用の指標 MI（mechanical index）が常に表示され，検査が安全に行われるような配慮がなされている．

国内で使用される超音波診断装置は「医薬品医療機器等の品質，有効性及び安全性の確保等に関する法律」（薬機法）による制限を超えない範囲で制御され，ほぼ安全に使用できる．しかし超音波に対してもっとも脆弱な胎児では診断用の超音波が実際に有害事象を引き起こすかどうかは明らかにされておらず，安全であるかどうかもまた不明と考えられている．こうした場合には「安全かどうかはわからないから，検査は常に必要最小限にとどめる（ALARA（as low as reasonably achievable））」という原則的態度が重要であり，すべての超音波検査において実践される必要がある．　　　　　　　　　　〔紺野　啓・谷口信行〕

参考文献

1) 新超音波医学 1　医用超音波の基礎，医学書院．2000.
2) 基礎超音波エラストグラフィ診療ガイドライン（案），
https : //www.jsum.or.jp/committee/diagnostic/pdf/elast_kiso_en.pdf
3) 超音波診断装置の安全性に関する資料，
https : //www.jsum.or.jp/committee/uesc/pdf/safty.pdf
4) WFUMB 安全性ステートメント，
http : //www.wfumb.org/about/statements.aspx

6.10 超音波による治療

キーワード 超音波治療，超音波造影剤，マイクロバブル，薬物輸送（DDS），遺伝子治療，再生医療，血栓溶解療法

はじめに

近年，超音波治療に関する研究が飛躍的に進み，さまざまな分野で臨床応用されるまでに至った．整形外科領域の低強度の超音波を用いた骨折治療，がんに対する強力集束超音波 high intensity focused ultrasound（HIFU）治療がとくに注目されている．一方，薬物と低エネルギーの超音波を併用する新しい治療法が考案され，多種の薬物の効果促進作用が報告されている．現在，超音波造影剤として使われているマイクロバブルも超音波治療増強剤として実用化されてきている．将来，超音波エネルギーを併用することにより時間的・空間的に薬物投与を制御できるので血栓溶解療法や遺伝子治療への応用が期待されている．

1. 超音波治療の種類

超音波治療は超音波の生体作用である熱的作用と非熱的作用を用いる治療法である（表1）．超音波エネルギーを時間的・空間的に集束することにより超音波振動から熱エネルギーに変換され，熱的作用により生体組織に不可逆的変化を起こす．一方，熱エネルギーへの変換を伴わない非集束超音波の振動による非熱的作用（機械的刺激）を利用したものに骨折治療・薬物併用療法などがある．両者の作用メカニズムは複雑でそれぞれ長所・短所があり，適応疾患および治療装置の形態など多様化が進んでいる．超音波治療のメカニズムは未解明な点が多いが，超音波のそれぞれの特性を生かした新しい装置が開発され，今後期待される新しい治療分野である．

2. 低エネルギー超音波による治療

低出力超音波パルス（low intensity pulsed ultrasound，LIPUS）の非熱的作用を利用しているのが骨折治療である．非常に低出力・低音圧による物理的刺激を骨折部位に与えることにより骨癒合が促進される．臨床実験[1]では超音波非照射群に比べ骨癒合までの日数が有意に短縮された．橈骨遠位端骨折および脛骨骨幹部骨折ともに40%近く骨癒合日数が短縮した．また，橈骨遠位端骨折では整復がより良く保たれ，脛骨骨幹部骨折では遷延癒合となるリスクが1/6に減少することが明らかになった．難治性の骨折の治療には非常に効果的でプロスポーツ選手にも使われている．骨芽細胞，破骨細胞，骨形成因子 bone morphogenetic protein（BMP）などの複雑な分化・誘導・活性化が超音波の機械的刺激で惹起されたと推測されている．

3. 薬物と超音波を併用する治療

近年まったく新しい“超音波・薬物効果促進作用”が発見され，超音波治療の可能性がさらに拡大した．薬物投与量のコントロールの目的で超音波エネルギーを利用した研究が進み，すでに米国食品医薬局（FDA）に認可された治療装置もある．超音波非熱エネルギーはさまざまな生体組織で薬物の吸収・浸透を促進させるはたらきがあることが明らかにされ，血栓溶解療法をはじめ薬物経皮吸収投与，血管治療，再生医療，抗がん剤治療など多くの分野へと広がりをみせている．

血栓溶解剤と併用する超音波装置は血管内超音波診断の技術をベースに開発された血管内挿入可能なカテーテルの先端から超音波を発振させ，血栓のすぐ近くで血栓溶解剤投与と超音波照射を同時に行う治療法である（図1）．脳梗塞・肺塞栓・下肢深部静脈血栓

表1 超音波治療の種類

熱的作用	熱的作用＋非熱的作用	非熱的作用
強力集束超音波治療（HIFU）	リハビリ用超音波マッサージ機，超音波ホモジェナイザー，超音波洗浄器	超音波血栓溶解療法，診断用超音波，超音波骨折治療，歯科超音波スケーラー，超音波美顔器，超音波歯ブラシ

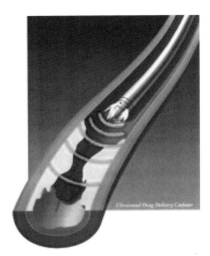

図1　カテーテル型超音波血栓溶解装置

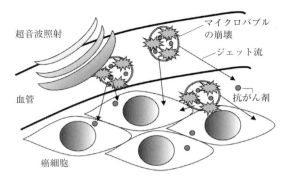

図2　超音波による薬物輸送（DDS）のメカニズムの基本概念

の症例を対象に欧米で臨床治験が続いている．血栓溶解療法における超音波の効果がもっとも有効とされるのは急性肺塞栓症または巨大な肺塞栓症である．これらへの適応のみがFDAに認可されている．

　薬物の放出制御（controlled release）・標的化（targeting）を目的として超音波エネルギーの非熱的作用を利用する新たな超音波治療が考案されている．診断用超音波造影剤（マイクロバブル）と超音波を併用することにより従来の薬物動態学的な概念を根本から覆す新しい手法が次々と出現している．マイクロバブルはすでに超音波造影剤として臨床の場で使われ，心臓・肝臓などの造影画像が得られる．具体的にはアルブミン・ガラクトース・脂質・ポリマーなどでできた薄い被膜をもつマイクロカプセル（直径 $1 \sim 10$ μm）内をガスで充満させ，抗がん剤を封入したものである．超音波で崩壊させ，その際に短時間（msec程度）発生する液体中のマイクロジェット流が薬物の組織内への透過性の促進をもたらすと考えられている（図2）．ミクロの液流ジェットが生体組織へ及ぼす影響と薬物自体の移動の両者の複雑な相互作用が薬物効果の促進につながっていると推察される[2-4]．このマイクロバブル治療による薬物輸送の促進効果面と本来の造影剤としての診断的な利用法を合体させたセラノスティクス（theranositcs）という方法も超音波治療に加わり，今後の研究でがんの抗がん剤治療・遺伝子治療・再生医療などの新しい分野へ超音波治療が併用され，発展すると考えられる．

おわりに

　将来，超音波治療は臨床の場でさまざまな用途で広く使用されることが予想される．超音波治療の特徴である熱的作用または非熱的作用を利用することであらゆる疾患に対し非侵襲的に治療できると考えられる．

〔立花克郎〕

引用文献

1) J Bone Joint Surg Am, **79**：961-973, 1997.
2) N Engl J Med, **351**：2170-2178, 2004.
3) Lancet, **353**：1409, 1999.
4) Radiology, **229**：423-428, 2003.

6.11 強力集束超音波（HIFU）治療法

キーワード 強力集束超音波（HIFU），超音波吸収，超音波減衰，加熱凝固，超音波周波数，Fナンバー，熱伝導

はじめに

強力集束超音波（high intensity focused ultra-sound, HIFU）治療法は，1950年代Fryらにより初めて臨床応用されたが[1]，すぐには普及しなかった．集束超音波の焦点を治療目的組織に照準するために必要なイメージング技術が，当時はまだ存在しなかったためである．その後1990年代，超音波エコーイメージングをガイドとして，経直腸的に前立腺を治療するHIFU装置が初めて臨床的に普及し始め[2]，続いて2000年代，MRI（磁気共鳴イメージング）をガイドとして経皮的に子宮筋腫や乳腺腫瘍などを治療するHIFU装置が普及し始めた[3]．これらのHIFU装置は治療目的組織に強力な超音波を吸収させて急速な温度上昇を導き，熱凝固させることを主な作用機序とする．超音波には音響キャビテーションによる機械的作用や音響化学的作用など熱的作用以外の生体作用もあるが，本節では現在すでに普及している熱的作用を主な作用機序とするHIFU装置による治療法について記述する．

1. 超音波周波数の選択[4,5]

超音波が生体中を伝搬するときに減衰すること，その減衰率が高い周波数ほど大きいことは，超音波をイメージング手段として用いる超音波診断と同様に超音波治療においても超音波周波数を選択するにあたって重要な前提である．すなわち，生体中一定の深さの治療目的組織を加熱するには最適な超音波周波数がある．周波数が低すぎると加熱目標における超音波吸収が不十分となる一方，周波数が高すぎると加熱目標まで到達する間に超音波が減衰してしまうためである．

超音波の振幅減衰係数 α と吸収係数 β がともに生体中で一様であると仮定し，しかも同じ周波数依存性をもつとする．すなわち，

$$\alpha \equiv \alpha(f),\ \beta \equiv b\alpha(f)\quad (0 < b \leq 1) \tag{1}$$

ここで f は超音波周波数，b は定数である．生体中を距離 L を伝搬した後の超音波パワーは，入射パワーを P_1 とするとき，

$$P = P_1 \exp(-2L\alpha(f)) \tag{2}$$

とあらわされる．これらを用いると距離当たりの超音波吸収による発熱量は，

$$Q = \frac{-b\partial P}{\partial L} = 2P_1 b\alpha(f)\exp(-2L\alpha(f)) \tag{3}$$

とあらわされる．発熱量を最大化する周波数 f_0 は，式（3）を f で偏微分して0とおいて，

$$f_0 = \alpha^{-1}\left(\frac{1}{2L}\right) \tag{4}$$

と求めることができる．

典型例として，減衰係数を，

$$\alpha \cong 0.06 f\ [\text{/MHz/cm}] \tag{5}$$

と近似できるとき，最適超音波周波数は $f_0 \cong$ (80 mm)/L[MHz]，これに対応する生体中の超音波波長は生体中の音速が1,500 m/s程度であることから $\lambda \cong L/50$ と求めることができる．すなわち最適な超音波波長は，加熱目的組織の生体中の深さの1/50程度と見積もられる．

実際のHIFU臨床機においても，生体中の伝搬距離 L が20 mm程度の前立腺の経直腸的治療には0.4 mm程度の波長 λ をもつ周波数4 MHz程度の超音波が選ばれ，生体中の伝搬距離 L が80 mm程度の子宮筋腫や乳腺腫瘍の経皮的治療には1.6 mm程度の波長 λ をもつ周波数1 MHz程度の超音波が選ばれている．

2. 集束超音波のFナンバーの選択[5,6]

HIFUによる経直腸的前立腺治療に用いられる集束超音波音場について HIFU 照射開始数 s 後の温度上昇分布を数値計算により求めた例を図1に示す．超音波の波長 λ は0.5 mm，トランスデューサの焦点距離 L_F は35 mm，開口径 D_A は40 mmである．したがって，トランスデューサのFナンバーは，

$$F_N \equiv \frac{L_F}{D_A} \tag{6}$$

でも求められ，0.9程度である．生体組織の減衰係数 α は吸収係数 β に等しく，一様であると仮定して数値

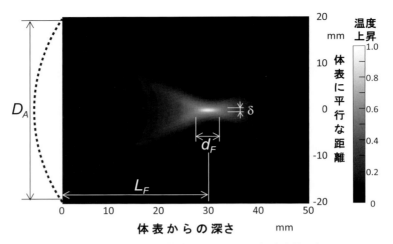

図1　経直腸的前立腺治療用HIFUによる温度上昇分布

計算した．HIFU照射開始からの時間が短いので温度上昇分布は集束超音波の音響パワー分布をほぼ忠実に反映している．フォーカルスポットはラグビーボールの形状をしており，その短径 δ および超音波伝播方向の長さ d_F は，それぞれ，F ナンバー F_N およびその自乗に比例する．すなわち，

$$\delta \propto \lambda F_N, \quad d_F \propto \lambda F_N^2 \tag{7}$$

となる．図1から明らかなように一般に $\delta < d_F$ であるので，超音波集束による幾何学的選択性を生かした加熱凝固治療を可能とするためには d_F の大きさを抑えることが肝要である．その d_F が，F_N を大きめに選んでしまうと，δ の2乗に比例して急速に増大してしまうので，1程度またはそれ以下の F_N が選ばれる場合が多い．

3. 超音波強度・連続照射時間の選択 [6, 7]

HIFUのフォーカルスポットにおいて超音波吸収により生じた熱は第1段階として熱伝導によって周囲に拡散する．一方，フォーカルスポットから離れた生体組織においては温度勾配が小さいので，その熱は主に血流によってさらに遠方に運び去られる．

生体組織の体積比熱 C は $4\,\mathrm{J/cm^3/℃}$ 程度，熱伝導率 κ は $5\,\mathrm{mW/cm/℃}$ 程度であるから，熱伝導による温度分布の鈍化を決めるそれらの比は，

$$\frac{C}{\kappa} \cong 8\,\mathrm{s/mm^2} \tag{8}$$

である．例として図1に示した経直腸的前立腺治療に用いられる超音波周波数 $f=3\,\mathrm{MHz}$ のHIFUのフォーカルスポットについて，その代表寸法のうち熱伝導の時間スケールをきめる小さい方の寸法は1 mm 程度であるので，(8) 式よりその温度分布はHIFU照射開始後8秒程度で熱伝導により鈍化するようになる．そこで経直腸的前立腺HIFU治療では，熱伝導による温度分布の鈍化が目立たずに超音波集束による幾何学的選択性を生かすことのできる3～4秒程度の連続HIFU照射時間が選ばれる．この照射時間内に治療目的組織を平常体温から熱凝固温度程度まで加熱するには $10\,℃/\mathrm{s}$ 程度の加熱速度が必要であり，これを実現するためには $40\,\mathrm{W/cm^3}$ 程度の熱を発生する必要がある．減衰係数を (5) 式のように仮定し，$b \approx 1$ とすると，$\beta \cong 0.2/\mathrm{cm}$ であるから，これには $100\,\mathrm{W/cm^2}$ 程度の超音波強度が必要であると見積もられる．実際にピーク超音波強度が数百～数千 $\mathrm{W/cm^2}$ のHIFUが治療に用いられている．

一方，子宮筋腫や乳腺腫瘍などを経皮的にHIFU治療するのに用いられる超音波周波数 $f \cong 1\,\mathrm{MHz}$ のHIFUのフォーカルスポットの代表寸法は3 mm 程度であるので，(8) 式より，それによって形成される温度分布の熱伝導による鈍化には，HIFU照射開始後70秒程度を要する．結果として，数十秒の連続HIFU照射時間を選んでも熱伝導による温度分布の鈍化が目立たずに超音波集束による幾何学的選択性を生かすことができる．この照射時間内に治療目的組織を平常体温から熱凝固温度程度まで加熱するには $1\,℃/\mathrm{s}$

程度の加熱速度が必要であり，これを実現するためには4 W/cm³程度の熱を発生する必要がある．減衰係数を(5)式のように仮定し，$b \approx 1$とすると，$\beta \cong 0.06/$cmであるから，これには40 W/cm²程度の超音波強度が必要であると見積もられる．この超音波強度は経直腸的前立腺治療の場合の半分程度であるが，フォーカルスポットの断面積が1桁程度大きいので超音波パワーにおいては数倍大きい．

血流による生体組織冷却の時定数は血液の灌流量に大きく依存するが，おおむね1分程度である．HIFUの通り道にあたるフォーカルスポットとトランスデューサとの間に位置する治療目的外組織において超音波によって発生した熱やフォーカルスポットから周囲の治療目的外組織へ熱伝導により拡散した熱は主に血流により運び去られる．そのような熱が蓄積された結果，治療目的外組織が熱的副作用を受けることを防ぐにはHIFUの連続照射と次の連続照射の間に血流冷却の時定数程度のHIFU休止時間を要する．しかし，これはHIFU治療時間を全体として著しく引き伸ばす．そこで経直腸的前立腺HIFU治療では，HIFUトランスデューサと直腸壁の間のカップリング水を循環冷却して直腸壁近くに位置する治療目的外組織を直腸壁を介する熱伝導により強制冷却している．これによってHIFU連続照射間に必要な休止時間を10秒程度以下に短縮し，HIFU治療時間を全体として圧縮している．

おわりに

本節では現在すでに普及している熱的作用を主な作用機序とする狭義のHIFU治療法について記述したが，さらに高い強度のHIFUパルスを用いて音響キャビテーションを意図的に発生させ，それによって高い効率で治療効果を得ようとするHIFU治療法も臨床評価段階に入っている．それらを含めた広義のHIFU治療法のいっそうの発展と普及が期待される．

〔梅村晋一郎〕

引用文献

1) J Acoust Soc Am, **25**：281-285, 1953.
2) Urology, **59**：394-398, 2002.
3) J Minimally Invasive Gynecology, **14**：616-621, 2007.
4) Ultrasound Med Biol, **20**：271-277, 1994.
5) Int. J. Hyperthermia, **31**：216-222, 2015.
6) 日本音響学会誌，**73**：114-122, 2017.
7) J. Applied Physiology, **1**：93-122, 1948.

索　引

あ

アイビー作戦　22
青いトビネズミ　22
悪性黒色腫　206
悪性腫瘍　58
悪性神経膠腫　196
悪性リンパ腫　185
アスコルビン酸　84
亜致死損傷　105, 107
アトピー性皮膚炎　246
アニーリング　46
アネキシンV　119
アブレーション　216, 263
アポトーシス　115, 117, 130, 169, 265
アポトーシス小体　118
アミノ酸　175
アラキドン酸　128
アリル　176
アルキル化剤　125
アルザマス-16　21

硫黄欠乏性毛髪発達異常症　238
イオン化エネルギー　78
イオン化ポテンシャル　81
イオンクラスター　81
位相差顕微鏡　9
胃腸症候群　29
一次予防　43
1標的1ヒットモデル　102
一酸化窒素　128
遺伝子改変　175
遺伝子トラップ法　176
遺伝子発現抑制作用　150
遺伝子変換　95
遺伝性影響　157, 173
遺伝性要因　168
遺伝的不安定性　127, 173
イナーシャルキャビテーション　272
イメージインテンシファイア　180
イメージングプレート　46, 180
イリジウム192　61
医療被ばく　62, 64
インジウムペンテトレオチド　184
インスリン　188
インターフェロン応答　150
インフォームドコンセント　62

宇宙放射線被ばく　52
うつ病　45
ウラン　2

永久挿入治療　201
エキシマライト　246
エコープラナー法　254

エチルニトロソウレア　175

エッチピット　46
エネルギーフルエンス率　49
エピジェネティック　114, 168
エルカインド回復　107
遠隔操作式後充填法　201
塩化タリウム　183
塩化ラジウム　185
塩基除去修復　8, 91, 99, 231
塩基置換　131, 173
塩基転位　131, 133
塩基転換　131
塩基遊離　87
エンジイン　97
炎症　118, 165
塩素36　18
遠達効果　127
塩誘導性キナーゼ阻害剤　242

オートファゴソーム　118
オートファジー　117
小川誠二　7
8-オキソグアニン　82, 132
屋内ラドン濃度　51
オゾン　7, 224
オフターゲット　151, 177
重み付け吸収線量　11
音圧　271
音響インピーダンス　276
音響放射力インパルス画像法　272
音響流　272
オンコサーミア　261
温度パラメータ　269
温熱感受性　265
温熱療法　261

か

カーマ　48
海域環境生態　35
ガイガー・ミュラー計数管　47
外殻軌道　79
概日リズム　228
外挿値　102
回転ガントリー　204
外部加温　261
回復　105, 107
外部照射　190
外部被ばく　29, 50
化学シフト　256
化学変異原物質　175
化学放射線療法　206, 219
架橋　87
核医学検査　62
核医学診断用放射性医薬品　182

核磁気共鳴　7, 254
核実験　66
拡張単純反復配列　173
確定的影響　156
核内　175
確率的影響　70, 157
過酸化亜硝酸　129
過酸化水素　82, 97, 126
過剰絶対リスク　11, 160
過剰相対リスク　11, 160
カスパーゼ　118
画像下治療　220
画像誘導放射線治療　191
加速器質量分析法　18
家族性筋萎縮性側索硬化症　83
カタラーゼ　83, 86
褐色細胞腫　216
活性化誘導シチジンデアミナーゼ　132
活性酸素　118, 235, 239
活性酸素種　82, 86, 126, 131, 139
活性種　81
合併症　193
荷電粒子　79
荷電粒子放射線　58
荷電粒子放出反応　215
カフェイン　106
カラードプラ法　277
カリクリンA　137
カリケアミシン　97
カルボニル化　89
カロチノイド　83
がん　11, 58
がん幹細胞　267
がん関連マクロファージ　166
肝がん　206, 209
間期死　105, 117
環境生物種　35
環境半減期　35
環境要因　168
眼瞼開裂　169
還元型グルタチオン　166
還元過程　83
幹細胞移植　33
間接作用　81, 82
間接電離放射線　59, 211
乾癬　246
肝臓　162
ガンマナイフ　197
がん抑制遺伝子　236

器官形成期　171
輝尽発光　46
基底状態　78, 248
逆位　132, 161
逆遺伝学　175

逆線量率効果　104, 108
キャッスル作戦　22, 66
ギャップ結合　128
キャビテーション　271
キャンサーボード　190, 218
吸収　211
吸収線量　48, 139
吸収熱量　262
嗅神経芽細胞腫　206
急性骨髄性白血病　29, 158
急性骨髄単芽球性白血病　29
急性放射線症　10
急性放射線症候群　28, 156
急性リンパ性白血病　158
吸入摂取　50
強度変調放射線治療　191, 193
胸部 X 線撮影　180
強力集束超音波治療法　281
局所制御率　193
去勢抵抗性前立腺がん　217
許容線量　70
寄与割合　12
キレート　216
銀活性化リン酸塩ガラス　46
金属コイル　220

空間線量率　36
空間的線量分布　193
空気カーマ率定数　49
腔内加温　261
腔内照射　60, 200
クエン酸ガリウム　183
クリプトクローム　227
グルコース -6- ホスファターゼ　187
グルコーストランスポーター　187
グルタチオン　82, 89
グルタチオン S- トランスフェラーゼ
　84
グルタチオンペルオキシダーゼ　83, 86
グルタチオンレダクターゼ　84
グルタレドキシン　84
黒い雨　20
グローカーブ　46
クロマチン　112
クロロフルオロカーボン　7

計画標的体積　193, 209
蛍光ガラス線量計　46
経口摂取　50
経根吸収　37
形質転換　125
経頭蓋磁気刺激　261
継世代の影響　173
形態異常　168
経直腸の前立腺治療　282
血管形成術　220
血管塞栓術　220
欠失　131, 173
結腸　162

決定臓器　70
ゲノム全体の修復　231
ゲノムノックアウトスクリーニング
　177
健康調査　42
健康リスク　128
原子力基本法　74
原子力災害　42
減衰係数　271
原水爆実験　21
減数分裂後　173
懸濁態　36
原腸胚　168
原爆　10
原爆線量評価体系　15
原爆被爆者　12
原爆放射線　10

高 LET 放射線　138, 207
硬化型乳頭がん　30
抗がん剤治療　218
抗酸化物質　82, 86, 235
光子線　79, 207
高周波　252
公衆被ばく　62
高出力レーザー　249
抗腫瘍抗体　185
甲状腺　185
甲状腺がん　29, 160, 216
甲状腺機能亢進症　216
甲状腺残存量　40
甲状腺等価線量　39, 40
甲状腺被ばく　68
合成装置　187
高精度放射線治療　191
高線量率　173, 200
高線量率密封小線源　61
高速中性子　80
高張処理　105
光電効果　79
高尿酸血症　175
後嚢下白内障　31
紅斑　243
交番磁界　261
交番電界　261
光力学治療　248
コーンビーム CT　220
呼吸同期照射法　204, 208
黒鉛減速沸騰軽水圧力管型原子炉　27
国際宇宙ステーション　52
国際基本安全基準　74
国際原子力事象評価尺度　27
固形がん　162
コケイン症候群　238
コサプレッション　150
個人線量当量　49
53BP1　113
固体飛跡検出器　46
骨 X 線撮影　180
骨シンチグラフィ剤　183

骨髄異形成症候群　29, 159
骨髄死　156
骨髄抑制　29
骨転移　217
骨軟部腫瘍　209
固定具　208
固定法　197
コバルト 60　18
コバルト遠隔照射装置　59
コメット法　126
固有音響インピーダンス　271
コリメータ　186
コロニー形成法　101, 117
コンピュータファントム　48
コンプトン効果　79

さ

催奇形性　168
サイクリン依存性キナーゼ　121
サイクロトロン　60, 187, 204, 208
最小持続型即時黒化量　244
最適化　71
最適超音波周波数　281
サイバーナイフ　197
細胞壊死　118
細胞応答　112
細胞競合　104
細胞死　105, 117
細胞周期　107, 115, 117, 121, 141, 148
細胞周期停止　115
細胞生存率曲線　101
細胞増殖停止　115
細胞老化　117
サイログロブリン　160
作業環境管理　75
サザンブロッティング　176
作用波長　237
酸化亜鉛　243
酸化型脱塩基部位　97
酸化ストレス　141
酸化損傷　87
酸化チタン　243
三次源画像誘導小線源治療　200
三次元原体照射　193
三次元定位照射　197
惨事ストレス　45
サンスクリーン剤　236, 243
酸素効果　139, 212
酸素増感比　139
サンバーン　243
散乱　79, 211
残留放射線　10, 20

ジェノタイピング　176
紫外線　224
　――による DNA 損傷　227
　――による皮膚の反応　237
紫外線吸収剤　243
紫外線強度　226

紫外線高感受性遺伝性疾患　237
紫外線高感受性症候群　231
紫外線散乱剤　243
紫外線透過率　245
紫外線防護剤　243
紫外線誘発表皮増殖　241
しきい線量　11, 156
しきい値なし直線モデル　134
磁気共鳴画像　254, 257
色素細胞刺激ホルモン　239
色素性乾皮症　231, 236, 237
時期特異性　171
子宮がん　133
子宮筋腫　282
子宮動脈塞栓術　220
シグナル伝達　112, 117
シグネチャー　161, 164
シグネチャー変異　164
シクロオキシゲナーゼ2　128
シクロブタン型ピリミジン二量体　227,
　231, 239
自己遮蔽　19
自殺　45
脂質過酸化　88
自食作用　118
支持療法　218
システアミン　82
システイン　82
自然突然変異　131
自然放射線源　62, 64
自然放出　248
子孫核種　50
実効線量　48, 49, 50, 62, 70
実効値　261
尻尾曲がり　169
実用量　49
自動車用ガラス　244
5,6-ジヒドロキシシトシン　82
指標動植物　35
自閉症スペクトラム障害　134
姉妹染色分体　108, 124, 128, 142
しみ　240
社会不安　33
遮蔽計算　19
シャペロン機能　266
集学的治療　218
重症複合免疫不全　94
重水素　212
集束超音波　271
集束超音波治療　264
自由電子　79
周辺線量当量　49
自由誘導減衰　255
重粒子線治療　207, 209
縦列重複　134
主軸形成不良　37
受精卵前核　177
術後照射　219
出生前死亡　168
術前照射　219

受動積算型線量計バドレス　52
寿命　10, 176
主要器官形成期　168
腫瘍血管　165
腫瘍シンチグラフィ剤　183
腫瘍増殖遅延　115
腫瘍組織　165
受容体　113, 128
腫瘍の呼吸性移動　198
順遺伝学　175
準（類）しきい値線量　102
生涯リスク　11
衝撃波　272
条件的遺伝子ノックアウト　175
焼灼療法　261
ショウジョウバエ　6
小線源治療　200
小腸　162
小頭症　142, 171
小児がん　172, 174
小児甲状腺がん　40, 160
小児腫瘍　205
小児白血病　252
小脳性運動失調　142
消滅放射線　186
ショート・トラック　81
ショートパッチ型修復　92
初期放射線　10
除去修復　231
職業被ばく　62
食道がん　206
ジラジカル　98
ジルコニウム　27
人為突然変異　131
心筋血流シンチグラフィ剤　183
心筋交感神経機能　184
シンクロトロン　60, 204, 208
神経芽腫　216
神経内分泌腫瘍　217
進行波形　60
新生仔死亡　168
新生児死亡　171
腎性全身性線維症　257
腎臓　163
診断参考レベル　63, 71
シンチレーション検出器　47
心的外傷後ストレス障害　44
振幅変調法　273
深部静脈血栓　279
森林生態系　36

膵がん　206
水蒸気爆発　27
膵臓　162
水素原子　272
水素原子核　203
水素爆発　27
水素引き抜き　97
水素ラジカル　82
水和電子　82

スーパーオキシド　83, 129
スーパーオキシドジスムターゼ　83, 86,
　126
頭蓋底腫瘍　205
スカベンジ　82
スキャニング照射法　208
スクラム　27
スクリーニング効果　41
ステントグラフト　220
ストレステスト　27
スパー　81

生活紫外線　243
生活習慣病　43
制御性T細胞　235
制御棒　27
精原細胞　172
生殖細胞突然変異　131
成人T細胞白血病　158
成人T細胞リンパ腫　158
成人健康調査　11
精神遅滞　170
精神発達遅滞　171
性成熟　176
成層圏オゾン層　224
生存率曲線　107, 117
生体組織冷却　283
生体熱伝導方程式　262
正当化　62, 71
生物学的効果比　11, 48, 138, 207, 212
生物学的半減期　35
生物計測　226
生物効果比　33
生物作用　203
生理の集積　188
世界版緊急時環境線量情報予測　38
世界保健機関　252
積層原体照射法　208
脊椎骨腫瘍　205
セシウム　23, 27, 61
セラノスティクス　280
セリウム　245
線維芽細胞　167
線エネルギー付与　54, 138
線源項　18
潜在的致死損傷　107, 136
線質係数　49
線質効果　81
染色体　6, 175
染色体異常　136, 159
染色体修復効率　137
染色体選択マーカー　175
染色体破砕　134
染色体不安定性　141
先天性異常　168
線幅エネルギー　138
腺様嚢胞がん　206
前立腺がん　185, 195, 206, 209, 217
線量　18
線量限度　62, 71

線量効果関係　101
線量集中性　208
線量体積ヒストグラム　202, 209
線量評価　23, 33
線量分布図　209
線量率　200
線量率効果　104, 105

造影超音波検査　273
相加効果　218
増感効果　268
早期影響　156
臓器線量　62
造血幹細胞　158
総固形がん　13
走査型トンネル電子顕微鏡　9
相乗効果　218
増殖死　101, 105, 117
相対リスク　11
相同組換え　93, 108, 142, 148, 166
相同染色体　108
ソースターム　38
速中性子線治療　211
即時型黒化　243
組織加重係数　48
組織弾性評価法　278
組織内照射　200
組織反応　156
素線量　103
ソナゾイド®　273
ソニック・ヘッジホッグ経路　167
ソマトスタチン受容体　184, 187
ソラレン　246
損傷乗り越え DNA 合成　143, 145
損傷乗り越え型 DNA ポリメラーゼ
　234

た

ターゲット型光線　246
第五福竜丸　25, 72
胎芽　168
体外受精　176
体幹部定位放射線照射　198
大気輸送　38
体細胞突然変異　131
胎仔期　168
胎児期　171
退出基準　217
大地γ線　50
大腸がん　133
大腸菌　177
大動脈解離　221
大動脈ステントグラフト　220
胎内被爆者　11, 13
体表面汚染　40
タイプ I 型糖尿病マウス　83
ダイポールアンテナ　261
太陽光　224
耐容線量　193

大陸間弾道ミサイル　22
対立遺伝子　177
唾液腺　162, 194
高橋信次　6
多指症　169
脱塩基部位　87, 91
多分割照射法　108
タラポルフィンナトリウム　249
淡水生態系　36
弾性散乱　211, 215
炭素イオン線　207
炭素線　207
短半減期核種　39

小さな欠失　134
チーム医療　218
チェックポイント　105, 145, 152
チェルノブイリ原発事故　27, 42, 173
チオレドキシン　84
チオレドキシンレダクターゼ　84
逐次近似画像再構成法　181
致死遺伝子　175
チタン　245
窒素酸化物　7
知能指数　172
遅発γ線　19
遅発中性子線　19
チミングリコール　82
チャイニーズハムスター　107, 175
着床　168, 171
チャレンジ照射　128
中間周波　252
中枢神経死　156
中性子　2, 17, 78, 211
中性子被ばく　29
中線量率　200
中速中性子　80
中波長紫外線　235
超音波　271, 276
超音波周波数　281
超音波造影剤　273, 279
長期健康影響　10
腸死　156
超低周波　252
長波長紫外線　235
超励起　81
直接作用　81, 82
直接沈着　36
直接電離放射線　59
直線加速器　, 60
直線しきい値なし仮説　157
直腸エコー　61
治療可能比　193
治療抵抗例　205
チロシン　239
チロシンキナーゼ　113

低 LET 放射線　138, 207
低 pH　268
定位手術的照射　197

定位放射線治療　191, 193, 197, 209
低栄養　268
定在波形　60
低酸素　165, 268
低酸素細胞　208
低酸素誘導性転写因子　166
低周波　252
低出力レーザー　249
定常磁場　252
低侵襲治療　220
低線量域放射線　117
低線量放射線　83, 125
低線量放射線超高感受性　103, 127
低線量率　108, 173, 200
低線量率照射　170
低線量率密封小線源　61
適応応答　118, 125, 170
適応放射線治療　195
テロメア　118
電気的特性　262
転座　132
電磁過敏症　253
電子顕微鏡　9
電子親和力　79
電子線　58
電子対生成　79
電磁波　78, 252, 261
電磁波加温　261, 268
電磁波生体影響　253
転写共役 DNA 修復　133
電束密度　262
点突然変異　161
電離損失　79
電離箱　47
電離放射線　2, 58, 66, 78
電離密度　80

等価線量　48, 140
頭頸部がん　194
頭頸部腫瘍　206, 209
同時化学放射線療法　219
同時部分追加照射法　196
糖代謝経路リプログラミング　166
疼痛緩和療法　217
導電率　261
導波管　261
糖ペプチド　97
トコトリエノール　84
トコフェロール　84
突然変異　5, 130
ドパミン神経機能　184
ドプラ効果　277
トランスフェクション　151
トリチウム水　125
トリチウム - チミジン　125
トレーサー　8
トロン　50

索　引　　287

な

内部照射　191
内部被ばく　29, 50
ナイミーヘン（染色体不安定性）症候群
　　94, 122, 142
ナローバンド UVB　246
難治性疾患　218
軟部組織　162

肉眼的腫瘍体積　193
二次荷電粒子　211
二次がん発症率　205
ニッケル63　18
日光角化症　236
日光性黒子　240
二本鎖 RNA　150
乳腺腫瘍　282
乳房　162
乳房専用 PET　186
ニワトリ B リンパ球 DT40 細胞　109
妊娠期間　176

ヌクレオソームコア　113
ヌクレオチド除去修復　8, 231

ネオカルチノスタチン　97
ネクローシス　117
熱外中性子　80, 211
熱吸収率　261
熱凝固療法　261
熱ショックタンパク質　265
熱中性子　80, 211
熱的作用　271
熱的特性　262
熱伝導　271
熱輸送　271
熱ルミネッセンス線量計　17, 46

脳血流量シンチグラフィ剤　184
濃縮係数　35
脳腫瘍　252
脳定位照射　197
脳ヘルニア　169
ノックダウン　150
ノンイナーシャルキャビテーション
　　271

は

バーグマン環化　98
胚芽　171
倍加線量　173
肺がん　206, 209
媒質　248
バイスタンダー因子　128
バイスタンダー効果　127
バイスタンダー細胞　128
胚性幹細胞　175
胚操作　176

ハイパーサーミア　261, 268
胚盤胞　168
ハウスキーピング遺伝子　175
バクテリオファージ P1　175
白内障　29, 157, 237
波長スペクトル　224
発がん性　252
発がんリスク　64
白血病　62, 158, 252
パッシブ型検出器　46
パッセンジャー変異　133
ハリケーン作戦　22
パルスエコー法　276
パルスドプラ法　277
パルス波　272
晩期合併症　194
晩期有害事象　205
半減期　27
半接合性　134
反跳電子　79
反跳陽子　80, 211, 215
半導体検出器　47
晩発影響　27, 156
反復クラスター　177

非荷電粒子放射線　58
光アレルギー　235
光回復酵素　227, 229
光感受性物質　249
光刺激ルミネッセンス線量計　46
光電子増倍管　47
光発がん　236
光防御　235
光免疫　235
光老化　235, 237, 241, 243
非がん疾患　13
ビキニ事件　66
非交叉　96
微小核　125
微小環境　165
微小気泡　272
ヒストン　114
非相同末端結合　92, 99, 108, 126, 142,
　　145, 148
ビタミン C　84
ビタミン E　84
非弾性散乱　211
ピッチブレンド　3
ヒット論　101
非電離放射線　58
ヒドロキシアパタイト　183
ヒドロキシウレア　106
8- ヒドロキシグアニン　82
ヒドロキシメチレンジホスホン酸テクネ
　　チウム　183
ヒドロキシルラジカル　82, 272
被ばくカテゴリー　71
被ばく状況　71
鼻・副鼻腔腫瘍　206
非標的効果　127

非標的細胞　127
非標的説　117
皮膚悪性腫瘍　247
皮膚がん　239
皮膚障害　157
皮膚メラニン　239
ヒポキサンチンホスホリボシルトランス
　　フェラーゼ遺伝子座　130
非ホジキンリンパ腫　217
びまん性硬化型乳頭がん　30
非慢性リンパ性白血病　30
非メラノーマ性皮膚悪性腫瘍　236
標識金属キレート化合物　182
標識反応　182
標識有機化合物　182
標的細胞　127
標的説　117, 127
標的体積内同時ブースト法　194
標的理論　117
標的論　9, 101, 107

フィーダー細胞　127
部位特異的組換え　175
フィルター補正逆投影法　181
フーリエ変換　255
フェオメラニン　239
フェントン反応　82
フォーカルスポット　282
フォールアウト　174
フォトスキンタイプ　241
不均化　83
福島第一原発事故　44, 67
副腎皮質刺激ホルモン　239
複製エラー　131
複製機構　134
複製ストレス　141
腹部大動脈瘤　221
腹壁破裂　169
物理計測　226
プライミング照射　128
プラグ　220
プラスミド　177
ブラッグピーク　207
ブラボー実験　25
フリーラジカル　81, 82
プリピャチ　28
ブルーム症候群　238
フルエンス率　49
フルオロデオキシグルコース　183, 186
プルトニウム　24
フレームシフト　131
ブレオマイシン　97
プロスタグランジン G2　128
プロセシング　92
ブロック末端　99
プロテインキナーゼ C　126
フロン　7
分割照射　105, 107, 108
分子標的治療　218

平均致死線量　102
閉塞動脈硬化症　220
平面検出器　180
ヘキソキナーゼ　187
ベクター　175
ベクレル　49
ヘテロ接合性　134
ペルオキシダーゼ　83
ベルゴニー・トリボンドーの法則　158
変異　175
扁平上皮がん　236

ボイド　27
膀胱　163
方向性線量当量　49
防護の最適化　62
防護量　48
放射性医薬品　182, 216
放射性壊変　2
放射性セシウム　35
放射性同位元素　2, 182, 200
放射性同位元素等の規制に関する法律　74
放射性同位元素内用療法　216
放射性プルーム　38
放射性ヨウ素　160
放射線　2
――の線エネルギー付与　134
放射線安全文化　75
放射線加重係数　48, 140
放射線高感受性　141
放射線災害医療　73
放射線障害　85
放射線スティグマ　45
放射線治療　62, 218
放射線抵抗性　165
放射線抵抗性 DNA 合成　121, 141
放射線抵抗性回復　103, 127
放射線適応応答　125, 127
放射線肺炎　29
放射線肺臓炎　199
放射線白内障　31
放射線防護　42, 71
放射線誘発突然変異　134
放射線誘発バイスタンダー効果　103
放射線リスク　45, 70, 73
放射線類似作用物質　97
放射能　2, 49
放射能濃度　51
放射捕獲反応　215
放射免疫治療法　185, 217
紡錘体チェックポイント　124
ホウ素中性子捕捉療法　211
ホールボディカウンタ　39
ボクセル　48
ポジティブリスト　243
ポジトロン　186
ホスファチジルセリン　118
ホスホグリコール酸　97
ホットスポット　272

ボディープラン　168
微笑むブッダ　22
ポリ ADP リボースポリメラーゼ　92
ホリデイ構造　95
ホリデイジャンクション　95
ポリビニルブチラール　244
ポリフェノール　84
ポルフィマーナトリウム　249
ポロニウム　3
ボロノフェニルアラニン　214

ま

マーシャル諸島　21
マイクロサテライト　173
マイクロジェット　272
マイクロストリーミング　272
マイクロスフィア　220
マイクロビーム放射線照射装置　130
マイクロホモロジー　133, 135
マウス胎仔由来線維芽細胞　176
マクロ環型 Gd 製剤　260
マクロファージ　118
マトリックスメタロプロテアーゼ　235
マルチスライス CT　181
マロンジアルデヒド　88
慢性骨髄性白血病　29, 158
慢性リンパ性白血病　30, 133
マンハッタン計画　26
マンモグラフィ　63, 180

ミスマッチ修復　8, 90
未成熟染色体凝集法　136
密封小線源　200
ミトコンドリア　83, 118
ミニサテライト　173

無カタラーゼ症　84
無効造血　33
無駄打ち効果　139

メタボリック症候群　43
メチオニン　187
メチル化　114
メチルシトシン　132
メチレンジホスホン酸テクネチウム　183
メラニン　239
メラニンキャップ　242
メラノーマ　240
免疫治療　218

毛細血管拡張性運動失調症　100, 112, 141
モントリオール議定書　7

や

薬剤耐性遺伝子　175
薬剤溶出性ステント　221

有害事象　207, 218
有人探査　57
優性（顕性）致死変異　173
誘電加温　261
誘電率　262
誘導加温　261
誘導放出　249
誘発突然変異　131
ユーメラニン　239
遊離ヌクレオチド　175
遊離フェノール基　83
ユーロピウム152　15
ユビキチン化　114

陽子線　58, 81, 207
陽子線治療　203
ヨウ素131　24
溶存態　36
陽電子消滅　79
陽電子断層撮影　186
預託実効線量　49

ら・わ

ラーモア周波数　255
ラクトフェリン　85
落葉層　37
ラジウム　3
ラジオイムノアッセイ　8
ラジオ波　261
ラジカルスカベンジャー　82, 86
ラジカル捕捉剤　82
ラドン　50
卵割　168
ランゲルハンス細胞　235
卵原細胞　172
卵巣　163

リガンド　128
陸域環境生態　36
リクビダートル　27
理研細胞バンク　176
リスクコミュニケーション　253
リスク臓器　193, 208, 209
リスク評価　130
リセクション　94
リソソーム　118
リゾリューション　96
リニアック　60, 190, 193
リポソーム　151
リポ多糖　129
リボヌクレアーゼⅢ　150
リポフェクション法　151
粒子線　78, 207
粒子線治療　191
臨界事故　33
リン酸化　112, 114, 119
臨床試験　199
臨床標的体積　193

累積線量　64

励起された水分子　82
励起状態　248
レーザー光　248
レジャー紫外線　243
レチノイン酸　235
連続波　272

老化　115
老化特異的β-ガラクトシダーゼ　119
老化特異的サイトカイン　118
6TG　175
濾胞型乳頭がん　30
濾胞上皮細胞　160
ロングパッチ型修復　92

矮小仔　169

欧　文

α-melanocyte stimulating hormone
　（MSH）　239
α線　80
α線放出放射性同位元素　184
α粒子　79
ABCC　10, 72
abscopal effect　127
absorbed dose　48
Ac-225　217
accelerator mass spectrometry　18
acoustic streaming　272
ACTH　239
activated induced cytidine deaminase
　132
acute lymphocytic leukemia　158
acute myeloblastic leukemia　158
acute radiation syndrome　28
adaptive radiotherapy　195
adaptive response　125
adenine phosphoribosyltransferase
　132
adolescent and young adult　205
ADP リボース　92
adrenocorticotropic hormone　239
adult T cell leukemia　158
adult T cell lymphoma　158
Ago2　151
AHS　11
AID　132
Akt　114, 266
ALARA の原則　272, 278
ALL　158
ALS　83
ambient dose equivalent　49
AML　158
amplitude modulation 法　273
AMS　18
AM 法　273
angio-CT　220

annular phased array　264
APE1　99
AP endonuclease　91
AP lyase　91
aprataxin　99
APRT　132
AP site　87, 91
APTX　99
apurinic/apyrimidinic endonuclease 1
　99
apurinic site　87, 91
apyrimidinic site　87, 91
AP エンドヌクレアーゼ　91
AP リアーゼ　91
ARS　28
artificial mutation　131
AT　100, 112, 121, 141
ataxia telangiectasia　100, 112, 121, 141
ataxia telangiectasia and Rad3 related
　protein　113, 121
ataxia telangiectasia-like disorder　142
ataxia telangiectasia mutated　100, 117,
　121, 166
ATDM　38
ATG family　118
AT-LD　142
ATLL　158
ATM　100, 112, 121, 141, 166, 169
ATR　113, 121, 141
AURKA　122
Aurora kinase A　122
autism spectrum disorders　134
autophagy related gene family　118
AYA　205

βアミロイドタンパク質　184
β線源　60
β線被ばく　29
β⁻線放出放射性同位元素　184
BALB/c　169
base excision repair　90, 231
basic safety standards　74
B-cell lymphoma 2　118
Bcl-2　118
Beclin-1　118
Becquerel, Antoine Henri　2
BER　90, 231
Bethe-Bloch 式　79
Betzig, Eric　9
BIR　134
bleomycin　97
BLM　238
Binnig, Gerd　9
Bloch, Konrad E.　8
Bloom syndrome　238
BMI　43
BNCT　211
Bocage, André E. M.　6
body mass index　43
boron neutron capture therapy　211

boronophenylalanine　214
BPA　214
brachytherapy　200
BRAF　30, 161
Bragg 曲線　80
Bragg ピーク　80, 207
BRCA1　94, 113, 122
BRCA1 carboxy terminal　114
BRCA2　94
BRCT　114
break-induced replication　134
breast cancer susceptibility gene 1
　113, 122
Bridges, Carvin　6
BSH　213
BSS　74
BUBR1　124
bystander effect　127

CAF　167
caffeine　106
calicheamicin　97
cancer-associated fibroblasts　167
carbonylation　89
Carrier, William L.　8
castration resistant prostate cancer
　217
CAT　83
CCE　229
CCSS　160
Cdc10-dependent transcript 1　123
CDC20　124
CDC25A　121
CDC25C　122
CDC45　122
CDK　121
CDK1　122
CDK2　121
CDK4　121
Cds1　113
Cdt1　123
cell competition　104
cell division cycle 25A　121
CEM43℃ T90　269
CF1　169
CGH　161
charged particle radiation　58
Checking DNA Synthesis 1　113
checkpoint kinase　113, 121
chemical shift　256
chinese hamster ovary　175
CHK1　121
CHK2　113, 121
CHO　175
chromothripsis　134
chronic lymphocytic leukemia　133
chronic myelocytic lukemia　158
CIP1　121
clinical target volume　193
CLIP2　161

CLL 133
clustered regularly interspaced short palindromic repeats 175
CML 158
CNV 132
cohesin 122
coiled-coil, moesin-like Bcl-2 interacting protein 118
colorectal cancer 133
committed effective dose 49
Common Toxicity Criteria 192
comparative genomic hybridization 161
Compton, Arthur Holly 2
computed radiography 180
computed tomography 6
concentration factor 35
Cormack, Allan M. 6
COX-2 129
CPD 227, 231, 239
CR 180
CR-39 46
Cre-loxP 176
CRISPR 175
CRISPR-associated (Cas) protein9 175
Crookes, William 5
crossover 96
CRPC 217
Crutzen, Paul J. 7
cryptochrome C-terminal extension 229
Cs-134 27, 35
Cs-137 27, 35
CT 6, 59, 159, 181
CTC 192
CTDI 63
CTV 193
CT 検査 63
Curie, Irene 3
Curie, Marie 3
Curie, Pierre 3
cyclin B 122
cyclin D 121
cyclin-dependent kinase inhibitor 1 121
cyclin-dependent protein kinase 121
cyclin E 121
cyclobutane pyrimidine dimer 227, 231, 239
cyclooxygenase-2 128
C 端側の伸長領域 229

δ 線 80
Damadian 7
decay 2
deletion 131
des Plantes, B. G. Ziedses 6
diagnostic reference level 63
digital radiography 180

directional dose equivalent 49
directly ionizing radiation 59
DLP 63
DNA 81, 207
DNA-dependent protein kinase catalytic subunit 93, 113
DNA ligase 92, 93
DNA-PK 93
DNA-PKcs 93, 113, 141
DNA 依存性プロテインキナーゼ 93
DNA 一本鎖切断 87, 97
DNA グリコシラーゼ 91
DNA 修復 8, 227
DNA 損傷 239
DNA 損傷応答 114, 166
DNA 損傷シグナル 112
DNA 損傷修復 106, 117, 242
DNA 損傷チェックポイント 146
DNA 損傷トレランス機構 233
DNA 二本鎖切断 87, 97, 107, 112, 117, 133, 141, 145
DNA 二本鎖切断修復 92, 148
DNA リガーゼ 92, 93
dose length product 63
dose rate 200
dose-rate effect 104
dose volume histogram 202
double strand break 87, 97, 102, 107, 133, 145
double strand break repair 90
DR 180
DRL 63
DS02 15
DS86 15
DSB 87, 92, 107, 133, 141, 97
DSBR 90
DT40 175
duplication 132
DVH 202

E2F 121
EAR 11
echo-planar imaging 法 254
effective dose 48
EGFR 113
EHS 253
electromagnetic hypersensitivity 253
elemental dose 103
ELF 252
Elledge, Stephan J. 8
embryonic stem 細胞 175
endovascular abdominal aortic aneurysm repair 221
enediyne 97
ENU 175
environmental half-life 35
EPI 法 254
equivalent dose 48, 140
ERK1/2 129
Ernst, Richard R. 8

ERR 11
ESTR 173
ES 細胞 175
EVAR 221
excess absolute risk 11
excess relative risk 11
expanded simple tandem repeat 173
extracellular signal-regulated kinase 1/2 129
extremely low frequency 252

F0 世代 177
F-18 182, 183
F-18 fluorodeoxyglucose 186
FANCD2 122
Fanconi anemia 122
Farman, Joseph C. 7
FDG 186
FHA 114
FID 255
filtered back projection 181
FISH 法 136
flow-related enhancement 257
fluorescence *in situ* hybridization 法 136
Fluorescent ubiquitination-based cell cycle indicator (FUCCI) 123
forkhead associated 114
frameshift 131
free induction decay 255
fresh blood imaging (FBI) 法 258
functional MRI (fMRI) 7

γ 線 17, 58, 60, 79, 207
G_0 期染色体異常 136
G_1/S 期チェックポイント 121
G_1 期染色体異常 136
G_1 期停止 109, 115
G_2/M 期チェックポイント 122, 130
G_2 期染色体異常 137
G_2 期停止 105, 108, 115, 122
G_2/M チェックポイント 112
Ga-68 217
geminin 123
gene conversion 95
genotyping 176
germline mutation 131
global genome repair (GGR) 231
glutathione 89
glycopeptide 97
GM 計数管 47
Goodspeed, Arthur 5
GPA 134
GPx 83
GR 84
GRB2 113
gRNA 177
gross tumor volume 193
growth factor receptor-bound protein 2 113

GRX 84
GSH 89, 166
GST 84
GTV 193
guide RNA 177
Gy 139
GyE 139

H2AX 113
HCT116 175
HDR 200
heat shock proteins 265
Heiligenberger 169
HeLa 細胞 108
Hell, Stefan W. 9
hemizygous 134
heterozygous 134
Hevesy, George de 8
HIF-1 166
HIFU 治療法 281
high dose-rate 200
high dose-rate brachytherapy 61
high intensity focused ultrasound 治療法 281
hisD 175
Holliday junction 95
Holliday structure 95
homologous recombination 93, 99, 108, 142, 145, 148, 175
Hounsfield, Godfrey N. 6
HPRT 130, 132, 175
HR 93, 99, 108, 142, 145, 148
HSP70 (90) 阻害剤 266
HSPs 266
hydroxyurea 106
hyperthermia treatment planning 270
hypoxanthine phosphoribosyltransferase 132
hypoxia-inducible factor 1 166

I-123 182
I-131 27, 185, 216
IAEA 29, 74
IARC 252
ICR 169
ICRP 35, 62, 70
IGRT 191
IKMC 177
image guided brachytherapy 200
image guided radiation therapy 191
IMPC 177
IMRT 193
increased radioresistance 103
indel 134
indirectly ionizing radiation 59
induced mutation 131
inertial cavitation 272
Inhance 3D Deltaflow 258
intensity modulated radiation therapy 193

interstitial irradiation 200
interventional radiology 220
intracavity irradiation 200
inverse dose-rate effect 104, 108
inversion 132
ionizing radiation 2, 58
IRR 103
ISS 52
iterative reconstruction 181
IVR 62, 220

JCOG0403 199
JCOG0702 199
JCOG1408 199
JCO 事故 33
Joliot, Frederic 3

Kerma 48
Kupffer 細胞 273

Lauterbur, Paul C. 7
LD_{50} 169
LDR 200
Lea, Douglas E. 9
Lenard, Philipp 5
LENT-SOMA スケール 192
Lesch-Nyhans 症候群 175
LET 54, 134, 138
Life Span Study 10
light amplification of stimulated emission of radiation 248
Lindahl, Tomas R. 8
linear energy transfer 54, 134, 138
linear non-threshold 仮説（モデル） 134, 157
linear-quadratic model 102
lipid peroxidation 88
lipopolysaccharide 129
$L-N^G$-monomethylarginine 129
L-NMMA 129
LNT 仮説（モデル） 134, 157
long-patch repair 92
low-dose hyper-radiosensitivity 103
low dose-rate 200
low dose-rate brachytherapy 61
LPS 129
LQ モデル 102, 117, 134
LSS 10
Lu-177 217

MAD2 124
magnetic resonance imaging 7, 254, 257, 263
malondialdehyde 88
mammalian target of Rapamycin 114, 118
Mansfield, Sir Peter 7
matrix metalloproteinase 235
MDA 88
MDC1 114

MDM2 115, 121
MDR 200
MDS 159
mean lethal dose 102
mechanical index 272
MED 244, 246
mediator of DNA damage checkpoint 1 114
medium dose-rate 200
MEF 176
meiotic recombination 11 113, 122
MI 272
MIBG 216
microhomology-mediated end joining 133
microstreaming 272
microwave 261
minimal erythema dose 244, 246
minimal persistent pigment darkening dose 244
mismatch repair 90
mitogen-activated protein kinase 112, 129
MLH 90
MMEJ 133
MMP 235
MMR 90
Modrich, Paul L. 8
Moerner, William E. 9
Molina, Mario J. 7
Morgan, Thomas H. 6
mouse embryonic fibroblast 176
MPF 122, 137
M-phase promoting factor 122, 137
MPPD 244
MR cholangiopancreatography 259
MRCP 259
MRE 258
Mre11 94
MRE11 113, 122, 142
MR elastography 258
MRI 7, 254, 257, 263
MRN 113
mRNA 177
MRN 複合体 142
MSH 90
mTOR 114, 118
MTT アッセイ法 117
Muller, Herman J. 5, 134
Mullis, Kary B. 9
murine double minute 2 115, 121
MutL homologue 90
MutS homologue 90
MW 261
myelodysplastic syndrome 159
M 期 115
M 期染色体異常 136

Na, K-ATPase 183
Nalm-6 175

NBS　94, 122, 142
Nbs1　94
NBS1　113, 122, 142
neocarzinostatin　97
nephrogenic systemic fibrosis　257
NER　231
N-ethyl-*N*-nitorosourea　175
NF-κB　114, 267
NHEJ　93, 100, 108, 126, 133, 142
Nijmegen breakage syndrome　94, 113, 122, 142
nitric oxide　128
NMR　7, 254
NMSC　236
NO　128
non-charged particle radiation　58
non-crossover　96
non-homologous end joining　92, 100, 108, 126, 142, 145, 148
non-inertial cavitation　272
non-ionizing radiation　58
non-melanoma skin cancer　236
NSF　257
nuclear factor-kappa B　114
nuclear magnetic resonance　7, 254
nucleotide excision repair　231

OAR　208
OECD　64
OER　139, 212
off-target　177
operational quantities　49
organ at risk　208
OSLD　46
overkill effect　139
oxidative DNA damage　87
oxygen effect　139
oxygen enhancement ratio　139, 212

p21　121
p38　114
p53　112, 121, 126, 169, 265
p53-binding protein 1　113
PA　243
PADLES　52
PARP-1　118
passenger mutation　133
Passive Dosimeter for Lifescience Experiments in Space　52
PAXX　94
PCC 法　136
PCR　9, 176
personal dose equivalent　49
PET　64, 186
PET/CT　186
PET/MR　186
PGG2　128
phase-contrast（PC）法　258
phosphoinositide 3-kinase　114
photolyase homology region　229

PHR　229
physical quantities　48
PI-3K　114
PKC　112, 126
planning target volume　193
plateau 期　106
plating efficiency　101
PLD　106, 107
PLD recovery or repair　107
PLK1　122
PNKP　99
polo-like kinase1　122
poly ADP-ribose polymerase　92
polymerase chain reaction　9
polynucleotide kinase/phosphatase　99
Pol ε　133
Pol η　132
positron emission tomography　186
posttraumatic stress disorder　44
potentially lethal damage　106, 107
premature chromosome condensation 法　136
prostaglandin G2　128
protection grade of UVA　243
protection quantities　48
protein kinase C　112, 126
Prx　83
PTC　161
PTSD　44
PTV　193
Purcell, Edward M.　8
PUVA　246
PVB　244
pX330　177
pyrimidine（6-4）pyrimidone photoproduct　227

QOL　189, 207
quasi-threshold dose　102

Ra-223　185, 216
Rabi, Isidor I.　8
RAD18　143
Rad50　94
RAD50　113, 122, 142
Rad51　94
RAD54　109
radiation　2
radiation-induced bystander effect　103
radiation stigma　45
radioactivity　2, 3
radioadaptive response　125
radio frequency　252, 261
radioisotope　2
radiomimetic substance　97
radionuclide therapy　216
radiophotoluminescence　46
radioresistant DNA synthesis　121
Radon, Johann K. A.　6

RAF　114
RALS　201
RAS　113
rat sarcoma virus oncogene　113
RB　121
RBE　33, 48, 138, 207, 212
RDS　121
reactive oxygen species　82, 86, 139, 239
recovery　107
relative biological effectiveness　33, 48, 138, 207, 212
relative risk　11
remote afterloading system　201
RERF　72
resection　94
resolution　96
RET　30, 161
retinoblastoma　121
retinoic acid　235
RF　252, 261
ring finger protein　114
RISC　151
RI 内用療法　184
RNAi　150
RNA-induced silencing complex　151
RNF8（168）　114
RNT　216
Rohrer, Heinrich　9
Röntgen, Wilhelm C.　2, 4
ROS　82, 86, 139, 239
Rothmund-Thomson 症候群　238
Rowland, Frank S.　7
RPL　46
RR　11
RTOG/EORTC 規準　192
RTS　238
Ruska　9
Russell　134
Rutherford, Ernest　3

salt-inducible kinase 阻害剤　242
Sancar, Aziz　8
SAR　261
SASP　119
SCE　125
Setlow, Richard B.　8
SDSA　95
securin　124
senescence-associated secretory phenotype　118
separin　124
severe combined immunodeficiency　94
short hairpin RNA　151
short interfering RNA　150
short-patch repair　92
shRNA　151
SH 化合物　82
SIB 法　194, 196

索　引　　　　293

SIK 阻害剤　242
simultaneous integrated boost　194, 196
single photon emission computed tomography　186
single strand break　87, 90, 97, 145
siRNA　150
sister chromatid exchange　125
SLD　105, 107
SLD recovery or repair　107
SLDR　107
SLOS　238
small deletion　134
SMC1　122
Smiling Buddha　22
Smith-Lemli-Opitz 症候群　238
SNAP　129
S-nitroso-*N*-acetylpenicillamine　129
SOBP　207
SOD　83, 129
somatic mutation　131
son of sevenless　113
SOS 応答　146
specific absorption rate　261
specific energy　103
SPECT　186
SPF　243
split dose recovery　108
spontaneous mutation　131
spread out Bragg peak　207
Sr-89　185, 216
SRS　197
SRT　191, 197
SSB　87, 92, 97
SSBR　90
standing wave type　60
stereotactic irradiation　197
stereotactic radiosurgery　197
stereotactic radiotherapy（radiation therapy）　191, 197
STI　197
Streptococcus pyogenes　177
structural maintenance of chromosomes　122
Sturtevant, Alfred H.　6
sublethal damage　105, 107
sun protection factor　243
superoxide dismutase　129
surviving fraction　101

Sv　140
synthesis-dependent strand annealing　95
S 期　108, 115

TACE　220
TAM　166
tandem duplication　134
Tc-99m　182
TCR　231
TDP1　99
TdT-mediated dUTP-biotin nick end labeling 法　119
tetracycline　175
TEVAR　221
Tg　175
TGD　115
theranositcs　216, 280
thermal index　272
thermoluminescennt dosimeter　17
thoracic endovascular aortic repair　221
TI　272
6-thioguanine　175
TK6　175
Tl-201　183
TLD　17, 46
TLS　143
transarterial chemoembolization　220
transcription-coupled repair　231
transgenerational or hereditary effects　173
transgenic　175
transition　131
translesion DNA synthesis　143
translocation　132
transrectal ultrasound　61
transversion　131
traveling wave type　60
trichothiodystrophy　238
TRUS　61
TRX　84
TrxR　84
TTD　238
tudor　114
tumor-associated macrophage　166
tumor growth delay　115
TUNEL 法　119
two-step 法　194

tyrosyl-DNA phosphodiesterase 1　99

UAE　220
ubiquitylation-dependent recruitment motif　114
UDR　114
UNSCEAR　29, 36, 38, 50, 62, 66, 74
uterine arterial embolization　220
uterine cancer　133
UVA　224, 225, 235
UVB　224, 225, 235
UVC　224
UV damage signature　133
UV-sensitive syndrome（UV^{S}S）　231

v-akt murine thymoma viral oncogene homolog　114, 117
Vero 4DRT　191, 198
virus-induced rapidly accelerated fibrosarcoma　114
volume CT dose index　63
von Laue, Max　2, 5

WAF1　121
Watson, James D.　9
WBC　39
whole body counter　39
wild type p53-activated fragment 1　121
Witkin, Evelyn M.　6, 8
WSPEEDI　39
Wüthrich, Kurt　8

xanthine oxidase　129
Xe-135　27
XLF　94
XO　129
XRCC1　92
XRCC4　94
X 線　2, 4, 79, 58
X 線コンピュータ断層撮影　181
X 線写真　4
X 線治療困難例　205
X 線透視　180

Y-90　185, 217
Yalow, Rosalyn S.　8

Zernike　9

資　料　編

株式会社池田理化……………………………………………………………………2

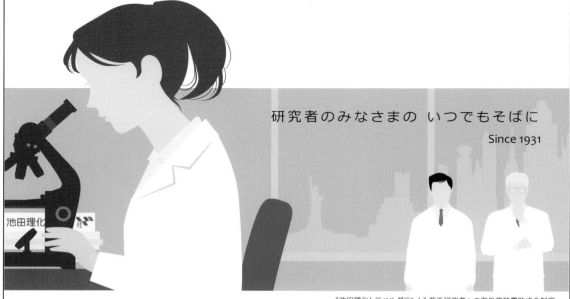

《池田理化トラベルグラント》若手研究者への海外渡航費助成金制度

http://www.ikedarika.co.jp

 株式会社 池田理化

本　社　〒101-0044 東京都千代田区鍛冶町1-8-6 神田KSビル
　　　　　　TEL:03-5256-1811　　FAX:03-5256-1818

八王子支店	TEL:042-642-0570	大　阪　支店	TEL:06-6136-1255
小金井支店	TEL:0422-39-5441	岩　国　支店	TEL:0827-21-6701
鶴　見　支店	TEL:045-501-5881	千　葉　支店	TEL:043-290-4055
横　浜　支店	TEL:045-983-0491	つくば支店	TEL:029-836-6611
藤　沢　支店	TEL:0466-54-0300	埼　玉　支店	TEL:049-245-7831
平　塚　支店	TEL:0463-37-4711	宇都宮支店	TEL:028-610-3722
三　島　支店	TEL:055-975-0975	仙　台　支店	TEL:022-217-7037
藤　枝　支店	TEL:054-644-5551	札　幌　支店	TEL:011-208-2822
名古屋支店	TEL:052-249-8350		

放射線医科学の事典

―放射線および紫外線・電磁波・超音波―　　　定価はカバーに表示

2019 年 12 月 1 日　初版第 1 刷

監修者	大　西　武　雄	
総編集者	松　本　英　樹	
発行者	朝　倉　誠　造	
発行所	株式会社　朝　倉　書　店	

東京都新宿区新小川町 6-29
郵 便 番 号　１６２-８７０７
電　話　03（3260）0141
FAX　03（3260）0180
http://www.asakura.co.jp

〈検印省略〉

ⓒ 2019 〈無断複写・転載を禁ず〉　　　　　　　　　　真興社・牧製本

ISBN 978-4-254-30117-5　C 3047　　　　　　Printed in Japan

JCOPY ＜出版者著作権管理機構 委託出版物＞

本書の無断複写は著作権法上での例外を除き禁じられています．複写される場合は，
そのつど事前に，出版者著作権管理機構（電話 03-5244-5088, FAX 03-5244-5089,
e-mail: info@jcopy.or.jp）の許諾を得てください．

日本放射化学会編

放 射 化 学 の 事 典

14098-9 C3543　　　　　A 5 判 376頁 本体9200円

放射性元素や核種は我々の身の周りに普遍的に存在するばかりか，近代の科学や技術の進歩と密接に関わる。最近の医療は放射性核種の存在なしには実現しないし，生命科学，地球科学，宇宙科学等の基礎科学にとって放射化学は最も基本的な概念である。本書はキーワード約180項目を1～4頁で解説した読む事典。〔内容〕放射化学の基礎／放射線計測／人工放射性元素／原子核プローブ・ホットアトム化学／分析法／環境放射能／原子力／宇宙・地球化学／他

光化学協会 光化学の事典 編集委員会編

光 化 学 の 事 典

14096-5 C3543　　　　　A 5 判 436頁 本体12000円

光化学は，光を吸収して起こる反応などを取り扱い，対象とする物質が有機化合物と無機化合物の別を問わず多様で，広範囲で応用されている。正しい基礎知識と，人類社会に貢献する重要な役割・可能性を，約200のキーワード別に平易な記述で網羅的に解説。〔内容〕光とは／光化学の基礎 I―物理化学―／光化学の基礎 II―有機化学―／様々な化合物の光化学／光化学と生活・産業／光化学と健康・医療／光化学と環境・エネルギー／光と生物・生化学／光分析技術（測定）

(一社)生物音響学会編

生 き 物 と 音 の 事 典

17167-9 C3545　　　　　A 5 判 450頁 本体15000円

各項目1～4頁の読み切り形式で解説する中項目事典。コウモリやイルカのエコーロケーション（音の反響で周囲の状況を把握），動物の鳴き声によるコミュニケーションなど，生物は様々な場面で音を活用している。個々の生物種の発声・聴覚のメカニズムから生態・進化的背景まで，生物と音のかかわりを幅広く取り上げる。[内容]生物音響一般／哺乳類1霊長類ほか／哺乳類2コウモリ／哺乳類3海洋生物／鳥類／両生爬虫類／魚類ほか／昆虫類ほか／比較アプローチ

日本光生物学協会 光と生命の事典 編集委員会編

光 と 生 命 の 事 典

17161-7 C3545　　　　　A 5 判 436頁 本体11000円

生命を維持していくために，光はエネルギー源，情報源として必要不可欠である。本書は，光と生命に関連する事項や現象を化学，生物学，医学など様々な分野から捉え，約200項目のキーワードを見開き2頁で読み切り解説。正しい基礎知識だけでなく，応用・実用的な面からも項目を取り上げることにより，光と生命の関係の重要性や面白さを伝える。〔内容〕基礎／光のエネルギー利用／光の情報利用（光環境応答，視覚）／光と障害／光による生命現象の計測／光による診断・治療

環境影響研 牧野国義・
前昭和女大 佐野武仁・清泉女大 篠原厚子・
横国大 中井里史・前環境研 原沢英夫著

環 境 と 健 康 の 事 典

18030-5 C3540　　　　　A 5 判 576頁 本体14000円

環境悪化が人類の健康に及ぼす影響は世界的規模なものから，日常生活に密着したものまで多岐にわたっており，本書は原因等の背景から健康影響，対策まで平易に解説〔内容〕〔地球環境〕地球温暖化／オゾン層破壊／酸性雨／気象，異常気象〔国内環境〕大気環境／水環境，水資源／音と振動／廃棄物／ダイオキシン，内分泌撹乱化学物質／環境アセスメント／リスクコミュニケーション〔室内環境〕化学物質／アスベスト／微生物／電磁波／住まいの暖かさ，涼しさ／住まいと採光，照明，色彩

太陽紫外線防御研究委員会編

か ら だ と 光 の 事 典

30104-5 C3547　　　　　B 5 判 432頁 本体15000円

健康の維持・増進をはかるために，ヒトは光とどう付き合っていけばよいか，という観点からまとめられた事典。光がヒトに及ぼす影響・作用を網羅し，光の長所を活用し，弊害を回避するための知恵をわかりやすく解説する。ヒトをとりまく重要な環境要素としての光について，幅広い分野におけるテーマを考察し，学際的・総合的に理解できる成書。光と環境，光と基礎医学，光と皮膚，光と眼，紫外線防御，光による治療，生体時計，光とこころ，光と衣食住，光と子供の健康など。

上記価格（税別）は 2019 年 10 月現在